# RM fetale

Claudio Fonda • Lucia Manganaro •
Fabio Triulzi (a cura di)

# RM fetale

## Anatomia, patologia
## e pratica clinica

*Con i contributi di*
Andrea Righini e Cecilia Parazzini

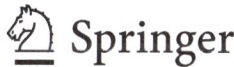 Springer

Claudio Fonda
Struttura Complessa di Radiologia Pediatrica
Azienda Ospedaliero Universitaria Meyer
Firenze

Fabio Triulzi
UOC di Neuroradiologia
Fondazione IRCCS Ca' Granda
Ospedale Maggiore Policlinico
Milano

Lucia Manganaro
Dipartimento di Scienze Radiologiche, Oncologiche
e Anatomo-Patologiche
Policlinico Umberto I
"Sapienza" Università di Roma
Roma

ISBN 978-88-470-1407-7

ISBN 978-88-470-1408-4 (eBook)

DOI 10.1007/978-88-470-1408-4

© Springer-Verlag Italia 2013

9 8 7 6 5 4 3 2 1

2013 2014 2015 2016

*Layout copertina:* Ikona S.r.l., Milano
Impaginazione: Graphostudio, Milano

Springer-Verlag Italia S.r.l. – Via Decembrio 28 – I-20137 Milan
Springer is a part of Springer Science+Business Media (www.springer.com)

# Prefazione

La Risonanza Magnetica Fetale (RMF) è una tecnica non invasiva di studio del feto che, a partire dalle 19-20 settimane di gestazione, consente di ottenere importanti informazioni sull'anatomia e sullo sviluppo fetale.

Da ormai più di quindici anni l'introduzione delle tecniche di acquisizione veloce ha consentito di ottenere delle immagini diagnostiche nel feto, ovviando agli inevitabili artefatti da movimento delle sequenze tradizionali, tanto che a oggi si è accumulata una considerevole quantità di informazioni facilmente testimoniabile dal numero di pubblicazioni che, mentre scriviamo, è possibile documentare digitando "Fetal MRI" sul più importante motore di ricerca scientifico (>4300 voci su PubMed).

La RMF è quindi diventata oggi una tecnica adulta utilizzata in diversi centri di riferimento in Italia, come nel resto del mondo, e nel 2011 la Società Italiana di Radiologia Medica, l'Associazione Italiana di Neuroradiologia e la Società Italiana di Ecografia Ostetrico-Ginecologica hanno pubblicato delle linee guida nazionali che tengono conto, oltre che del contesto nazionale, dei requisiti minimi tecnologici e del corretto percorso diagnostico che inquadra questa procedura nell'ambito di un 3° livello, dopo l'ecografia di screening e quella di 2° livello.

Ciò ne fa ab initio un procedura che deve essere indirizzata a un particolare distretto anatomico, pur ovviamente non perdendo di vista l'unitarietà biologico-anatomica del feto e di feto-placenta-gravida, ma escludendo categoricamente che la RMF possa essere una tecnica panesplorativa del feto, così come è e deve rimanere l'ecografia. La RMF per sua natura, quindi, aggiunge, completa, integra e a volte modifica l'ipotesi diagnostica, ma non può a oggi sostituire l'ecografia come tecnica di screening.

Il presente libro vuole offrire una prima introduzione al radiologo e al neuroradiologo, oltre ovviamente a tutti gli specialisti interessati alla medicina fetale e alla RMF nelle sue due principali articolazioni diagnostiche: il sistema nervoso centrale, da un lato, e l'insieme di collo-torace-addome, dall'altro. Nei diversi capitoli verranno affrontate e discusse sia l'anatomia dei diversi distretti, che i principali capitoli di patologia, con una particolare attenzione al continuo e progressivo cambiamento dell'anatomia del feto che, segnatamente per l'encefalo, è il prerequisito per poter comprendere la patologia.

Il testo non si propone come una trattazione enciclopedicamente esaustiva di ogni singolo capitolo, ma ha piuttosto l'intento di poter offrire una visione complessiva di quanto oggi la RMF possa contribuire alla diagnosi della patologie fetali e, quindi, quale sia il suo corretto rapporto con l'ecografia, basandosi sull'esperienza di tre importanti centri italiani: l'Ospedale dei Bambini "V. Buzzi" di Milano, l'Ospedale Pediatrico Meyer di Firenze e il Policlinico Umberto I di Roma.

Si sottolineeranno anche i limiti attualmente numerosi della metodica, primo fra tutti quello di poter eseguire solo alcune sequenze, stante la necessità di acquisizioni rapide o ultrarapide e anche queste con importanti limitazioni nella risoluzione spaziale e di contrasto. Da qui le difficoltà di una diagnosi emessa sul piccolo e molto piccolo in movimento con strumenti di acquisizione relativamente rudimentali, se consideriamo la risoluzione spaziale di cui oggi è capace la RM.

In conclusione, il nostro augurio è quello di aver creato un libro che possa aiutare a comprendere il ruolo e l'importanza di questa affascinante metodica.

Luglio 2013                                                                I Curatori

# Indice

# Elenco degli Autori

**Silvia Bernardo** Dipartimento di Scienze Radiologiche, Oncologiche e Anatomo-Patologiche, Policlinico Umberto I, "Sapienza" Università di Roma, Roma

**Marco Di Maurizio** Azienda Ospedaliero Universitaria Pediatrica "A. Meyer", Firenze

**Chiara Doneda** UOC di Radiologia e Neuroradiologia Pediatrica, Ospedale dei Bambini V. Buzzi – ICP, Milano

**Francesca Fierro** Dipartimento di Scienze Radiologiche, Oncologiche e Anatomo-Patologiche, Policlinico Umberto I, "Sapienza" Università di Roma, Roma

**Claudio Fonda** Struttura Complessa di Radiologia Pediatrica, Azienda Ospedaliero Universitaria Meyer, Firenze

**Lucia Manganaro** Dipartimento di Scienze Radiologiche, Oncologiche e Anatomo-Patologiche, Policlinico Umberto I, "Sapienza" Università di Roma, Roma

**Ursula Matta** UOC di Radiologia e Neuroradiologia Pediatrica, Ospedale dei Bambini V. Buzzi – ICP, Milano

**Marzia Mortilla** Azienda Ospedaliero Universitaria Pediatrica "A. Meyer", Firenze

**Marcello Napolitano** UOC di Radiologia e Neuroradiologia Pediatrica, Ospedale dei Bambini V. Buzzi – ICP, Milano

**Cecilia Parazzini** UOC di Radiologia e Neuroradiologia Pediatrica, Ospedale dei Bambini V. Buzzi – ICP, Milano

**Anna Lara Perrone** Dipartimento di Scienze Radiologiche, Oncologiche e Anatomo-Patologiche, Policlinico Umberto I, "Sapienza" Università di Roma, Roma

**Andrea Righini** UOC di Radiologia e Neuroradiologia Pediatrica, Ospedale dei Bambini V. Buzzi - ICP, Milano

**Matteo Saldari** Dipartimento di Scienze Radiologiche, Oncologiche e Anatomo-Patologiche, Policlinico Umberto I, "Sapienza" Università di Roma, Roma

**Sara Savelli** Azienda Ospedaliero Universitaria Pediatrica "A. Meyer", Firenze

**Maria Eleonora Sergi** Dipartimento di Scienze Radiologiche, Oncologiche e Anatomo-Patologiche, Policlinico Umberto I, "Sapienza" Università di Roma, Roma

**Paolo Sollazzo** Dipartimento di Scienze Radiologiche, Oncologiche e Anatomo-Patologiche, Policlinico Umberto I, "Sapienza" Università di Roma, Roma

**Alessandra Tomei** Dipartimento di Scienze Radiologiche, Oncologiche e Anatomo-Patologiche, Policlinico Umberto I, "Sapienza" Università di Roma, Roma

**Fabio Triulzi** UOC di Neuroradiologia, Fondazione IRCCS Ca' Granda, Ospedale Maggiore Policlinico, Milano

**Valeria Vinci** Dipartimento di Scienze Radiologiche, Oncologiche e Anatomo-Patologiche, Policlinico Umberto I, "Sapienza" Università di Roma, Roma

**Paolo Volpe** UOD Medicina Fetale, Ospedali di Venere e Sarcone, Bari

**Salvatore Zirpoli** UOC di Radiologia e Neuroradiologia Pediatrica, Ospedale dei Bambini V. Buzzi – ICP, Milano

**Parte I**

**Inquadramento e tecniche**

# Inquadramento dello screening e della diagnosi prenatale ecografica delle patologie fetali

Paolo Volpe

**Parole chiave**

Malformazione fetale • Prenatale • Ecografia • Anomalie congenite • Aneuploidie

Lo screening e la diagnosi delle anomalie fetali rappresentano un capitolo importante della medicina fetale. I risultati conseguiti negli ultimi decenni in questo settore sono legati principalmente all'uso della metodica ecografica nello studio del feto, che ha permesso di comprendere la storia naturale di molte malformazioni e, più in generale, delle anomalie dello sviluppo embriofetale. Infatti, le conoscenze circa la patogenesi e l'evoluzione in utero delle singole patologie fetali sono aumentate e continuano a progredire grazie alla diffusione delle tecniche diagnostiche istologiche, biomolecolari e specialmente di imaging. In particolare, l'uso dell'ecografia nella pratica clinica ha determinato una vera rivoluzione perché ha fornito il più importante mezzo di indagine del feto. Attualmente l'utilizzo dell'ecografia ostetrica in tutte le gravidanze è pratica diffusa in Italia e nella maggior parte dei paesi occidentali. In considerazione di quanto proposto da società scientifiche nazionali e internazionali è possibile distinguere almeno 2 tipi di ecografia ostetrica caratterizzati da obiettivi diversi e solitamente anche da operatori con esperienza differente: l'ecografia di screening e l'ecografia diagnostica.

L'*ecografia ostetrica di screening* rappresenta l'esame offerto a tutte le gravide in assenza di fattori di rischio per patologie fetali. In Italia si eseguono 3 esami ecografici di screening durante l'intero arco della gestazione, a diverse epoche gestazionali, con finalità differenziate [1].

Il primo esame deve essere eseguito nel primo trimestre di gravidanza e ha come finalità quella di rilevare la presenza della camera gestazionale in sede uterina, il numero e la presenza dell'embrione, la sua vitalità e la datazione della gravidanza [1]. In caso di gravidanza multipla è necessario anche determinare corionicità e amnionicità. La deviazione dalla normalità o la mancata visualizzazione di uno dei parametri sopra riportati rappresenta un'indicazione all'esecuzione di un'ecografia diagnostica.

Nell'esame ecografico del I trimestre si esegue anche lo screening prenatale delle aneuploidie attraverso la misurazione della translucenza nucale fetale (*Nuchal Translucency* - NT), eventualmente associata al dosaggio di 2 marcatori biochimici (test combinato) [1, 2]. La positività del test di screening per le aneuploidie rappresenta un'indicazione a eseguire un esame diagnostico invasivo (villocentesi o amniocentesi).

Il secondo esame ecografico di screening, da eseguire nel secondo trimestre a 19-21 set-

P. Volpe (✉)
UOD Medicina Fetale
Ospedali di Venere e Sarcone
Bari
e-mail: paolo-volpe@libero.it

C. Fonda, L. Manganaro, F. Triulzi (a cura di), *RM fetale*,
DOI: 10.1007/978-88-470-1408-4_1, © Springer-Verlag Italia 2013

timane, ha come finalità principale la valutazione dell'anatomia fetale [1] e quindi lo screening delle malformazioni maggiori fetali in un'epoca sufficientemente avanzata per sospettare un numero significativo (ma non totale) di anomalie maggiori, e al tempo stesso sufficientemente precoce per permettere di approfondire il reperto ecografico, nei casi di sospetto di anomalia fetale, inviando la gestante a un centro di II livello, dove eseguire un'ecografia diagnostica. Nel centro di II livello, gli operatori esperti del settore possono escludere o confermare la diagnosi ecografica di anomalia fetale, dopo un'accurata valutazione del caso, e quindi eseguire un corretto inquadramento prognostico. Nei casi più gravi la gestante può anche optare per l'interruzione della gestazione.

Il terzo esame ecografico di screening, eseguito nel terzo trimestre, ha come finalità principale la valutazione ecografica della crescita fetale, delle patologie fetali evolutive (che si manifestano in epoca gestazionale avanzata), della quantità di liquido amniotico e della placenta [1].

L'*ecografia ostetrica diagnostica*, a differenza di quella di screening, viene eseguita su gravide a rischio di anomalie fetali. L'indicazione all'ecografia diagnostica è rappresentata da diversi fattori quali, ad esempio, rischio anamnestico per malformazione, familiarità, un precedente figlio affetto da malformazione, un'infezione ad alto rischio di teratogenicità oppure un sospetto insorto in occasione dell'ecografia di screening. L'obiettivo dell'ecografia diagnostica, come già riportato precedentemente, consiste nel confermare o smentire il sospetto malformativo e nel valutare i parametri necessari per fornire alla coppia un counseling adeguato per quel che riguarda la prognosi e la pianificazione del parto. A tal fine l'esame ecografico deve essere più dettagliato rispetto alla semplice ecografia di screening. In alcuni casi selezionati, per fini diagnostici e prognostici, si può far ricorso, ad altre metodiche di imaging quali l'ecografia tridimensionale e la risonanza magnetica (RM) [3] e all'utilizzo di tecniche invasive. Gli operatori che eseguono un'ecografia diagnostica devono essere "dedicati" e con competenze specifiche in questo settore. Le apparecchiature devono essere adeguate per poter eseguire esami di questo tipo.

In questo capitolo valuteremo, alla luce delle più recenti pubblicazioni scientifiche lo stato dell'arte nella valutazione ecografica delle anomalie fetali. Sebbene lo screening delle malformazioni fetali, come precedentemente riportato, venga normalmente eseguito durante l'esame del II trimestre, metteremo in evidenza le attuali possibilità di studiare alcune malformazioni fetali già nel I trimestre. È comunque obbligatorio esaminarle a quest'epoca precoce di gestazione solo nei casi a rischio anamnestico o in presenza di una NT aumentata. Allo stesso tempo riporteremo le principali malformazioni che non sono evidenziabili nel II trimestre, epoca in cui si esamina l'anatomia fetale, ma solo nel III trimestre (cosiddette patologie fetali evolutive) e/o talvolta addirittura solo dopo la nascita.

Lo screening delle cromosomopatie, come riportato in precedenza, viene invece eseguito nel I trimestre di gravidanza.

## 1.1 Screening del I trimestre delle cromosomopatie

Il principale ruolo dell'ecografia nel I trimestre, inizialmente, è stato quello di individuare la sede della gravidanza, accertare la presenza (e il numero) degli embrioni e la loro vitalità e valutare la corrispondenza tra epoca gestazionale ecografica e anamnestica. In caso di gravidanza multipla, determinare anche corionicità e amnionicità.

La scoperta di un film liquido misurabile dietro la nuca fetale del feto, denominato translucenza nucale (NT), e la scoperta della significativa associazione tra valori aumentati della NT (Fig. 1.1) e alcune anomalie cromosomiche e malformative fetali hanno in parte modificato il target dell'esame ecografico del I trimestre [1, 2].

Attualmente, una serie di marker ecografici

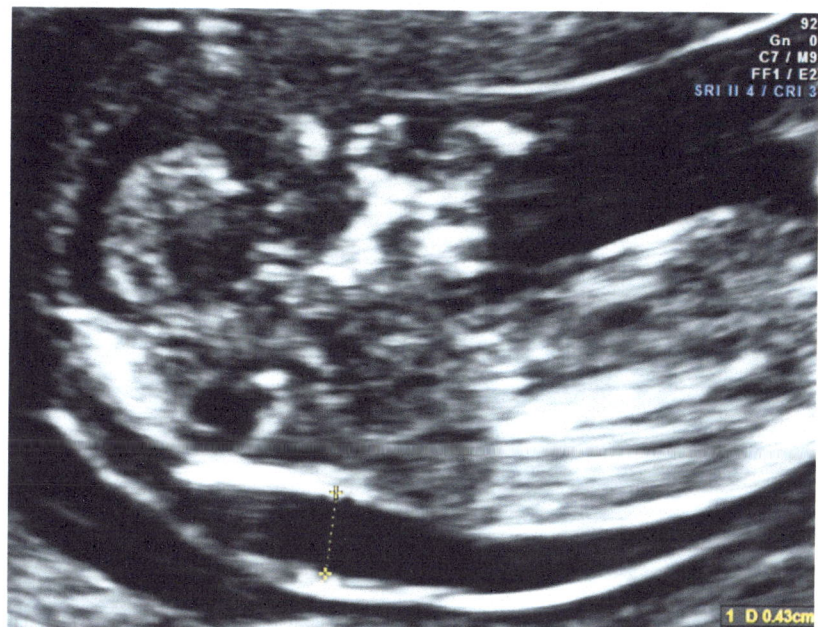

**Fig. 1.1** Translucenza nucale aumentata in un feto di 12 settimane

di anomalie cromosomiche (NT aumentata, osso nasale ipo/aplasico, anomalie dell'angolo fronto-mascellare, della tricuspide, del dotto venoso e della frequenza cardiaca fetale), associati al dosaggio su siero materno di free b-hCG e PAPP-A e all'età materna (test combinato), rappresentano lo screening con la più alta sensibilità per l'individuazione delle aneuploidie (oltre il 90%), con una bassa percentuale di falsi positivi (intorno al 5%) [2]. Considerando che le corrispondenti percentuali dello screening per cromosomopatia, utilizzando la sola biochimica (Tri-Test) o l'età materna, sono rispettivamente 50 e 30%, il Sistema Sanitario Nazionale di diversi paesi europei ha abbandonato quest'ultimo tipo di screening "tradizionale" per la sua scarsa attendibilità, preferendo il test combinato. Infatti, il progresso nella conoscenza delle diverse caratteristiche ecografiche e biochimiche delle gravidanze affette da sindrome di Down e da altre aneuploidie (trisomia 13, 18 e S. di Turner), permette oggi una valutazione del rischio specifico per ogni feto esaminato, oltre al rischio generico di base dovuto alla sola età materna.

### 1.1.1 Translucenza nucale

Il riscontro di un film liquido retronucale fetale, misurabile tra 11-14 settimane gestazionali, e l'associazione tra valori aumentati della NT e anomalie cromosomiche e/o altre patologie fetali, rappresenta la base sulla quale si è sviluppato lo screening del I trimestre [1, 4].

La translucenza nucale oltre il 95° centile, il rigurgito della tricuspide e l'onda A invertita nel dotto venoso rappresentano attualmente anche un'indicazione per l'ecocardiografia fetale, in quanto associati a un aumento significativo del rischio per cardiopatie congenite [5]. La valutazione dei marker ecografici sopra descritti e la relativa tecnica di misurazione sono di seguito riportati (Figg. 1.2-1.5).

Per la misurazione della translucenza nucale [4] si utilizza una scansione sagittale mediana del feto. Sullo schermo devono essere presenti solo la testa e la parte superiore del torace fetale (Fig. 1.2). Il viso deve essere rivolto verso l'alto; non deve essere presente un'iperestensione della testa o un'iperflessione perché possono provocare una sovrastima oppure una sottostima relativa alla misurazio-

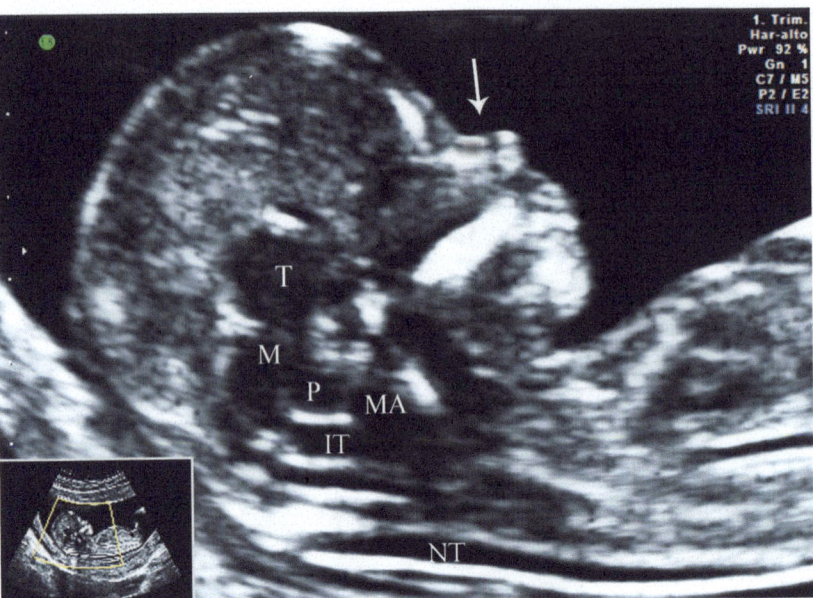

**Fig. 1.2** Sezione sagittale mediana del viso fetale a 12 settimane. In questa scansione si possono esaminare la Translucenza Nucale (*NT*) e l'osso nasale. Per quel che riguarda la regione nasale, si notano 3 linee (*freccia*): 2 sovrapposte medialmente, rappresentate dall'osso nasale (linea inferiore con maggiore spessore ed ecogenicità) e il suo rivestimento cutaneo (linea superiore) mentre la terza linea, distalmente, corrisponde alla continuazione della cute fino alla punta del naso. Si evidenzia anche la cosiddetta "translucenza intracranica" (*IT*, *intracranial translucency*), corrispondente al IV ventricolo. La sua scomparsa rappresenterebbe un segno indiretto della presenza di spina bifida aperta. *T*, talamo; *BS*, *brain stem*

ne della NT. I caliper per la misurazione del liquido interposto tra le 2 linee vengono posizionati *on to on*. È importante infine, prima della misurazione, evidenziare la membrana amniotica, in modo da evitare erronee misurazioni tra cute e amnion.

### 1.1.2   Osso nasale

Le ossa nasali si sviluppano attraverso un processo di ossificazione intramembranosa e lo stadio evolutivo più precoce, in cui si può dimostrare istologicamente la loro presenza, corrisponde a un *crown-rumple length*, CRL (lunghezza vertice sacro) di 42 mm. Tra i caratteri "mongoloidi" descritti da Langdon Down è inclusa anche la tipica ipoplasia nasale, che nel I trimestre di gravidanza equivale a una ritardata ossificazione.

Per la valutazione della presenza/assenza dell'osso nasale [4] è necessaria una sezione

sagittale mediana (Fig. 1.2). Sullo schermo devono essere presenti solo la testa e la parte superiore del torace fetale. Il viso deve essere rivolto verso l'alto e il naso fetale deve essere perpendicolare o lievemente obliquo rispetto al fascio degli ultrasuoni. Una volta ottenuta la sezione corretta, vengono eseguiti piccoli spostamenti della sonda in parallelo, da destra a sinistra rispetto al naso fetale, fino a visualizzare, in presenza dell'osso nasale, tre linee: due prossimali, parallele, che costituiscono l'*equal sign*, che rappresentano l'osso nasale inferiormente e il suo rivestimento cutaneo superiormente; la terza linea, distalmente, indica la prosecuzione della cute fino alla punta del naso. Ecograficamente, le ossa nasali vengono visualizzate come un unico osso nasale, in quanto, nella maggioranza dei casi, il gap presente tra le due ossa nasali ha uno spessore inferiore a 0,6 mm e quindi non può essere rilevato dal fascio ultrasonografico [4]. La frequenza del

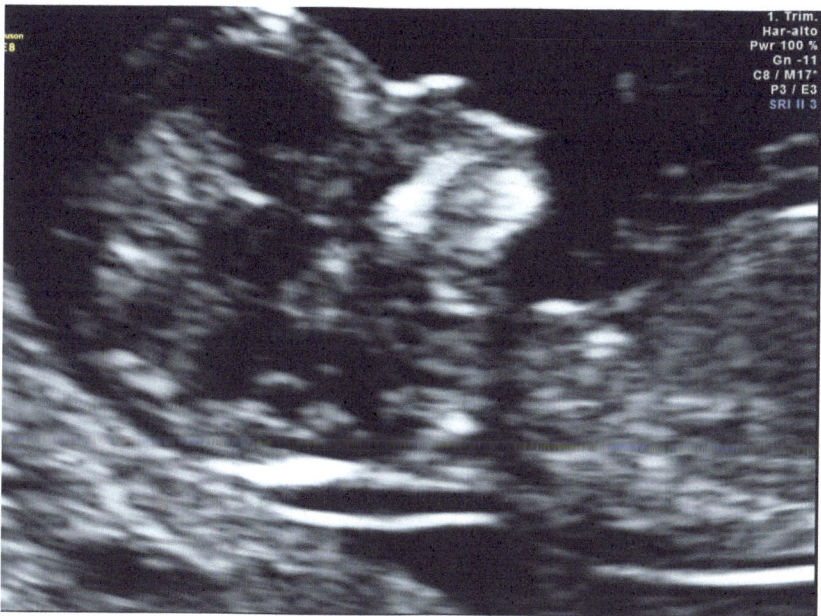

**Fig. 1.3** Osso nasale assente in un feto di 13 settimane. Assenza dell'*equal sign* e presenza di 2 sole linee corrispondenti alla cute nasale. L'osso nasale risultava ipoplasico anche nel II trimestre

riscontro di un osso nasale assente in feti normali è maggiore verso l'11ª settimana gestazionale e può essere associata anche a fattori etnici o costituzionali (Fig. 1.3).

### 1.1.3　Tricuspide

L'associazione tra NT aumentata e malformazioni cardiache ha comportato, in alcuni centri specializzati in cardiologia fetale, lo studio del cuore fetale alla stessa epoca in cui si evidenzia una NT >95° centile. Questo studio precoce del cuore ha permesso di evidenziare il rigurgito tricuspidalico in circa il 60% dei feti Down. Il rigurgito della tricuspide, a sua volta, rappresenta un ulteriore marker di malformazioni cardiache [2, 4, 5].

Per la valutazione del flusso tricuspidalico è necessaria una sezione a 4 camere cardiache (Fig 1.4): il torace fetale deve occupare l'intero schermo e la posizione del cuore deve essere apicale. Per la valutazione del flusso bisogna utilizzare il Doppler pulsato con volume campione tra 2-3 mm; la PRF deve essere regolata in modo da visualizzare una velocità dell'onda flussimetrica fino a 100cm/sec.

Il volume campione viene posizionato a cavallo della tricuspide in almeno tre diverse parti della valvola (mediale, centrale e laterale). Il feto non deve essere in movimento. Il rigurgito della tricuspide è caratterizzato da un'onda invertita rispetto alla normale onda tricuspidalica con velocità >60 cm/sec che occupa almeno metà della fase sistolica.

### 1.1.4　Dotto venoso

Il dotto venoso rappresenta un importante shunt della circolazione fetale; provvede a indirizzare sangue ben ossigenato, mediante un flusso preferenziale attraverso il forame ovale, direttamente verso la circolazione coronarica e cerebrale, bypassando il fegato. La sua onda flussimetrica presenta 3 componenti relative alla sistole e alla proto-diastole ventricolare (onde S e D), e alla contrazione atriale (onda A); tutte presentano, in caso di normalità, flusso anterogrado (Fig. 1.5). Un'inversione dell'onda A nel

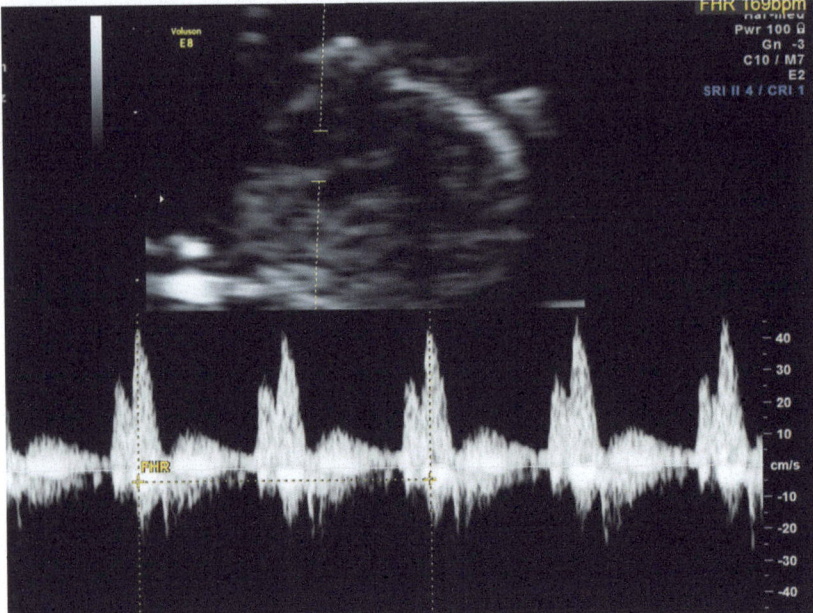

**Fig. 1.4** Reperto di normalità del flusso tricuspidalico in un feto di 13 settimane

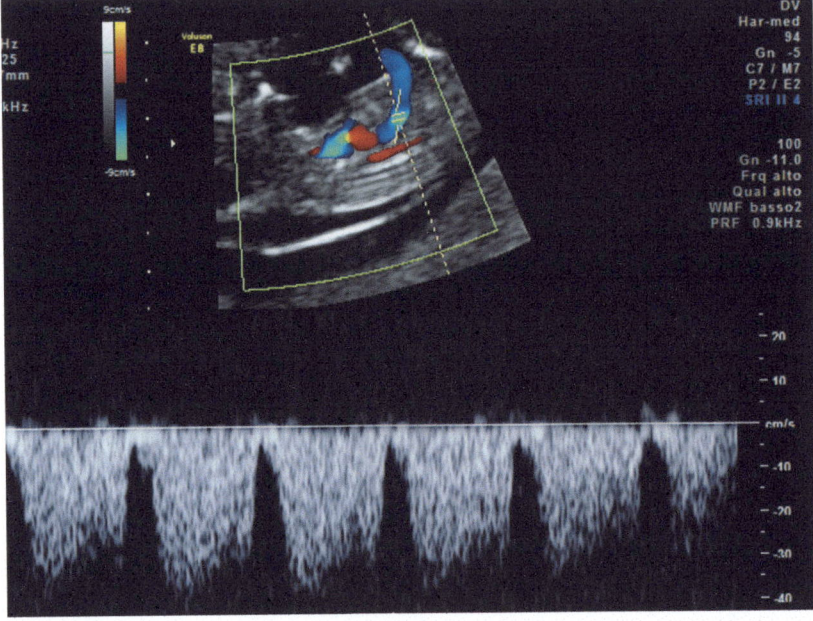

**Fig. 1.5** Onda veloci-metrica normale del dotto venoso a 12 settimane

dotto venoso è associata ad anomalie cromosomiche e malformazioni cardiache [4, 5].

Per la valutazione flussimetrica del dotto venoso bisogna utilizzare una scansione sagittale mediana del feto; devono essere rappresentati sullo schermo solo il torace e l'addome fetale, rivolto verso l'alto, (Fig. 1.5); l'angolo di insonazione deve essere inferiore a 30° [4].

## 1.2 Valutazione ecografica dell'anatomia embrio-fetale nel I trimestre

Le anomalie embrio-fetali diagnosticabili durante l'esame ecografico del I trimestre vanno distinte tra quelle chiaramente evidenziabili a questa epoca gestazionale e quelle che invece, a causa della precocità della fase di sviluppo e delle piccole dimensioni della struttura esaminata, possono solo essere sospettate e rivalutate successivamente. Inoltre, alcune strutture anatomiche, in particolare quelle cerebrali, non sono sufficientemente sviluppate a quest'epoca da permetterne un'adeguata valutazione ecografica. Negli ultimi decenni, la crescente attenzione prestata all'esame ecografico delle 11-13 settimane gestazionali e lo sviluppo tecnologico delle apparecchiature hanno portato a una valutazione iniziale dell'anatomia fetale già in questa fase precoce di gravidanza, specie in presenza di una translucenza nucale aumentata o di un'anamnesi positiva per malformazioni.

Di seguito riportiamo le principali anomalie che possono essere evidenziate a quest'epoca di gravidanza [6] durante un'ecografia diagnostica eseguita in presenza di uno dei fattori di rischio precedentemente riportati.

### 1.2.1 Splancnocranio

La valutazione ecografica del profilo fetale, nella stessa sezione eseguita per la visualizzazione dell'osso nasale o per la misurazione della translucenza nucale, ci permette di esaminare il mento fetale e individuare la presenza di un'eventuale micrognatia (Fig. 1.6) che rientra spesso in un contesto sindromico, inclusa la trisomia 18, specie se associata ad altri marcatori di aneuploidie. Nella stessa scansione, inoltre, può essere visualizzata la presenza di una proboscide oppure del tessuto accessorio sul filtro, segno di labiopalatoschisi bilaterale.

### 1.2.2 Sistema nervoso centrale

Le caratteristiche da valutare nell'esame ecografico dell'estremo cefalico fetale nel I trimestre sono l'ossificazione del cranio e la formazione dei due emisferi cerebrali. L'ossificazione della calotta cranica deve essere già evidente a 11 settimane. In caso di assenza della volta cranica (acrania) a questa età gestazionale, gli emisferi cerebrali non sono ancora distrutti e sono riconoscibili (Fig. 1.7). Infatti, in un primo stadio, è possibile eviden-

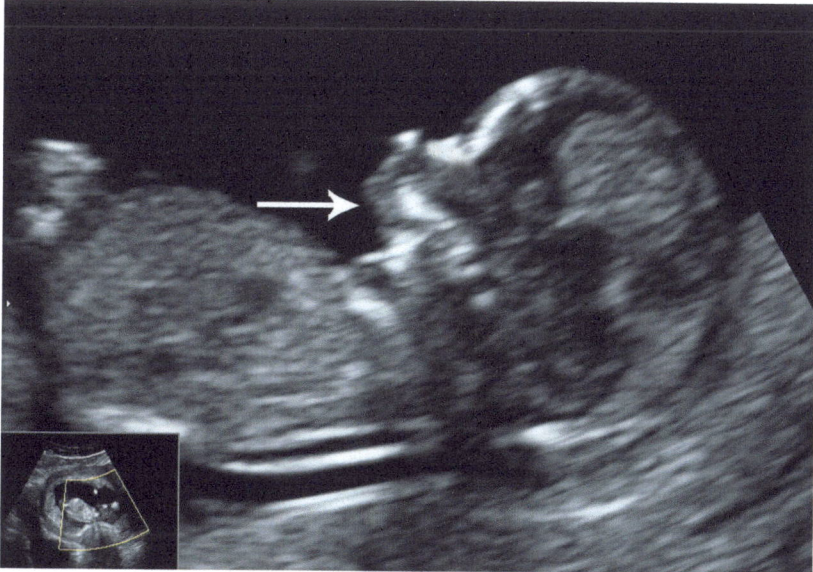

**Fig. 1.6** Micrognazia (*freccia*) in un feto di 13 settimane

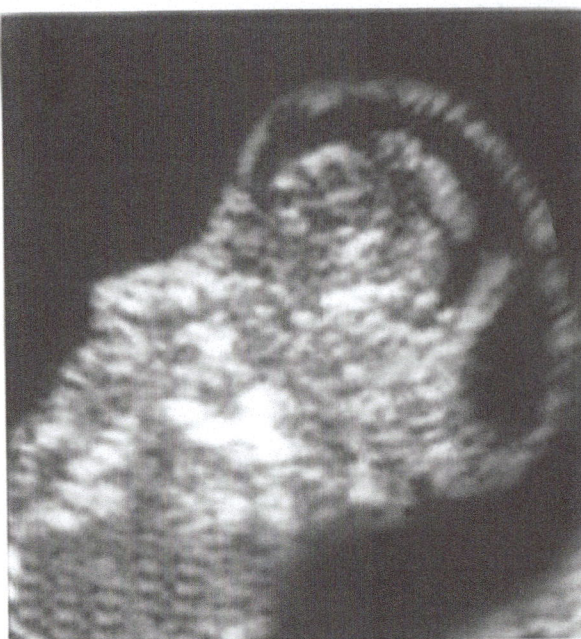

**Fig. 1.7** Acrania-exencefalia in un feto di 13 settimane. Le strutture cerebrali sono riconoscibili e circondate da una sottile membrana, verosimilmente riferibile alla pia madre, a diretto contatto con il liquido amniotico

ziare solo la mancata ossificazione delle ossa della volta cranica e non sono ancora presenti significativi fenomeni degenerativi a carico dell'encefalo (stadio dell'exencefalia). Il perdurare del contatto diretto con il liquido amniotico e i ripetuti traumi contro la parete uterina trasformeranno successivamente l'exencefalia in anencefalia, evidenziabile come tale solitamente nel II trimestre. Un'altra anomalia cerebrale che può essere diagnosticata nel I trimestre è l'oloprosencefalia alobare e semilobare. A 11 settimane è già evidente ecograficamente la falce cerebrale con il tipico aspetto "a farfalla" degli emisferi cerebrali, principalmente rappresentati, in questo periodo gestazionale, dai 2 voluminosi plessi corioidei dei ventricoli laterali. La mancata visualizzazione della falce interemisferica, con perdita dell'aspetto caratteristico degli emisferi cerebrali, è tipica dell'oloprosencefalia alobare e semilobare (Fig. 1.8).

La parte inferiore del verme cerebellare non è ancora interamente sviluppata prima delle 18 settimane gestazionali. Di conseguenza, prima di questa età gestazionale è presente una comunicazione tra il IV ventricolo e la cisterna magna, che rappresenta un reperto di normalità. Una patologia cistica della fossa cranica posteriore può essere già evidente, in alcuni casi, già nel I trimestre ma, in genere, le patologie cistiche della fossa cranica posteriore sono valutabili in maniera adeguata nella maggior parte dei casi dopo le 16-18 settimane.

La principale valutazione della colonna vertebrale nel I trimestre riguarda la sua ecogenicità e il suo decorso. Nonostante la presenza di un voluminoso mielomeningocele possa essere già visualizzata nel I trimestre, l'esame di screening per la spina bifida mediante ecografia si esegue generalmente nel II trimestre. Anche i classici segni cerebrali indiretti presenti in fossa cranica posteriore, rappresentati dal *banana sign* e dall'obliterazione della cisterna magna, (malformazione di Chiari II) nel I trimestre di solito non sono evidenti. Comunque, recentemente, è stato individuato un nuovo possibile marcatore ecografico del I trimestre di spina bifida aperta, denominato "translucenza intracranica" (IT, *intracranial translucency*) [7]. La IT, corrispondente al IV ventricolo, appare ecograficamente parallela alla NT (Fig. 1.2) ed è valuta-

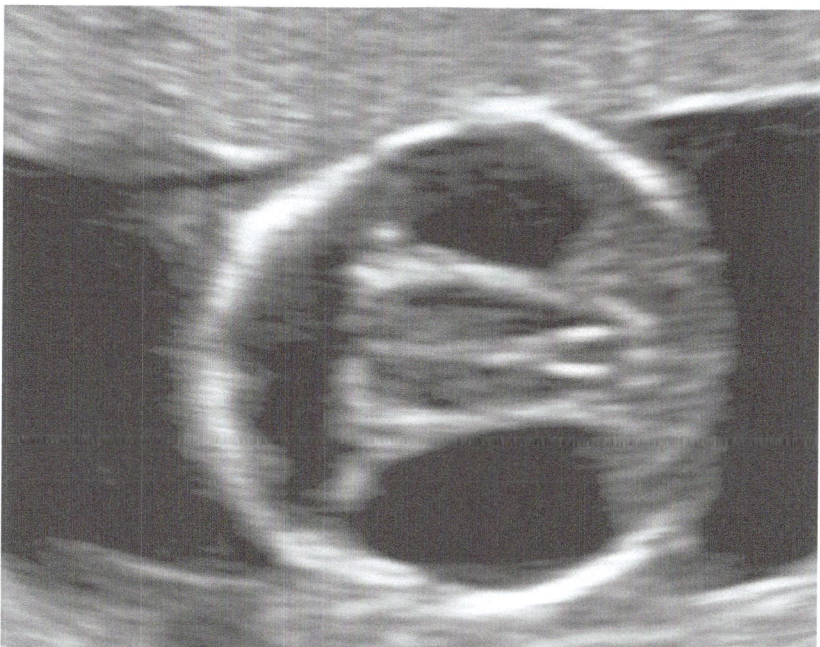

**Fig. 1.8** Oloprosencefalia alobare a 13 settimane. I talami sono fusi sulla linea mediana; è presente un'unica cavità ventricolare e non si visualizza la falce cerebrale

bile nella stessa scansione della translucenza nucale e dell'osso nasale. Mentre nel II trimestre il dislocamento caudale dell'encefalo determina i segni indiretti ben noti della malformazione di Chiari II, nel I trimestre provocherebbe la scomparsa della IT.

### 1.2.3 Cuore

La maggior parte delle anomalie intratoraciche può essere evidenziata solo nel II trimestre o in epoca più avanzata. Tuttavia, l'evoluzione tecnologica sia dell'ecografia bidimensionale che dell'ecografia 3D/4D e del color Doppler permettono oggi una discreta valutazione dell'anatomia cardiaca fetale già a 12-14 settimane [5, 8]. L'esame del cuore fetale nel I trimestre presenta una maggiore difficoltà rispetto a quanto accade nel II trimestre, per cui richiede una buona esperienza da parte dell'operatore, nonché una posizione ottimale del feto. Alcune anomalie cardiache possono essere già sospettate a quest'epoca (Fig. 1.9), ma una diagnosi definitiva solitamente viene

rimandata a età gestazionali successive (almeno alla 16ª settimana). Tuttavia, in presenza di translucenza nucale aumentata, di rigurgito della tricuspide o di *a-wave* invertita nel dotto venoso, un'attenta valutazione del cuore fetale è utile per orientarsi verso le possibili cause della positività dei marker esaminati. La positività di questi marker (NT, tricuspide e dotto venoso), come prima evidenziato, rappresenta un'indicazione all'ecocardiografia precoce (16 settimane) o almeno di controllo (19-21 settimane) per la significativa associazione di tale reperto con cardiopatie congenite.

### 1.2.4 Addome

Tra le anomalie della parete addominale, sia l'onfalocele che la gastroschisi possono essere diagnosticati nel I trimestre. La presenza di onfalocele (Fig. 1.10) è associata ad anomalie cromosomiche, in particolare a trisomia 13 e 18, per cui deve essere suggerita una valutazione del cariotipo fetale. Il riscontro di un'erniazione delle anse intestinali prima dell'11ª

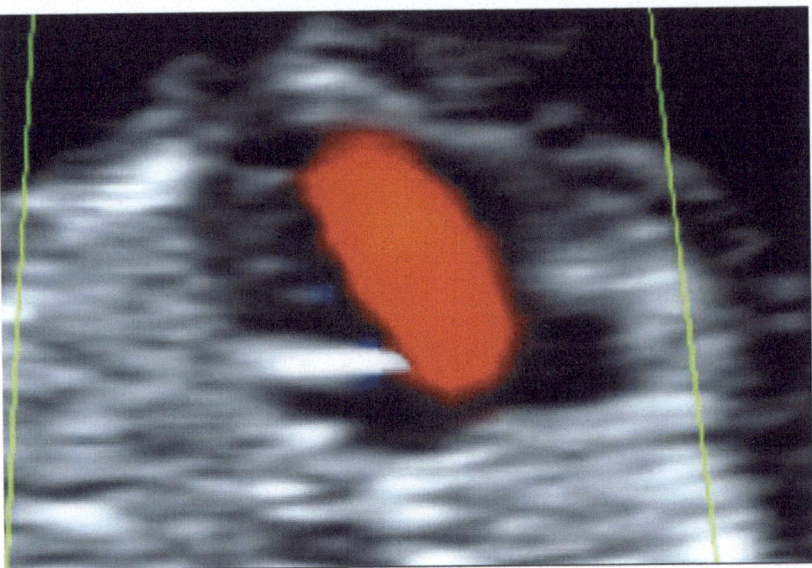

**Fig. 1.9** Cuore univentricolare in un feto di 13 settimane. Il color-Doppler evidenzia il flusso di sangue che passa attraverso l'unica valvola atrioventricolare pervia

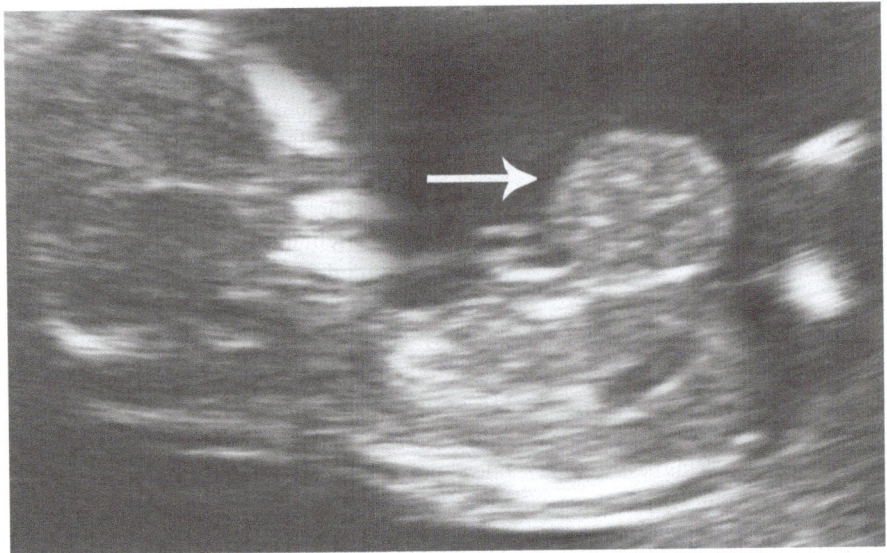

**Fig. 1.10** Onfalocele (*freccia*) in un feto di 13 settimane

settimana rappresenta un quadro di normalità. Infatti, lo sviluppo delle anse dell'intestino tenue, inizialmente, è molto più veloce rispetto all'espansione della parete addominale. In assenza di spazio sufficiente, le anse intestinali erniano all'interno del cordone ombelicale e successivamente rientrano, in parallelo alla crescita della parete addominale, nella cavità addominale. Questo processo si conclude, di solito, entro la fine della 11ᵃ settimana gestazionale. In una minoranza dei casi, invece, il rientro delle anse intestinali può essere ritardato per cui, quando viene riscontrato tra 11-12 settimane gestazionali, è importante rivalu-

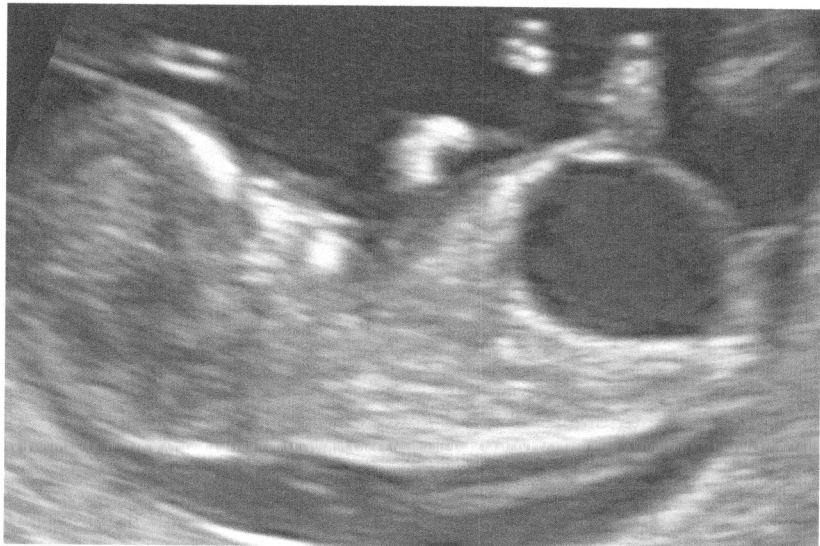

**Fig. 1.11** Marcata dilatazione della vescica in un feto di 12 settimane

tarlo dopo 1 settimana, prima di confermare la diagnosi e richiedere un'eventuale diagnosi invasiva. È chiaro che se l'organo erniato è il fegato allora la diagnosi è possibile già all'11ª settimana.

## 1.2.5 Sistema urogenitale

Per quel che riguarda il sistema uropoietico, l'agenesia renale, bilaterale o unilaterale è molto difficile da diagnosticare nel I trimestre. La visualizzazione dei reni fetali e delle arterie renali nel I trimestre può essere talvolta relativamente facile, ma la loro mancata visualizzazione può non corrispondere con certezza a una reale patologia, bensì a una difficoltà di visualizzazione. Per questo motivo è consigliabile un atteggiamento prudente e la ripetizione dell'esame in epoca successiva. Inoltre, l'oligoidramnios severo, segno caratteristico indiretto dell'agenesia renale bilaterale, si sviluppa dopo la 16ª settimana, in quanto solo dopo tale periodo le urine fetali diventano il principale componente del liquido amniotico. Una patologia del sistema urinario fetale che è possibile diagnosticare nel I trimestre è la megavescica (Fig. 1.11), che ha un'ncidenza di circa 1/1500. Per megavescica si definisce una vescica fetale che nel I trimestre presenta un diametro longitudinale >7 mm. La megavescica presenta un'associazione con aneuploidie (trisomia 13 e 18), specialmente se di diametro tra 7 e 15 mm. Oltre i 15 mm, invece, la probabilità di una cromosomopatia diminuisce, ma aumenta quella di un severo danno renale.

## 1.2.6 Apparato scheletrico

Nell'esame del I trimestre è possibile valutare la presenza dei 3 segmenti degli arti (rizomelico, mesomelico, acromelico) e i loro movimenti. In caso di sospetta cromosomopatia, in particolare in presenza di anomalie strutturali associate a trisomia 13 e 18 (micrognatia, onfalocele, oloprosencefalia, megavescica ecc.), è consigliabile la valutazione dettagliata delle mani e dei piedi per la frequente associazione di polidattilia, *clenched hands* e piede torto. Eventuali difetti trasversali sono evidenziabili a quest'epoca, se si analizzano con accuratezza gli arti.

Concludendo questa prima parte sull'esame ecografico precoce, solitamente su indicazione e quindi diagnostico, sottolineiamo che, secondo le Linee Guida nazionali SIEOG [1] l'esame ecografico deputato allo *screening* delle malformazioni maggiori del feto è quello delle 19-21 settimane e non quello delle 11-13 settimane. Tuttavia, bisogna sottolineare che a livello internazionale il concetto dell'*early anomaly scan* – controllo ecografico precoce per lo screening delle anomalie già nel I trimestre – sta guadagnando sempre più sostenitori, per il sensibile aumento di risoluzione che mostrano i trasduttori addominali, anche se, ovviamente, tale dato è controbilanciato dall'aumento dell'incidenza di obesità materna.

Un altro concetto, che sarà ripreso successivamente, è quello dell'evolutività delle anomalie congenite; infatti l'epoca di riconoscimento di alcune malformazioni maggiori è necessariamente tardiva per la loro patogenesi e quindi, per definizione, le stesse anomalie non possono essere riconoscibili a un controllo ecografico antecedente il momento della loro manifestazione (ad esempio, acondroplasia eterozigosica, la maggior parte delle forme di microcefalia ecc.).

## 1.3 Valutazione ecografica dell'anatomia fetale nel II trimestre

Nel corso di questo esame di screening, eseguibile a 19-21 settimane, secondo le Linee Guida della SIEOG, è necessario valutare:
- la biometria fetale (diametro biparietale, circonferenza cranica, circonferenza addominale, lunghezza del femore);
- l'anatomia del feto [cranio, encefalo (falce cerebrale, talami, ventricoli cerebrali, cervelletto e cisterna magna), orbite e labbra; gabbia toracica, 4-camere, efflussi ventricolari e campi polmonari; addome e pelvi (stomaco, fegato, intestino, reni e vescica); arti (segmenti ed estremità); rachide];
- gli annessi fetali (liquido amniotico e placenta).

Ricordiamo, infine, che attualmente in Italia la valutazione Doppler-flussimetrica, sia del distretto fetale che del compartimento utero-placentare, non rappresenta parte integrante dell'esame per lo screening delle malformazioni.

*Preparazione all'esame*. Prima dell'esame ecografico, la donna deve essere dettagliatamente informata delle potenzialità dello stesso e dei suoi possibili limiti diagnostici. Inoltre, è buona norma informare la coppia che l'esame non ha una durata standard, ma che questa è correlata alla facilità con cui si riusciranno a ottenere tutte le scansioni necessarie a completare la *check list* riportata precedentemente. Lo scopo principale dell'esame ecografico di screening delle malformazioni ecografiche eseguito a 19-21 settimane è rappresentato dalla valutazione dell'anatomia fetale, anche se bisogna tener presente che la morfogenesi fetale è un evento evolutivo, che non può essere colto in maniera omnicomprensiva con un unico esame ecografico. Infatti, a quest'epoca gestazionale la sensibilità media dell'ecografia è comunque limitata e varia in relazione all'apparato in esame [1]. Un rischio anamnestico o attuale richiede invece approfondimenti specifici e mirati e non la semplice ecografia di screening. L'approfondimento diagnostico ecografico nel caso del cuore e del cervello fetale è rappresentato dall'ecocardiografia fetale e dalla neurosonografia fetale.

### 1.3.1 Sistema nervoso centrale

Le scansioni utilizzate sono quelle assiali: transventricolare, transtalamica e transcerebellare. A quest'epoca non si riesce ovviamente a identificare quelle patologie che si rendono manifeste di solito nel III trimestre o dopo la nascita e che derivano da un anomalo processo di proliferazione, migrazione e organizzazione neuronale oppure da eventi emorragici o neoplastici [9]. Inoltre, alcune malformazioni della fossa cranica posteriore sono frequentemente misinterpretate perché difficili da valutare in epoca prenatale. La sensibilità dell'ecografia del II trimestre nell'individua-

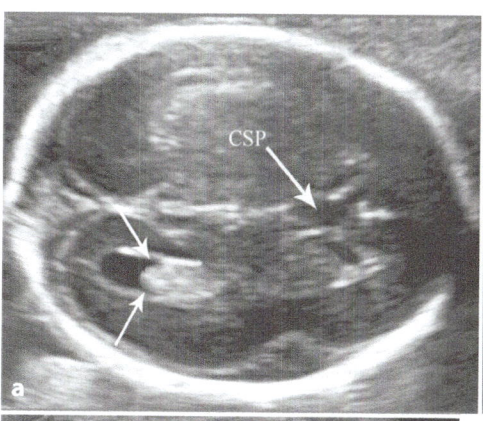
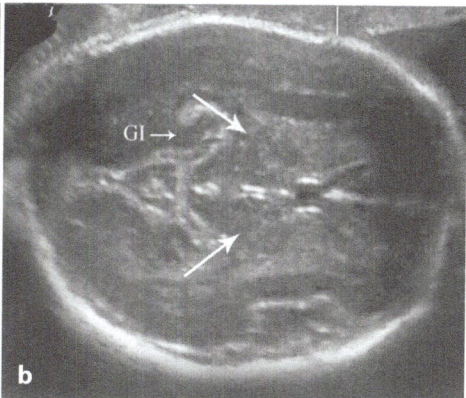
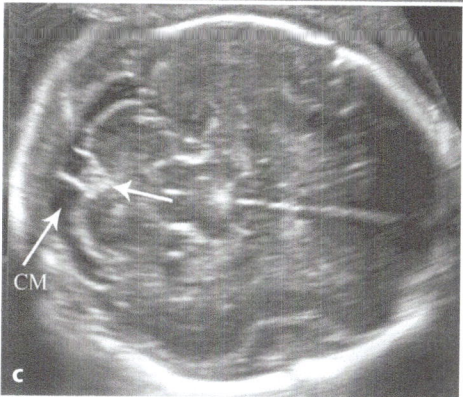

**Fig. 1.12** Scansione assiale. **a** Transventricolare: le *frecce* indicano la posizione in cui porre i caliper per la misurazione del trigono ventricolare, all'altezza del glomo del plesso corioideo; *CSP*, cavo del setto pellucido. **b** Transtalamica; le *frecce* indicano i talami; *GI*, giro ippocampale. **c** Transcerebellare; la *freccia* indica la parte superiore del verme cerebellare; sono ben evidenti gli emisferi cerebellari e la cisterna magna (*CM*). Le 2 strie iperecogene presenti in fossa cranica posteriore sono verosimilmente da riferire alle vestigia della tasca di Blake

zione delle principali patologie del SNC varia dal 48 al 100% in funzione del tipo di malformazione considerata e della durata del follow-up post-natale. Infatti, i valori del range di sensibilità tendono a diminuire quando consideriamo follow-up lunghi perché la maggior parte degli studi sullo screening ecografico prenatale basano l'accertamento post-natale sulla valutazione clinica del neonato nei primi giorni di vita, non riconoscendo così le lesioni che si manifestano in età più avanzata. Pertanto, esiste una significativa differenza tra l'incidenza delle anomalie del SNC riportate alla nascita (0,1-0,3%) e quella rilevata nella popolazione infantile. L'esame di screening delle anomalie del SNC viene eseguito attraverso la via transaddominale, utilizzando esclusivamente scansioni assiali (Fig. 1.12). Le scansioni sagittali e coronali sono più difficili da ottenere in epoca prenatale e sono eseguite solitamente da un operatore esperto

quando, in presenza di un rischio aumentato di anomalia del SNC, si valuta l'encefalo mediante l'esame diagnostico delle patologie cerebrali rappresentato dal neurosonogramma fetale (Figg. 1.13, 1.14) [10]. A seconda della posizione del feto, le scansioni sagittali e coronali sono ottenute attraverso la via addominale (feto in posizione podalica) o mediante l'approccio transvaginale (feto in posizione cefalica). In quest'ultimo caso, l'utilizzo di sonde ad alta frequenza e la vicinanza della sonda alla testa fetale permettono, attraverso la fontanella anteriore o posteriore o la sutura sagittale, una fine valutazione delle strutture encefaliche che può essere di ausilio per la formulazione di una diagnosi corretta.

Per quanto riguarda la valutazione ecografica della colonna vertebrale, è sufficiente esaminarla durante l'esame di screening mediante scansioni sagittali e coronali; nell'esecuzione del neurosonogramma fetale sono

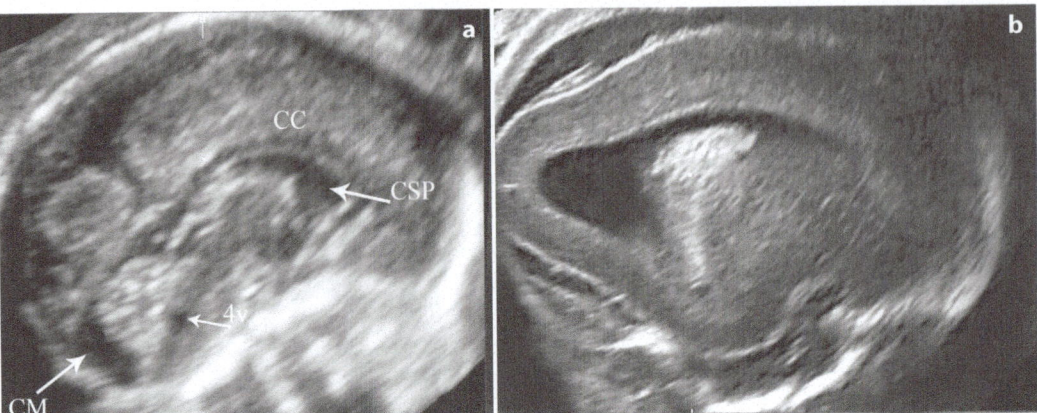

**Fig. 1.13 a** Scansione sagittale mediana della testa fetale attraverso che permette di evidenziare le strutture cerebrali mediane, incluso il corpo calloso (*CC*) e il cavo del setto pellucido (*CSP*), il verme cerebellare, il 4° ventricolo (*4v*) e la cisterna magna (*CM*) in fossa cranica posteriore. **b** Scansione parasagittale dell'encefalo fetale che permette di evidenziare i dettagli anatomici del ventricolo laterale cerebrale, inclusi i corni posteriore, inferiore e anteriore e il plesso corioideo al suo interno

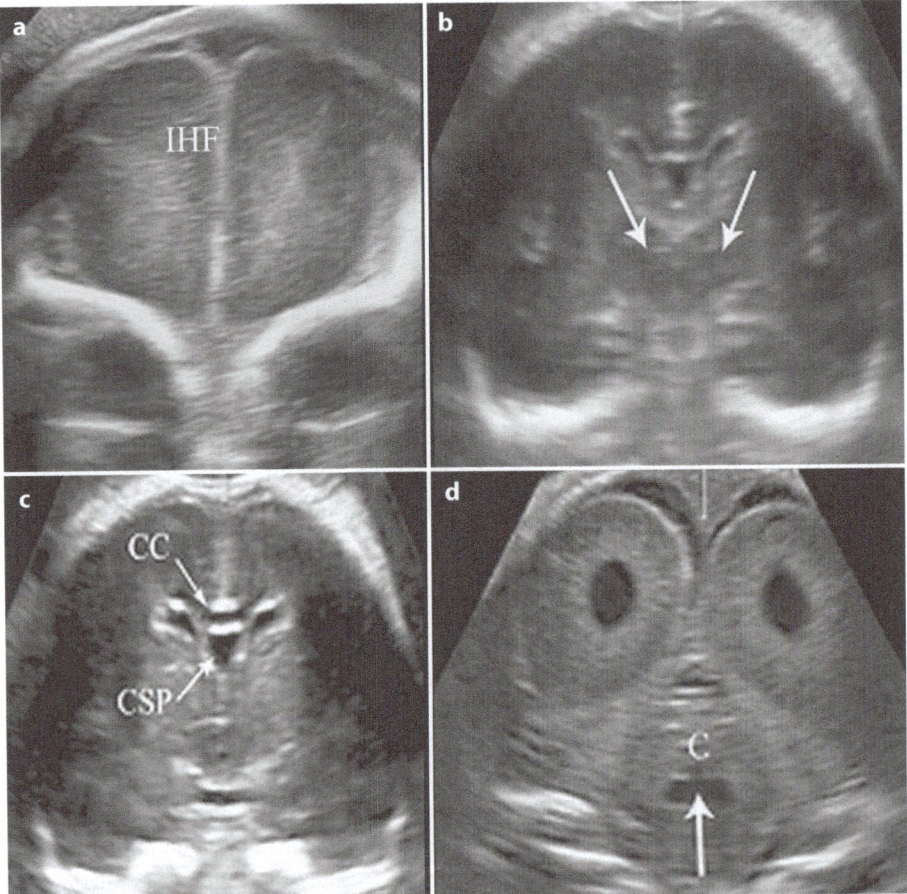

**Fig. 1.14** L'immagine evidenzia le 4 scansioni coronali dell'encefalo fetale: transfrontale (**a**), transtalamica (**b**), transcaudata (**c**) e transcerebellare (**d**); *CC*, corpo calloso; *CSP*, cavo del setto pellucido; *C*, cervelletto; *IHF*, scissura interemisferica

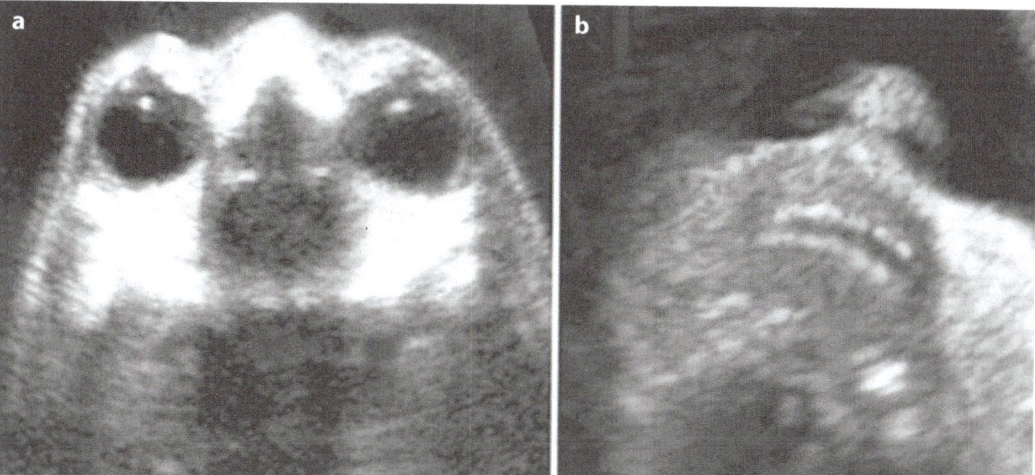

**Fig. 1.15** La scansione trasversa delle orbite fetali (**a**) permette la visualizzazione di entrambe le orbite consentendo di escludere patologie come l'anoftalmia spesso associate a un contesto sindromico. **b** La scansione coronale delle labbra fetali permette di escludere anomalie quali la labioschisi che ha un associazione significativa con diverse sindromi

richieste anche scansioni trasverse della colonna vertebrale.

## 1.3.2 Splancnocranio

La regione dello splancnocranio rappresenta una delle aree di maggiore interesse clinico e psicologico. Diversi fattori contribuiscono al ruolo *centrale* che riveste la "faccia" fetale. Da un lato, il *bonding* materno-fetale, l'attaccamento tra madre e feto, viene potenziato dalla visualizzazione dei caratteri somatici fetali, quali il profilo o la faccia nella sua totalità, se teniamo presente le attuali potenzialità dell'ecografia 3D. Dall'altro, la notazione clinica che una gran parte delle sindromi determina anomalie maggiori o minori dello splancnocranio. Ancora, l'elevato impatto *sociale e cosmetico* che hanno le anomalie anche isolate che riguardano, ad esempio, le orbite, le labbra, la mandibola. Le attuali Linee Guida della SIEOG e degli altri paesi europei ed extraeuropei prevedono la valutazione delle orbite (Fig. 1.15a) e delle labbra (Fig. 1.15b). In alcune nazioni è suggerita anche la valutazione del profilo del viso fetale.

## 1.3.3 Cuore

Le scansioni utilizzate per lo screening delle cardiopatie congenite nel secondo trimestre di gravidanza sono rappresentate dalle 4-camere e dalle scansioni degli assi lunghi. Prima di eseguire le suddette scansioni in maniera corretta è necessario innanzitutto stabilire la posizione fetale all'interno dalla cavità uterina, individuando il lato destro e sinistro del feto, e quindi eseguire la scansione trasversa dell'addome che permette di identificare il situs viscero-atriale. Il situs si definisce normale o solitus quando si riconoscono il fegato e la vena cava inferiore (VCI) a destra e lo stomaco e l'aorta discendente (AoD) a sinistra della linea mediana dell'addome fetale. Dopo aver ottenuto la scansione trasversa dell'addome fetale inclinando la sonda leggermente verso l'estremo cefalico del feto, si ottiene la scansione 4-camere cardiache. Viene definita apicale (Fig. 1.16a) se l'apice del cuore è rivolto verso il trasduttore e trasversa se è rivolto lateralmente. Di seguito si riportano i dati rilevabili con tale scansione.
- Asse, posizione e dimensione del cuore: il cuore occupa 1/3 dello spazio toracico

fetale; i 2/3 del cuore occupano l'emitorace sinistro e l'apice cardiaco è rivolto a sinistra (levocardia).

- Assegnazione e morfologia delle camere cardiache: il piano delle quattro camere, consentendo la visualizzazione contemporanea delle 4 cavità cardiache, permette anche l'identificazione delle singole strutture seguendo un asse postero-anteriore che unisce la colonna vertebrale al torace: la camera subito al davanti del rachide e dell'aorta discendente è l'atrio sinistro (AS), al cui interno si evidenzia la valvola del forame ovale, mentre il ventricolo posto al di sotto dello sterno è quello destro (VD) con la caratteristica trabecolatura legata alla trabecola setto-marginale in cui decorre la banda moderatrice; l'identificazione delle altre due camere è conseguente. Il ventricolo sinistro (VS) presenta una forma più allungata, con assenza di trabecolatura; è posteriore rispetto al VD e forma l'apice cardiaco. I due atri devono avere approssimativamente la stessa grandezza; un'attenta osservazione dell'AS consente la visualizzazione dello sbocco di almeno 2 delle 4 vene polmonari; il setto interatriale mostra un'ampia soluzione di continuità, forame ovale, delimitata da una valvola ben evidente nell'AS. I due ventricoli hanno dimensioni pressoché sovrapponibili nel secondo trimestre. Lo spessore delle pareti ventricolari deve essere adeguato all'epoca gestazionale. Il VD è anteriore rispetto al VS. Il setto interventricolare è esplorabile nella scansione 4 camere solo nella sua porzione muscolare e nell'*inlet* (parte del setto prossima al piano delle valvole atrio-ventricolari), mentre la parte che separa gli efflussi (*outlet*) non è visualizzabile in questa scansione. Il setto interatriale è formato da una porzione più vicina al piano delle valvole atrio-ventricolari (A-V), *septum primum*, e da una più alta detta *septum secundum*. Le due valvole A-V devono avere la stessa ecogenicità e completa escursione dei lembi. Il lembo settale della tricuspide

ha una posizione leggermente più vicina all'apice cardiaco e quindi è posta più in basso rispetto a quella della mitrale. La tricuspide connette l'atrio destro (anteriore) al ventricolo morfologicamente destro, mentre la mitrale connette l'atrio sinistro al ventricolo morfologicamente sinistro che forma l'apice cardiaco.

- Frequenza e il ritmo cardiaco. La frequenza cardiaca normale varia tra i 110-160 bpm. Per quanto riguarda le aritmie, solo meno del 10% delle aritmie cardiache fetali riscontrate all'ecografia ostetrica sono realmente delle aritmie maggiori.

Scansione asse lungo di sinistra (Fig. 1.16b). Questa scansione può essere ottenuta seguendo 2 tecniche: la prima prevede un movimento di rotazione del trasduttore (*rotational technique*), la seconda un movimento della sonda in senso caudo-craniale (dalle 4-camere verso il mediastino alto), secondo piani paralleli (*sweep technique*). Nel primo caso l'efflusso di sinistra può essere evidenziato per l'intero tratto, nel secondo caso solo nella parte che include la radice aortica e l'annulus valvolare aortico. L'asse lungo di sinistra consente di valutare la connessione ventricolo-arteriosa sinistra, documentando che un ventricolo morfologicamente sinistro è in relazione con l'aorta, che vi è continuità tra il setto interventricolare (*outlet*) e la parete anteriore della aorta (continuità setto-aortica), tra la parete posteriore aortica e il lembo anteriore della valvola mitralica (continuità mitro-aortica), e che il calibro dell'aorta è adeguato all'epoca gestazionale in cui si esegue l'esame.

Scansione asse lungo di destra. Si ottiene partendo dall'asse lungo di sinistra, inclinando ulteriormente il trasduttore in senso caudo-craniale. Consente di valutare la connessione ventricolo-arteriosa destra evidenziando che da un ventricolo morfologicamente destro nasce un vaso con la caratteristica biforcazione della polmonare. Il passaggio dalla scansione asse lungo di sinistra a quello di destra permette di evidenziare il normale incrocio delle due grandi arterie.

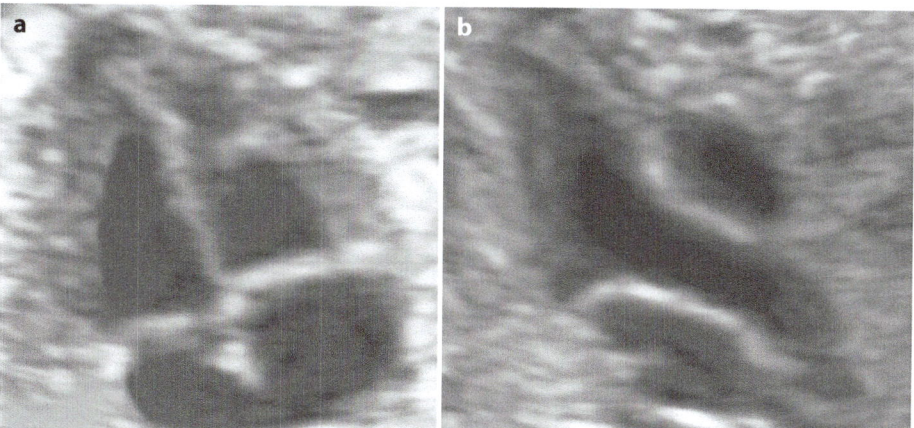

**Fig. 1.16** In **a** è evidente una normale rappresentazione delle 4 camere cardiache. In **b** l'asse lungo di sinistra evidenzia la normale continuità setto-aortica e il normale calibro dell'annulus valvolare aortico

### 1.3.4    Addome e apparato digerente

La caratteristica principale del tratto digerente, rispetto ad altri apparati o distretti, è che l'aspetto ecografico dello stesso muta sensibilmente nell'arco della gestazione e anche, per alcuni suoi tratti, nell'ambito dello stesso esame ecografico, per la fisiologica peristalsi associata ai movimenti di deglutizione. Di conseguenza, è necessario familiarizzare con tali variazioni fisiologiche e con il loro corrispettivo ecografico. Inoltre, va segnalato che spesso una formazione cistica o solida endoaddominale può non essere inizialmente assegnata con certezza a un organo specifico come sede di origine. Le scansioni utilizzate per la visualizzazione dell'apparato digerente sono la scansione assiale dell'addome (a livello di stomaco, vena ombelicale e lobo epatico destro con colecisti) (Fig. 1.17a); leggermente più bassa, la scansione assiale dell'addome (a livello di ileo e digiuno). In scansione sagittale mediana è possibile anche visualizzare l'integrità dell'*outline* della parete addominale.

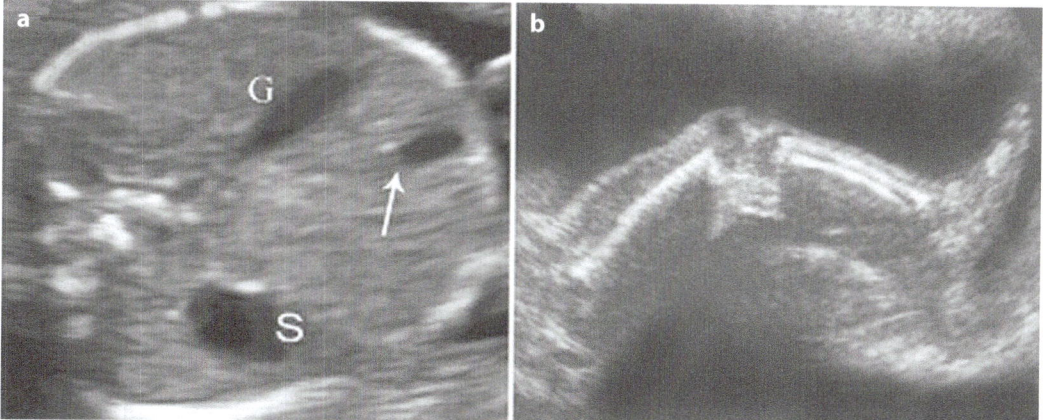

**Fig. 1.17 a** La scansione trasversa dell'addome fetale evidenzia lo stomaco (*S*), la vena ombelicale (*freccia*) e il lobo epatico destro con colecisti (*G*). **b** Le ossa lunghe e l'estremità dell'arto inferiore sono ben evidenti

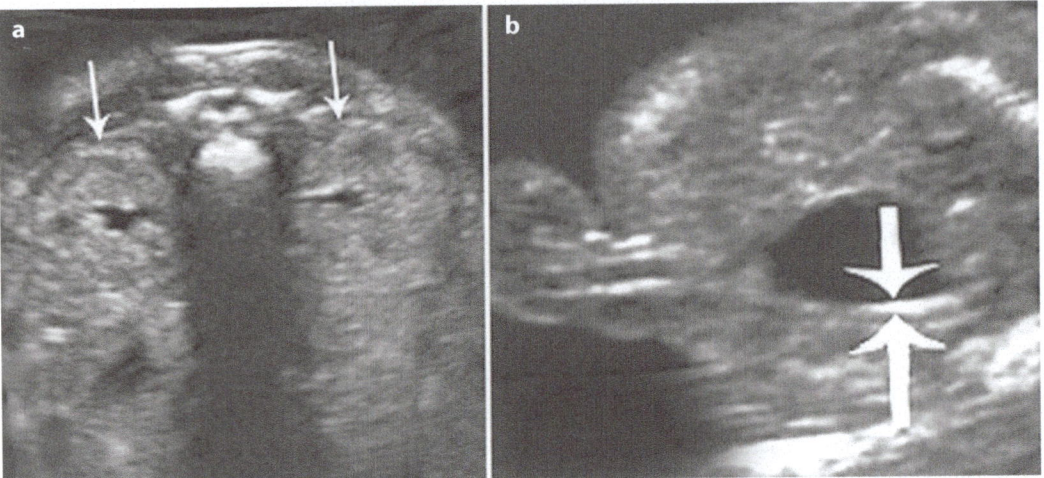

**Fig. 1.18** In **a** sono visualizzati i 2 reni (*frecce*) con la pelvi renale ben evidente. In **b** è evidente la vescica fetale. Le *frecce* indicano il normale spessore delle pareti della vescica fetale

### 1.3.5  Apparato urinario

La valutazione anatomica dei reni può essere effettuata mediante due scansioni principali, quella trasversa (Fig. 1.18a) e quella longitudinale. In scansione trasversa, i reni appaiono come 2 formazioni paravertebrali con la pelvi posta medialmente; in scansione longitudinale, come 2 formazioni ellittiche. I surreni sono posizionati leggermente più in alto rispetto ai reni e, in caso di agenesia renale, possono essere erroneamente scambiati per reni. Utilizzando la scansione trasversa è possibile misurare la larghezza e lo spessore del rene, eseguendo la misurazione rispettivamente dal margine laterale al mediale e dall'anteriore al posteriore. Mediante la scansione longitudinale, si può valutare la lunghezza renale effettuando la misurazione dal polo superiore all'inferiore.

La vescica viene di solito visualizzata in scansione trasversa della pelvi (Fig. 1.18b). La vescica è repleta, e quindi visualizzabile, già a 11-12 settimane come una formazione circolare anecogena, con pareti a ecostruttura ecogenica, posta nella pelvi fetale; le arterie perivescicali, che decorrono lateralmente alla vescica, facilmente evidenziabili al color-Doppler, rappresentano un utile segno ecografico per differenziare la vescica da altre formazioni cistiche eventualmente presenti nella pelvi fetale.

### 1.3.6  Apparato scheletrico

L'ecografia di screening del secondo trimestre prevede, per ciò che concerne lo studio degli arti, la misura della lunghezza del femore, la visualizzazione delle ossa lunghe e (esclusivamente in termini di presenza/assenza) delle estremità (mani e piedi) (Fig. 1.17b), senza identificazione delle dita.

Per ottenere le scansioni standard delle ossa lunghe si procede a localizzare in scansione trasversa i segmenti ossei, ruotando successivamente il trasduttore fino a visualizzare entrambe le epifisi dell'osso. Le ali iliache, adiacenti all'immagine ecopriva della vescica, possono rappresentare il punto di repere per la visualizzazione del femore mediante una semplice rotazione della sonda, così come la rotazione del trasduttore attorno al triangolo osseo scapolo-omerale può consentire la visualizzazione dell'intera diafisi omerale.

È corretto disporre l'osso sull'immagine ecografica perpendicolarmente al fascio ultrasonoro.

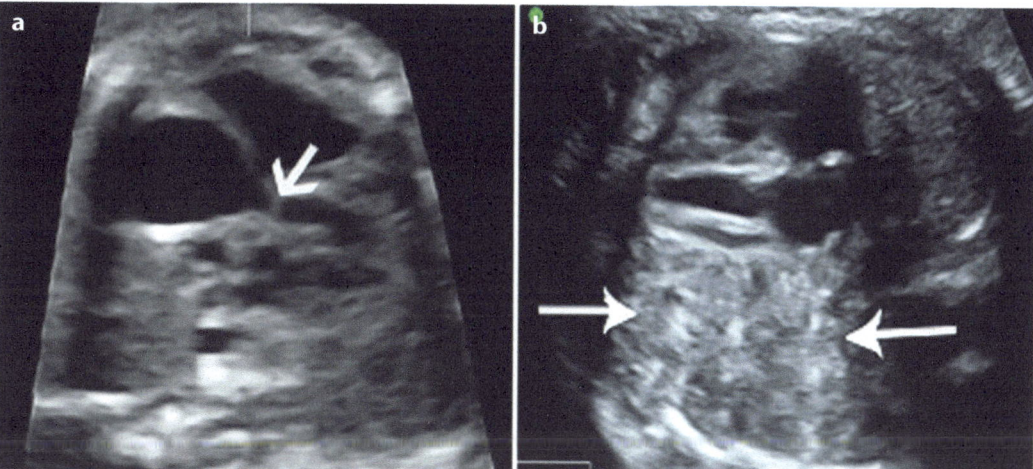

**Fig. 1.19 a** In asse lungo di sinistra è evidente la stenosi della valvola aortica (*freccia*). In **b** è evidente la dislocazione del cuore a causa delle anse intestinali (*frecce*) erniate in torace per la presenza di ernia diaframmatica

## 1.4    Ecografia del III trimestre

Questo esame è deputato a valutare l'accrescimento fetale e a confermare la normalità solo di alcune strutture anatomiche che possono essere sede di malformazioni a insorgenza tardiva (*late onset*).

### 1.4.1    Patologie evolutive

Per patologia evolutiva si intende una malformazione che:
- compare tardivamente, ad esempio, stenosi polmonare o aortica (Fig. 1.19a) e microcefalia;
- diviene visibile solo tardivamente, pur essendo la lesione di base già presente in epoca precoce, ad esempio, ernia diaframmatica (Fig. 1.19b).

La prima tipologia di lesione è dovuta, di solito, a un rallentamento o arresto della crescita della struttura anatomica sede della malformazione. Al contrario, nel secondo caso il difetto anatomico è già presente in precedenza ma diviene visibile solo tardivamente: ad esempio nell'ernia diaframmatica,

il difetto del piano muscolare è già presente a 12 settimane, ma l'erniazione dei visceri in torace dipende dal momento in cui si verifica il gradiente pressorio che li fa migrare attraverso la porta erniaria; ciò può avvenire a 20 settimane, a 30 settimane o anche solo al momento del parto, con il primo atto respiratorio. Oltre alle anomalie sopra riportate, tra le molteplici malformazioni fetali rientranti in questo gruppo vanno segnalate le patologie della migrazione e organizzazione corticale, alcune forme di idrocefalia, la coartazione aortica, le anomalie ostruttive intestinali, specialmente quelle distali e molte forme di idronefrosi.

Per definizione, quindi, l'esame del II trimestre può essere perfettamente normale in tutte queste anomalie congenite.

## 1.5    Fattori limitanti l'esame ecografico

È importante sottolineare come debbano essere prese in considerazione, sia nell'informazione pre-test della donna che nella refertazione, le possibili limitazioni della finestra acustica, di pertinenza materna o fetale.

### 1.5.1 Limitazioni materne

Il più frequente dei fattori materni limitanti la finestra acustica è rappresentato dall'obesità, qui intesa in senso lato, oppure come accumulo significativo di adipe in regione addominale. In queste condizioni la limitazione della finestra acustica è funzione lineare dello spessore del pannicolo adiposo. Inoltre, è esperienza comune che vi sono alcuni casi in cui il sottocute, pur non essendo particolarmente abbondante, è però particolarmente resistente al passaggio del fascio ultrasonico. Non sono reperibili in letteratura degli studi su questo fenomeno e, quindi, non esiste a tutt'oggi una base scientifica che identifichi variazioni nella composizione dell'adipe sottocutaneo quale responsabile di tale anomalia. Inoltre, con l'aumento del tasso di tagli cesarei, la presenza di cicatrice laparotomica sovra pubica, fonte di fibrosi e di ridotta penetrazione degli ultrasuoni, diviene sempre più frequente. La presenza di strie rubre, di ampie cicatrici addominali retraenti o di esiti di ustioni può rappresentare una significativa limitazione all'esame ecografico. Infine, una delle condizioni che limitano in modo profondo la penetrazione degli ultrasuoni è costituita da una pregressa addominoplastica. In questo caso coesistono gli effetti negativi di uno scollamento ampio di tutta l'area addominale associato a una cicatrice ampia e una enorme rigidità addominale: una combinazione praticamente insormontabile.

### 1.5.2 Limitazioni fetali

In primo luogo, la posizione fetale in utero: se il feto rivolge il rachide all'operatore, il cono d'ombra creato dalle vertebre può limitare significativamente la visualizzazione dei vari organi e, soprattutto, del cuore. Tuttavia, è sufficiente nella maggioranza dei casi attendere 20-30 minuti perché il feto si muova, risolvendo il problema. La gemellarità e l'oligoanidramnios determinano l'accostamento forzato degli arti fetali al corpo e, pertanto, possono creare problemi di visualizzazione, soprattutto nel III trimestre di gestazione. Per ragioni opposte, anche il polidramnios può limitare l'accuratezza di un esame ecografico, per i frequentissimi movimenti fetali e per l'aumentata distanza tra sonda e corpo fetale.

### 1.5.3 Finestre acustiche addominali

È utile sapere che sfruttando al meglio le naturali finestre acustiche presenti anatomicamente a livello dell'addome materno si possono ridurre gli effetti negativi causati da uno o più dei fattori limitanti sopra esposti. Queste aree anatomiche, ove è minore la distanza cute-feto, usualmente per una minore deposizione di grasso addominale, sono la regione ombelicale, quella subito sovrapubica e le regioni laterali dell'addome (fosse iliache e fianchi). Pertanto, in caso di obesità, ma anche di posizione fetale sfavorevole, si deve tentare di utilizzare al massimo tali finestre acustiche anatomicamente predisposte, eventualmente facendo ruotare su di un fianco la paziente. In questo modo si riduce nettamente lo spessore del pannicolo adiposo che deve attraversare il fascio ultrasonico e le strutture da insonare risultano conseguentemente più vicine, e quindi meglio definite dal punto di vista ecografico. Inoltre, sfruttando le regioni laterali dell'addome, con la paziente distesa su di un fianco, si riduce anche la tensione muscolare, che interessa soprattutto i retti addominali.

## 1.6 Ecografia tridimensionale

Questa innovazione tecnologica rappresenta per l'inizio del secolo quello che l'introduzione nella pratica clinica della Doppler flussimetria ha rappresentato per gli anni Ottanta-Novanta. Sulla base delle casistiche disponibili in letteratura, tale metodica può apportare ulteriori informazioni dal punto di vista diagnostico e prognostico solo in alcune selezionate malformazioni [10-16]. In questo capitolo, riportiamo, per grandi linee, la tecnica di

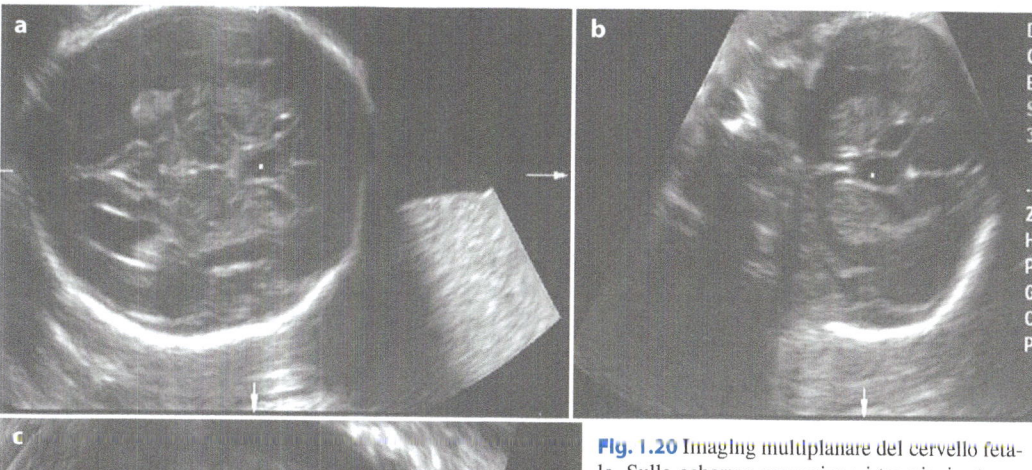

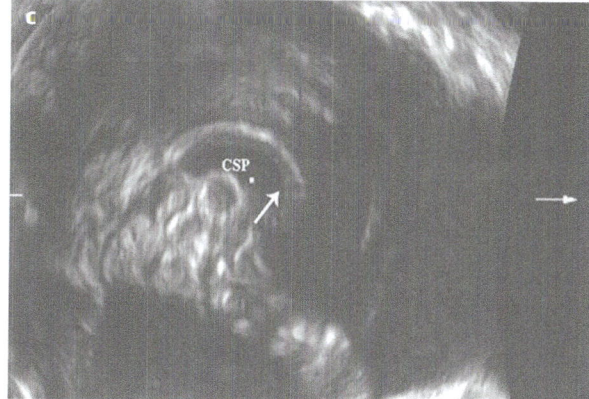

**Fig. 1.20** Imaging multiplanare del cervello fetale. Sullo schermo compaiono i tre piani ortogonali. Il piano A corrisponde al piano di acquisizione che in questo caso è quello assiale (**a**). Il piano B corrisponde al piano coronale (**b**) e il piano C a quello sagittale (**c**). Il dot è all'interno dal cavo del setto pellucido (*CSP*)

acquisizione ed elaborazione *offline* di immagini da volumi 3D, per dare al lettore un'idea delle applicazioni delle varie modalità di rendering e di imaging. Delle varie tecnologie di ecografia tridimensionale, si farà riferimento solo a quelle basate sull'utilizzo di trasduttori volumetrici.

*Acquisizione*. L'acquisizione del volume d'interesse si basa sulla tecnologia particolare dei trasduttori volumetrici; questi hanno al loro interno un meccanismo controllato elettronicamente di "spazzolamento" del fascio ultrasonico che permette di acquisire un volume predefinito, restando immobile con il trasduttore e attivando con un tasto la procedura di acquisizione. Una volta terminata l'acquisizione, il volume è disponibile per essere processato direttamente sull'ecografo oppure, più comodamente, *offline* su di un qualsiasi PC, mediante un software dedicato.

*Qualità del volume*. La qualità del volume acquisito dipende, oltre che da tutti i parametri fisici che regolano la finestra acustica (obesità, posizione fetale ecc.), dalla qualità dell'immagine 2D pre-acquisizione (guadagno, contrasto ecc.) e dall'assenza di movimenti fetali durante il periodo di acquisizione. Il modo migliore di valutare la qualità del volume è quello di controllare sulla finestra B, che rappresenta una sorta di *timeline* dell'acquisizione, il numero di artefatti da movimento.

*Imaging multiplanare*. Questa modalità d'imaging rappresenta il primo approccio al volume acquisito. Sullo schermo compaiono i tre piani ortogonali e ci si può muovere liberamente tra questi, ottenendo infiniti piani di scansione e controllando, mediante un apposito caliper disponibile sullo schermo, la posizione di qualsiasi struttura anatomica sugli altri piani (Fig. 1.20).

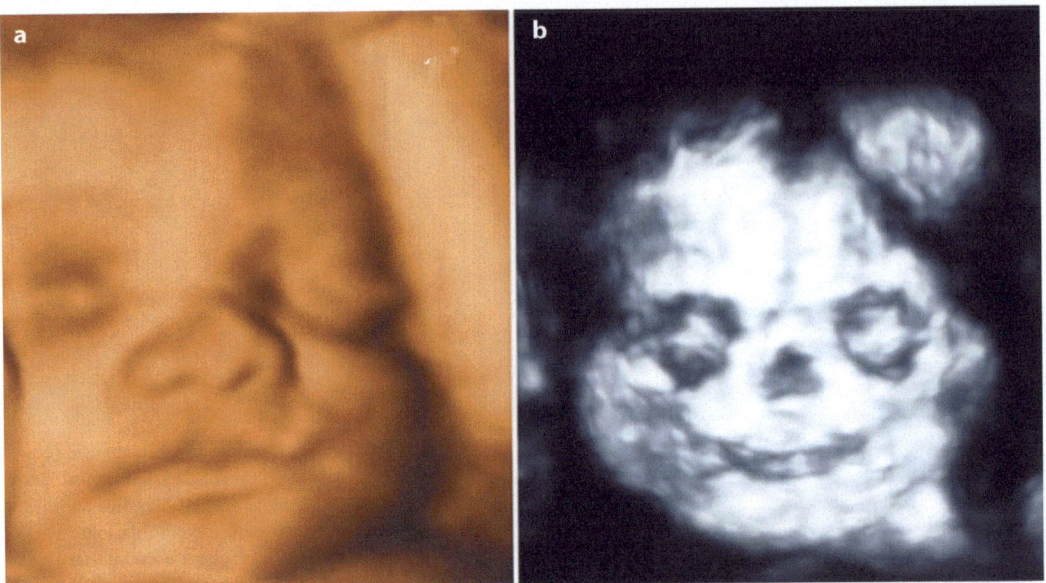

**Fig. 1.21** Immagine in *surface rendering* (**a**) e in *maximum mode* (**b**) del volto fetale. In questo ultimo caso è ben evidente tutta la componente ossea dello splancnocranio

*Rendering mode.* Questa modalità d'immagine permette di ricostruire tridimensionalmente l'organo contenuto nel volume. A seconda del tipo di rendering (vedi di seguito), si possono evidenziare gli elementi ossei (*maximum mode*), la superficie cutanea (*surface mode*), o ricostruire calchi virtuali di organi cavi (*inversion mode*, sono-AVC, B-flow). Quest'ultima modalità viene utilizzata specialmente in ecocardiografia fetale.

*Rendering di superficie.* Dal dataset del volume acquisito si possono estrarre tutte le informazioni necessarie a ricostruire un'immagine di superficie (*surface mode*). Il *mixing* di vari filtri e la regolazione della trasparenza permettono di ottenere il corretto grado di contrasto e di trama (Fig. 1.21a).

*Rendering in maximum mode* (Fig. 1.21b). Se invece di utilizzare filtri di superficie, utilizziamo filtri che lasciano trasparenti i tessuti molli (*maximum mode*), allora possiamo evidenziare le strutture ossee così come appaiono, mentre i tessuti molli assumono una consistenza minore.

*Rendering in inversion mode.* Questa modalità d'imaging va utilizzata per dimostrare organi cavi. Infatti, permette di creare dei

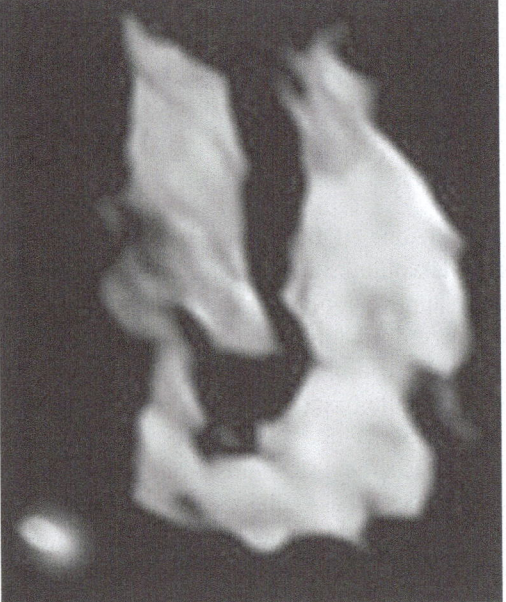

**Fig. 1.22** Scansione 4-camere cardiaca evidenziata in *inversion mode*. I setti interventricolare e interatriale e le valvole cardiache in questa metodica sono rappresentate come strutture anecogene

veri e propri stampi di qualsiasi struttura cava. Originariamente sviluppata per il cuore (Fig. 1.22), essa permette di ricostruire lo stampo di qualsiasi altra struttura.

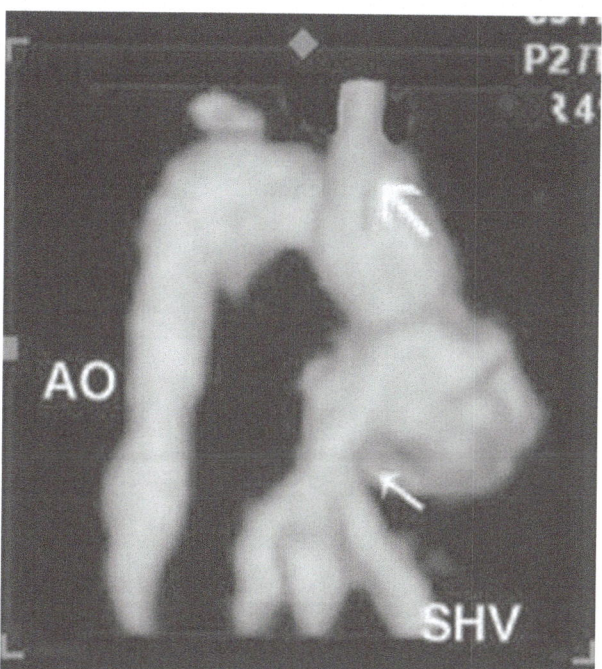

**Fig. 1.23** L'immagine evidenziata col B-flow permette di riconoscere in maniera immediata i ritorni venosi (*frecce*) al cuore e l'arco aortico con l'aorta discendente (*AO*). *SHV*, vene sovra epatiche

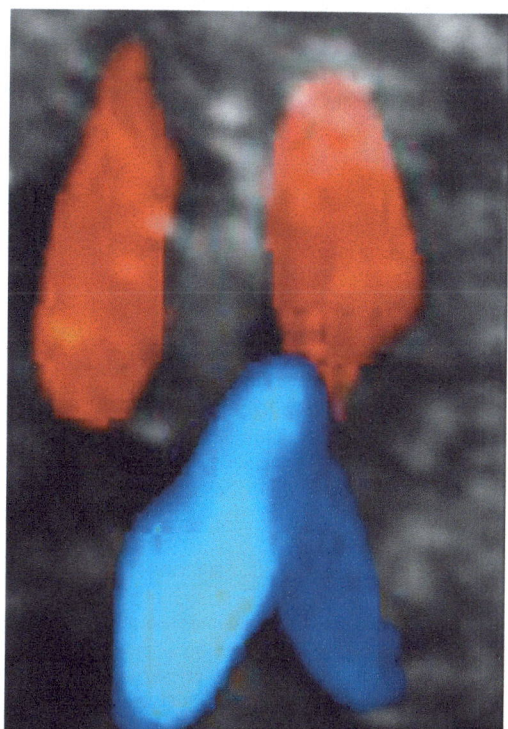

**Fig. 1.24** Il *glass-body* permette di evidenziare nella stessa immagine sia il riempimento ventricolare che l'incrocio dei grossi vasi

*Rendering in B-flow*. Questa modalità di rendering è dedicata alla riproduzione di calchi di strutture cardiovascolari, essendo utilizzata solo in associazione allo STIC (*spatiotemporal image-correlation*) (Fig. 1.23).

*Glassbody rendering*. Anche questa modalità è dedicata alla visualizzazione del sistema cardiocircolatorio, che viene mostrato in trasparenza attraverso le strutture corporee rese trasparenti (Fig. 1.24).

*Tomographic ultrasound imaging (TUI)*. Questa modalità permette di mostrare i vari piani paralleli presenti all'interno di un volume in un singolo pannello di immagini, così come viene fatto per una RMN o una TC (Fig. 1.25). Tale modalità di visualizzazione, utilizzabile anche associata allo STIC, permette una dettagliata valutazione topografica di strutture anatomiche normali o anomale e anche una valutazione volumetrica delle stesse.

Lo STIC rappresenta invece la metodica utilizzata nello studio del cuore e corrisponde, in pratica, all'ecocardiografia fetale 4D.

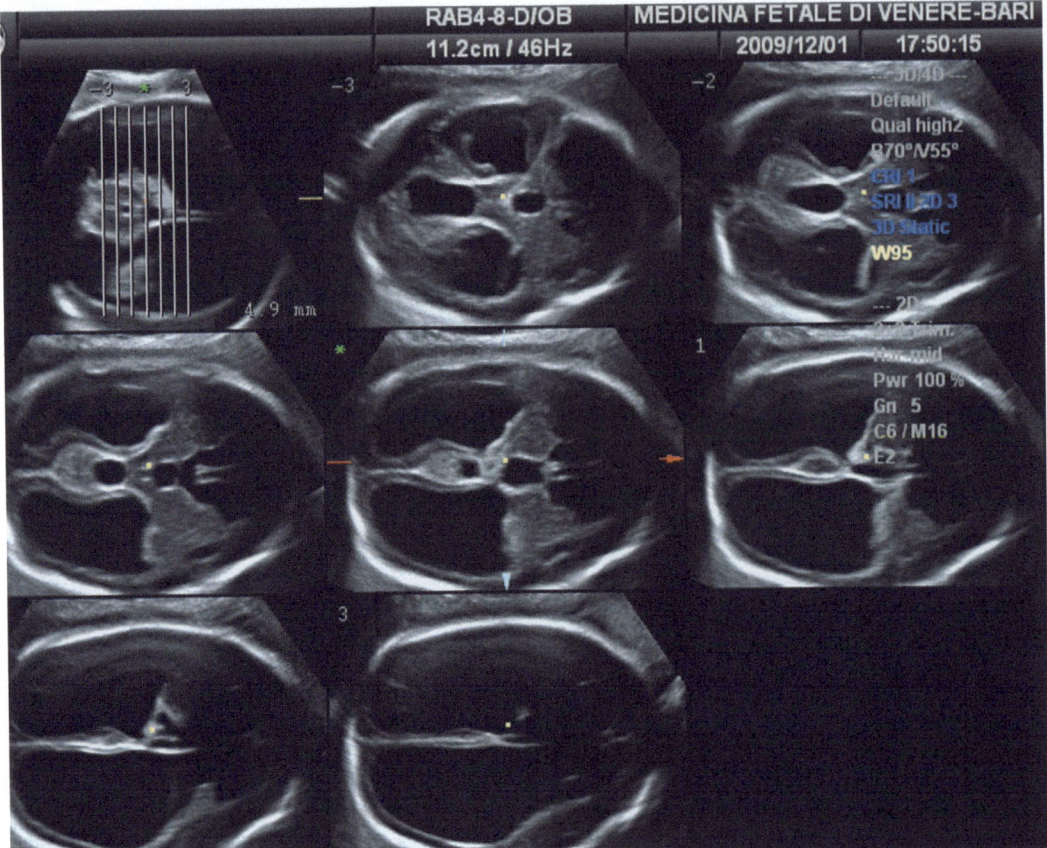

**Fig. 1.25** *Tomographic ultrasound imaging* (TUI). Il pannello di immagini mostra l'idrocefalia tetraventricolare

## Bibliografia

1.  Linee guida SIEOG. Editeam Edizioni 2010
2.  Nicolaides KH (2004) Nuchal translucency and other first trimester sonographic markers of chromosomal abnormalities. Am J Obstet Gynecol 191:45-67
3.  Triulzi F, Manganaro L, Volpe P (2011) Fetal magnetic resonance imaging: indications, study protocols and safety. Radiol Med 116:337-350
4.  www.fetalmedicine.com. Internet course: The 11-13 weeks scan. Ultimo accesso in data 2012
5.  Volpe P, Ubaldo P, Volpe N et al (2011) Fetal cardiac evaluation at 11-14 weeks by experienced obstetricians in a low-risk population. Pren Diagn 31:1054-1061
6.  Souka AP, Von Kaisenberg CS, Hyett JA et al (2005) Increased nuchal translucency with normal karyotype. Am J Obstet Gynecol 192:1005-1021
7.  Chaoui R, Benoit B, Mitkowska-Wozniak H et al (2009) Assessment of intracranial translucency (IT) in the detection of spina bifida at the 11-13-week scan. Ultrasound Obstet Gynecol 34:249-252
8.  Lombardi CM, Bellotti M, Fesslova V, Cappellini A (2007) Fetal echocardiography at the time of the nuchal translucency scan. Ultrasound Obstet Gynecol 29:249-257
9.  Malinger G, Lerman-Sagie T, Watemberg N et al (2002) A normal second-trimester ultrasound does not exclude intracranial structural pathology. Ultrasound Obstet Gynecol 20:51-56
10. Paladini D, Volpe P (2007) Ultrasound of Congenital Fetal Anomalies. Informa Healtcare
11. Yagel S, Cohen SM, Shapiro I, Valsky DV (2007) 3D and 4D ultrasound in fetal cardiac scanning: a new look at the fetal heart. Ultrasound Obstet Gynecol 29:81-95
12. Volpe P, Campobasso G, Stanziano A, et al (2006) Novel application of 4D sonography with B-flow imaging and spatiotemporal image correlation (STIC) in the assessment of the anatomy of pulmonaryarteries in fetuses with pulmonary atresia and ventricular septal defect. Ultrasound Obstet Gynecol 28:40-46
13. Chaoui R, Hoffman J, Heling KS (2004) Three-dimensional (3D) and 4D color Doppler fetal echocardiography using spatio-temporal image correlation (STIC). Ultrasound Obstet Gynecol 23:535-545

14.  Paladini D (2007) Standardization of on-screen fetal heart orientation prior to storage of spatio-temporal-image correlation (STIC) volume datasets. Ultrasound Obstet Gynecol 29:605-611

15.  Pilu G, Ghi T, Carletti A et al (2007) Three-dimensional ultrasound examination of the fetal central nervous system. Ultrasound Obstet Gynecol 30:233-245

16.  Goncalves LF, Espinoza J, Lee W et al (2005) A new approach to fetal echocardiography: digital casts of the fetal cardiac chambers and great vessels for detection of congenital heart disease. J Ultrasound Med 24:415-424

# Apparecchiature, tecniche e procedure di acquisizione di immagini in RM fetale

**2**

Andrea Righini

**Parole chiave**

Sezioni T2 ponderate • Immagini ultraveloci • Bobine di ricezione • Tempo di eco • Risoluzione spaziale

## 2.1 Tomografi

La Risonanza Magnetica Fetale (RMF) viene attualmente eseguita nella maggior parte dei centri con tomografi da 1,5 Tesla, anche se in letteratura sono riportate esperienze di esami di soddisfacente qualità eseguiti a 1,0 Tesla. Ancora molto scarso è invece l'utilizzo di tomografi da 3 Tesla, sia per motivi precauzionali di sicurezza, sia perchè i problemi relativi alla distorsione delle immagini non sono ancora stati completamente risolti. Tuttavia è ipotizzabile che in un prossimo futuro, grazie a tecniche e sequenze atte a ridurre il SAR (*Specific Absorption Rate*), nonchè a metodi di migliore e più omogenea penetrazione della radiofrequenza, parte degli esami RMF possa essere eseguita a 3 Tesla.

## 2.2 Bobine

Solitamente si utilizzano bobine addominali *phase array* da 4 a 32 canali di ricezione. Anche le bobine toraciche per studio del cuore si sono rivelate idonee allo studio fetale. Può accadere che la bobina debba essere riposizionata dopo l'iniziale scannogramma perchè, ad esempio, la testa fetale oggetto di studio non si trova nella migliore posizione (centro del campo di sensibilità della bobina) per poter ottenere un ottimale rapporto segnale-rumore.

## 2.3 Sequenze

La Tabella 2.1 riassume le principali sequenze di acquisizione di immagini in uso nella RMF clinica. Ovvi adattamenti relativi al numero di sezioni e alle dimensioni del campo di vista (*Field Of Vision* - FOV) sono necessarie a seconda dello studio di distretti anatomici diversi [1].

La base dell'imaging fetale con RM è rappresentata dalla possibilità di acquisire immagini ultraveloci, tali da ridurre gli artefatti da movimento legati all'attività motoria fetale. L'indagine RMF si fonda essenzialmente sull'acquisizione di sequenze T2-ponderate ultrafast (*Half-Fourier Acquired Single-Shot Turbo Spin Echo* - HASTE, *single shot Fast Spin Echo* - ss-FSE, *single shot Turbo Spin Echo* - ss-TurboSE). Si tratta comunque di immagini che risentono di una limitata risoluzione di contrasto tra i tessuti, a causa degli abbondanti impulsi di rifocalizzazione. Per tale motivo, nella nostra esperienza cerchiamo di utilizzare Tempi di Echo (TE) lunghi

A. Righini (✉)
UOC di Radiologia e Neuroradiologia Pediatrica
Ospedale dei Bambini V. Buzzi, ICP
Milano
e-mail: neurorad@icp.mi.it

C. Fonda, L. Manganaro, F. Triulzi (a cura di), *RM fetale*,
DOI: 10.1007/978-88-470-1408-4_2, © Springer-Verlag Italia 2013

**Tabella 2.1** Sequenze comunemente utilizzate in RMF

| |
|---|
| S*ingle-shot T2-weighted fast spin-echo* (HASTE ecc.) |
| *T1-weighted fast spin-echo o gradient-echo* (fat-sat) (apnea 14-20 sec.) |
| True-FISP, BALANCE, 2D-FIESTA |
| EPI-GRE T2* (apnea 8-12 sec.) |
| DWI-EPI (apnea 8-16 sec.) |
| *Single-shot FLAIR* |

(circa 180 ms), al fine di incrementare il contrasto tra i tessuti, soprattutto per esami a livello cerebrale e in età gestazionale attorno alla ventesima settimana. TE tra 80 e 100 ms possono essere invece idonei per indagini extracraniche e in feti di età gestazionale di circa trenta settimane.

Il problema della limitata risoluzione spaziale delle immagini (risoluzione planare di circa 1-1,2 mm$^2$) è di difficile soluzione a causa delle caratteristiche intrinseche delle sequenze ultrafast. È possibile utilizzare sezioni discretamente sottili, come ad esempio di 3 mm di spessore.

In realtà una maggiore risoluzione spaziale può essere parzialmente ottenuta ricorrendo alle sequenze della famiglia true-FISP, BALANCE o 2D FIESTA, che permettono di scendere sotto i 3 mm di spessore di sezione. Con queste ultime sequenze si possono evidenziare dettagli di strutture particolari come, ad esempio, le orbite, le coane, l'acquedotto di Silvio in sezione sagittale mediana, il peduncolo ipofisario e il labirinto membranoso.

Il problema dell'ottenimento di sequenze T1-ponderate di adeguata risoluzione spaziale e di contrasto, in tempi idonei, rimane aperto. Vengono in genere attuate due tipologie di sequenze T1-ponderate: o le gradient-echo, con Tempo di Ripetizione (TR) e TE corto, che in sostanza sono assimilabili alle sequenze angiografiche *Time of Flight* (TOF); oppure le sequenze, di recente introduzione, *Fast Spin Echo-T1* (FSE-T1), il cui tipico contrasto T1 è solamente un'approssimazione rispetto a quello classico delle SE. I limiti delle gradient-echo T1 sono rappresentati dalla scarsa risoluzione di contrasto e dal fatto che il loro tempo di acquisizione (in genere durante

apnea materna) non scende di solito al di sotto dei 20 secondi; i loro vantaggi sono invece rappresentati dalla migliore risoluzione spaziale, con sezioni anche di 3 mm di spessore, risoluzione planare anche di 1 mm$^2$. Le sequenze FSE-T1 hanno come svantaggio principale la bassa risoluzione spaziale (spessore di sezione attorno ai 5-6 mm e risoluzione in piano vicina ai 2 mm$^2$); tuttavia esse offrono una buona risoluzione di contrasto (almeno a livello cerebrale), soprattutto se associate a saturazione del segnale del grasso; anch'esse richiedono però acquisizione durante apnea materna di almeno 14 secondi di durata. Con le sequenze T1 è possibile evidenziare come ipersegnale, ad esempio, aree di necrosi-emorragica cerebrale, ematomi, meconio, grossi coaguli.

Le sequenze *single-shot FLuid Attenuated Inversion Recovery* (single-shot FLAIR), nonostante la loro limitata risoluzione spaziale, possono trovare utilizzo, ad esempio, nell'analisi di masse o alterazioni intraventricolari cerebrali, ove le immagini T2-ponderate non permettono una buona discriminazione per lesioni intraliquorali. Inoltre, le ss-FLAIR possono aiutare a meglio definire la normale stratificazione cerebrale nelle età gestazionali prima della venticinquesima settimana.

Le sequenze ponderate in diffusione si basano di solito su acquisizione echo-planar (EPI) di sezioni di 5-6 mm di spessore, b-factor di circa 600-700, 3 assi di sensibilizzazione alla diffusione, con apnea materna e durata di circa 10-20 secondi. È possibile calcolare la trace-ADC, per verificare la normalità o meno del coefficiente di diffusione in aree sospette. Per i valori normali di ADC cerebrale nel feto si rimanda alla voce bibliografica [2]: in sintesi valori al di sotto di 0,7 nella sostanza grigia e di 1,0 nella sostanza bianca appaiono fortemente sospetti per presenza di edema citotossico. La RMF in diffusione sembra utile soprattutto quando vi siano sospetti di lesioni ischemiche acute, non facilmente identificabili in immagini T2 a causa della naturale iperintensità T2 del parenchima cerebrale fetale. Anche in caso di edema vasogenico-interstiziale, quando il parenchima cerebrale sembra esageratamente iperintenso in T2, come nella rarefazione della sostanza bianca (infezioni, compressione da idrocefalo, leucomalacia, ecc.), il valore dell'ADC può essere anomalo e aumentato ben al di sopra di 2,1-2,2.

Le sequenze EPI T2*-ponderate, benchè di bassa risoluzione spaziale (sezioni di circa 5-6 mm di spessore) possono essere utili per dimostrare depositi emosiderinici parenchimali o extraparenchimali, casi in cui le ss-FSE T2 sono invece meno utili perchè poco sensibili agli effetti da suscettibilità magnetica del deposito ematico cronico. Le immagini EPI T2* presentano però spesso artefatti da distorsione per limiti nello *shimming* sul cervello fetale. Anche le immagini T2* b = 0 della EPI in diffusione possono essere utilizzate in modo analogo per la diagnosi di emorragie.

## 2.4 Comfort e monitoraggio della paziente gravida

Può essere utile, per migliorare il comfort d'esame, posizionare la paziente *feet in*, con il capo che rimane fuori dal magnete. Appare essenziale un'adeguata ventilazione all'interno del bore; è utile coprire la paziente il meno possibile e solamente con leggero indumento di cotone. I contatti visivo e acustico durante l'esame devono essere costanti. Può essere a volte necessario eseguire l'esame in più tempi, in modo da lasciar risposare la paziente per alcuni minuti fuori dal bore, specialmente se la posizione supina rende gravosa la procedura a causa della compressione uterina sulla vena cava, con conseguente tendenza all'ipotensione.

## Bibliografia

1. Prayer D, Brugger PC, Prayer L (2004) Fetal MRI: techniques and protocols. Pediatr Radiol 34:685-693
2. Righini A, Bianchini E, Parazzini C et al (2003) Apparent diffusion coefficient determination in normal fetal brain: a prenatal MR imaging study. AJNR Am J Neuroradiol 24:799-804

# Indicazioni, modalità di esecuzione, sicurezza della metodica

# 3

Lucia Manganaro, Fabio Triulzi

**Parole chiave**

RM fetale • Sicurezza in RM • Mezzi di contrasto paramagnetici • SNC fetale • Placenta

L'ultrasonografia rappresenta l'esame di I e di II istanza nella valutazione delle patologie fetali, attestandosi sia come esame di screening della popolazione sia come metodica di II livello qualora venga riscontrata un'anomalia: in tale evenienza è possibile approfondire le indagini ricorrendo a un imaging più sofisticato, come il 3D e il 4D, a programmi di elaborazione delle immagini con possibilità di ricostruzioni multiplanari (TUI) o all'approccio con sonda endovaginale, quando fattibile, per lo studio delle strutture cerebrali.

Attualmente tuttavia, un esame standard permette di identificare nelle pazienti a basso rischio circa il 40% o meno delle malformazioni riscontrate alla nascita.

Secondo lo studio Eurofetus [1] nessuna malformazione di qualsiasi distretto o apparato è mai stata riconosciuta nel 100% dei casi ed è quindi necessario sottolineare come alcune malformazioni, in particolare le anomalie del SNC, per quanto severe, spesso presentino reperti sfuggenti [2] consentendone l'identificazione in circa la metà di casi.

Negli ultimi quindici anni la Risonanza Magnetica Fetale (RMF), grazie ai recenti sviluppi tecnologici (quali l'introduzione nel mercato di apparecchiature più performanti con gradienti più potenti) e alla possibilità di ricorrere al fast imaging, si è andata progressivamente affermando come tecnica di buona sensibilità diagnostica, in particolare nello studio di alcune patologie malformative [3].

L'esame di RMF deve essere considerato oggi una tecnica di III livello che necessita di un quesito clinico mirato e giustificato posto dopo un'ecografia, possibilmente di II livello.

Generalmente un esame di RMF può essere eseguito a partire dalla 19ª settimana gestazionale (SG), epoca che consente una valutazione del feto in ragione di un aumento della risoluzione spaziale e dell'avvenuto sviluppo delle strutture fetali stesse. Inoltre, bisogna considerare che le tabelle di normalità disponibili in letteratura partono solo dalla 20ª SG [4] e che l'esperienza clinica al di sotto di questa età è oggi molto ridotta.

Il principale campo di applicazione della RMF riguarda lo studio delle lesioni sia acquisite che congenite del sistema nervoso centrale [5, 6]; tuttavia numerosi lavori testimoniano l'importanza dell'introduzione della RMF anche nella valutazione delle patologie del collo e del torace, mentre per quanto riguarda i quesiti concernenti patologie addominali (in particolare le patologie del tratto gastroenterico) l'apporto diagnostico di tale metodica

F. Triulzi (✉)
UOC di Neuroradiologia
Fondazione IRCCS Ca'Granda
Ospedale Maggiore Policlinico
Milano
e-mail: fabio.triulzi@policlinico.mi.it

C. Fonda, L. Manganaro, F. Triulzi (a cura di), *RM fetale*,
DOI: 10.1007/978-88-470-1408-4_3, © Springer-Verlag Italia 2013

risulta limitato, in quanto l'esame ecografico solitamente fornisce informazioni diagnostiche più che soddisfacenti ai fini dell'inquadramento della patologia. Il ricorso alla RMF può tuttavia risultare importante per il successivo planning di eventuali procedure interventistiche fetali, di procedure di aborto terapeutico o del timing del parto, con possibili interventi chirurgici intrapartum o postnatali [7]. Infine, la RMF permette lo studio della placenta normale e delle anomalie placentari [8].

## 3.1 Modalità di esecuzione, protocolli di studio

### 3.1.1 Magnete

Il campo magnetico consigliato per un buon rapporto segnale/rumore è quello di 1,5 T ottenuto con magneti tradizionali superconduttori. Anche i magneti aperti a 1T, in ragione della geometria verticale, possono offrire un sufficiente rapporto segnale/rumore, mentre si sconsiglia l'uso di intensità di campo inferiori.

L'uso di intensità di campo maggiori di 1,5 T non è attualmente ancora permesso, anche se alcuni studi non mostrano effetti nocivi.

### 3.1.2 Gradienti

Possono essere utilizzate diverse tipologie di bobine, anche in relazione all'epoca gestazionale, alle dimensioni del sacco gestazionale e dell'utero: le più performanti sono certamente le bobine di superficie multicanale di tipo *phased-array* o cardio che permettono l'ottenimento di un maggior segnale per un'estensione longitudinale, tuttavia limitata intorno ai 50-60 cm; si possono inoltre utilizzare bobine del tipo spine per lo studio del corpo, che permettono un maggiore campo di vista per le epoche gestazionali più tardive.

L'esame si esegue, generalmente in decubito supino o, quando tale posizione non venga tollerata (compressione cavale, polidramnios,

gravidanze multiple), in decubito laterale. In alcuni casi, per minimizzare la sensazione claustrofobica, la paziente può essere introdotta nel gantry in posizione *feet first*. L'esame non richiede sedazione materna o fetale.

Il protocollo di studio comprende l'acquisizione di differenti sequenze, alcune indispensabili altre facoltativamente aggiunte in dipendenza dal quesito clinico.

Le principali sequenze utilizzate in RMF sono le acquisizioni T2 pesate estremamente veloci, che consentono una buona valutazione dell'anatomia fetale grazie all'elevata risoluzione di contrasto: rappresentano, quindi, un buon compromesso tra risoluzione di contrasto e spaziale.

### 3.1.3 Esecuzione dell'esame

Di seguito si riportano le sequenze utilizzate in corso di RMF.
- Sequenza di centramento; *single shot Fast/Turbo Spin Echo* (ss-FSE) (anche con tecnica di acquisizione Half Fourier) T2 pesata con orientamento coronale sulla madre, per l'identificazione della posizione del feto rispetto alla madre (presentazione), in relazione alla valutazione della posizione relativa della testa, del rachide, dello stomaco fetale e per la localizzazione della placenta (anteriore/posteriore).
- Sequenze ss-FSE T2 pesate a strato sottile (3-4 mm) con orientamento multiplanare assiale, sagittale e coronale ortogonale all'organo/distretto di interesse, per la valutazione di dettaglio dell'anatomia fetale.

Queste sequenze rappresentano un compromesso tra la risoluzione spaziale, di contrasto e il rapporto segnale-rumore (SNR) e inoltre, grazie alla rapidità di esecuzione, consentono una buona riproduzione dell'anatomia durante tutte le fasi della gravidanza; in particolare, permettono di evidenziare i fluidi statici e le strutture a prevalente composizione fluida, consentendo lo studio quindi dell'encefalo fetale, delle cavità contenenti fluidi (cavità nasali e orale, faringe, trachea, stomaco e intestino prossimale, sistema urinario, colecisti), dei polmoni, della placenta e del liquido amniotico (LA).

- Sequenze *GRadient Echo* (GRE) con tecnica *Steady State Free Precession* (SSFP) per la valutazione del distretto cardiaco e dei grossi vasi. Queste sequenze presentano un contrasto intermedio tra T1 e T2, utilizzano un TR ultrabreve (<3 ms) e non risultano influenzate dal movimento.
- Sequenze cine-RM di tipo SSFP con tecnica di campionamento del k-spazio sia radiale che cartesiana (2DFT). Tali sequenze permettono di individuare il cuore e i grossi vasi: possono essere utilizzate come sequenze real-time per valutare alcuni movimenti fetali.
- Sequenze colangiografiche *thick slab* (spessore di strato 40-80 mm) fortemente pesate in T2, per mettere in evidenza strutture ripiene di liquido, congelando un'immagine delle strutture fluide di tutto il feto.
- Sequenze *fast spoiled* GRE *single shot* 2D o 3D T1 pesate, con e senza saturazione del segnale del tessuto adiposo, acquisite in apnea respiratoria.
- Sequenze *Echo Planar Imaging* (EPI) pesate in diffusione (DWI), con applicazione di gradienti orientati secondo i 3 piani dello spazio (b0, b200 e b700 s/mm$^2$) per lo studio dei distretti renale, polmonare, encefalico e della placenta. Tali sequenze, con tempi di acquisizione di circa 20 secondi, forniscono informazioni sul movimento microscopico delle molecole d'acqua, libera e legata, nei tessuti biologici e permettono lo studio della maturazione cerebrale, polmonare e renale.

La durata di uno studio di RMF dipende da vari fattori: numero di feti, complessità delle malformazioni eventualmente presenti, riposizionamento della bobina ed entità dei movimenti fetali, che possono richiedere la riacquisizione di alcune sequenze sul giusto piano anatomico.

Abitualmente uno studio di RMF richiede dai 20 ai 45 minuti, con un minimo di 15 minuti; risulta necessario comunque cercare di contenere i tempi dell'esame per evitare l'eccessivo riscaldamento della gestante e il potenziale trasferimento di energia al feto (SAR) [9].

## 3.2 Sicurezza

Il crescente aumento del numero di esami RMF pone il problema del rischio per il feto. Allo stato attuale non sono stati dimostrati effetti dannosi per il feto con campi di esposizione uguali o inferiori a 1,5 T: le linee guida internazionali (*Safety Committeee of the Society for Magnetic Resonance Imaging*) consigliano comunque di eseguire l'esame nel secondo e terzo trimestre di gravidanza, quando un preliminare esame ecografico risulti inadeguato o inconclusivo nella diagnosi [10, 11].

Gli esami eseguiti nel I trimestre sono richiesti per patologie di pertinenza materna: sono generalmente eseguiti qualora siano giudicati indispensabili e insostituibili da altre metodiche (ecografia - US) o quando l'esame di risonanza magnetica possa fornire informazioni che richiederebbero altrimenti l'impiego di metodiche quali la TC (Tomografia Computerizzata).

Le questioni della sicurezza includono i possibili effetti biologici del campo magnetico statico del sistema di risonanza magnetica (RM), dei rischi associati ai gradienti e alle radiofrequenze (RF) e i tempi di esposizione.

Per campi magnetici statici con un'intensità di 1,5 T sono stati descritti esclusivamente sensazioni di nausea, sapore metallico e vertigini; più importanti risultano invece le problematiche del riscaldamento del feto, del rumore e della stimolazione nervosa periferica indotti dalla radiofrequenza e dai gradienti.

Un incremento della temperatura oltre i 2 °C risulta teratogeno per il sistema nervoso centrale del feto: studi *in vitro* e *in vivo* eseguiti su animali gravidi e su modelli di feto umano non dimostrano tuttavia un aumento di temperatura significativo né alla superficie materna né nel feto, riportando un incremento della temperatura fetale non superiore a 0,5 °C per studi di circa 15 minuti con magnete di 1,5 T [12].

Ugualmente non è stato dimostrato un aumento significativo in termini di rumore, né danni acustici in bambini sottoposti in utero a RM [13]; fattori protezionistici per il feto sembrano essere l'assorbimento del suono da parte dell'addome materno e la presenza di LA nel condotto uditivo fetale.

Infine, gli effetti dell'accensione e spegnimento dei gradienti interessano prevalentemente la superficie corporea della madre, riducendosi man mano che aumenta la distanza dal margine corporeo [14].

Di seguito si riportano i documenti sulla sicurezza dell'ISPESL (IStituto per la Prevenzione E la Sicurezza del Lavoro) pubblicato online il 6/2/09 e ripreso nel numero 4/2008 del Radiologo e, per quanto riguarda gli Stati Uniti, la "*ACR (American College of Radiology) guidance for safe MR practices: 2007*" [15]. Le informazioni contenute in questo documento si applicano ai sistemi RM operativi fino a 3 T.

Il documento dell'ISPESL non fa che riportare quanto esposto nell'Allegato I del Decreto Ministeriale (DM) 02/09/1991: "Sebbene non esistano evidenze che dimostrino una sensibilità dell'embrione ai campi magnetici e ai campi a radiofrequenza di intensità e potenze utilizzate nella attuale strumentazione RM a uso diagnostico, è prudente escludere dall'esposizione le donne nel primo trimestre di gravidanza, tranne nei casi di effettiva e improrogabile necessità, valutati dal medico, sotto la sua responsabilità. La paziente sarà preventivamente informata sui possibili rischi dell'esame".

Stabilita la necessità di un consenso informato, permane il problema pratico di informare su "ipotetici" rischi che, a oggi, non sono né confermati dalla letteratura né definiti con precisione.

Il documento ACR riporta invece al capitolo "*Patient pregnancies*": "*Present data have not conclusively documented any deleterious effects of MR imaging exposure on the develo-*

*ping fetus. Therefore, no special consideration is recommended for the first, versus any other trimester in pregnancy*". Si abolisce quindi ogni differenza fra il primo trimestre e i successivi, mantenendo tuttavia le misure di prudenza e cautela riassumibili nella valutazione attenta dei costi/benefici dell'esame sul feto e della sua necessità e inderogabilità.

Riassumendo infine quali sono le evenienze in cui l'esame RM può essere effettuato in gravidanza, si devono suddividere i casi in cui l'esame è legato a patologie materne e quelli di sospetta anomalia fetale. Nel primo gruppo rientrano le pazienti con sospette patologie cerebrali o del rachide con sintomatologia tale per cui è necessario un imaging diagnostico, le pazienti affette da patologia neoplastica (per la diagnosi e la stadiazione di tali lesioni), le pazienti con sintomatologia toracica, addominale o pelvica, in cui l'esame ecografico non sia risolutivo. Per le patologie fetali i casi saranno discussi nel paragrafo 3.3

### 3.2.1 Limitazioni all'uso del mezzo di contrasto

Gli studi a oggi compiuti in animali non hanno dimostrato effetti teratogeni dei mdc contenenti gadolinio. Tuttavia, non esistono evidenze di una sua innocuità sull'uomo: di conseguenza se ne sconsiglia l'uso al di fuori dei casi di assoluta necessità, di norma implicitamente correlati alla salute materna. Il documento dell'ACR è di tono più permissivo: "*MR contrast agents should not ruotinely provided to pregnant patients*", ma nella sostanza richiama di seguito il concetto dei costi/benefici per la paziente. Di fatto non si considera mai l'uso nell'imaging fetale. Quanto di sporadico e occasionale può essere rintracciato in letteratura o nell'aneddotica dei centri di riferimento è di norma riferito a casi che comunque sarebbero andati incontro all'interruzione di gravidanza. In conclusione, l'uso dei mezzi di contrasto non può essere considerato oggi uno strumento aggiuntivo dell'imaging RM del feto, ma unicamente una particolare eccezione in casi selezionati dalla necessità clinica.

## 3.3 Indicazioni all'esame RMF

Il 70% degli esami si esegue attualmente per la valutazione del distretto encefalico: le indicazioni per lo studio del *body* risultano più eterogenee e, se si ricorre ai dati della letteratura, si può notare come ogni Centro riferisca un'esperienza diversa. Qui di seguito si riportano le principali indicazioni per l'esame di RM, in accordo a quanto enunciato nel documento SIRM [16].

### 3.3.1 Indicazioni principali allo studio del distretto encefalico

Di seguito si riportano le indicazioni per le quali esiste attualmente un consenso in letteratura.
- Ventricolomegalie. In tutti i casi di ventricolomegalia, dalla lieve alla severa, la RM dimostra rilievi aggiuntivi rispetto all'ecografia, con un frequenza variabile negli studi riportati in letteratura (nei Centri europei si aggira intorno al 5-10% dei casi). In particolare, il target della RMF in caso di ventricolomegalia lieve è la ricerca di anomalie difficilmente evidenziabili all'ecografia che possono modificare la prognosi. In realtà alcune di queste anomalie sono ben evidenziabili alla RMN solo dopo la 22-23ª settimana di gestazione [17, 18].
- Sospette lesioni o lesioni di natura o entità non sufficientemente chiara all'ecografia. In presenza di una sospetta lesione all'ecografia di qualunque natura (malformativa, distruttiva ecc.) la RMF può fornire informazioni aggiuntive [19-28].
- Studio della girazione cerebrale (a 26-32 settimane): in presenza di anomalie cerebrali diagnosticate all'ecografia (ad esempio, agenesia del corpo calloso) che frequentemente si associano a eventuali ano-

malie di migrazione neuronale o organizzazione (ad esempio, lissencefalia, micropoligiria) [29, 30].
- Malattie genetiche note, con fenotipo che include anomalie del SNC non adeguatamente evidenziabili ecograficamente nel feto [31-33].
- Trasfusione feto-fetale, specialmente dopo morte del cogemello o come controllo dopo laserterapia, allo scopo di evidenziare eventuali lesioni ischemiche cerebrali (ad esempio, porencefalia) [34, 35].

### 3.3.2 Indicazioni allo studio di collo-torace-addome

In questo caso, a eccezione dell'ernia diaframmatica (come riportato successivamente), le indicazioni sono relative, nel senso che non vi sono dati certi in letteratura che una RMN fetale migliori l'accuratezza diagnostica o la valutazione prognostica. Di conseguenza, in questo caso va ribadito che l'esame deve essere effettuato:
- solo dopo valutazione ecografica della malformazione fetale eseguita da operatori esperti;
- solo se tale valutazione non riesce a risolvere quesiti di diagnosi differenziale e pone indicazione specifica per la RMF.

Di seguito sono riportate per distretto le principali indicazioni.

#### 3.3.2.1 Collo

Le patologie di più frequente riscontro in epoca prenatale sono il linfangioma cistico e il teratoma [35-37]. La RM è in grado di:
- valutare l'eventuale estensione allo stretto toracico superiore;
- identificare, quando presente, la compressione e/o dislocazione delle vie aeree, ben identificabili per il loro contenuto fluido che le rende iperintense nelle immagini pesate in T2;
- studiare i rapporti della massa con il fascio vascolo-nervoso del collo.

Tali informazioni risultano infatti dirimenti

per decidere la procedura terapeutica più idonea (EX *Utero Intrapartum Treatment*, EXIT.

### 3.3.2.2 Torace
- Masse intratoraciche: CCAM (malattia adenomatoide cistica congenita), sequestro broncopolmonare, cisti broncogene, sindromi CHAOS (ostruzione delle vie respiratorie superiori con imaging positivo per segni indiretti). L'ostruzione in assenza di essi può non essere direttamente riscontrabile [38-40].
- Ernia diaframmatica (CDH) [41].
- Ipoplasia polmonare [42].

Per quanto concerne la CDH, la RM deve fornire le seguenti informazioni:
- localizzazione (destra, sinistra);
- organi erniati (intestino e particolarmente definire *liver up* e *liver down*);
- volumetria polmonare del polmone residuo e del controlaterale e indici di maturazione polmonare;
- analisi dell'intensità di segnale, possibile espressione della maturazione polmonare (tale dato necessita ancora di ulteriore validazione);
- eventuale *shift* mediastinico;
- polidramnios e idrope;
- patologie associate.

La valutazione dei suddetti parametri consente di distinguere i feti ad alto rischio con erniazione epatica e/o con ritardo di maturazione polmonare (che potrebbero beneficiare di un eventuale intervento fetoscopico di occlusione tracheale in utero mediante posizionamento di palloncino - FETENDO o del cosiddetto trattamento EXIT al momento del parto), da quelli a basso rischio per i quali si può procedere a una riduzione chirurgica elettiva postnatale.

### 3.3.2.3 Addome

**Tratto gastroenterico**
Lo studio delle patologie del tratto gastroenterico è di prevalente pertinenza ecografica: in alcuni casi può essere suggerito il ricorso all'esame RM, anche se non vi è ancora un *consensus* in letteratura sulle indicazioni.

Tuttavia, il ricorso alla RM può essere giustificato nelle seguenti condizioni:
- valutazione della posizione degli organi addominali per la verifica del *situs* viscero-cardiaco (*situs* corretto o *situs inversus* sospetti);
- difetti della parete addominale con erniazione degli organi addominali (a oggi non sussistono evidenze di una maggiore accuratezza rispetto all'ecografia e l'indicazione a una RM può essere trovata nella pianificazione dell'intervento chirurgico e ai fini dell'espletamento del parto per la definizione delle modalità non soltanto ai fini diagnostici) [43, 44];
- masse endoaddominali [45-47];
- valutazione delle dimensioni e dell'intensità di segnale degli organi parenchimali come il fegato e la milza che, nel caso di patologie metaboliche o ematologiche, possono risultare alterati (emocromatosi, malattie ematologiche con incremento dell'ematopoiesi).

**Apparato genitourinario**
La RM può inserirsi nel percorso diagnostico delle patologie del tratto urinario associate a oligo- o anidramnios, condizioni queste che rendono tecnicamente difficile lo studio ecografico [48-50]. Si riportano qui di seguito le principali indicazioni:
- reni policistici autosomici recessivi;
- reni multicistici, agenesie renali, dilatazioni pelvi-caliceali e masse renali;
- valutazione delle idroureteronefrosi (entità, segmenti interessati, studio del parenchima renale con possibile indice funzionale);
- valvole uretrali posteriori - VUP (valutazione del grado di idroureteronefrosi e del parenchima renale, in quanto spesso nelle VUP i reni risultano displasici);
- vescica neurologica con patologie associate (mielomeningocele);
- megavescica (Sindrome Prune Belly con studio della parete addominale, microcolon);
- valutazione masse renali e surrenaliche;
- patologia di pertinenza annessiale;
- patologia espansiva pelvica.

### 3.3.3  Indicazioni allo studio della placenta

Per quanto concerne la placenta, la RM ben valuta l'inserzione, l'estensione, il rapporto con il miometrio, il rapporto con l'Orifizio Uterino Interno (OUI) e la struttura, che risulta omogenea tra la 20ª e la 30ª settimana, diventando relativamente disomogenea nell'ultimo trimestre per la presenza di strie fibrotiche, aree infartuali e lacune pseudocistiche. Tuttavia, nella valutazione della placenta l'unica indicazione attuale è il contributo che la RMN può dare nella diagnosi di placenta accreta, increta, percreta. A questo proposito si sottolinea che anche la RM, così come l'ecografia transvaginale (TV) o transaddominale (TA), non permette di raggiungere dati conclusivi, ma solo di elevato sospetto [51-54].

## Bibliografia

1. Levi S (2003) Mass screening for fetal malformations: the Eurofetus study. Ultrasound Obstet Gynecol 22:555-558
2. Hibbeln JF, Shors SM, Byrd SE (2012) MRI: is there a role in obstetrics? Clin Obstet Gynecol 55:352-366
3. De Wilde JP, Rivers AW, Price DL (2005) A review of the current use of magnetic resonance imaging in pregnancy and safety implications for the fetus. Prog Biophys Mol Biol 87:335-353 CE4
4. Parazzini C, Righini A, Rustico M et al (2008) Prenatal magnetic resonance imaging: brain normal linear biometric values below 24 gestational weeks. Neuroradiology 50:877-883
5. Bulas D (2007) Fetal magnetic resonance imaging as a complement to fetal ultrasonography. Ultrasound Q 23:3-22
6. Perrone A, Savelli S, Maggi C et al (2008) Magnetic resonance imaging versus ultrasonography in fetal pathology. Radiol Med 113:225-241
7. Wagenvoort AM, Bekker MN, Go AT et al (2000) Ultrafast scan magnetic resonance in prenatal diagnosis. Fetal Diagn Ther 15:364-372
8. Victoria T, Johnson AM, Kramer SS et al (2011) Extrafetal findings at fetal MR: evaluation of the normal placenta and correlation with ultrasound. Clin Imaging 35:371-377
9. Dimbylow P (2007) SAR in the mother and foetus for RF plane wave irradiation. Phys Med Biol 52: 3791-3802
10. Shellock FG, Kanal E (1994) Guidelines and recommendations for MR imaging safety and patient management. III. Questionnaire for screening patients before MR procedures. The SMRI Safety Committee. J Magn Reson Imaging 4:749-751
11. Garel C, Brisse H, Sebag G et al (1998) Magnetic resonance imaging of the fetus. Pediatr Radiol 28:201-211
12. Levine D, Zuo C, Faro CB et al (2001) Potential heating effect in the gravid uterus during MR HASTE imaging. J Magn Reson Imaging 13:856-861
13. Hand JW, Li Y, Thomas EL et al (2006) Prediction of specific absorption rate in mother and fetus associated with MRI examinations during pregnancy. Magn Reson Med 55:883-893
14. Nagaoka T, Togashi T, Saito K et al (2006) An anatomically realistic voxel model of the pregnant woman and numerical dosimetry for a whole-body exposure to RF electromagnetic fields. Conf Proc IEEE Eng Med Biol Soc 1:5463-5467
15. Kanal E, Barkovich AJ Bell C et al (2007) ACR guidance for safe MR Practices: 2007. AJR Am J Roentgenol 188:1447-1474
16. Triulzi F, Manganaro L, Volpe P (2011) Fetal magnetic resonance imaging: indications, study protocols and safety. Radiol Med 116:337-350
17. Beeghly M, Ware J, Soul J et al (2010) Neurodevelopmental outcome of fetuses referred for ventriculomegaly. Ultrasound Obstet Gynecol 35:405-416
18. Gilbert JN, Jones KL, Rorke LB et al (1986) Central nervous system anomalies associated with meningomyelocele, hydrocephalus, and the Arnold-Chiari malformation: reappraisal of theories regarding the pathogenesis of posterior neural tube closure defects. Neurosurgery 18:559-564
19. Adamsbaum C, Moutard ML, André C et al (2005) MRI of the fetal posterior fossa. Pediatr Radiol 35:124-140
20. Baldoli C, Righini A, Parazzini C et al (2002) Demonstration of acute ischemic lesions in the fetal brain by diffusion magnetic resonance imaging. Ann Neurol 52:243-246
21. Doneda C, Parazzini C, Righini A et al (2010) Early cerebral lesions in cytomegalovirus infection: prenatal MR imaging. Radiology 255:613-621
22. Glenn OA, Goldstein RB, Li KC et al (2005) Fetal magnetic resonance imaging in the evaluation of fetuses referred for sonographically suspected abnormalities of the corpus callosum. J Ultrasound Med 24:791-804
23. Hollier LM, Grissom H (2005) Human herpes viruses in pregnancy: cytomegalovirus, Epstein-Barr virus, and varicella zoster virus. Clin Perinatol 32:671-696
24. Napolitano M, Righini A, Zirpoli S et al (2004) Prenatal magnetic resonance imaging of rhombencephalosynapsis and associated brain anomalies: report of 3 cases. J Comput Assist Tomogr 28:762-765
25. Schmook MT, Brugger PC, Weber M et al (2010) Forebrain development in fetal MRI: evaluation of anatomical landmarks before gestational week 27. Neuroradiology 52:495-504

26. Wolpert SM, Anderson M, Scott RM et al (1987) Chiari II malformation: MR imaging evaluation. AJR Am J Roentgenol 149:1033-1042

27. Righini A, Zirpoli S, Mrakic F et al (2004) Early prenatal MR imaging diagnosis of polymicrogyria. AJNR Am J Neuroradiol 25:343-346

28. Righini A, Bianchini E, Parazzini C et al (2003) Apparent diffusion coefficient determination in normal fetal brain: a prenatal MR imaging study. AJNR Am J Neuroradiol 24:799-804

29. Coakley FV, Hricak H, Filly RA et al (1999) Complex fetal disorders: effect of MR imaging on management-preliminary clinical experience. Radiology 213:691-696

30. Bui T, Daire JL, Chalard F et al (2006) Microstructural development of human brain assessed in utero by diffusion tensor imaging. Pediatr Radiol 36:1133-1140

31. Santos XM, Papanna R, Johnson A et al (2010) The use of combined ultrasound and magnetic resonance imaging in the detection of fetal anomalies. Prenatal Diagnosis 30:402–407

32. Barnewolt CE (2004) Congenital abnormalities of the gastrointestinal tract. Semin Roentgenol 39:263–281

33. Brugger PC, Prayer D (2006) Fetal abdominal magnetic resonance imaging. Eur J Radiol 57:278–293

34. Righini A, Salmona S, Bianchini E et al (2004) Prenatal magnetic resonance imaging evaluation of ischemic brain lesions in the survivors of monochorionic twin pregnancies: report of 3 cases. J Comput Assist Tomogr 28:87-92

35. Kline-Fath BM, Calvo-Garcia MA, O'Hara SM et al (2007) Twin-twin transfusion syndrome: cerebral ischemia is not the only fetal MR imaging finding. Pediatr Radiol 37:47-56

36. Borecky N, Gudinchet F, Laurini R et al (1995) Imaging of cervico-thoracic lymphangiomas in children. Pediatr Radiol 25:127-130

37. Tekşam M, Ozyer U, Mckinney A, Kirbaş I (2005) MR imaging and ultrasound of fetal cervical cystic lymphangioma: utility in antepartum treatment planning. Diagn Interv Radiol 11:87-89

38. Goldstein RB (2006) A practical approach to fetal chest masses. Ultrasound Q 22:177-194

39. Stocker JT, Madewell JE, Drake RM (1977) Congenital cystic adenomatoid malformation of the lung. Classification and morphologic spectrum. Hum Pathol 8:155-171

40. Dolkart LA, Reimers FT, Wertheimer IS, Wilson BO (1992) Prenatal diagnosis of laryngeal atresia. J Ultrasound Med 11:496-498

41. Paek BW, Coakley FV, Lu Y et al (2001) Congenital diaphragmatic hernia: prenatal evaluation with MR lung volumetry - preliminary experience. Radiology 220:63-67

42. Keller TM, Rake A, Michel SC et al (2004) MR assessment of fetal lung development using lung volumes and signal intensities. Eur Radiol 14:984-989

43. Veyrac C, Couture A, Saguintaah M, Baud C (2004) MRI of fetal GI tract abnormalities. Abdom Imaging 29:411-420

44. Farhataziz N, Engels JE, Ramus RM et al (2005) Fetal MRI of urine and meconium by gestational age for the diagnosis of genitourinary and gastrointestinal abnormalities. AJR Am J Roentgenol 184:1891-1897

45. Chaumoitre K, Colavolpe N, Shojai R et al (2007) Diffusion-weighted magnetic resonance imaging with apparent diffusion coefficient (ADC) determination in normal and pathological fetal kidneys. Ultrasound Obstet Gynecol 29:22-31

46. Cohen HL, Kravets F, Zucconi W et al (2004) Congenital abnormalities of the genitourinary system. Semin Roentgenol 39:282-303

47. Hawkins JS, Dashe JS, Twickler DM (2008) Magnetic resonance imaging diagnosis of severe fetal renal anomalies. Am J Obstet Gynecol 198:328e1-5

48. Hörmann M, Brugger PC, Balassy C et al (2006) Fetal MRI of the urinary system. Eur J Radiol 57:303-311

49. Mcmann LP, Kirsch AJ, Scherz HC et al (2006) Magnetic resonance urography in the evaluation of prenatally diagnosed hydronephrosis and renal dysgenesis. J Urol 176:1786-1792

50. Morales Ramos DA, Albuquerque PA, Carpineta L, Faingold R (2007) Magnetic resonance imaging of the urinary tract in the fetal and pediatric population. Curr Probl Diagn Radiol 36:153-163

51. Gowland P. Placental MRI. Semin Fetal Neonatal Med 10:485-490

52. Lax A, Prince MR, Mennitt KW et al (2007) The value of specific MRI features in the evaluation of suspected placental invasion. Magn Reson Imaging 25:87-93

53. Mazouni C, Gorincour G, Juhan V, Bretelle F (2007) Placenta accreta: a review of current advances in prenatal diagnosis. Placenta 28:599-603

54. Abramowicz JS, Sheiner E (2007) In utero imaging of the placenta: importance for diseases of pregnancy. Placenta 28:S14-S22

# Parte II
# Anatomia in risonanza magnetica, sviluppo fetale

# Sistema nervoso centrale

**4**

Cecilia Parazzini

**Parole chiave**

Sviluppo normale • Misure lineari • Solcazione • Mielinizzazione • Organizzazione laminare

Le immagini di Risonanza Magnetica (RM) che otteniamo studiando l'encefalo di un neonato sono il risultato di un processo di sviluppo che si realizza nei 9 mesi di gravidanza. La RM cerebrale del feto non è sovrapponibile a quella neonatale e va pertanto valutata in modo differente. Innanzitutto la qualità delle immagini è inferiore rispetto a quella ottenibile in epoca post-natale e le strutture cerebrali fetali sono di dimensioni estremamente ridotte. Il feto è inoltre un soggetto che si muove e ciò è fonte di artefatti. La differenza sostanziale sta però nel fatto che l'encefalo fetale è fortemente diverso da quello neonatale e subisce variazioni importanti nelle diverse epoche gestazionali. La RM fetale può essere eseguita in un lasso di tempo piuttosto lungo, che va all'incirca dalla 17ª alla 35ª settimana di età gestazionale. Le modificazioni che avvengono in questo periodo sono notevoli e riguardano le dimensioni, la morfologia, il segnale del parenchima cerebrale e sono apprezzabili nella sequenza T2 dipendente, sequenza cardine per lo studio dell'encefalo fetale [1-3]. La conoscenza di queste modificazioni sta alla base di una corretta valutazione dello studio fetale.

## 4.1 Dimensioni

Per quanto riguarda le dimensioni, si osserva ovviamente un complessivo aumento volumetrico delle strutture cerebrali con una variazione delle proporzioni tra le diverse componenti. Sono chiaramente apprezzabili un aumento di spessore del parenchima degli emisferi cerebrali e un incremento volumetrico della regione dei nuclei della base, mentre proporzionalmente si riducono le dimensioni dei ventricoli laterali; anche gli spazi subaracnoidei tendono a ridursi (Fig. 4.1). Durante tutta la vita fetale è importante la misurazione dei diametri cerebrali e cerebellari, perché una loro alterazione può sottendere una patologia sia di tipo malformativo che clastico. È bene utilizzare atlanti di riferimento, secondo i quali a ogni età gestazionale corrisponde una misurazione lineare per le principali strutture cerebrali [1-4]. In Figura 4.2 sono indicati i principali diametri da prendere in considerazione nella valutazione di un esame. Recentemente è stato pubblicato un lavoro in cui è stato misurato anche il diametro anteroposteriore del tronco encefalo in un periodo compreso tra le 26 e le 40 settimane di gestazione; inoltre, per quanto riguarda i diametri cerebrali e le dimensioni dei ventricoli laterali si segnalano differenze tra i sessi, tuttavia prive di significato clinico [5]. Da tali dati si evidenzia, ad esempio, come i diametri cere-

C. Parazzini (✉)
UOC di Radiologia e Neuroradiologia Pediatrica
Ospedale dei Bambini V.Buzzi - ICP
Milano
e-mail: cecilia.parazzini@icp.mi.it

C. Fonda, L. Manganaro, F. Triulzi (a cura di), *RM fetale*,
DOI: 10.1007/978-88-470-1408-4_4, © Springer-Verlag Italia 2013

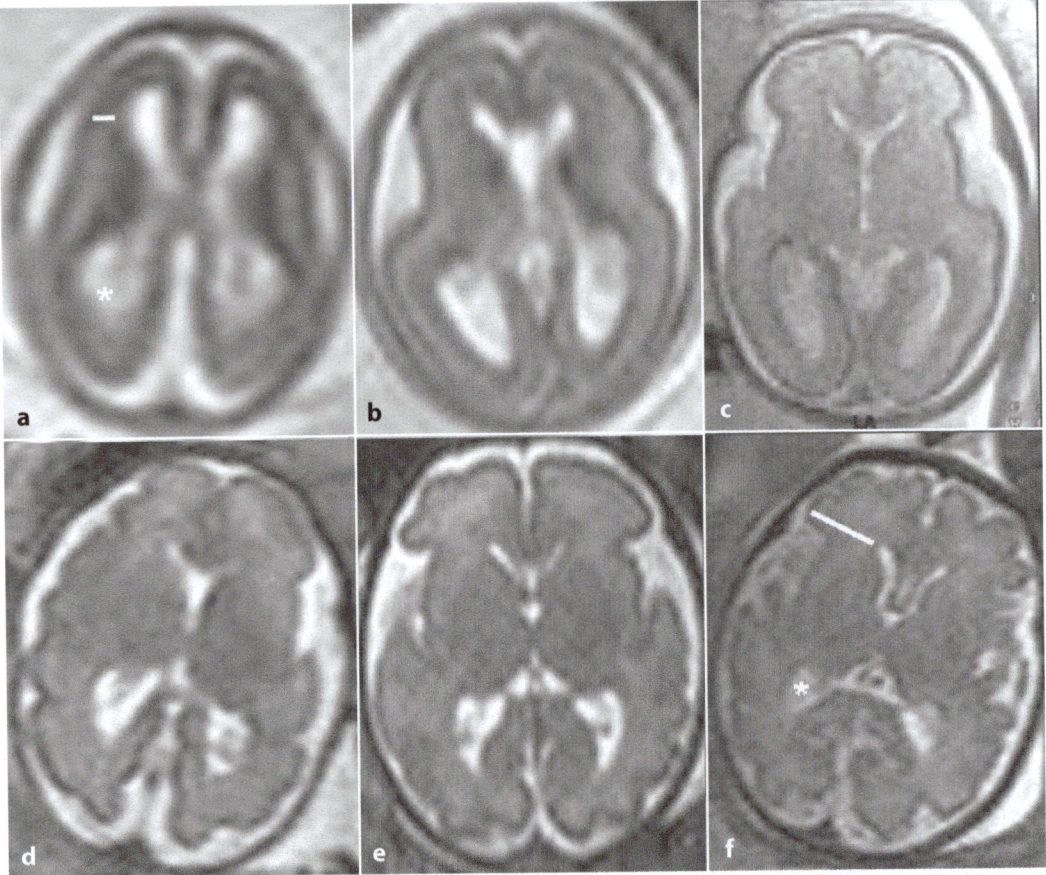

**Fig. 4.1** Sequenze T2 dipendenti, sezioni assiali. **a** Età gestazionali (EG) 17 settimane; **b** EG 22 settimane; **c** EG 25 settimane; **d** EG 28 settimane; **e** EG 30 settimane; **f** EG 34 settimane. Si osserva un progressivo aumento di spessore del parenchima cerebrale (*linea bianca* in **a, f**), si riducono proporzionalmente le dimensioni dei ventricoli laterali (*asterisco* in **a, f**), si riduce l'ampiezza degli spazi subaracnoidei. Da notare anche la variazione di forma dei corni frontali

bellare trasverso e cerebrale biparietale raddoppino nella seconda metà della gravidanza e come si verifichi proporzionalmente un aumento maggiore del verme rispetto agli emisferi cerebellari [6-9]. Importante è anche la valutazione delle dimensioni del corpo calloso (CC). Il CC inizia a formarsi attorno alla 15ª settimana di gestazione. Verso la 18ª settimana non ha ancora assunto le giuste proporzioni rispetto alle altre strutture cerebrali, proporzioni che saranno invece rispettate a partire dalla 20ª settimana circa. Questo dato è estremamente utile da ricordare per differenziare un CC normale, semplicemente non ancora completamente formato, da un'agene-

sia parziale nelle fasi più precoci della gravidanza (Fig. 4.3).

## 4.2 Forma

Le modificazioni delle dimensioni e della forma vanno ovviamente di pari passo. Osserviamo pertanto un cambiamento della morfologia dei ventricoli laterali che inizialmente sono globosi, soprattutto a livello dei corni frontali, e poi si assottigliano contemporaneamente allo sviluppo dei nuclei della base. La modificazione morfologica più importante riguarda però la formazione dei

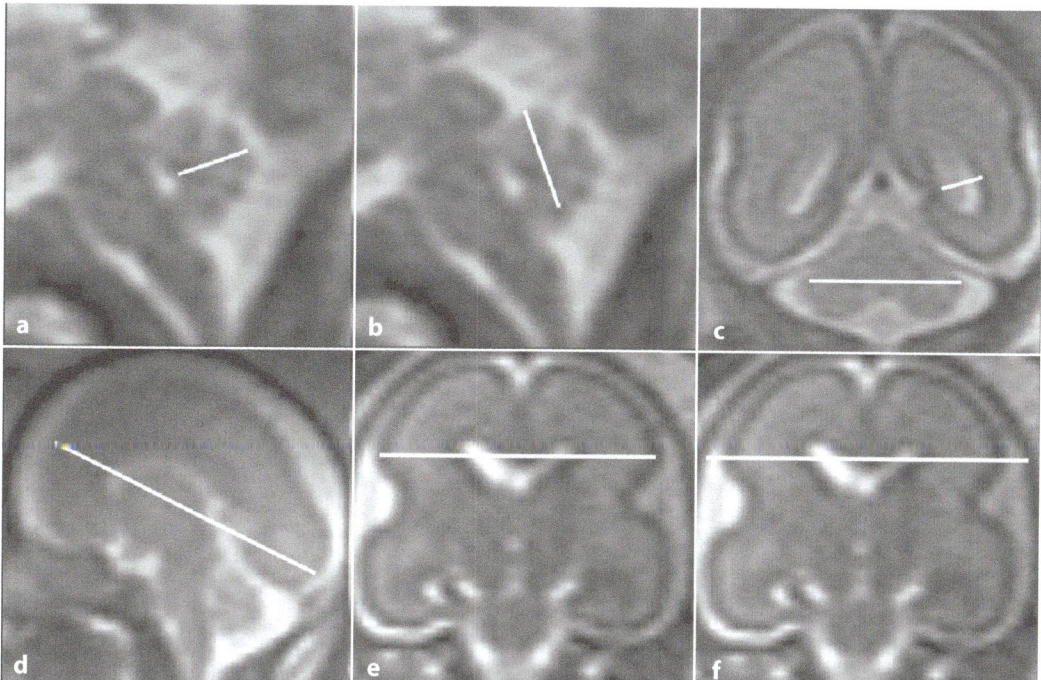

**Fig. 4.2** Sequenze T2 dipendenti, sono indicate le principali misure lineari utili nella valutazione del normale sviluppo cerebrale (*linee bianche*). **a** Diametro antero-posteriore del verme cerebellare. **b** Diametro supero-inferiore del verme cerebellare. **c** Diametro traverso del cervelletto e misura dell'ampiezza dei ventricoli laterali a livello trigonale. **d** Diametro fronto-occipitale degli emisferi cerebrali. **e** Diametro biparietale degli emisferi cerebrali. **f** Diametro biparietale della teca cranica

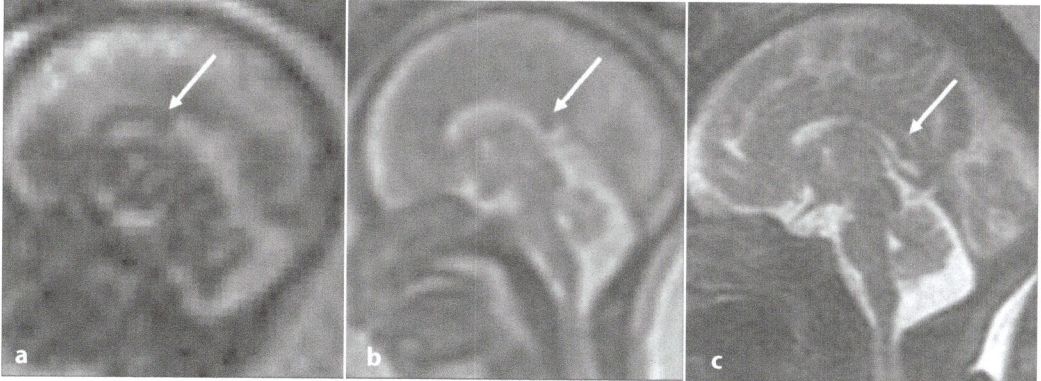

**Fig. 4.3** Sequenze T2 dipendenti, sezioni sagittali. **a** EG 18 settimane; **b** EG 21 settimane; **c** EG 32 settimane. In **a** il corpo calloso (CC) non ha ancora raggiunto la sua lunghezza definitiva e appare corto (*freccia*); già alla 21ª settimana di gestazione (**b**) le proporzioni del CC rispetto alle altre strutture cerebrali sono molto simili a quelle definitive (*freccia*). In **c** il quadro è sovrapponibile a quello del neonato (*freccia*)

solchi corticali che compaiono a età gestazionali differenti e che rappresentano un marker di normalità dello sviluppo cerebrale. Rispetto ai dati istologici, alla RM il riconoscimento delle diverse scissure avviene con un ritardo medio di 3 settimane, variabile da scissura a scissura. I solchi originano come focali depressioni del profilo corticale e si fanno via

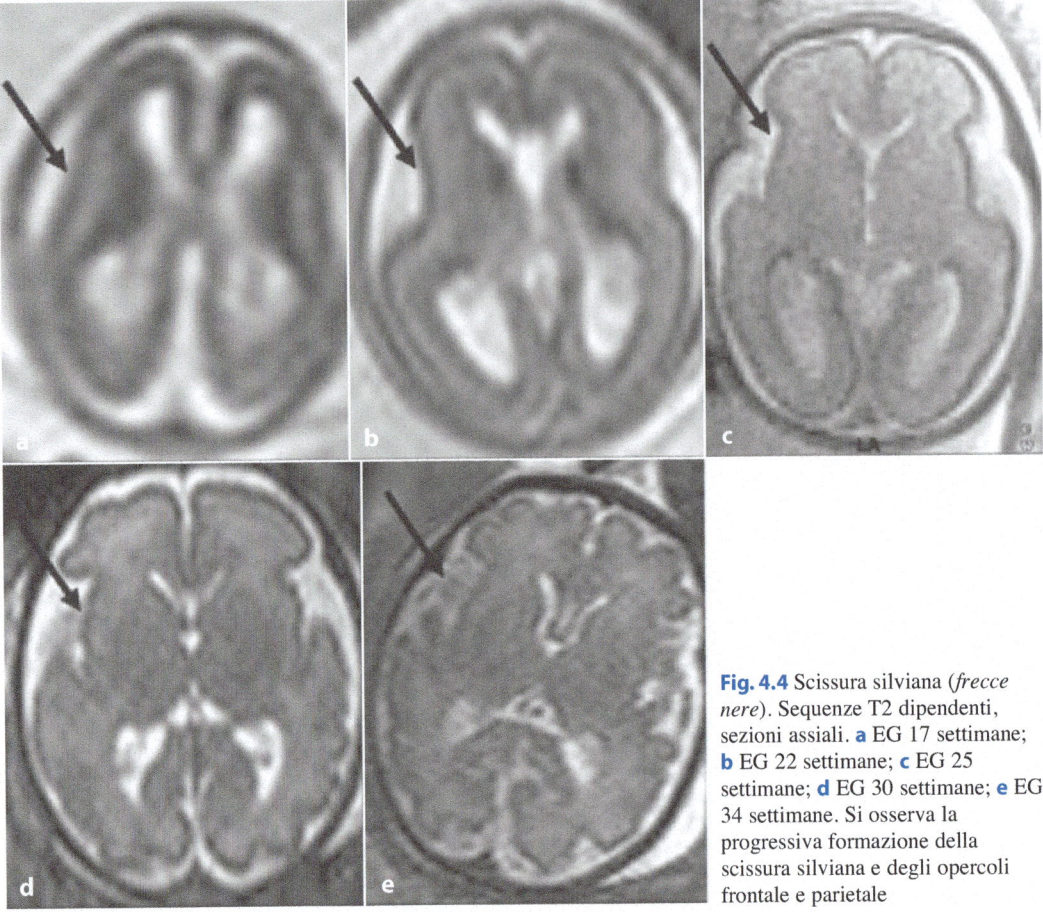

**Fig. 4.4** Scissura silviana (*frecce nere*). Sequenze T2 dipendenti, sezioni assiali. **a** EG 17 settimane; **b** EG 22 settimane; **c** EG 25 settimane; **d** EG 30 settimane; **e** EG 34 settimane. Si osserva la progressiva formazione della scissura silviana e degli opercoli frontale e parietale

via più profondi. Si passa pertanto da un cervello fisiologicamente liscio a uno circonvoluto. L'atlante di riferimento è quello di Garel. La prima scissura a comparire, dopo quella interemisferica, è la *scissura Silviana* visibile attorno alla 21ª settimana; si ha successivamente la progressiva formazione e chiusura degli opercoli (Fig. 4.4). Precoce, attorno alla 22ª settimana, è anche la comparsa della *scissura parieto- occipitale* che va ricercata inizialmente nelle sezioni coronali, sulla superficie mesiale degli emisferi cerebrali (Fig. 4.5). Anche la *scissura ippocampale* compare attorno alla 21-22ª settimana di gestazione, mentre il *solco collaterale* (temporo-basale) è apprezzabile verso la 24ª settimana. I solchi temporali laterali compaiono più tardivamente: il *solco temporale superiore* verso la 28ª setti-

mana e il *solco temporale inferiore* verso la 32ª. Si osserva inoltre la progressiva rotazione dell'ippocampo (Fig. 4.6) [10]. Attorno alla 23ª settimana si individua il *solco centrale* e più tardi i *solchi precentrale e postcentrale* (27-28ª settimana) (Fig. 4.7). La *scissura calcarina* si osserva alla 25ª settimana sulla superficie mesiale degli emisferi cerebrali nelle sezioni sagittali (Fig. 4.8). Per quanto riguarda le strutture della fossa cranica posteriore, la morfologia è definita, seppure semplificata, alla 18ª settimana di età gestazionale. Il cervelletto è suddiviso in due emisferi e in una porzione mediana (verme cerebellare), le segmentazioni del tronco sono presenti, l'inserzione tentoriale è quella definitiva, il IV ventricolo presenta la sua forma caratteristica. La foliazione cerebellare si evidenzia a

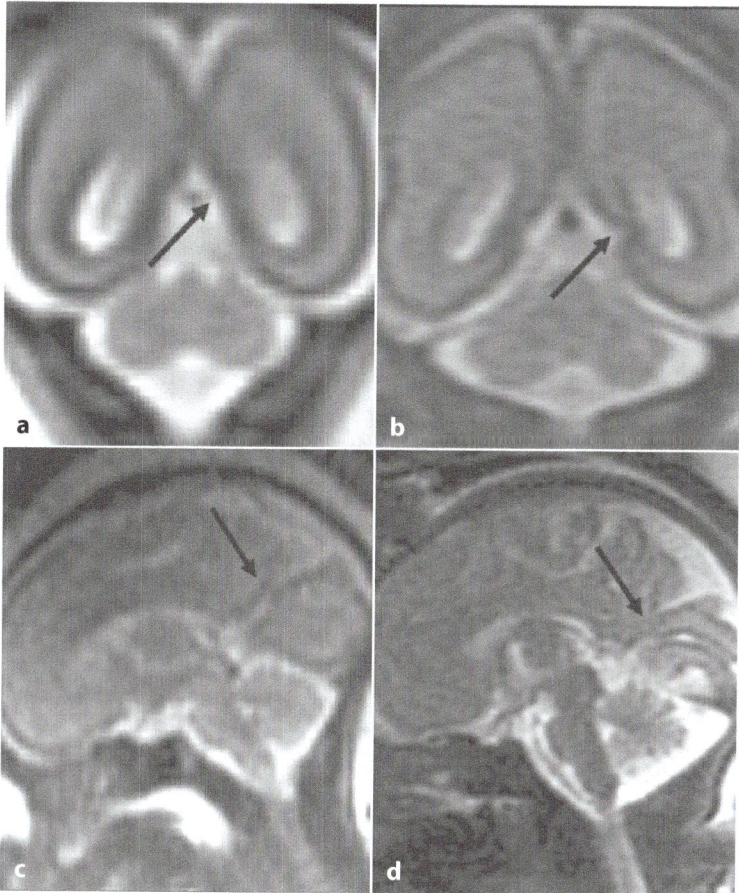

**Fig. 4.5** Scissura parieto-occipitale (*frecce nere*). Sequenze T2 dipendenti, sezioni coronali (**a**: EG 22 settimane; **b**: EG 24 settimane) e sagittali (**c**: EG 28 settimane; **d**: EG 34 settimane). Si osserva la formazione della scissura parieto-occipitale sulla superficie mesiale degli emisferi cerebrali

partire dalla 21ª settimana di gestazione, epoca in cui si osserva la comparsa di un importante repere rappresentato dalla *fissura primaria*. Questa fessura si localizza postero-superiormente al verme cerebellare, suddividendolo in una parte anteriore, più piccola, e una posteriore, più grande. Un altro importante repere è il punto fastigiale, il recesso postero-superiore del IV ventricolo, che in condizioni di normalità presenta una morfologia ad angolo acuto. Nelle settimane successive si può riconoscere la comparsa degli altri folia vermiani e dalla 27ª settimana tutti i lobuli cerebellari sono riconoscibili (Fig. 4.9) [11, 12]. Lo sviluppo della fossa cranica posteriore è ritardato alla RM rispetto agli studi anatomici di circa 5 settimane. Importante è anche la valutazione dell'angolo tegmento-vermia-

no, che normalmente è molto chiuso, sotto i 10° (Fig. 4.10). Quando l'ampiezza di tale angolo è superiore ai 40°, l'associazione con un'ipoplasia vermiana risulta frequente. Ovviamente sono le situazioni intermedie (quelle tra gli 11 e i 39°) che pongono i maggiori problemi interpretativi, come si vedrà nei capitoli successivi. Nella nostra esperienza abbiamo osservato situazioni caratterizzate da aspetto solo lievemente ruotato del verme cerebellare, con angolo tegmento-vermiano di poco superiore ai 10°, ma con morfologia e biometria cerebellare entro i limiti di norma e senza altre anomalie cerebrali concomitanti; tali situazioni non sembrano essere associate a una prognosi sfavorevole. Si sono inoltre verificati casi in cui l'angolo tegmento-vermiano presentava un'iniziale modesta apertura, che

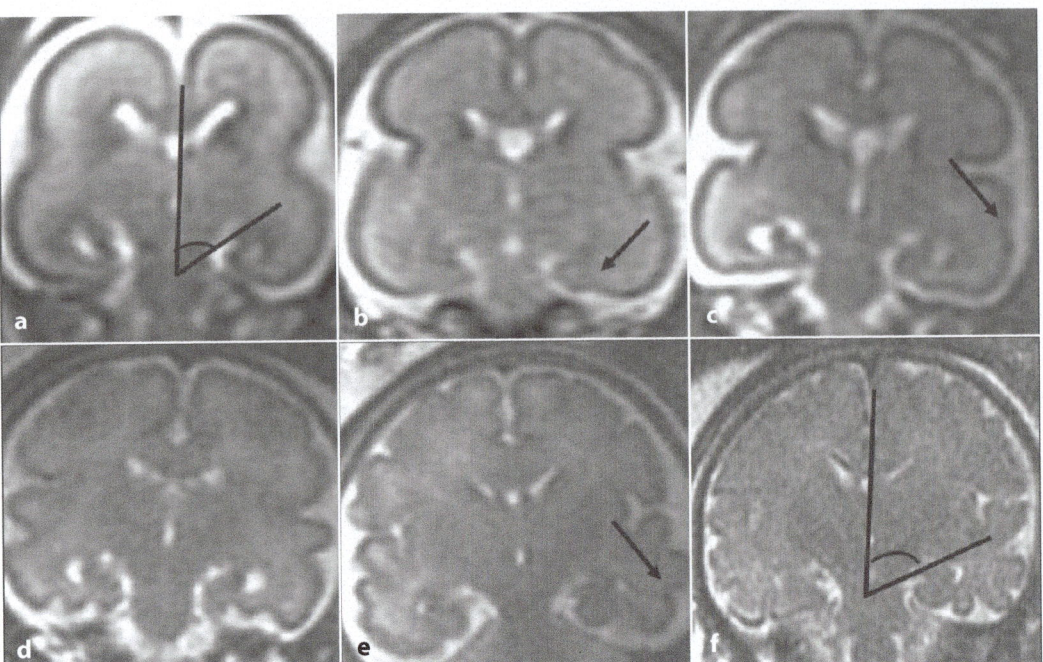

**Fig. 4.6** Lobo temporale. Sequenze T2 dipendenti, sezioni coronali. **a**: EG 21 settimane; **b**: EG 24 settimane; **c**: EG 28
settimane; **d**: EG 30 settimane; **e**: EG 33 settimane; **f**: EG 36 settimane. Il solco temporo-basale incomincia a riconos-
scersi verso la 24ª settimana di gestazione (*freccia*) (**b**); il solco temporale superiore verso la 28ª settimana (*freccia*)
(**c**) e il temporale inferiore verso la 32ª (**e**). Si osserva inoltre la progressiva rotazione dell'ippocampo valutata misu-
rando sul piano coronale passante per il ponte, l'angolo compreso tra la linea che passa per il margine superiore del-
l'ippocampo e quella corrispondente alle strutture della linea mediana; questo angolo progressivamente aumenta
(*angolo nero*) (**a, f**)

progressivamente si riduceva nel corso della
gravidanza. Ciò ci porta a credere che una
lieve rotazione del verme cerebellare con conseguente modesta apertura della porzione
inferiore del IV ventricolo possa essere una
variante della norma nel corso dello sviluppo
fetale correlata a una buona prognosi.

## 4.3    Modificazione del segnale del parenchima cerebrale

L'ultimo aspetto da valutare è la modificazione
del segnale del parenchima cerebrale che
dipende essenzialmente da due fattori: mielinizzazione delle strutture cerebrali e transitoria
organizzazione laminare dell'encefalo fetale.
La *mielinizzazione* è riconoscibile attorno alla
23ª settimana come ipointensità di segnale

nella sequenza T2 dipendente, nella parte dorsale del ponte e a livello del lobulo flocculo-
nodulare del cervelletto. Successivamente,
verso la 28ª settimana, appaiono mielinizzati i
peduncoli cerebellari inferiori e superiori. Un
altro fattore che contribuisce alle modificazioni di segnale dell'encefalo fetale è la densità
cellulare, soprattutto a livello delle strutture
grigie profonde. Già verso la 21ª settimana è
infatti evidente un'ipointensità T2 emisferica
cerebellare profonda legata alla densità cellulare in corrispondenza dei nuclei dentati; dopo la
30ª settimana incominciano invece a delinearsi
i nuclei della base e i talami (Fig. 4.11).
L'*organizzazione laminare* del parenchima
cerebrale fetale si sviluppa tra la 15ª e la 22ª
settimana di gestazione e dipende dalla disposizione tangenziale dei fasci di fibre e dall'organizzazione cellulare. In questa fase della gravi-

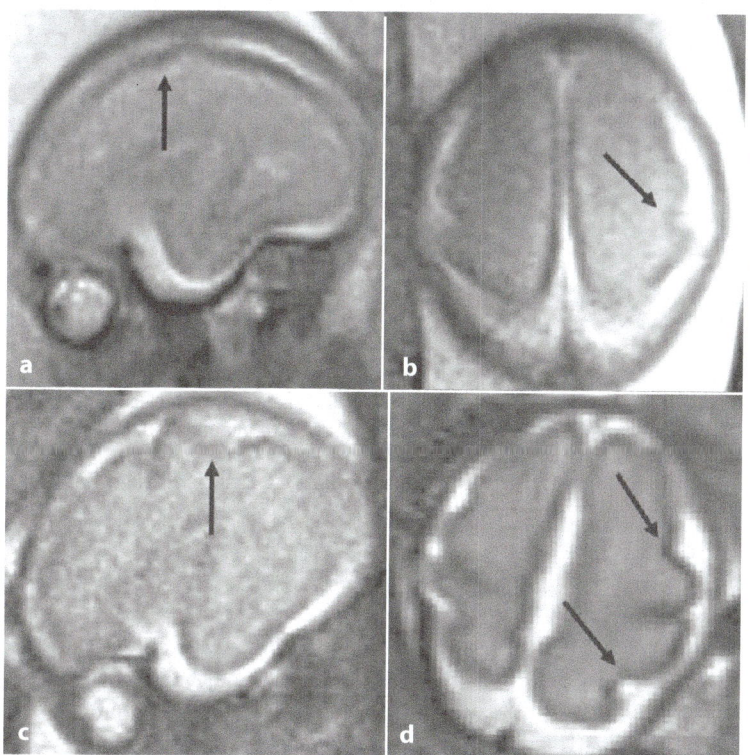

**Fig. 4.7** Solco centrale. Sequenze T2 dipendenti, sezioni sagittali e assiali a 23 settimane di EG (**a, b**) e 28 settimane di EG (**c, d**). Il solco centrale si riconosce verso la 23ª settimana (*frecce*) (**a, b**) più tardi, attorno alla 27ª compaiono i solchi pre-centrale e postcentrale (*frecce*) (**c, d**)

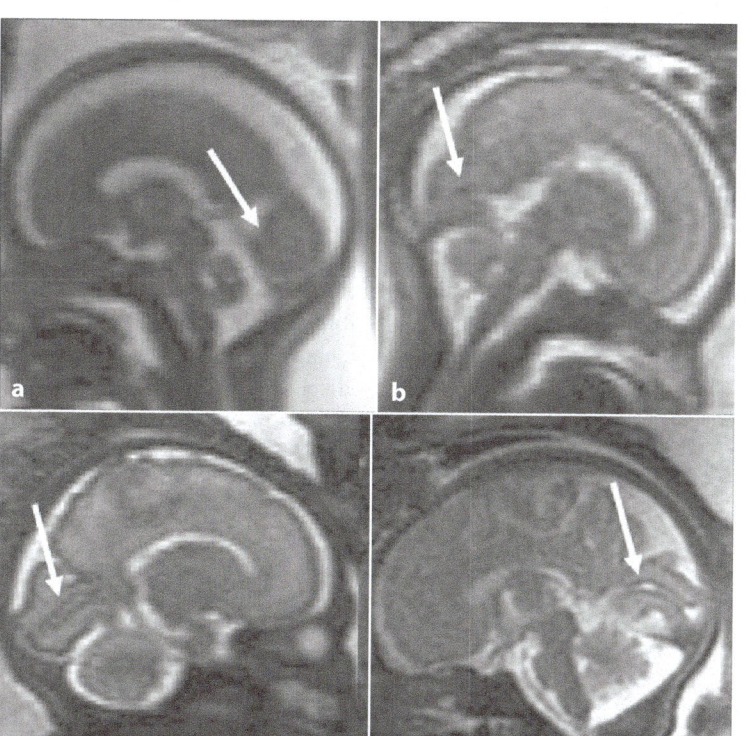

**Fig. 4.8** Scissura calcarina. Sequenze T2 dipendenti, sezioni sagittali **a** EG 26 settimane; **b** EG 27 settimane; **c** EG 30 setti-mane; **d** EG 34 settimane. La scissura calcarina deve essere apprezzabile dalla 26ª settimana circa: origina dalla scissura parieto-occipitale e si sviluppa obliquamente verso il basso (*frecce*)

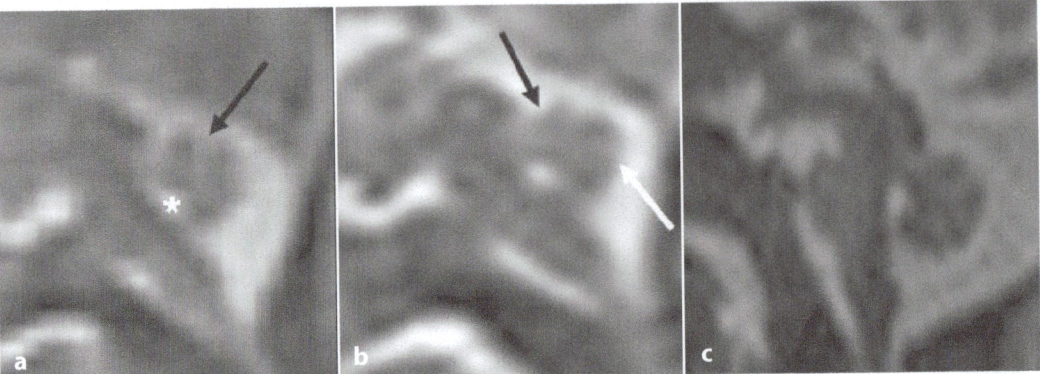

**Fig. 4.9 a-c** Cervelletto. Sequenze T2 dipendenti, sezioni sagittali. **a** EG 21 settimane; **b** EG 22 settimane; **c** EG 27 settimane. Alla 21ª settimana di EG si osserva la fissura primaria (*freccia nera*) (**a**). Un altro importante repere è il punto fastigiale ad angolo acuto (*asterisco* in **a**). Nella settimana successiva vi è la comparsa della scissura prepiramidale (*freccia bianca* in **b**) e preculminar (*freccia nera* in **b**). Dalla 27ª settimana tutti i lobuli cerebellari sono riconoscibili

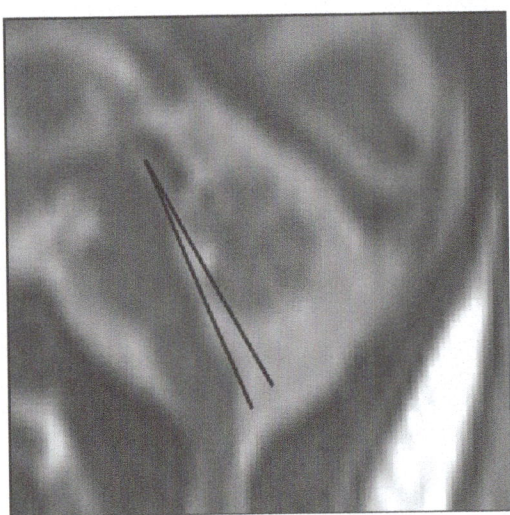

**Fig. 4.10** Sequenza T2 dipendente, sezione sagittale. L'angolo tegmento-vermiano (*angolo nero*) si misura sulla sezione sagittale mediana; è l'angolo compreso tra la linea passante per la superficie dorsale del tronco dal mesencefalo all'obex e la linea passante per la superficie ventrale del verme cerebellare

verso l'esterno in: zona ventricolare, ad alta densità cellulare, zona periventricolare, con meno cellule ma più fibre strettamente impacchettate e orientate in bande tangenziali, zona subventricolare, dove la densità cellulare aumenta nuovamente). La zona intermedia è costituita da una densità intermedia di cellule e fasci di fibre disposte tangenzialmente; è la futura sostanza bianca fetale. Il *subplate* è composto da cellule circondate da abbondante matrice extracellulare che ne rappresenta l'elemento distintivo; è una riserva di neuroni che danno origine a circuiti temporanei, che forniscono connessioni talamo-corticali cruciali per il normale sviluppo della corteccia. Infine il *cortical plate* è caratterizzato da un'alta densità di cellule disposte in colonne a decorso radiale, e sarà la futura corteccia matura (Fig. 4.12). La zona germinale e il *subplate* sono strati transitori, che presentano il massimo sviluppo attorno alla 22ª settimana; in questo periodo il *subplate* è lo strato a spessore maggiore. Lo sviluppo cerebrale comporta poi una regressione di questi strati e una successiva scomparsa della suddivisione laminare che non è più apprezzabile dopo la 30ª settimana. Prima della 25ª settimana la stratificazione cerebrale è invece ben rappresentata; gli strati cerebrali infatti, per la loro differente densità sia di

danza, partendo dal margine ventricolare verso la superficie cerebrale, si differenziano 4 strati: zona germinale, zona intermedia, *subplate*, *cortical plate*. La zona germinale è la fonte principale delle cellule gliali e neuronali (a sua volta è ulteriormente suddivisa dall'interno

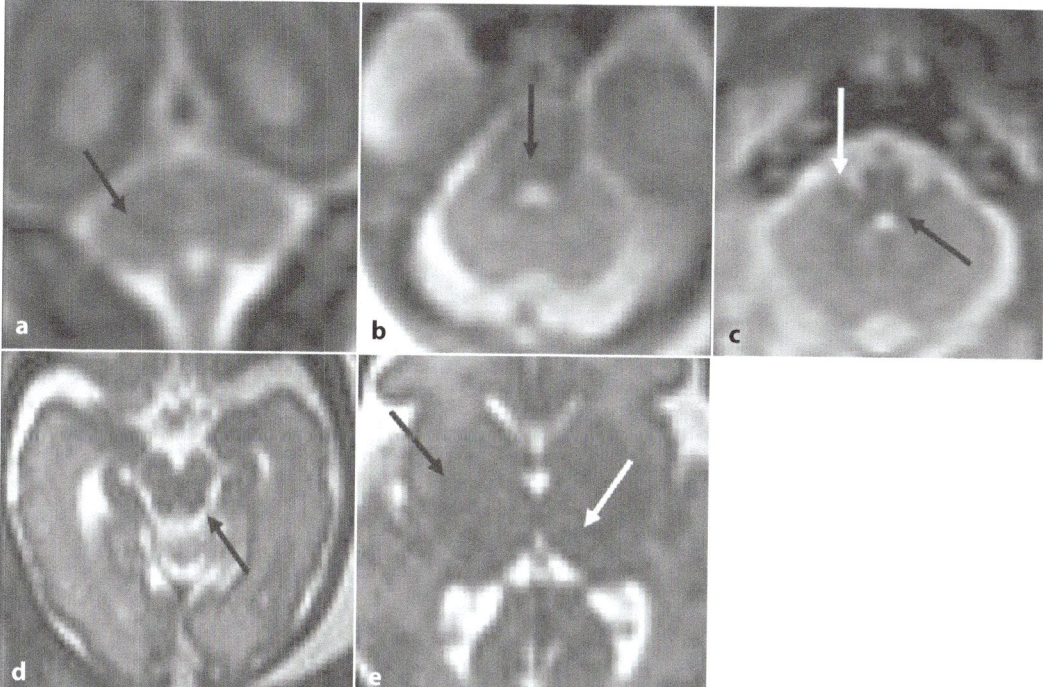

**Fig. 4.11 a-e** Sequenze T2 dipendenti sezioni assiali. **a** EG 21 settimane; **b** EG 23 settimane; **c** EG 29 settimane; **d, e** EG 30 settimane. Sin dalla 21ª settimana è evidente un'ipointensità di segnale emisferica cerebellare profonda legata all'elevata densità cellulare in corrispondenza dei nuclei dentati (*freccia nera*, **a**). La mielinizzazione è riconoscibile attorno alla 23ª settimana a sede dorsale nel ponte (*freccia nera*, **b**) e a livello del lobulo flocculo-nodulare del cervelletto (*freccia bianca*, **c**). Verso la 28ª settimana si mielinizzano i peduncoli cerebellari inferiori (*freccia nera*, **c**) e superiori (*freccia nera*, **d**). Dopo la 30ª settimana si delineano i nuclei della base (*freccia nera*, **e**) e i talami (*freccia bianca*, **e**)

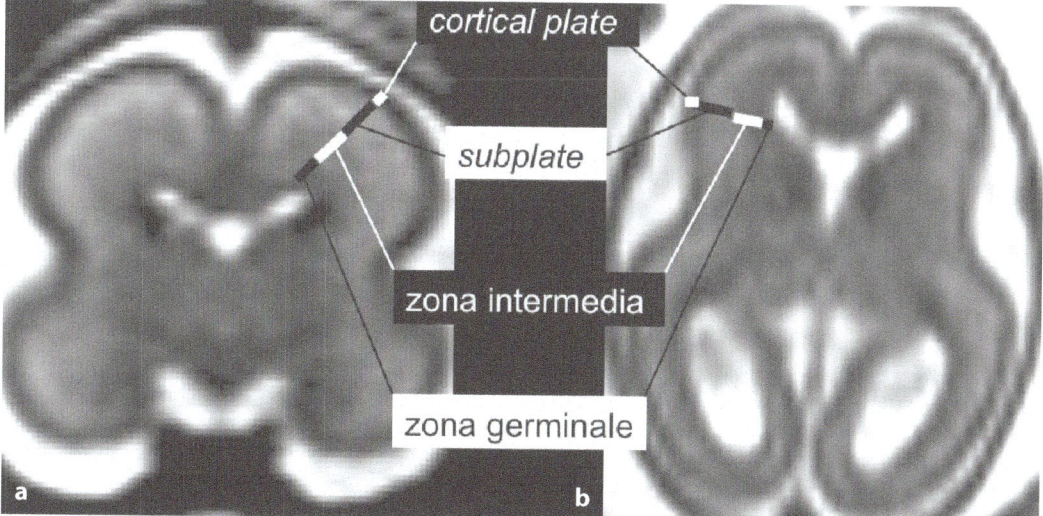

**Fig. 4.12 a, b** Sequenze T2 dipendenti sezione coronale (**a**) e assiale (**b**) a 22 settimane di EG. Dal margine ventricolare verso la superficie cerebrale riconosciamo: la *zona germinale* caratterizzata da un segnale molto basso dovuto all'alta densità di cellule e di microvasi, la *zona intermedia*, il *subplate*, il *cortical plate*

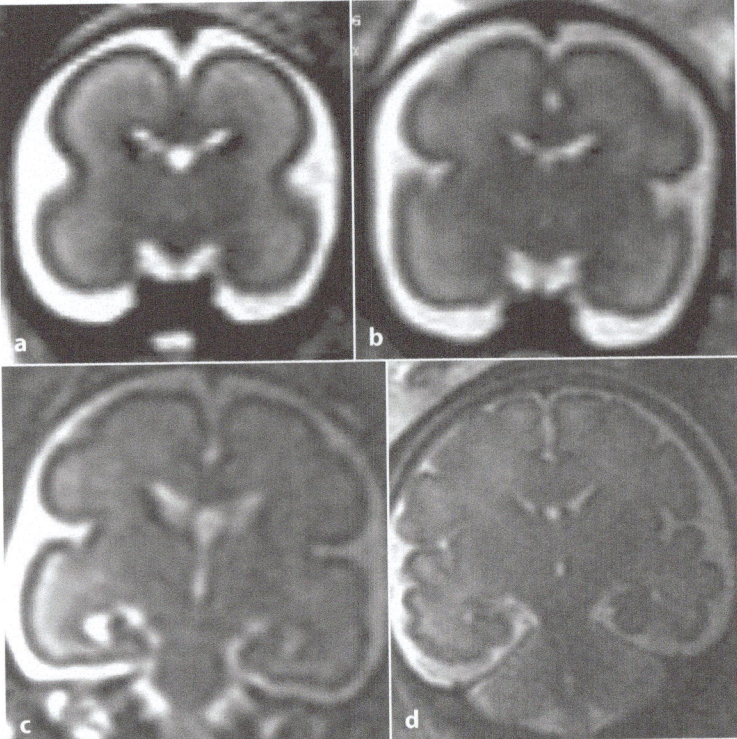

**Fig. 4.13** Sequenze T2 dipendenti sezioni coronali. **a** EG 22 settimane; **b** EG 26 settimane; **c** EG 28 settimane; **d** EG 33 settimane. L'organizzazione laminare progressivamente scompare e il segnale del parenchima cerebrale si fa più omogeneo. In particolare, il *subplate*, che in **a** è una continua banda iperintensa immediatamente al di sotto del manto corticale, non è più apprezzabile alle età gestazionali più avanzate. Si osservi anche la comparsa delle circonvoluzioni cerebrali

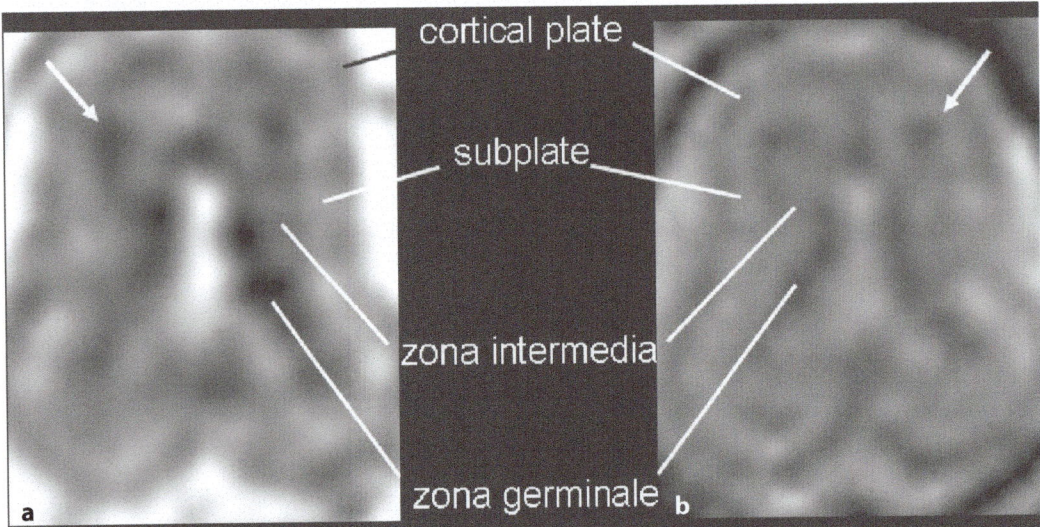

**Fig. 4.14 a, b** Sequenza in diffusione. Immagine ADC (**a**) e T2 b = 0 (**b**) a 22 settimane di EG. La stratificazione parenchimale è riconoscibile anche in tecnica di diffusione. Sono inoltre apprezzabili ipointensità focali che rappresentano le bande di migrazione delle cellule gliali. Questi elementi sono un marker del normale sviluppo della sostanza bianca (*frecce*)

cellule che di fibre e matrice extracellulare, sono caratterizzati da segnale diverso e quindi ben distinguibili a un esame RM (Fig. 4.12). Come detto, la disposizione laminare dipende anche dal processo di sviluppo corticale e soprattutto dalle fasi di proliferazione e migrazione cellulare, che avvengono in massima parte tra la 4ª e la 20ª settimana di gestazione. I neuroni dalla zona germinativa migrano lungo le cellule gliali radiali verso il *cortical plate*; la zona germinale pertanto si depaupera, riducendo il proprio spessore. Con il progredire della gravidanza si assiste inoltre alla morte dei neuroni del *subplate* e alla progressiva riduzione della matrice extracellulare (responsabile dell'elevato segnale nella sequenza T2 dipendente). Inoltre si riorganizzano i maggiori sistemi di fibre, che da tangenziali assumono una disposizione radiale con la formazione delle strutture del centro semiovale e della corona radiata. Attorno alla 28-30ª settimana, il segnale del *subplate* tende perciò a confondersi con la sottostante zona intermedia e la matrice germinale scompare rimanendo riconoscibile solo a livello del solco talamo-caudato anche in epoca post-natale. Il parenchima cerebrale assume un segnale più omogeneo (Fig. 4.13). Tali modificazioni sono apprezzabili anche in tecnica di diffusione (Fig. 4.14) [13-17].

## Bibliografia

1. Garel C, Chantrel E, Elmaleh M et al (2003) Fetal MRI: normal gestational landmarks for cerebral biometry, gyration and myelination. Childs Nerv Syst 19:422-425
2. Garel C (2005) Fetal cerebral biometry: normal parenchymal findings and ventricular size. Eur Radiol 15:809-813
3. Garel C (ed) (2004) MRI of the fetal brain. Springer-Verlag, Berlin-Heidelberg-New York
4. Parazzini C, Righini A, Rustico M et al (2008) Prenatal magnetic resonance imaging: brain normal linear biometric values below 24 gestational weeks. Neuroradiology 50:877-883
5. Tilea B, Alberti C, Adamsbaum C et al (2009) Cerebral biometry in fetal magnetic resonance imaging: new reference data. Ultrasound Obstet Gynecol 33: 173-181
6. Claude I, Daire JL, Sebag G (2004) Fetal brain MRI: segmentation and biometric analysis of the posterior fossa. IEEE Trans Biomed Eng 51:617-626
7. Zalel Y, Seidman DS, Brandt N et al (2002) The development of the fetal vermis: an in-utero sonographic evaluation. Ultrasound Obstet Gynecol 19:136-139
8. Triulzi F, Parazzini C, Righini A (2005) MRI of fetal and neonatal cerebellar development. Semin Fetal Neonatal Med 10:411-420
9. Chong BW, Babcook CJ, Pang D, Ellis WG (1997) A magnetic resonance template for normal cerebellar development in the human fetus. Neurosurgery 41:924-928
10. Righini A, Zirpoli S, Parazzini C et al (2006) Hippocampal infolding angle changes during brain development assessed by prenatal MR imaging. AJNR Am J Neuroradiol 27:2093-2097
11. Guibaud L (2004) Practical approach to prenatal posterior fossa abnormalities using MRI. Pediatr Radiol 34:700-711
12. Robinson AJ, Blaser S, Toi A et al (2007) The fetal cerebellar vermis. Assessment for abnormal development by ultrasonography and magnetic resonance imaging. Ultrasound Q 23:211-223
13. Kostovic I, Judas M, Rados M, Hrabac P (2002) Laminar organization of the human fetal cerebrum revealed by histochemical markers and magnetic resonance imaging. Cereb Cortex 12:536-544
14. Rados M, Judas M, Kostovic I (2006) In vitro MRI of brain development. Eur J Radiol 57:187-198
15. Prayer D, Kasprian G, Krampl E et al (2006) MRI of normal fetal brain development. Eur J Radiol 57:199-216
16. Perkins L, Hughes E, Srinivasan L et al (2008) Exploring cortical subplate evolution using MRI of the fetal brain. Dev Neurosci 30:211-220
17. Huang H, Xue R, Zhang J et al (2009) Anatomical characterization of human fetal brain development with diffusion tensor magnetic resonance imaging. J Neurosci 29:4263-4273

# Massiccio facciale

**5**

Marco Di Maurizio, Chiara Doneda

---

**Parole chiave**

Profilo facciale • Orbite • Palato • Mandibola • Naso • Labbra •
Embriologia massiccio facciale • Piani di scansione RM • Parametri
biometrici e angoli facciali nello sviluppo del massiccio facciale

## 5.1   Richiami embriologici

Lo splancnocranio deriva quasi completamente dal mesenchima dei primi tre archi branchiali costituiti da blocchi di mesoderma accoppiati e verticali, che si sviluppano latero-ventralmente nella regione della testa e del collo, adiacenti allo stomodeo e all'orofaringe primitivo.

Tra la 4ª e la 10ª settimana di gestazione si fondono 5 protuberanze di cui una impari, il processo fronto-nasale, e due pari, le protuberanze mascellari e mandibolari. Alla 5ª settimana si ultima la formazione del processo nasale mediano e laterale, intorno alla 7ª settimana la parte centrale del naso e dai processi laterali le narici e all'8ª settimana si sviluppano le strutture deputate alla formazione degli occhi [1].

Intorno alla 10ª settimana le protuberanze mascellari migrano medialmente e, saldandosi, formano il filtro nasale, il labbro superiore, il palato anteriore e il setto nasale. Il palato posteriore molle trae origine da due sottili bande di tessuto derivate dalle pareti mediali delle protuberanze mascellari.

Le strutture della faccia possono essere studiate ecograficamente a partire dalla 13-14ª settimana, quando possono essere visualizzate tutte le strutture "critiche" quali la fronte, gli occhi, le ossa nasali e le narici, le labbra e il mento [2].

Nel corso degli ultimi anni lo studio del massiccio facciale si è avvalso, oltre che del tradizionale esame ultrasonografico 2D, anche delle nuove tecniche 3D e 4D che, con singole acquisizioni volumetriche e grazie alla possibilità di ricostruzioni multiplanari, permettono di incrementare notevolmente l'accuratezza diagnostica delle anomalie facciali, con ricostruzioni tridimensionali del volto che meglio possono valutare il movimento della bocca, la sua eventuale apertura e chiusura e la deglutizione [3].

Sebbene lo studio del massiccio facciale fetale non sempre venga eseguito come parte integrante dell'esame ecografico di routine in corso di gravidanza, da studi randomizzati eseguiti in centri di riferimento è emerso come questo possa portare a identificare precocemente molte sindromi genetiche e anomalie cromosomiche associate anche ad anomalie facciali.

M. Di Maurizio (✉)
A.O.U. Meyer
Firenze
e-mail: m.dimaurizio@ meyer.it

C. Doneda (✉)
UOC di Radiologia e Neuroradiologia Pediatrica
Ospedale dei Bambini V. Buzzi - ICP
Milano
e-mail: chiara.doneda@icp.mi.it

C. Fonda, L. Manganaro, F. Triulzi (a cura di), *RM fetale*,
DOI: 10.1007/978-88-470-1408-4_5, © Springer-Verlag Italia 2013

Nello studio del massiccio facciale, quindi, la RM permette di analizzare e ben rappresentare la normale anatomia facciale nel corso del suo progressivo sviluppo prenatale, anche attraverso la valutazione obiettiva di alcuni parametri biometrici e angoli facciali (facciale inferiore e fronto-mascellare) e i relativi range di normalità in relazione all'età gestazionale per lo studio evolutivo dello splacnocranio [4, 5].

## 5.2    Tecnica di imaging

Lo studio del massiccio facciale si effettua utilizzando sotanzialmente due sequenze di base:
– sequenze *single-shot Fast Spin Echo* (ss-FSE) T2 pesate (Tempo di ripetizione - TR 1500 msec; Tempo di Echo - TE 149 msec; lunghezza del treno di echi = 72; spessore di acquisizione = 3-5 mm; FOV (*Field Of Vision*) = 20 x 27 cm; matrice = 256 x 134; flip angle = 130°; tempo di acquisizione totale = 20 sec);

– sequenze *balance Fast Field Echo* (TR 3,5; TE 1,5; spessore strato 4 mm; FOV = 400 x 400; matrice = 256 x 144; tempo di acquisizione = 40 sec).

Possono essere aggiunte sequenze complementari per lo studio degli altri distretti corporei qualora si identifichino patologie associate:
– sequenze GRadient-Echo (GRE) T1 pesate in *breath hold* (TR/TE = 110/4 msec; flip angle = 80°; spessore di strato = 5 mm; FOV = 22 x 299; matrice = 256 x 154; tempo di acquisizione = 40 sec);
– sequenze pesate in DWI (*Echo Planar Diffusion* - EPI) (TR = 4624 msec; TE = 79 msec; TI, tempo di inversione = 185 msec; FOV = 376 x 376 mm; matrice = 192 x 192; spessore = 4 mm; tempo di acquisizione totale = 60 sec) con gradienti di diffusione applicati sui tre assi ortogonali (x, y, z); tre $b$-factor per piano (50, 200 e 700 s/mm$^2$);
– sequenze FLAIR (TR = 10000 msec; TE = 102 msec; spessore strato = 4 mm; FOV = 300 x 300; matrice = 128 x 128; tempo di acquisizione = 40 sec).

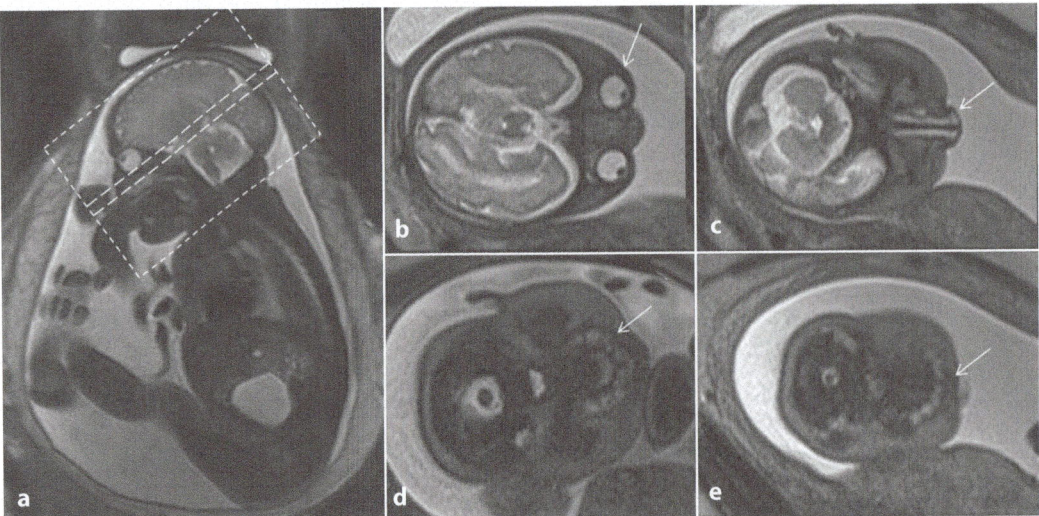

**Fig. 5.1** Piano di scansione assiale. Il posizionamento e l'orientamento del piano di scansione (**a**) è importante per lo studio della morfologia delle orbite e dei globi oculari (**b**, *freccia*), del setto e le fosse nasali (**c**, *freccia*), del mascellare superiore e della mandibola (**d**, *freccia*) con le relative gemme dentarie (**e**, *freccia*)

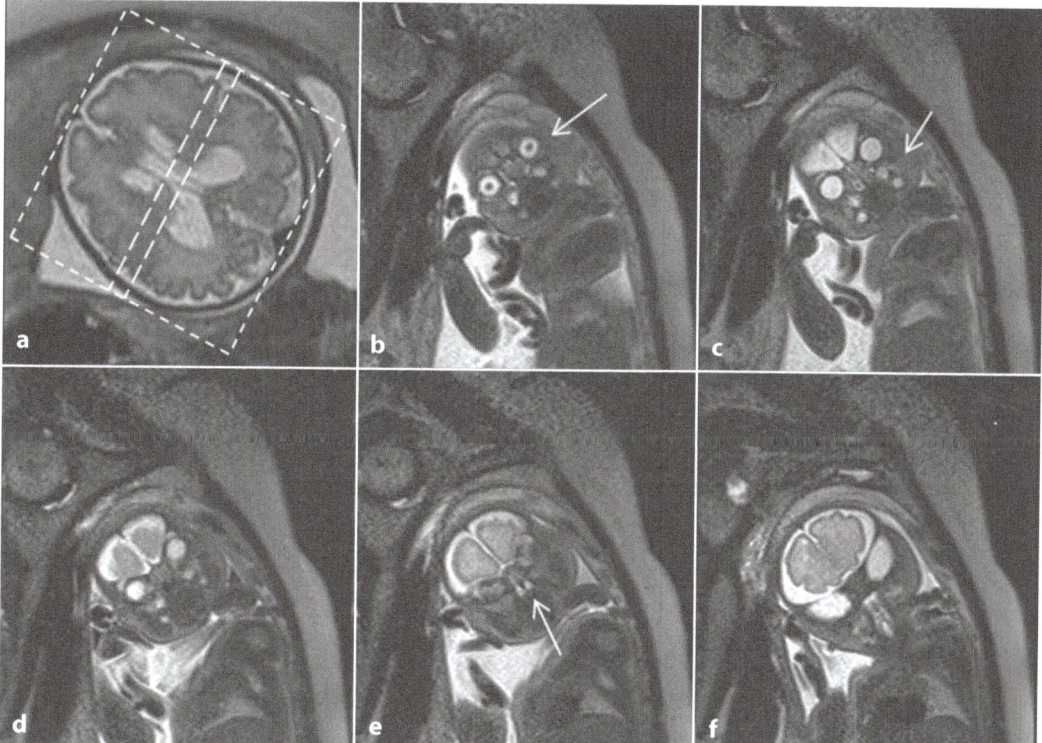

**Fig. 5.2** Piano di scansione coronale. **a** Posizionamento e orientamento del piano di scansione. Questo è il piano di riferimento per la valutazione della faccia nel suo complesso (**b**) e consente di valutare in particolare le orbite il naso con le narici fino alle coane posteriormente (**c-f**) (*frecce*)

## 5.3  Piani di scansione e strutture anatomiche esaminate

Sulla base dei piani di studio ecografici standard della faccia, l'esame RM prevede l'acquisizione di scansioni assiali, sagittali, coronali e paracoronali, per valutare i principali reperi anatomici del massiccio facciale (fronte, occipite, orbite, naso, labbra, mento, mandibola) [6].

Sul piano assiale si valuta la posizione e la morfologia delle orbite e dei globi oculari, il setto e le fosse nasali, il mascellare superiore e la mandibola con le relative gemme dentarie (Fig. 5.1).

Il piano coronale si utilizza per la valutazione della faccia nel suo complesso e consente di esaminare in particolare: le orbite, il naso con le narici, il labbro superiore, la bocca e il mento (Fig. 5.2).

Il piano sagittale è quello di riferimento per lo studio del profilo facciale (particolarmente utile per la valutazione della fronte, anche in rapporto con le strutture nasali, e del mento) e per la valutazione del palato anteriore e posteriore su un piano mediano normalmente utilizzato nell'encefalo per lo studio del corpo calloso. Su questa scansione sono inoltre visualizzati e analizzati la lingua e le alte vie respiratorie, dalle fosse nasali alle strutture faringo-laringee. Le orecchie sono visualizzate raramente, prevalentemente su un piano parasagittale tangente al calvario (Fig. 5.3).

Infine il piano paracoronale (scansione naso-bocca) è il piano di riferimento soprattutto nella valutazione dei *cleft* labiali e permette di valutare l'integrità del labbro superiore e la normale morfologia delle narici (Fig. 5.4).

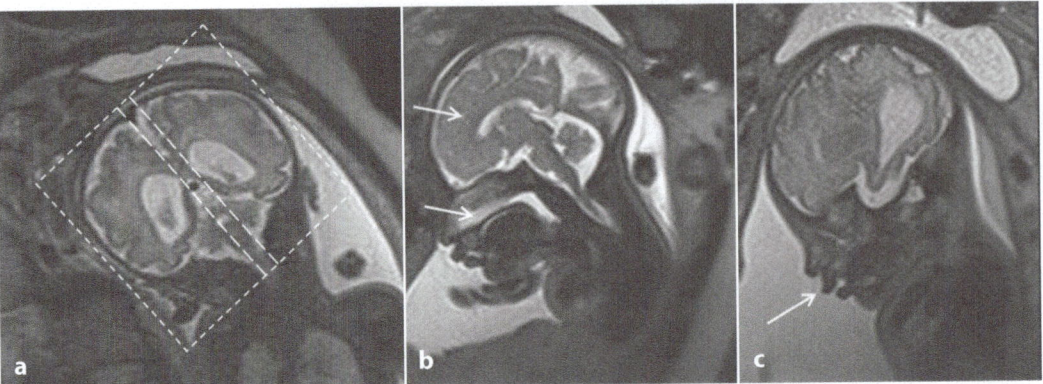

**Fig. 5.3** Il piano sagittale è quello di riferimento per lo studio del profilo facciale. **a** Posizionamento e orientamento del piano di scansione. **b** Valutazione del palato anteriore e posteriore (*freccia inferiore*) su un piano mediano normalmente utilizzato nell'encefalo per lo studio del corpo calloso (*freccia superiore*). Su questa scansione sono inoltre visualizzati e analizzati la lingua e le alte vie respiratorie dalle fosse nasali alle strutture faringo-laringee e con elevato dettaglio le labbra, in particolare il superiore (**c**) (*freccia*)

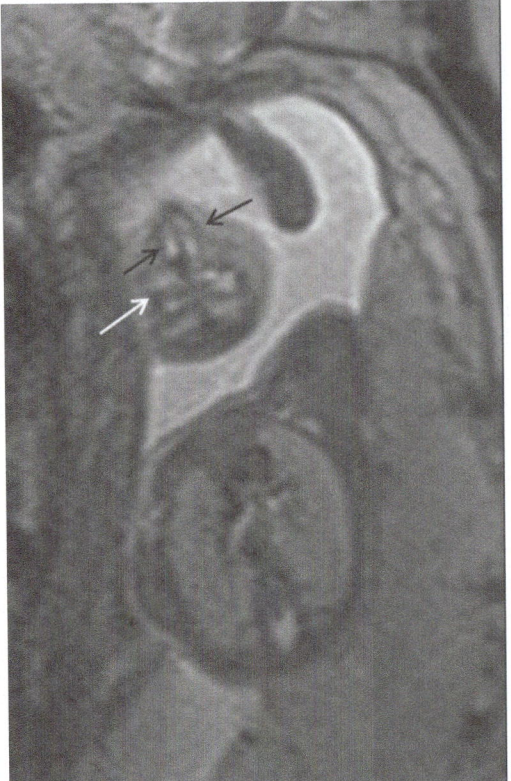

**Fig. 5.4** Piano di scansione paracoronale (scansione naso-bocca): è il piano di riferimento soprattutto nella valutazione dei *cleft* labiali e permette di valutare l'integrità del labbro superiore (*freccia bianca*) e la normale morfologia delle narici (*frecce nere*)

## 5.4 Parametri biometrici

Utile, al fine di documentare lo sviluppo biometrico dello splancnocranio, la misurazione di 6 parametri di riferimento [7, 8]:

– Diametro Antero-Posteriore della Mandibola (DAPM) e Diametro BiParietale della Mandibola (DBPM), misurati su un piano assiale dell'estremo cefalico (Fig. 5.5);

– diametro bisorbitario (BOD) e interorbitario (IOD), misurati sul piano coronale, tracciando rispettivamente una linea tra i margini esterni e interni delle due orbite (Fig. 5.6);

– angolo facciale inferiore (*Inferior Facial Angle* - IFA), misurato su un piano sagittale mediano del cranio, tra una linea passante per la giunzione fronto-nasale perpendicolare alla fronte e una passante per il bordo anteriore del labbro superiore e il mento (Fig. 5.7);

– angolo fronto-mascellare (*Fronto-Maxillary Angle* - FMA), misurato su un piano sagittale mediano dell'estremo cefalico e formato da una linea passante per la fronte e il mento e un'altra passante per il margine superiore del palato (Fig. 5.8).

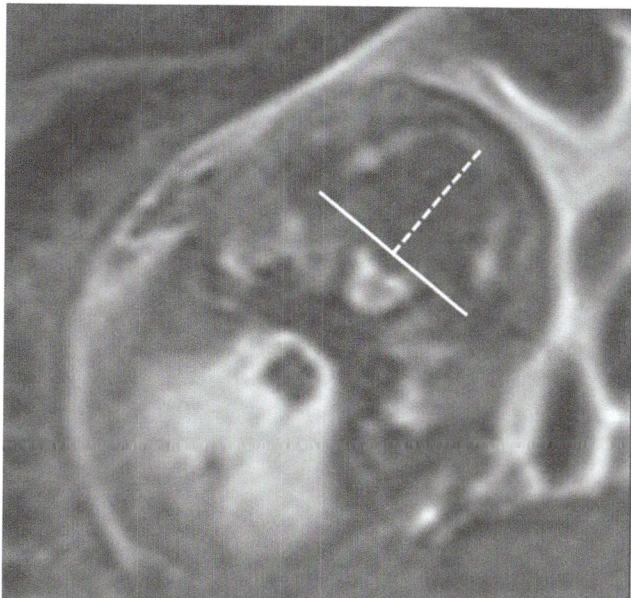

**Fig. 5.5** Diametro Antero-Posteriore della Mandibola (DAPM, *linea tratteggiata*) e Diametro BiParietale della Mandibola (DBPM, *linea continua*), misurati su un piano assiale dell'estremo cefalico

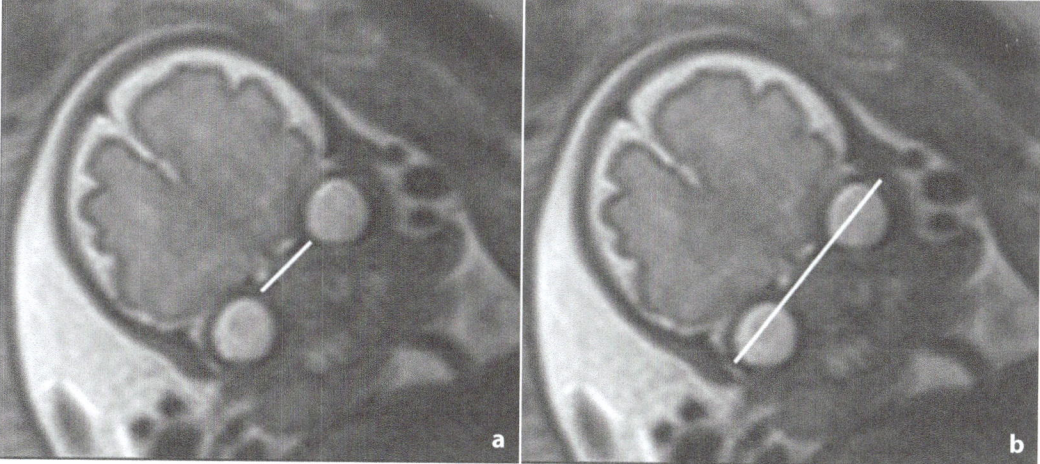

**Fig. 5.6** Diametro interorbitario (IOD) (**a**, *linea bianca*) e diametro bisorbitario (BOD) (**b**, *linea bianca*) misurati sul piano coronale, tracciando rispettivamente una linea tra i margini esterni e interni delle due orbite

In linea generale si registra, a fronte di una riduzione dell'angolo fronto-mascellare col progredire delle settimane di gestazione, un'evoluzione costante dei restanti parametri biometrici che attestano lo sviluppo del massiccio facciale fetale, sia del DAPM, del DBPM, dell'IFA, del DBO che dell'IOD, seppure quest'ultimo tenda a crescere più lentamente [9].

La misurazione dei due angoli IFA e FMA, in particolare, consente di valutare oggettivamente l'armonico sviluppo e la posizione della mandibola rispettivamente, in relazione alla fronte e al mascellare superiore (IFA) e la localizzazione e lo sviluppo delle ossa mascellari in relazione al palato e alla fronte (FMA).

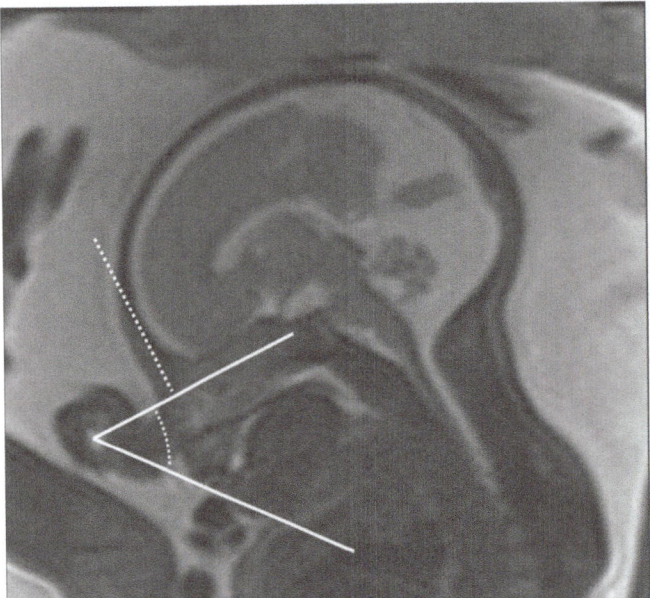

**Fig. 5.7** Angolo facciale inferiore (*Inferior Facial Angle* - IFA), misurato su un piano sagittale mediano del cranio, tra una linea passante per la giunzione fronto-nasale perpendicolare alla fronte (*linea tratteggiata*) e una passante per il bordo anteriore del labbro superiore e il mento

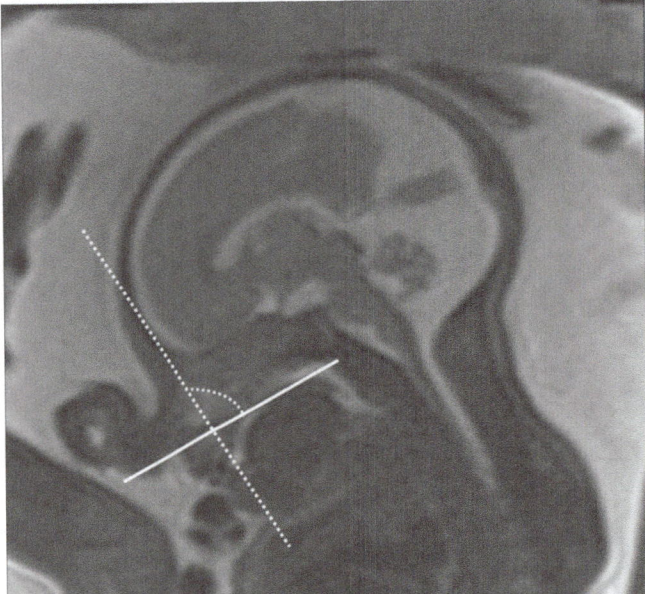

**Fig. 5.8** Angolo fronto-mascellare (*Fronto-Maxillary Angle* - FMA), misurato su un piano sagittale mediano dell'estremo cefalico e formato da una linea passante per la fronte e il mento (*linea tratteggiata*) e un'altra passante per il margine superiore del palato (*linea continua*)

Visto il ruolo crescente della RM come metodica complementare all'ecografia nella diagnosi prenatale è a nostro avviso cruciale anche nella valutazione del massiccio facciale, determinare dati morfometrici quantitativi del suo sviluppo da aggiungere alle informazioni fornite dalla valutazione soggettiva della morfologia e del segnale al fine di discriminare il normale dal patologico [10, 11].

## 5.5 Anatomia e sviluppo delle strutture orbitarie

L'imaging di risonanza magnetica dell'occhio e dell'orbita fetali è un campo ancora poco esplorato e le nozioni disponibili derivano dall'osservazione di indagini condotte per lo studio del sistema nervoso centrale. La principale sequenza utilizzata è la T2 ss-FSE, nella quale il bulbo oculare appare nettamente iperintenso e il cristallino è riconoscibile come minuta ipointensità a livello della sua porzione anteriore. In alcuni casi, anche la sequenza FLAIR può fornire informazioni importanti per la valutazione del bulbo oculare e, in particolare, del corpo vitreo. Presupposto fondamentale per poter indagare e riconoscere precocemente nel corso della gravidanza eventuali anomalie a carico di queste strutture è la conoscenza della loro anatomia e del loro sviluppo normale. Dall'embriologia sappiamo che la vescicola ottica si forma come estroflessione del neuro-ectoderma a partire dalla seconda settimana di gestazione, successivamente si introflette su se stessa per assumere la forma di un calice la cui superficie interna costituirà la retina e al cui interno si formerà l'abbozzo del corpo vitreo; alla 6ª settimana dal mesoderma originano la coroide, la sclera e il corpo vitreo. A sette settimane il bulbo oculare è ormai chiuso sia anteriormente che posteriormente e in corrispondenza dello stelo del calice si è formato il nervo ottico. L'arteria ialoidea, che fornisce il nutrimento per la crescita e la differenziazione delle varie strutture, scompare attorno alla fine del secondo trimestre lasciando al suo posto il canale di Cloquet, che si chiuderà progressivamente fino a scomparire al termine della gravidanza. Nel contempo, il bulbo oculare si fa sempre più profondo nell'orbita e si formano le palpebre [12].

I pochi dati riportati in letteratura sui parametri biometrici in relazione alle varie età gestazionali derivano per lo più da studi condotti su reperti autoptici o dall'imaging ecografico [13, 14]. I primi, tuttavia, risultano poco attendibili in particolare a causa dell'ele-vata deformabilità post-mortem del bulbo oculare; i secondi sono fortemente limitati per il fatto che l'ecografia non consente di visualizzare la porzione più profonda dell'occhio e dell'orbita; inoltre, non sempre è possibile ottenere una finestra acustica ottimale anche per la valutazione delle strutture più superficiali. In ecografia si valutano la distanza biculare e la distanza interoculare, comprese rispettivamente tra i margini ossei laterali e mediali delle orbite. Si possono anche effettuare misurazioni del cristallino, previo riconoscimento dei suoi margini, iperecogeni quando perpendicolari al fascio penetrante. Anche in RM si misurano i diametri biculare (BOD) e interoculare (IOD), utilizzando però come punti di riferimento i margini laterali e mediali dei bulbi oculari e più precisamente del corpo vitreo, nettamente iperintenso in T2. Le misure vengono prese su piani assiali o coronali nei quali i bulbi oculari siano simmetrici e presentino il loro massimo diametro (Fig. 5.9). Il diametro oculare (OD) viene calcolato con la formula $OD = (BOD - IOD)/2$ quando i bulbi oculari sono simmetrici, mentre viene misurato direttamente in caso di asimmetrie [15]. Alcuni Autori hanno anche fornito delle tabelle di crescita relative alla superficie oculare misurata sul piano assiale [16] e alle dimensioni del cristallino [17]. A oggi, non sono stati pubblicati in letteratura dati relativi alle modificazioni di forma del bulbo oculare durante la vita endouterina, a eccezione di uno studio di risonanza magnetica in cui vengono tenuti in considerazione sia il diametro oculare trasverso sia quello antero-posteriore [18]. La semplice analisi qualitativa delle immagini a diverse età gestazionali permette di apprezzare come inizialmente il bulbo abbia forma irregolare, simile a una goccia nelle immagini assiali e a un ovoide in quelle sagittali, per diventare progressivamente sempre più vicino a una sfera verso la metà dell'ultimo trimestre (Fig. 5.10). Anche l'arteria ialoidea è identificabile come sottile stria ipointensa che congiunge l'abbozzo del cristallino alla porzione posteriore del bulbo, fino alla 24ª settimana circa, momento nel quale comincia a scompa-

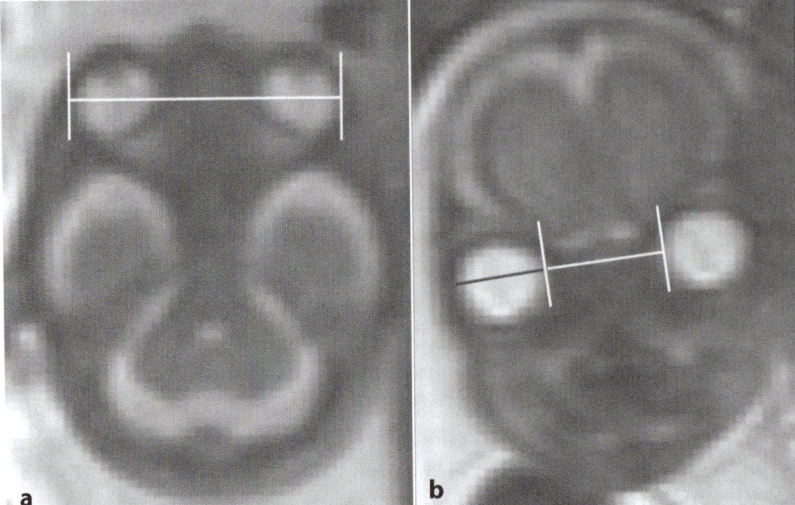

**Fig. 5.9** Immagini assiali e coronali pesate in T2 che mostrano la misurazione dei parametri biometrici orbitari e oculari. **a** Diametro bioculare (*linea bianca*). **b** Diametro interoculare (*linea bianca*) e diametro oculare (*linea nera*)

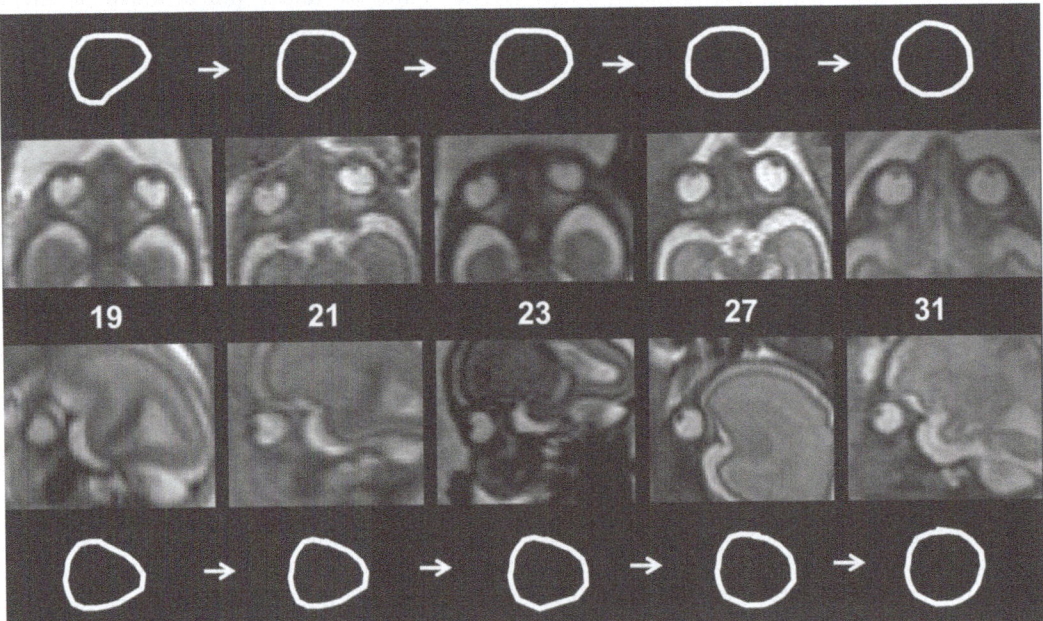

**Fig. 5.10** Immagini assiali e sagittali pesate in T2 che mostrano l'aspetto del bulbo oculare con il progredire dell'età gestazionale. In alto e in basso è schematizzata la forma del bulbo oculare rispettivamente nei piani assiale e sagittale, per seguirne le modificazioni alle settimane di gestazione indicate

rire progressivamente (Fig. 5.11). Anche il cristallino diventa progressivamente sempre meglio definito e a partire dalla 27ª settimana circa è possibile apprezzare la camera anteriore come sottile rima iperintensa anteriormente a esso (Fig. 5.12). A età gestazionale avanzata è possibile anche intravedere il corpo ciliare.

Le altre strutture anatomiche che possono essere facilmente riconosciute nei vari piani sono i nervi ottici nella loro porzione intraorbitaria, i nervi ottici extraorbitari, il chiasma, ben riconoscibile al di sopra del peduncolo ipofisario e, a età gestazionale avanzata, il terzo paio di nervi cranici (Fig. 5.13). Le

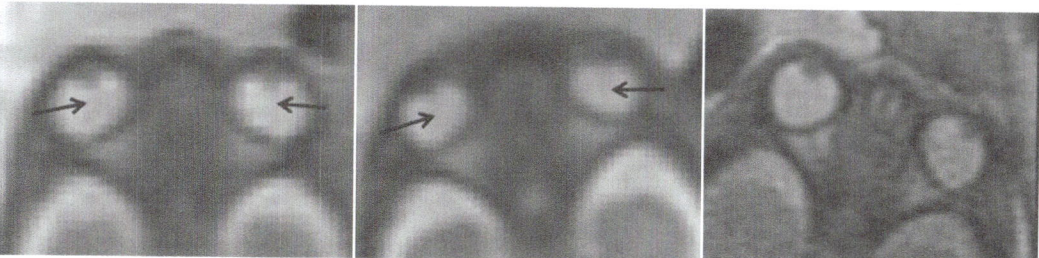

**Fig. 5.11** Immagini assiali pesate in T2 che mostrano l'aspetto dell'arteria ialoidea a 22 e 23 settimane di gestazione, riconoscibile come sottile immagine lineare ipointensa che congiunge il cristallino con la porzione posteriore del bulbo oculare (*frecce*). Si noti come già a 25 settimane di gestazione tale struttura non sia più evidente

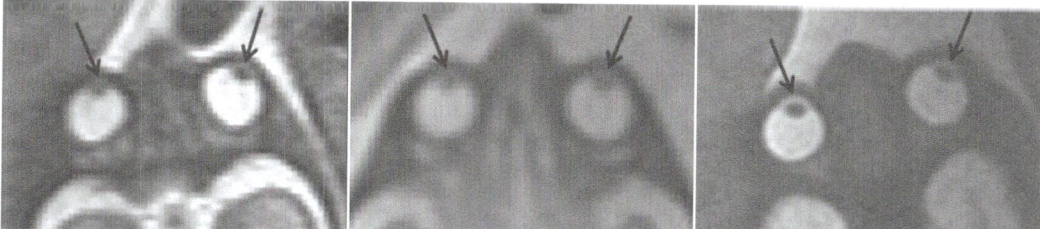

**Fig. 5.12** Immagini assiali pesate in T2 che mostrano l'aspetto del cristallino e della camera anteriore (*frecce*) rispettivamente a 27, 31 e 33 settimane di gestazione. Si noti come queste strutture divengano progressivamente meglio definite

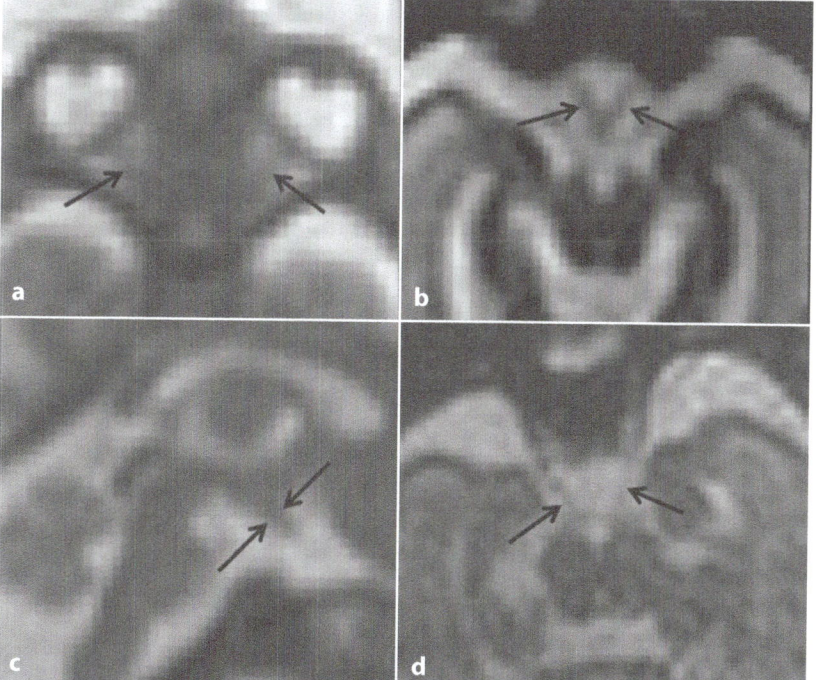

**Fig. 5.13 a** Immagine assiale pesata in T2: nervi ottici intraorbitari (*frecce*). **b** Immagine assiale *balanced*: nervi ottici extraorbitari (*frecce*). **c** Immagine sagittale pesata in T2: chiasma ottico (*frecce*). **d** Immagine assiale *balanced*: nervi oculomotori (*frecce*)

sequenze ottimali per la valutazione dei nervi cranici sono le *balanced Fast Field Echo*, che esaltano il contrasto tra i nervi stessi e gli spazi cisternali in cui sono contenuti per parte del loro tragitto; è quindi possibile valutarne la presenza o assenza; tuttavia, i limiti di risoluzione della tecnica solitamente non consentono di esprimere un giudizio certo sul loro spessore e quindi sull'eventuale atrofia.

## Bibliografia

1. Njio B, Kjær I (1993) The development and morphology of the incisive fissure and the transverse palatine suture in the human fetal palate. J Craniofac Genet Dev Biol 13:24–34
2. Pilu G, Segata M (2007) A novel technique for visualization of the normal and cleft fetal secondary palate: angled insonation and three-dimensional ultrasound. Ultrasound Obstet Gynecol 29:166-169
3. Goldstein I, Jakobi P, Tamir A, Goldstick O (1999) Normogram of the fetal alveolar ridge: a possible screening tool for the detection of primary cleft palate. Ultrasound Obstet Gynecol 14:333-337
4. Bergè SJ, Plath H, Van De Vondel PT et al (2001) Fetal cleft lip and palate: sonographic diagnosis, chromosomal abnormalities, associated anomalies and postnatal outcome in 70 fetuses. Ultrasound Obstet Gynecol 18:422-431
5. Tamsela S, Ozbeka S, Senera RN et al (2004) MR imaging of fetal abnormalities. Comput Med Imaging Graph 28:141-149
6. Ghi T, Tani G, Savelli L et al (2003) Prenatal imaging of facial clefts by magnetic resonance imaging with emphasis on the posterior palate. Prenat Diagn 23:970-975
7. Ulm MR, Kratochwil A, Ulm B et al (1998) Three-dimensional ultrasound evaluation of fetal tooth germs. Ultrasound Obstet Gynecol 12:240-243
8. Rotten D, Levaillant JM (2004) Two- and three-dimensional sonographic assessment of the fetal face. 1. A systematic analysis of the normal face. Ultrasound Obstet Gynecol 23:224-231
9. Borenstein M, Persico N, Kagan KO et al (2008) Frontomaxillary facial angle in screening for trisomy 21 at 11 + 0 to 13 + 6 weeks. Ultrasound Obstet Gynecol 32:5-11
10. Parazzini C, Righini A, Rustico M et al (2008) Prenatal magnetic resonance imaging: brain normal linear biometric values below 24 gestational weeks. Neuroradiology 50:877-883
11. Ghi T, Contro E, Farina A, Nobile M, Pilu G (2010) Three-dimensional ultrasound in monitoring progression of labor: a reproducibility study. Ultrasound Obstet Gynecol 36(4):500-506
12. Edward D, Kaufman L (2003) Anatomy, development, and physiology of the visual system. Pediatr Clin North Am 50:1-23
13. Denis D, Righini M, Scheiner C et al (1993) Ocular growth in the fetus. 1. Comparative study of axial length and biometric parameters in the fetus. Ophtalmologica 207:117-124
14. Dilmen G, Köktener A, Turhan NÖ et al (2002) Growth of the fetal lens and orbit. Int J Gynaecol Obstet 76:267-271
15. Robinson AJ, Blaser S, Toi A et al (2008) MRI of the fetal eyes: morphologic and biometric assessment for abnormal development with ultrasonographic and clinicopathologic correlation. Pediatr Radiol 38:971-981
16. Brèmond-Gignac DS, Benal K, Deplus S et al (1997) In utero eye development study by magnetic resonance imaging. Surg Radiol Anat 19:319-322
17. Paquette LB, Jackson HA, Tavaré CJ et al (2009) In utero eye development documented by fetal MR imaging. AJNR Am J Neuroradiol 30:1787-1791
18. Ying X, Li H, Yew DT (2008) Morphometric measurements of fetal and neonatal eyes using MRI and ultrasound. Neuroembryol Aging 5:60-62

# Collo

**6**

Salvatore Zirpoli, Ursula Matta, Marcello Napolitano

**Parole chiave**

Faringe • Trachea • Palato • Processi alveolari • Tiroide • Timo

Lo scopo del presente capitolo è descrivere come appaiono nelle acquisizioni di RM prenatale le principali strutture anatomiche del collo fetale, a partire dalla 20 settimana di età gestazionale.

## 6.1    Anatomia del collo

A partire dalla 12ª settimana di gestazione l'anatomia del collo del feto può essere studiata con ecografia tradizionale bidimensionale mediante apposite sezioni sui vari piani. I limiti che si incontrano nell'esecuzione dell'ecografia si manifestano soprattutto nel terzo trimestre e sono determinati dalla barriera acustica delle strutture ossee, nonché a volte, dalla posizione del collo del feto, flesso e impegnato nella pelvi materna. Un ulteriore limite dell'ecografia è determinato dalla difficoltà di visualizzare direttamente la via aerea e, pertanto, un'eventuale ostruzione potrà essere diagnosticata solo evidenziando segni indiretti [1]. In questo scenario si inserisce la RM prenatale, metodica supplementare in grado di fornire informazioni anatomiche aggiuntive, specie nello studio delle strutture profonde. Nel collo è importante considerare le caratteristiche dello specifico distretto, di dimensioni circoscritte e formato da numerose piccole strutture, appartenenti a diversi apparati e in stretta relazione tra loro, con limitati piani di clivaggio. La RM rispetto all'ecografia ha degli indiscutibili vantaggi, in quanto non è limitata da strutture ossee, permette l'acquisizione di sezioni multiplanari indipendentemente dalla posizione del feto e, inoltre, ha un eccellente contrasto tissutale. È bene ricordare comunque che, specie nelle fasi più precoci della gravidanza, la ridotta risoluzione spaziale rappresenta un limite all'esecuzione di una RM prenatale [2]. Nelle sezioni sagittali pesate in T2 possono essere chiaramente visualizzati, perché ripieni di liquido amniotico, il rinofaringe e l'orofaringe, nonché il palato, che appare come struttura ipointensa che si estende dal frenulo del labbro superiore fino alle coane. Inferiormente si possono evidenziare l'ipofaringe, l'epiglottide e la trachea (Fig. 6.1). Talvolta è visibile anche l'esofago, ma solo se ripieno di liquido amniotico. Nelle sezioni coronali pesate in T2 si può evidenziare la lingua, l'ipofaringe e la trachea. Nelle sezioni assiali sono evidenziabili i processi alveolari, il palato e, caudalmente, la via aerea (Fig. 6.2). La tiroide, inoltre, per il suo contenuto proteinaceo presenta un caratteristico segnale iperintenso nelle sequenze T1 pesate, mentre non è spesso chiaramente distinguibile nelle sequenze T2 pesate, essendo isointensa alle circostanti strutture (Fig. 6.3). Il timo

S. Zirpoli (✉)
UOC di Radiologia e Neuroradiologia Pediatrica
Ospedale dei Bambini V. Buzzi - ICP
Milano
e-mail: salvatore.zirpoli@icp.mi.it

C. Fonda, L. Manganaro, F. Triulzi (a cura di), *RM fetale*,
DOI: 10.1007/978-88-470-1408-4_6, © Springer-Verlag Italia 2013

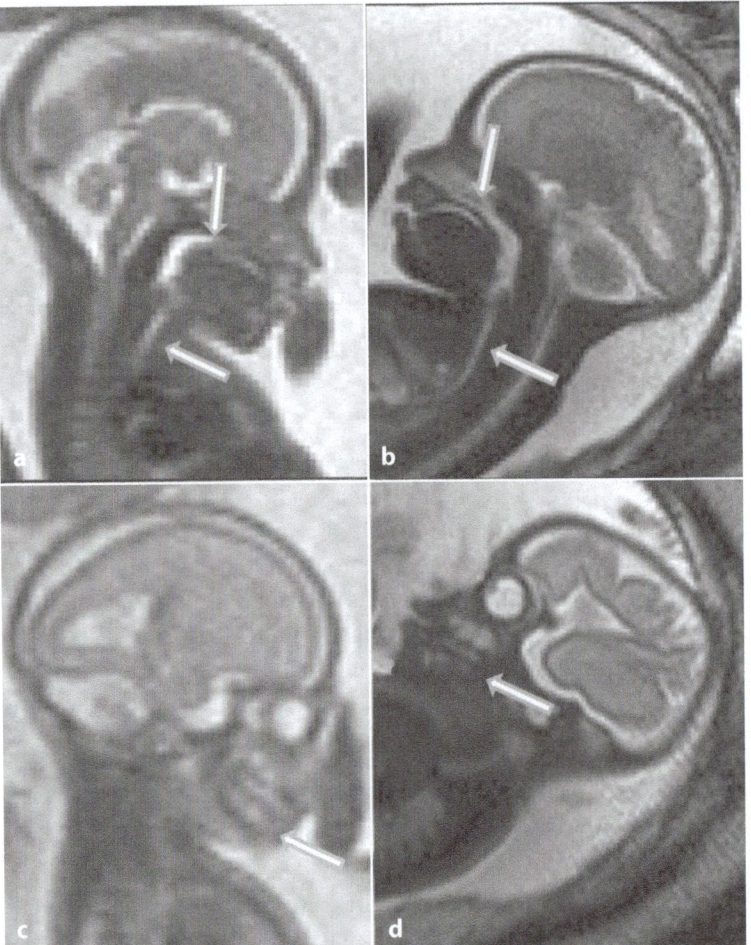

**Fig. 6.1** RM prenatale: sezioni sagittali del collo di due feti di 23 (**a**, **b**) e 30 (**c**, **d**) settimane di età gestazionale (sequenze ss-TSE T2 pesate in **a** e **b**; sB-TFE/M2D in **c** e **d**). In **a** e **c** si riconosce il palato come struttura sottile ipointensa che parte dal frenulo del labbro superiore e si estende posteriormente fino alle coane. Tale struttura è compresa tra il rino- e l'orofaringe, distesa da liquido amniotico (*freccia superiore*). Caudalmente si riconoscono l'ipofaringe e soprattutto la trachea (*frecce inferiori*) iperintense perché riempite da liquido amniotico. In **b** e **d** si riconoscono le orbite e caudalmente i processi alveolari (*frecce*)

nelle sequenze T2 pesate presenta un segnale di tipo intermedio. L'identificazione delle strutture vascolari è correlata alle dimensioni delle stesse: le maggiori possono essere visualizzate come immagini ipointense nelle sequenze T2 pesate per il fenomeno del *flow void* [3, 4]. La trattazione sistematica con l'elenco delle differenti origini embriologiche e del complesso sviluppo delle strutture del collo esula dallo scopo di questa trattazione, anche perchè il processo di organogenesi è ormai completato all'età gestazionale nella quale andrebbe eseguito un esame di RM pre-

natale. In tale sede è opportuno ricordare come a livello del collo i tessuti embrionari ectoderma, entoderma e mesoderma costituiscono l'apparato branchiale sotto forma di solchi ectodermici, tasche entodermiche e mesoderma che, interposto tra solchi e tasche, darà origine agli archi branchiali Non tutte queste strutture daranno origine a qualcosa di definitivo; alcune scompariranno nel corso dell'organogenesi [5]. Residui di tali strutture sono responsabili di alcune condizioni patologiche evidenziabili quasi sempre alla nascita o in età pediatrica. I più frequenti sono i residui

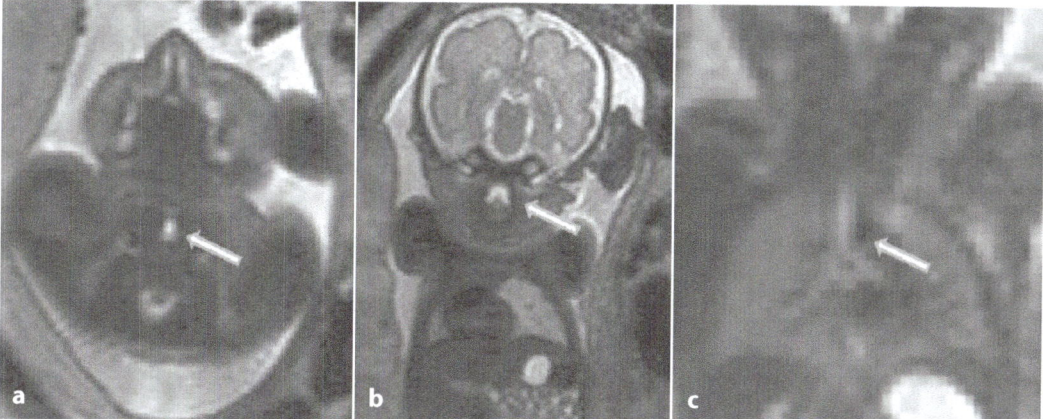

**Fig. 6.2 a-c** RM prenatale: sezione assiale (**a**) e coronali (**b**, **c**) di un feto di 28 settimane (**a** e **b**) e di 23 settimane (**c**) di età gestazionale (sequenze ss-TSE T2 pesate). Si riconosce la via aerea in tutto il suo decorso dall'ipofaringe fino alla carena (*frecce*)

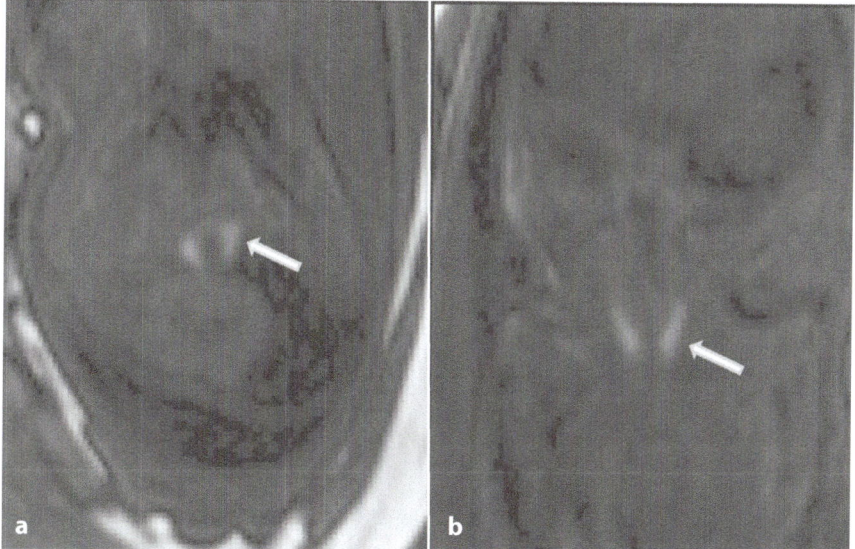

**Fig. 6.3** RM prenatale: sezione assiale (**a**) e coronale (**b**) di un feto di 30 settimane di età gestazionale (sequenze TFE 3D T1 pesate). Si osservano a livello del collo entrambi i lobi tiroidei che appaiono tipicamente iperintensi in queste sequenze per il loro contenuto proteinaceo (*frecce*)

del dotto tireoglosso o degli archi branchiali. La tiroide ha origine come diverticolo entodermico alla 4ª settimana di gestazione in un punto compreso tra il corpo e la radice della lingua. Durante la migrazione nella sua sede normale la ghiandola rimane collegata alla lingua attraverso il dotto tireoglosso, che è destinato a regredire nella sua totalità, lasciando come unica traccia il foro cieco a livello della lingua. Residui del dotto tireo-

glosso possono manifestarsi come ghiandole tiroidee accessorie o formazioni cistiche caratteristicamente localizzate lungo la linea mediana del collo.

I seni, le fistole, le cisti e i residui cartilaginei degli archi branchiali sono dovuti a un anomalo sviluppo o a una mancata involuzione degli archi branchiali durante la vita embrionaria. Circa il 90% di queste anomalie origina dal II arco branchiale. Dal momento

che l'apparato branchiale è pari, queste anomalie possono essere anche bilaterali e ciò
avviene in circa il 10-15% dei casi.

## Bibliografia

1.  Mernagh JR, Mohide PT, Lappalainen RE, Fedo-
    ryshin JG (1999) US assessment of the fetal head and
    neck: a state-of-the-art pictorial review. Radiograph-
    ics 19:S229-S241

2.  Weinreb JC, Lowe T, Cohen JM, Kutler M (1985) Hu-
    man fetal anatomy: MR imaging. Radiology 157:715-
    720

3.  Poutamo J, Vanninen R, Partanen K et al (1999) Mag-
    netic resonance imaging supplements ultrasonograph-
    ic imaging of the posterior fossa, pharynx and neck
    in malformed fetuses. Ultrasound Obstet Gynecol
    13:327-334

4.  Shinmoto H, Kashima K, Yuasa Y et al (2000) MR
    imaging of non-CNS fetal abnormalities: a pictorial
    essay. Radiographics 20:1227-1243

5.  Graham A (2001) The development and evolution of
    the pharyngeal arches. J Anat 199:133-141

# Torace e polmoni

**7**

Claudio Fonda, Sara Savelli

---

**Parole chiave**

Risonanza Magnetica Fetale • Anatomia • Diagnosi prenatale • Torace • Polmoni

Le moderne procedure diagnostiche ecografiche e di risonanza magnetica consentono di valutare le varie fasi dello sviluppo del torace e delle strutture polmonari e vascolari in esso comprese. Mentre dal punto di vista clinico l'ecografia permette il monitoraggio delle fasi più precoci della formazione dei sistemi respiratorio e cardiaco, la risonanza magnetica rivolge la sua attenzione, a partire di solito dalla 19ª settimana di gestazione, a un sistema già formato nelle sue strutture principali. Pur essendo utilizzabile a partire da una fase avanzata, numerosi sono i mutamenti osservabili fino alla nascita. Le varie modalità di studio di cui la Risonanza Magnetica (RM) dispone consentono di fornire informazioni aggiuntive ed esclusive sull'evoluzione dello sviluppo polmonare, dei vasi e della gabbia toracica, non ottenibili con altre metodiche, a cui essa è complementare.

## 7.1 Sviluppo embrionale e fetale

Le vie respiratorie, il diaframma e i polmoni si formano precocemente nelle vita embrionale. Alla 4ª settimana appare la doccia laringotra-

cheale in corrispondenza della parete anteriore dell'intestino primitivo, da cui deriva un diverticolo che darà origine prossimalmente alla laringe e alla trachea e distalmente ai bronchi e al parenchima polmonare. Alla 6ª settimana avviene la discesa del cuore e dei polmoni nel torace; i forami pleuroperitoneali si chiudono. Alla 7ª settimana la crescita del fegato arresta la discesa del cuore e dei polmoni.

Tra il 3° e il 6° mese i polmoni assumono aspetto ghiandolare.

Parallelamente allo sviluppo dell'albero tracheobronchiale, le strutture vascolari arteriose e venose polmonari accompagnano la progressiva ramificazione delle vie respiratorie con le afferenze arterioso-bronchiali a comparsa più tardiva, all'8ª settimana di gestazione. I linfatici polmonari si sviluppano nel polmone intorno alla 10ª settimana di gestazione.

Lo sviluppo polmonare viene diviso anatomo-istologicamente in cinque distinte fasi (Tabella 7.1).

## 7.1.1 Stadio embrionale

Dalla 3ª-4ª fino alla 6ª-8ª settimana di vita embrionale. In corrispondenza dell'endoderma si forma a partire dalla regione faringea dell'intestino anteriore un diverticolo tubulare. Il mesoderma circonda gli abbozzi polmonari. Il celoma intraembrionario evidenzia la presenza di cavità pleuriche in connessione

C. Fonda (✉), S. Savelli
Struttura Complessa di Radiologia Pediatrica
Azienda Ospedaliero Universitaria Meyer
Firenze
e-mail: c.fonda@meyer.it

C. Fonda, L. Manganaro, F. Triulzi (a cura di), *RM fetale*,
DOI: 10.1007/978-88-470-1408-4_7, © Springer-Verlag Italia 2013

**Tabella 7.1** Stadi istologici dello sviluppo polmonare

| Stadio | SG | Caratteristiche |
|---|---|---|
| Embrionale | 3/4-6/8 | Vie aeree prossimali |
| Pseudoghiandolare | 6/8-16 | Vie aeree distali (pre-acinarie) |
| Canalicolare | 16-26/28 | Bronchioli, dotti alveolari, sacchi terminali |
| Sacculare | 26/28-32/36 | Sviluppo interfaccia alveolo/capillare |
| Alveolare | 32/36-2/4 pn | Aumento del numero degli alveoli |

SG: Settimana di Gestazione; pn: postnatale

con gli spazi pericardio e peritoneale. Alla 5ª settimana gli abbozzi destro e sinistro dei polmoni penetrano nei canali pericardio-peritoneali (primordio delle cavità pleuriche).

### 7.1.2  Stadio pseudoghiandolare

Dalla 6ª-8ª fino alla 16ª settimana di gestazione. Continua la ramificazione tubulare delle vie aeree polmonari. Dal secondo mese tutti i bronchi segmentari sono presenti; i polmoni hanno un aspetto pseudoghiandolare; le vie respiratorie presentano un rivestimento epiteliale di tipo colonnare più prossimalmente e cuboidale più distalmente.

### 7.1.3  Stadio canalicolare

Dalla 16ª alla 26ª-28ª settimana di gestazione. La morfologia polmonare cambia sensibilmente: compare la differenziazione dell'epitelio polmonare a formare la futura barriera gas/sangue. Inizia la produzione di surfattante e la canalizzazione e invasione capillare del polmone. L'azione del surfattante è decisiva per far assumere all'alveolo le sue potenzialità fisiologiche di camera respiratoria.

### 7.1.4  Stadio sacculare

Dalla 26ª-28ª fino alla 32ª-36ª settimana di gestazione. I sacculi, formazioni degli spazi respiratori distali, si ampliano e si allungano attraverso la gemmazione di nuove generazioni. La superficie adatta allo scambio gassoso postnatale si estende significativamente. I

fibroblasti producono la matrice extracellulare, il collagene e l'elastina.

Alla fine del 6° mese compaiono le cellule alveolari di tipo 2 e inizia la secrezione di surfattante. Al 7° mese i bronchioli respiratori proliferano e terminano in dotti e sacchi alveolari.

### 7.1.5  Stadio alveolare

Dalla 32ª-36ª fino alla 2ª-4ª settimana postnatale. Caratterizzata dall'incremento degli alveoli (sono riferiti circa 24 milioni di alveoli alla nascita). In periodo fetale terminale lo sviluppo dei movimenti respiratori e del fluido amniotico hanno un ruolo determinante nella maturazione polmonare.

Lo sviluppo del polmone e delle vie respiratorie si completa poco prima della nascita a termine.

La formazione del liquido polmonare da parte delle cellule di rivestimento dell'albero bronchiale (fino a 100 ml pro die) viene controbilanciata dai fenomeni fisiologici dei movimenti toracici fetali. L'insieme dell'efflusso, dell'ostacolo pressorio a livello delle vie respiratorie superiori e delle apnee del secondo trimestre contribuisce a fornire stimoli allo sviluppo di alveoli maturi (Figg. 7.1, 7.2).

Nel periodo di sviluppo fetale più avanzato i movimenti respiratori e il liquido amniotico giocano un ruolo importante nella maturazione polmonare.

Lo sviluppo non è completo fino alla nascita. I prematuri presentano alla nascita distress respiratorio conseguente all'insufficiente presenza di surfattante (alla fine del 6° mese si formano le cellule alveolari di tipo 2 e iniziano la secrezione di surfattante) [1, 2].

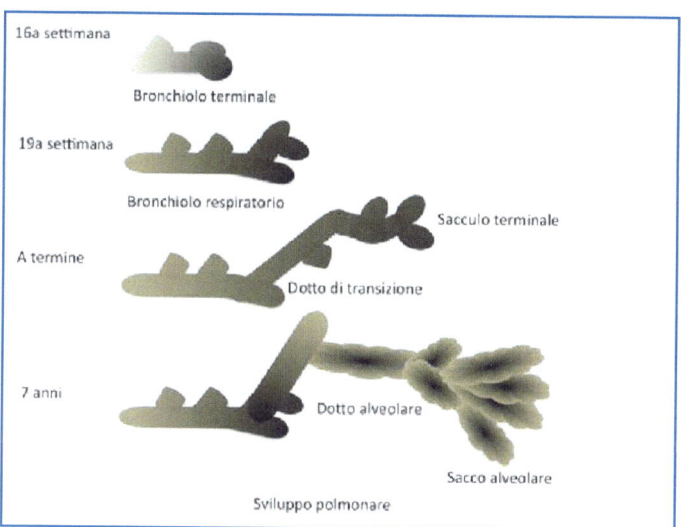

**Fig. 7.1** Schema dello sviluppo delle vie aeree terminali durante e dopo il periodo fetale

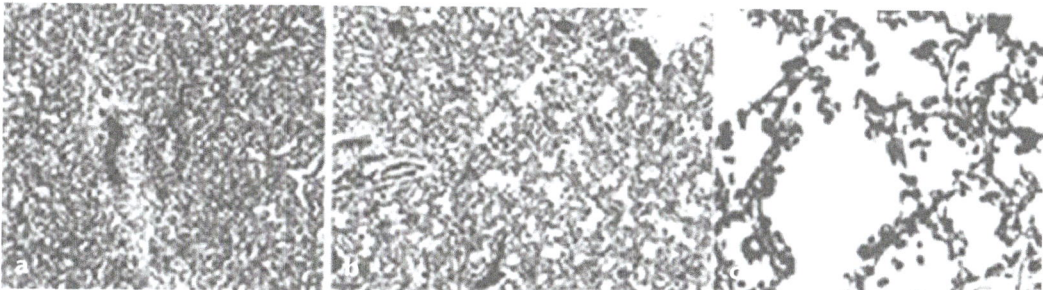

**Fig. 7.2 a-c** Sviluppo polmonare nelle fasi canalicolare (**a**: 10 x), sacculare (**b**: 10 x) e alveolare (**c**: 40 x) con progressiva formazione e incremento degli spazi alveolari e del liquido in essi contenuto. Riprodotta da [11] con autorizzazione

## 7.2 Risonanza magnetica del polmone fetale e del suo sviluppo

La risonanza magnetica consente, attraverso l'impiego di sequenze ultraveloci, una dettagliata valutazione dell'anatomia polmonare fetale e delle strutture della gabbia toracica.

Le sequenze *single-shot echoplanari FFE* (*fast field echo/gradient echo*) permettono lo studio delle componenti scheletriche della gabbia toracica, che appaiono ipointense quando in via di ossificazione (Fig. 7.3).

Le sequenze T2 *single-shot Turbo Spin Echo* (ss-TurboSE; Fast SE-HASTE-RARE) (TR [Tempo di Ripetizione] superiore a 15 000 msec e TE [Tempo di Echo] superiore a 130

msec), della durata media di circa 15 secondi, di 3-4 mm di spessore, eseguite sui piani fetali ortogonali, costituiscono la valutazione standard di base più frequentemente impiegata. Il comportamento del segnale proveniente dal parenchima polmonare nelle varie settimane di gestazione è conseguente allo sviluppo polmonare, con il successivo aumento di fluido per la maturazione alveolare (Fig. 7.4) con incremento di segnale nelle immagini dipendenti dal T2 e riduzione nelle immagini dipendenti dal T1. All'intensità di segnale contribuiscono le strutture vascolari in formazione, la diversa diffusibilità e perfusione polmonare. In Figura 7.5 sono evidenziate le strutture coronali con sequenza ss-TurboSE a partire dalla 18ª settimana di gestazione fino alla 36ª. Sono evidenti i progressivi incrementi volumetrico e di

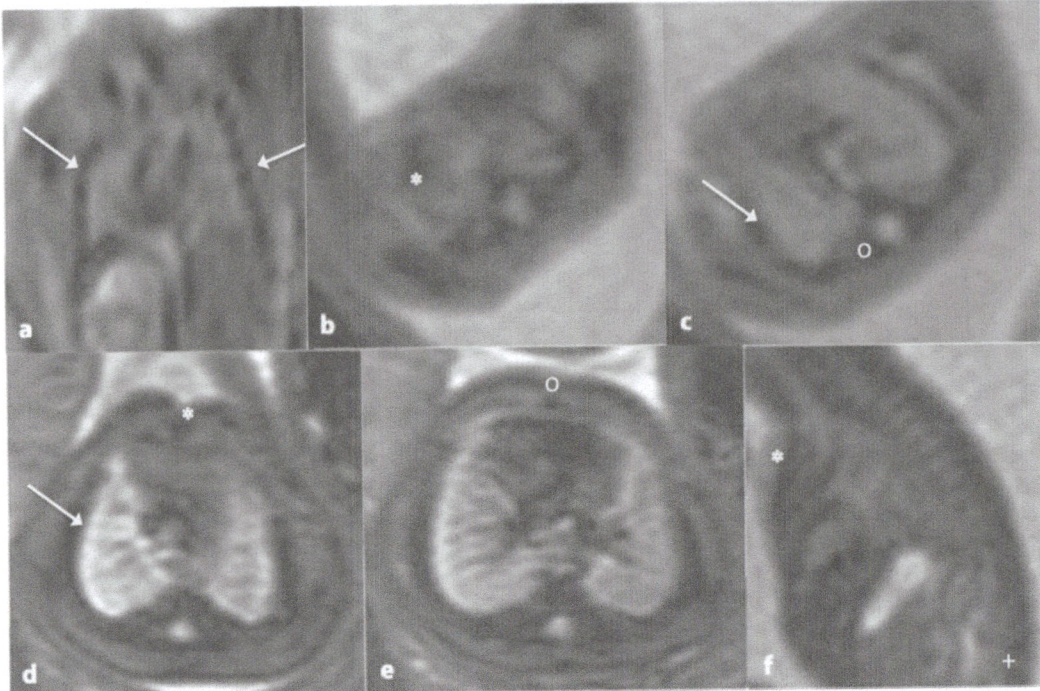

**Fig. 7.3** Le sequenze echoplanari permettono di riconoscere le strutture scheletriche della gabbia toracica. **a** Immagine coronale a 18 + 5 SG che permette di valutare la dimensione della gabbia toracica e riconoscere le coste come strutture ipointense (*frecce*). **b, c** Immagini assiali a 22 + 1 SG che permettono di visualizzare le clavicole (*), le coste in obliquo (*freccia*) e le vertebre (°). **d, e** Immagini assiali a 28 + 5 SG. Si riconoscono le coste (*freccia*), il nucleo di ossificazione dello sterno nella porzione del manubrio (*) e del corpo (°). **f** Immagine BTFE *Steady State Free Precession* sagittale a 20 + 1 SG. Riconoscibili i somi vertebrali (+) e lo sterno anteriormente (*)

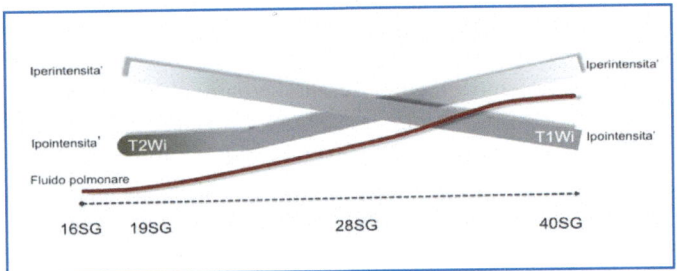

**Fig. 7.4** Comportamento del segnale del parenchima polmonare nelle immagini dipendenti dal T2 e dal T1 in relazione al progressivo incremento volumetrico del fluido polmonare conseguente al processo di maturazione degli alveoli

segnale del parenchima polmonare. La presenza di alcune zone di disomogeneo segnale è da mettere in relazione con effetti di volume parziale e disomogeneità dello *shimming*. Da una relativa iperintensità (18ª Settimana di Gestazione - SG) rispetto alle strutture muscolari e al fegato e ridotta intensità rispetto al liquido amniotico, si procede nel corso dello sviluppo verso un'evidente accentuazione del contrasto tra le strutture solide descritte [3-5].

Le immagini dipendenti dal T1 (Fig. 7.6) presentano una risoluzione inferiore rispetto alle precedenti e sono soggette ad artefatti da movimento. Meno efficaci nella valutazione della morfologia e maturazione polmonare nel feto normale, rivestono la loro importanza nella valutazione dell'integrità diaframmatica. Tuttavia, la descritta riduzione dell'intensità di segnale, oltre all'incremento del fluido alveolare, è in parte attribuibile alla presenza proporzio-

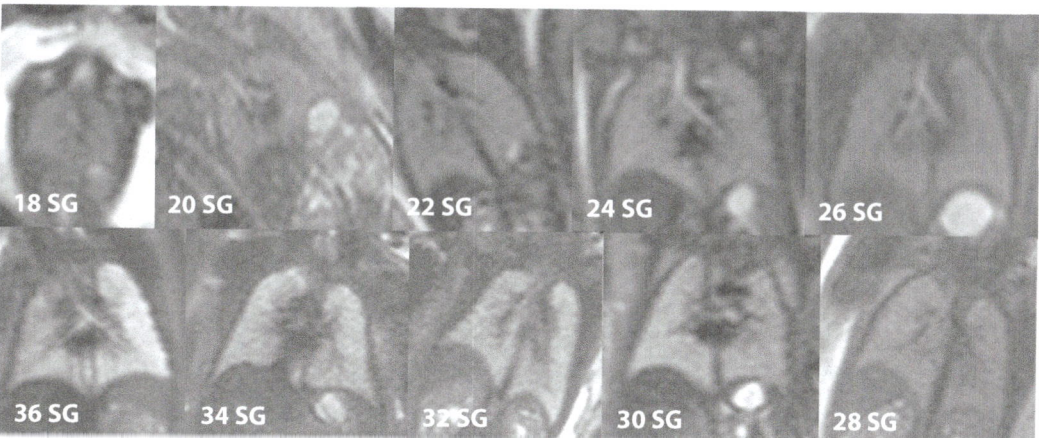

**Fig. 7.5** Sono riportate le immagini coronali *single-shot* di 10 feti a diverse settimane di gestazione (18, 20, 22, 24, 26, 28, 30, 32, 34 e 36): si evidenzia la crescita volumetrica dei polmoni che si accompagna a un incremento nell'intensità di segnale misurata nelle sequenze *single-shot* TSE dipendenti dal T2

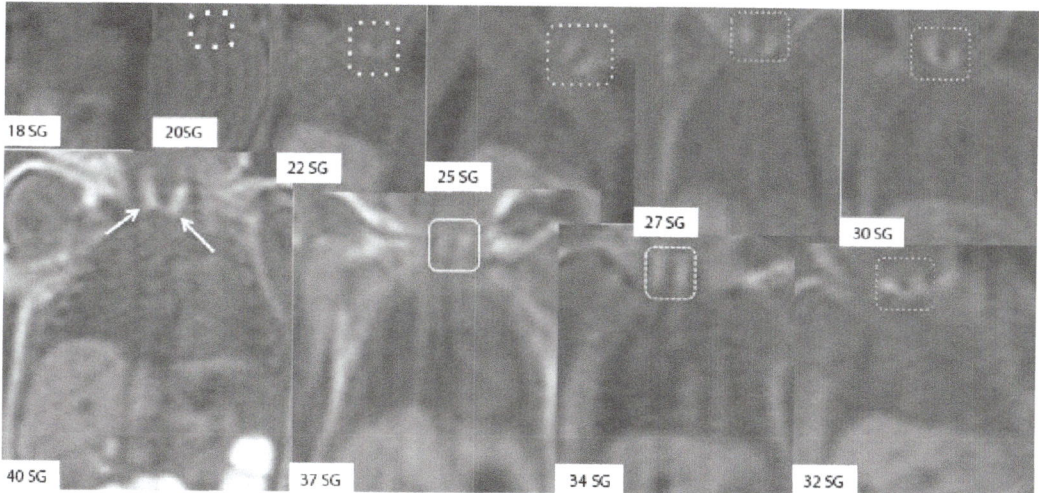

**Fig. 7.6** Sono riportate le immagini coronali T1 dipendenti di 10 feti a diverse settimane di gestazione (18, 20, 22, 25, 27, 30, 32, 34, 37 e 40): anche in queste immagini è possibile riconoscere la crescita volumetrica dei polmoni, mentre più sfumata appare la progressiva riduzione del segnale. Nelle sequenze T1 pesate è possibile riconoscere come struttura iperintensa la tiroide con i due lobi che appaiono progressivamente più intensi e di maggiori dimensioni con il progredire delle settimane di gestazione

nalmente ridotta di strutture mesenchimali, conseguente all'espandersi degli alveoli e alla diminuzione di contenuti proteici e di sostanze a T1 breve. Il ruolo dell'aumento progressivo del surfattante nel ridurre il segnale di risonanza magnetica in T1 in base alla sua costituente prevalentemente fosfolipidica appare tuttavia non significativo in ragione della relativa bassa concentrazione.

Un altro tipo di sequenze frequentemente utilizzato nello studio di routine dell'imaging fetale sono le sequenze *Steady State Free Precession* (SSFP: BTFE –FISP-FIESTA) la cui caratteristica è quella di fornire un forte

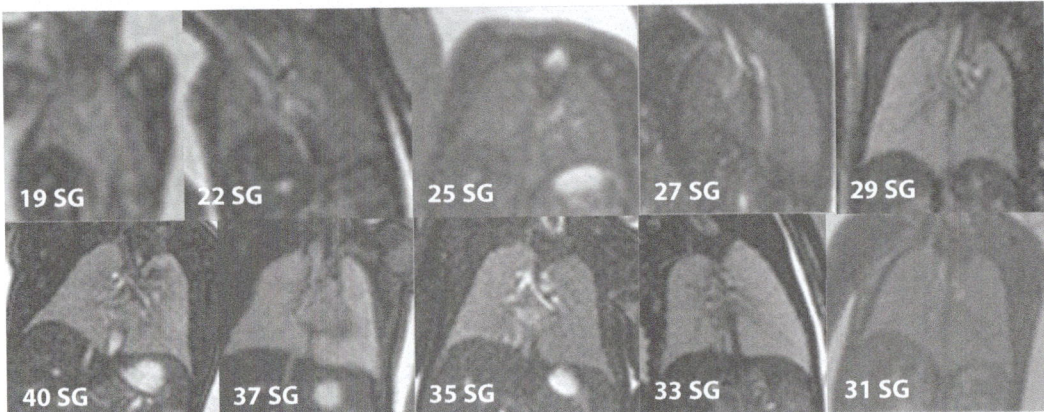

**Fig. 7.7** Come in Figura 7.1 sono riportate le immagini coronali *Steady State Free Precession* (BTFE) di 10 feti a diverse settimane di gestazione (19, 22, 25, 27, 29, 31, 33, 35, 37 e 40): nelle immagini si evidenzia la crescita volumetrica dei polmoni che si accompagna a un incremento progressivo nell'intensità di segnale misurata nelle sequenze BTFE. In queste immagini è anche possibile riconoscere con maggiore evidenza la trachea e la biforcazione bronchiale, le strutture vascolari (aorta discendente (27 SG) e il cuore (37 SG)

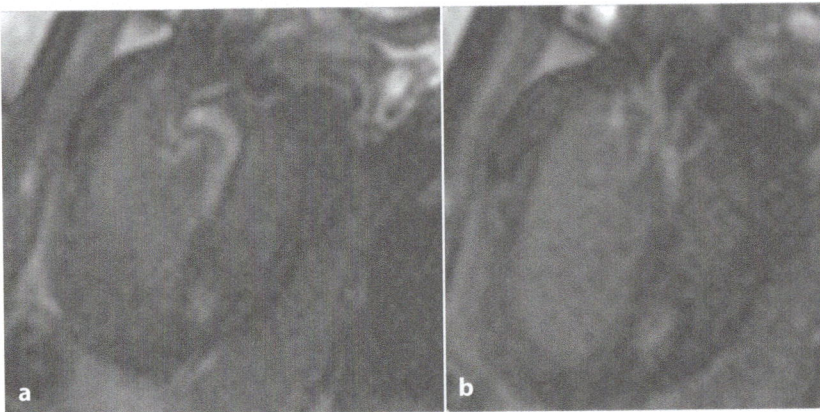

**Fig. 7.8** Immagini BTFE oblique. **a, b** Le immagini BTFE, adeguatamente obliquate, permettono la visualizzazione dell'arco aortico e dei vasi epiaortici rappresentati come strutture iperintense nelle sequenze *steady state* in grado di campionare i fluidi in movimento

segnale da parte dei tessuti con alto rapporto T2/T1, con elevato contrasto tessuto-liquido con TR molto brevi, inferiori a 4 ms e ampio *Flip Angle* (FA) (50-60°). Sono sequenze non sensibili al flusso, ma alle disomogeneità del campo magnetico (B0) con artefatti a bande di zebra, quando lo shimming non è adeguato. Tali sequenze (Fig. 7.7) forniscono un ottimo effetto bordo con migliore definizione delle interfacce ed evidenziano, a differenza delle immagini ss-TurboSE, le strutture vascolari come iperintense (Fig. 7.8). Le sequenze SSFP offrono inoltre un'ottima rappresentazione dell'albero tracheobronchiale evidenziato come strutture tubulari iperintense.

L'impiego delle sequenze in diffusione (DWI, con *b value* di 600/700 msec) e il calcolo delle rispettive mappe ADC (Fig. 7.9) appaiono più complessi nella valutazione dello sviluppo polmonare del feto normale. Oltre alle disomogeneità di segnale dovute allo *shimming*, gli artefatti da movimento, la risoluzione e l'*averaging* bassi, sono presenti variazioni dovute ai gradienti di perfusione polmonare e differenze segmentarie. L'incremento della vascolarizzazione dalla 19ª alla 32ª settimana di gestazione e la relativa ipoperfusione basale rendono più difficile una valutazione riproducibile delle sequenze in diffusione dello sviluppo parenchimale. È stato segnalato un progressivo incremento in relazione

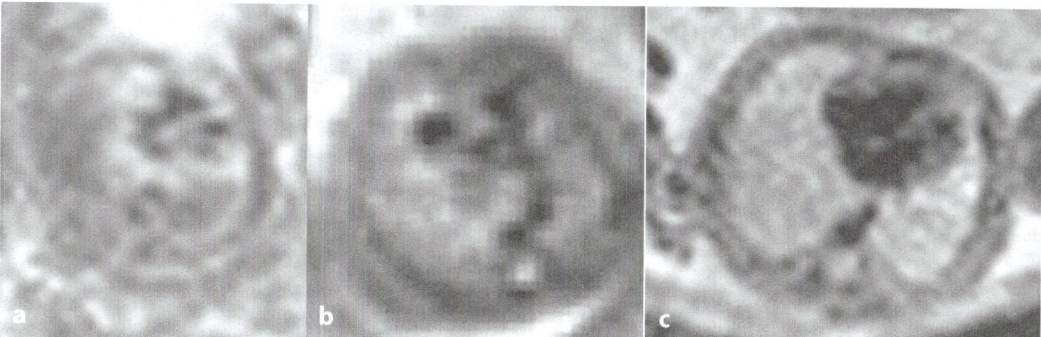

**Fig. 7.9** Acquisizioni in DWI (b = 600). Mappe ADC a 22 settimane di gestazione (**a**), 26 settimane di gestazione (**b**) e 32 settimane di gestazione (**c**). Come evidente dal grafico sovrapposto in Figura, i coefficienti di diffusione apparente (ADC) misurati con regioni di interesse a livello dei polmoni appaiono aumentare all'avanzaredella settimana di gestazione

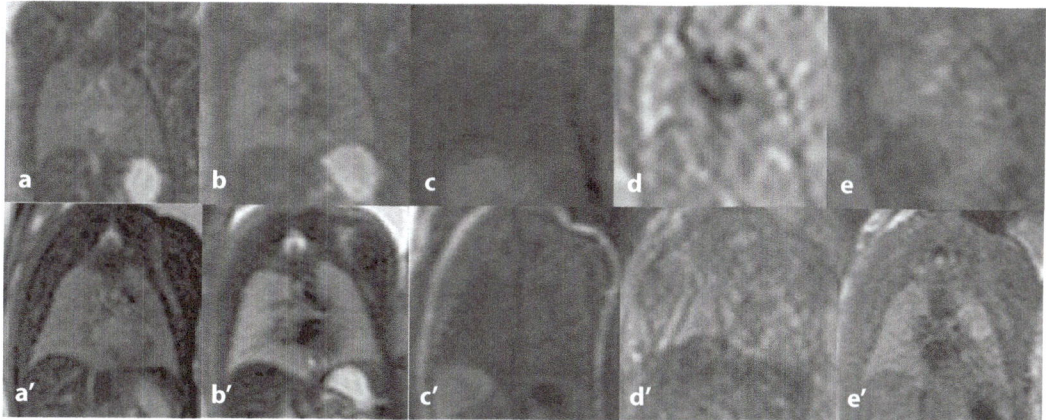

**Fig. 7.10** Immagini coronali a 24 settimane di gestazione (**a-e**) e 32 settimane di gestazione (**a′-d′, f′**) in varie pesature. **a, a′** Immagine BTFE. **b, b′** Immagine single shot T2. **c, c′** Immagine T1. **d, d′** Immagine DWI. Immagine ADC. **e′** Immagine FLAIR

all'avanzare dell'età gestazionale dei valori di ADC, valutazione ottenuta tuttavia come media globale del parenchima polmonare [6].

## 7.3 Misurazione del volume polmonare

La risonanza magnetica, in relazione alle acquisizioni multiplanari, offre una valutazione del volume polmonare più accurata delle misure lineari impiegate nel passato sia in ecografia che in RM. Tali valutazioni sono oggi possibili anche con gli ecografi di ultima generazione che consentono acquisizioni volumetriche e ricostruzioni multiplanari. Le varie sequenze a disposizione in risonanza consentono tuttavia di valutare più accuratamente le strutture polmonari con esclusione degli altri organi (Fig. 7.10). Con il progredire dell'età gestazionale, in relazione all'aumento volumetrico dei polmoni (Fig. 7.11), le misure diventano più accurate e appare più facilmente eseguibile la separazione del polmone da altre strutture. Sono necessarie sequenze in cui la segmentazione sia più accurata possibile, in cui la differenza di contrasto tra il segnale del polmone rispetto alle altre

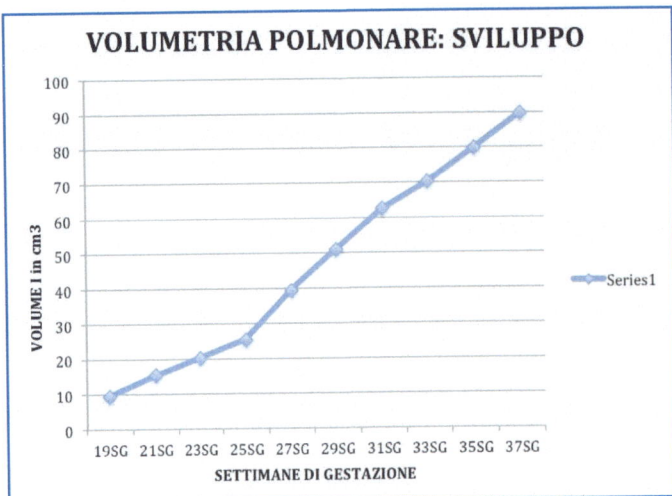

**Fig. 7.11** Incremento volumetrico medio del parenchima polmonare in relazione all'età gestazionale (dati personali su 250 feti studiati con RM e valutazione volumetrica tramite segmentazione manualmente corretta)

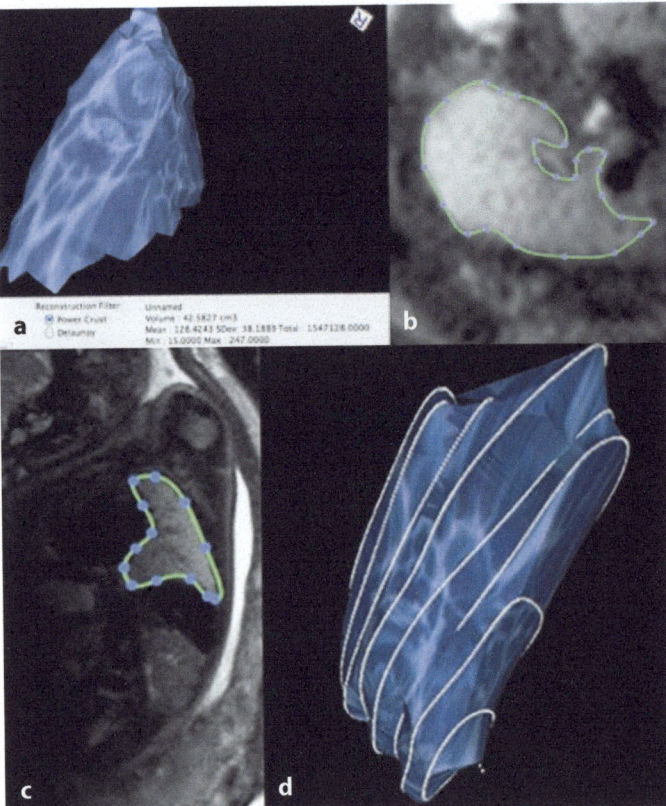

**Fig. 7.12** Definizione di ROI (*Region Of Interest*) del parenchima polmonare sul piano trasverso (**b**) e sul piano coronale fetale (**c**) in sequenza ss-TurboSE T2 dipendenti. Spessore di slice 3,5 mm contigue e ricostruzione volumetrica quantitativa (**a, d**) con buona approssimazione (impossibilità di escludere completamente la pertinenza vascolare dei grossi vasi polmonari intraparenchimali)

strutture sia elevata, acquisite senza significativi movimenti o artefatti. Le sequenze ss-TurboSE (a strato di 3,5-4 mm) o le SSFP (2,5-3 mm) appaiono indicate nella valutazione volumetrica: le prime, anche se a strato più spesso, consentono una migliore separazione tra strutture vascolari ilari (ipointense) e parenchima polmonare (relativamente ipointenso). Le scansioni sui piani trasversi polmonari offrono valutazioni più accurate (Fig. 7.12). Tali tecniche soggette a numerose variabili, tra cui la variabilità statistica delle diverse popolazioni e gli errori nella misura, costituiscono gli elementi per la valutazione di un trend di relativa normalità dimensionale. Integrati con i dati riferibili alle altre misure semiquantitative di intensità di segnale, di comportamento nelle immagini in diffusione, possono consentire più accurate valutazioni sulla stato di normalità del parenchima polmonare e rilevare quadri di ipoplasia associati a deficit maturativi [7-10].

## 7.4  Trachea, bronchi

La trachea e la divisione bronchiale sono facilmente visualizzate come strutture tubulari a Y rovesciata iperintense sia nella acquisizioni ss-TurboSE che nelle SSFP dipendenti dal T2. Nella fasi di gestazione più avanzate è possibile riconoscere la presenza degli anelli cartilaginei costitutivi della trachea (Fig. 7.13). Proiezioni trasverse o coronali oblique

rispetto all'asse fetale consentono di valutare la morfologia e la pervietà dei bronchi principali e delle più precoci ramificazioni (Fig. 7.14).

## 7.5  Esofago toracico

Di incostante visualizzazione, in corrispondenza del mediastino posteriore. Appare, quando disteso dalla concomitante deglutizione di liquido amniotico, come struttura tubulare iperintensa nelle sequenze suddescritte (Fig. 7.13), o ipointensa nelle acquisizioni FLAIR di buona qualità. È seguibile fino alla regione cardiale. La sua mancata visualizzazione non è patognomonica di atresia.

## 7.6  Timo

È una struttura ben riconoscibile fin dalla 24ª settimana di gestazione in corrispondenza del mediastino supero-anteriore in sede retrosterno-giugulare. Presenta relativa ipointensità rispetto al parenchima polmonare nelle

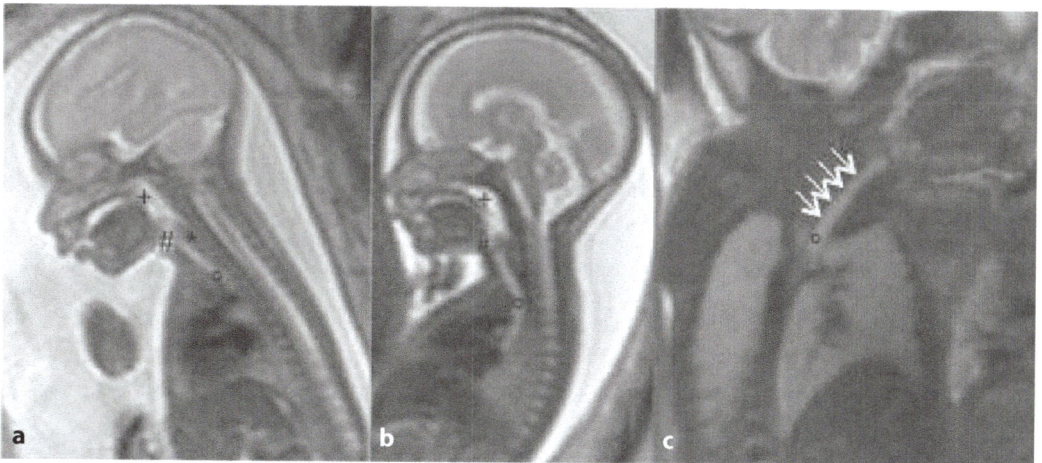

**Fig. 7.13** Immagini sagittali ss-TurboSE dipendenti dal T2. **a, b** Le immagini mostrano la colonna delle vie aeree superiori con evidenza del faringe (+), della laringe (#); successivamente si visualizza la trachea anteriormente (°) e posteriormente l'esofago (*) rappresentato nel momento della deglutizione come una sottile struttura filiforme. Tutte le strutture suddette risultano riconoscibili per la presenza nel loro contesto di liquido amniotico iperintenso nelle sequenze T2 pesate. **c** Immagine obliqua ad alta risoluzione ottenuta su apparecchiatura a 3T con evidenza della trachea (°) con gli anelli tracheali (*freccia*)

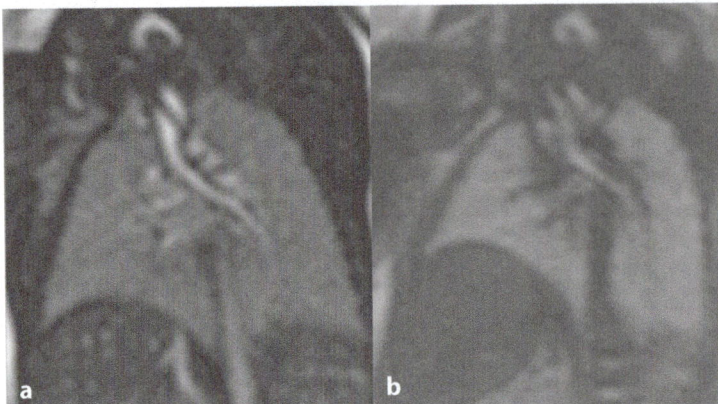

**Fig. 7.14** Immagini BTFE e T2 *single-shot* oblique. **a, b** Con piani adeguati si può seguire la diramazione dei bronchi, rappresentati come strutture iperintense sia nelle sequenze *steady state* che T2 pesate per la presenza di liquido amniotico e valutare l'anatomia bronchiale

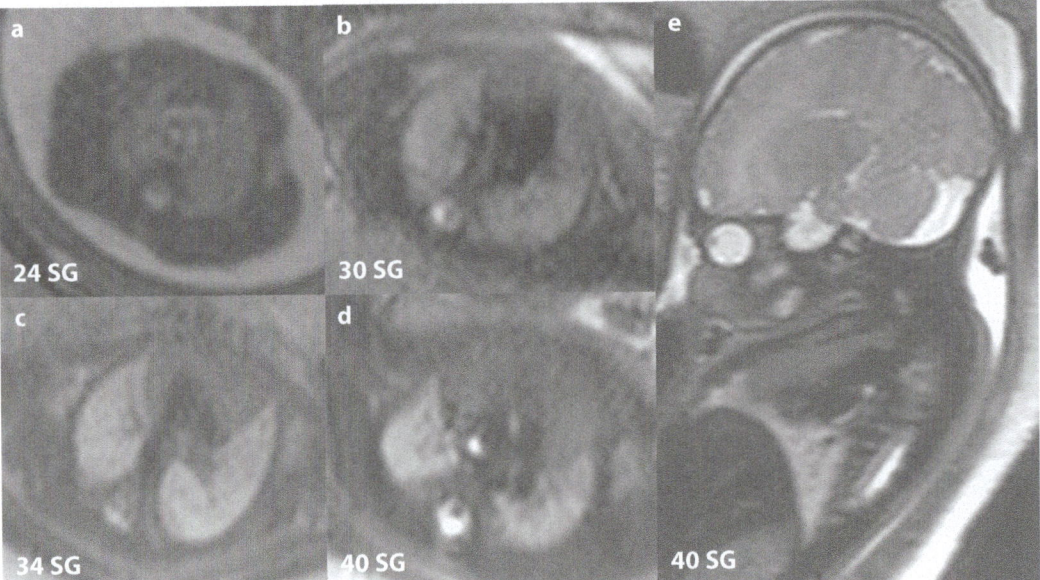

**Fig. 7.15** Immagini assiali e sagittali che permettono la visualizzazione del timo. **a** Immagine assiale BTFE a 24 + 4 SG. Il timo è rappresentato come un tessuto ipointenso nel mediastino anterosuperiore che circonda anteriormente i tre vasi (Vena Cava Superiore - VCS, Aorta - Ao, Arteria Polmonare - AP). **b** Immagine assiale *single-shot* a 30 SG: il timo è rappresentato come un tessuto iperintenso nel mediastino antero-superiore che circonda i grossi vasi di efflusso e afflusso cardiaco rappresentati come immagini ipointense per la non acquisizione del segnale nelle strutture vascolari e cardiache con sangue in movimento nel contesto. **c** Immagine assiale *single-shot* a 34 SG: il timo è progressivamente aumentato di dimensioni e mostra progressivamente segnale più intenso. **d, e** Immagine assiale e sagittale a 40 SG: il timo sempre più evidente è ben visualizzabile attualmente sia nelle scansioni assiali che sagittali (*)

immagini dipendenti sia dal T2 che dal T1; nelle fasi dello sviluppo incrementa di dimensioni, l'ipointensità si riduce lievemente e assume dimensioni e morfologia variabili (Fig. 7.15).

## 7.7   Diaframma

Il diaframma è ben visualizzato tra il polmone, relativamente iperintenso, e il fegato e la milza, ipointensi nelle immagini dipendenti dal T2 (Fig. 7.5), come una bandeletta ipointensa nelle immagini T2 dipendenti. Nelle immagini T1 dipendenti a contrasto invertito con parenchima polmonare ipointenso e fegato e milza relativamente iperintensi è riconoscibile sempre come bandeletta meno marcatamente ipointensa contrapposta tra addome e torace (Fig. 7.6).

## 7.8 Tiroide

Le immagini dipendenti dal T1 appaiono le più immediate per la visualizzazione dei lobi tiroidei (Fig. 7.6): posti lateralmente alle vie respiratorie superiori sono riconoscibili come spot iperintensi fin dalla 19ª-20ª settimana di gestazione. Con lo sviluppo aumentano le dimensioni e la loro riconoscibilità, in relazione all'incremento di segnale iperintenso nelle immagini dipendenti dal T1.

## Bibliografia

1. dePaepe ME (2005) Lung growth and development. In: Churg AM, Myers JL, Tazelaar HD, Wright JL (eds) Thurlbeck's pathology of the lung, 3rdedn. Thieme, New York, pp 39-71

2. Kimura J, Deutsch GH (2007) Key mechanisms of early lung development. Pediatr Dev Pathol 10:335-347

3. Balassy C, Kasprian G, Brugger PC et al (2007) MRI investigation of normal fetal lung maturation using signal intensities on different imaging sequences. Eur Radiol 17:835-842

4. Cannie M, Jani J, De Keyzer F et al (2011) T2 quantifications of fetal lungs at MRI-normal ranges. Prenat Diagn 31:705-711

5. Osada H, Kaku K, Masuda K et al (2004) Quantitative and qualitative evaluations of fetal lung with MR imaging. Radiology 231:887-892

6. Manganaro L, Perrone A, Sassi S et al (2008) Diffusion-weighted MR imaging and apparent diffusion coefficient of the normal fetal lung: preliminary experience. Prenat Diagn 28:745-748

7. Coakley FV, Lopoo JB, Lu Y et al (2000) Normal and hypoplastic fetal lungs: volumetric assessment with prenatal single-shot rapid acquisition with relaxation enhancement MR imaging. Radiology216:107-111

8. Ward VL, Nishino M, Hatabu H et al (2006) Fetal lung volume measurements: determination with MR imaging-effect of various factors. Radiology 240:187-193

9. Gerards FA, Twisk JW, Bakker M et al (2007) Fetal lung volume: three-dimensional ultrasonography compared with magnetic resonance imaging. Ultrasound Obstet Gynecol 29:533-536

10. Deshmukh S, Rubesova E, Barth R (2010) MR assessment of normal fetal lung volumes: a literature review. AJR Am J Roentgenol 194:212-217

11. Portia A, Kreiger MD (2011) Lung. In: Ernst LM et al (eds) Color atlas of fetal and neonatal histology. Springer, Berlin Heidelberg New York, pp 21-35

# Cuore e vasi

**8**

## Lucia Manganaro, Marco Di Maurizio, Sara Savelli

### Parole chiave

Richiami embriologici cardiovascolari • Circolazione fetale • Metodica di acquisizione e sequenze RM • Correlazione con scansioni ecocardiografiche • Piani di scansione trasversali, sagittali e obliqui

La RM permette di visualizzare le principali strutture cardiovascolari fetali e negli ultimi anni, grazie all'impiego di sequenze ultrafast, che consentono lo studio morfologico e dinamico (sequenze GRE, SSFP e di sequenze real-time cineRM con SSFP), è stata proposta nella valutazione di alcune malformazioni cardiache.

## 8.1 Richiami embriologici

### 8.1.1 Cuore

Il sistema cardiovascolare origina dal foglietto germinale mesodermico. Il cuore consta inizialmente di strutture tubulari appaiate, che al 22° giorno di sviluppo (l'embrione ha una lunghezza di 2,5-3 mm) formano un tubo cardiaco singolo, costituito da un tubo endocardico interno e da un mantello mio-epicardico circostante; in questa fase l'organo si connette al sistema di archi in via di sviluppo, alle vene vitelline e ombelicali. Il secondo stadio

di sviluppo cardiaco inizia con la formazione dell'ansa atrio-ventricolo-bulbare. La porzione craniale del tubo cardiaco si flette ventralmente e verso destra, mentre la parte atriale caudale inizia a curvarsi in direzione dorso-craniale e verso sinistra, così da formare un'ansa. Progressivamente si forma un atrio comune che entra nella cavità pericardica, trascinando i segmenti destro e sinistro del seno venoso: si forma il canale atrioventricolare, che connette l'atrio comune ai ventricoli embrionali primitivi. Intorno ai 28 giorni si ritiene inizino le contrazioni nella porzione ventricolo-bulbare del cuore e il battito cardiaco. La circolazione avviene tramite il seno venoso verso l'atrio destro, l'atrio sinistro e, successivamente, nel canale atrioventricolare e nei ventricoli. Nel corso del terzo stadio dello sviluppo cardiaco, si riassorbono il bulbo cardiaco e il seno venoso. In questa fase l'ansa atrio-ventricolo-bulbare inizia a detorcersi e si sviluppano i setti cardiaci, formando un cuore a quattro camere. La formazione dei setti all'interno del cuore, tra il 27° e 37° giorno di sviluppo, deriva dallo sviluppo dei cuscinetti endocardici nel canale atrioventricolare e nella regione tronco-conale. Il *septum primum*, che si estende dal tetto dell'atrio, non divide completamente l'atrio in due, ma lascia pervio l'*ostium primum* che permette la comunicazione tra le due camere. Alla chiusura dell'*ostium primum*, per la fusione del *septum*

L. Manganaro (✉)
Dipartimento di Scienze Radiologiche,
Oncologiche e Anatomo-Patologiche
Policlinico Umberto I
"Sapienza" Università di Roma
Roma
e-mail: lucia.manganaro@uniroma1.it

C. Fonda, L. Manganaro, F. Triulzi (a cura di), *RM fetale*
DOI: 10.1007/978-88-470-1408-4_8, © Springer-Verlag Italia 2013

*primum* con i cuscinetti endocardici, si apre l'*ostium secundum* nel contesto dello stesso *septum primum*, successivamente chiuso dal *septum secundum*. Il forame ovale rimarrà pervio fino alla nascita, quando all'aumento della pressione nell'atrio sinistro i due setti tenderanno a giustapporsi fino a chiudere la comunicazione interatriale. La formazione dei setti nel canale atrioventricolare avviene quando si fondono i due grandi cuscinetti endocardici, formando un orificio atrioventricolare destro (tricuspide) e uno sinistro (mitrale), di solito intorno al 33° giorno di sviluppo. Il setto interventricolare e la sua porzione muscolare si formano entro la fine della 7ª settimana di sviluppo, per la fusione delle pareti mediali giustapposte dei due rigonfiamenti conali destro e sinistro dilatati. Durante l'8ª settimana di sviluppo, i cuscinetti del cuore primitivo durante la crescita finiscono per avvitarsi l'uno all'altro fino a formare il setto aortico polmonare, che divide il tronco arterioso nel canale aortico e in quello polmonare. Contemporaneamente, lo sviluppo e la fusione dei cuscinetti del cono cardiaco formano il setto aortico-polmonare, che divide il cono in una porzione antero-laterale (efflusso ventricolare destro) e in una porzione postero-mediale (efflusso ventricolare sinistro). Successivamente, la comunicazione residuale tra i due ventricoli si chiude per la fusione tra setto del cono e il tessuto dei cuscinetti endocardici inferiori lungo la sommità del setto interventricolare muscolare, che diviene la parte membranosa del setto interventricolare. Tra la 5ª e la 7ª settimana di sviluppo avviene la formazione delle valvole semilunari aortica e polmonare.

### 8.1.2  Archi aortici

Durante la 4ª e la 5ª settimana di sviluppo si formano sei paia di arterie originanti dalla parte più distale del tronco arterioso. Queste vengono denominate archi aortici. Gli archi aortici costituiscono delle comunicazioni tra il sacco aortico e le due aorte dorsali.

Il primo e secondo paio di archi scompaiono mentre si forma il terzo paio, quando l'embrione è lungo circa 4 mm (giorno 24-25). Le aorte dorsali, al di là delle estremità dorsali del terzo paio di archi, persistono come arterie carotidi interne. Le arterie carotidi esterne originano da questi archi, che si uniscono al sacco aortico a formare le arterie carotidi comuni. Quando l'embrione è lungo circa 14 mm (giorno 36-42), l'aorta dorsale tra il terzo e il quarto paio di archi si atrofizza, così come l'aorta dorsale destra tra l'arteria succlavia e l'aorta dorsale comune, scompare. Il quarto arco sinistro e l'aorta dorsale comune divengono l'aorta definitiva e il quarto arco destro diventa la parte prossimale dell'arteria succlavia destra. A questo stesso stadio (quando l'embrione è lungo tra 14 e 16 mm) il braccio destro del sacco aortico si allunga a formare l'arteria innominata.

Alla fine, il sesto arco aortico destro, che compare quando l'embrione è lungo 6 mm (circa al giorno 30), diviene l'arteria polmonare destra, mentre il sesto arco aortico sinistro persiste come arteria polmonare sinistra e, durante la vita endouterina, come dotto arterioso.

### 8.1.3  Arterie coronariche

Le arterie coronarie nascono come ispessimenti dell'endotelio aortico quando l'embrione raggiunge una lunghezza di 10-12 mm (tra il giorno 35 e il giorno 42). Entrambe le arterie coronariche passano ai lati del tronco arterioso e l'arteria coronaria discendente anteriore comincia a svilupparsi. Entrambe le arterie circonflesse si sviluppano quando l'embrione raggiunge i 14 mm (giorno 42) e quando l'embrione è di 20 mm (giorno 43-49) tutti i rami maggiori si sono formati.

### 8.1.4  Vene polmonari

Le vene polmonari destre e sinistre originano dal plesso capillare degli abbozzi polmonari formando un plesso venoso polmonare "precoce" che comunica con le vene cardinali e umbilico-vitelline. Parallelamente dal plesso splancnico (gemmazione del tubo cardiaco) origina una vena polmonare principale (quando l'embrione ha una lunghezza di 5 mm, giorno 29), in cui confluiranno le vene polmonari destre e sinistre e, a contatto con la superficie posteriore dell'atrio sinistro, darà poi vita a quattro vene polmonari separate [1].

## 8.2   Circolazione fetale

L'apparato cardiocircolatorio dell'embrione raggiunge uno sviluppo anatomico fondamentalmente definitivo alla 10$^a$ settimana di età gestazionale. Nella circolazione fetale la vena ombelicale porta il sangue arterioso dalla placenta al feto. Questo sangue è diventato arterioso attraversando i villi coriali, dove assume ossigeno dal sangue materno ed elimina l'anidride carbonica. La vena ombelicale penetra, attraverso l'ombelico, nel corpo fetale. Attraverso la vena cava inferiore, il sangue affluisce nell'atrio destro del cuore. L'atrio destro fetale, in corrispondenza dello sbocco della vena cava inferiore, presenta una formazione chiamata valvola di Eustachio, per mezzo della quale la corrente sanguigna proveniente dalla vena cava inferiore viene avviata verso il setto interatriale, nel quale è presente il foro ovale o di Botallo che mette in comunicazione i due atri. Di conseguenza, il sangue proveniente dalla vena cava inferiore passa direttamente dall'atrio destro all'atrio sinistro, dove affluisce anche il sangue che proviene dai polmoni mediante le quattro vene polmonari, convogliato poi tutto nel ventricolo sinistro e da qui nell'aorta e a tutto il corpo. Dal ventricolo destro, attraverso l'arteria polmonare, una piccola quantità di sangue arriva ai polmoni, che risultano ancora collabiti e sostanzialmente privi di funzione respiratoria, e che pertanto offrono una notevole resistenza al flusso del sangue. La maggior parte del sangue viene quindi deviata verso il dotto arterioso di Botallo che sbocca nell'aorta dove,

unendosi al sangue proveniente dal ventricolo sinistro, viene convogliato nelle arterie iliache interne e quindi nelle arterie ombelicali; da qui percorrerà il funicolo ombelicale e le arterie omonime e si distribuirà nei villi coriali per essere re-ossigenato e per eliminare l'anidride carbonica. Nell'organismo fetale nessun apparato è perfuso dal sangue esclusivamente arterioso, in quanto il sangue arterioso proveniente dalla placenta per mezzo della vena ombelicale si mescola nella vena cava inferiore, nell'atrio destro e sinistro e nell'aorta a valle dello sbocco del dotto di Botallo. Nella circolazione fetale si hanno distretti ad alto flusso e a bassa resistenza (placenta) e distretti a basso flusso e a elevata resistenza (polmone e fegato), in relazione alla presenza di punti di scambio tra sangue venoso e arterioso che mantengono il flusso del sangue nei polmoni fetali mai oltre l'8-10% della gittata totale. Dal punto di vista anatomico, esistono strutture che permettono di bypassare i distretti ad alta resistenza e a basso flusso, in particolare il dotto venoso di Aranzio, il forame ovale e il dotto di Botallo (che, creando una comunicazione tra arteria polmonare e aorta, esclude la circolazione polmonare), che andranno incontro a chiusura subito dopo il parto. Il sangue fetale proveniente dalla placenta normalmente si distribuisce per l'80% al fegato e per il 20% passa nel dotto venoso di Aranzio. Il feto a 6-7 settimane ha una frequenza cardiaca di circa 160-170 battiti per minuto (bpm), mentre alla nascita di 130-140 bpm [2-4].

## 8.3   Principali sequenze in risonanza magnetica

Nello studio cardio-vascolare del feto si utilizzano come sequenze di centramento e anatomiche le sequenze SSH T2 pesate a strato sottile nei tre piani dello spazio e si acquisiscono inoltre [5-9]:
-  sequenze SSH T2 pesate a strato sottile (3-4 mm) con orientamento multiplanare assiale, sagittale e coronale ortogonale

all'organo/distretto di interesse per la valutazione di dettaglio dell'anatomia fetale;

- sequenze *GRadient Echo* (GRE) con tecnica *Steady State Free Precession* (SSFP) nei tre piani dello spazio, per la valutazione del distretto cardiaco e dei grossi vasi e secondo le principali scansioni utilizzate nell'ecocardiografia fetale [10, 11]. Tali sequenze infatti presentano un contrasto intermedio T1 e T2, utilizzano un (Tempo di Ripetizione) TR ultrabreve (<3 ms) non risultando influenzate dal movimento e permettono di evidenziare come strutture a elevata intensità di segnale i fluidi in movimento;

- sequenze cine-RM di tipo SSFP con tecnica di campionamento del k-spazio sia radiale che cartesiana (2DFT) orientate secondo le principali scansioni utilizzate nell'ecocardiografia fetale. Tali sequenze consentono di individuare il cuore e i grossi vasi, ottenendo la visualizzazione dell'asse cardiaco, la valutazione del regolare *situs* viscero-cardiaco, l'identificazione delle camere cardiache e della simultanea contrazione atriale e ventricolare. La combinazione della tecnica SSFP con quella *real time* ha consentito la visualizzazione del movimento cardiaco senza la necessità di ricorrere al *triggering*, ovvero alla sincronizzazione con il cuore fetale, nè all'apnea respiratoria della madre. L'impossibilità di effettuare un *triggering* cardiaco sul cuore fetale non ne consente lo studio funzionale; tuttavia un primo approccio in tal senso è stato sperimentato da Yamamura in due diversi studi su feti di pecora, applicando dapprima una tecnica invasiva [12] e poi paragonando la stessa con l'autosincronizzazione [13]. Quest'ultimo promettente metodo necessita però di ulteriori validazioni prima di poter essere applicato su cuori fetali umani.

Abitualmente uno studio di RM fetale richiede dai 20 ai 45 minuti, con un minimo di 15 minuti [14].

## 8.4    Anatomia RM cardio-vascolare normale e piani di scansione

Lo studio del cuore fetale con tecnica RM è ora possibile grazie all'impiego combinato di sequenze morfologiche e dinamiche con scansioni multiplanari, potendo utilizzare in particolare due differenti tecniche di acquisizione dei piani anatomici.

La tecnica d'esame si basa sull'acquisizione di scansioni ortogonali ai tre assi corporei (assiale, coronale e sagittale) e di multipli pacchetti assiali, sagittali e obliqui, riproducendo le principali scansioni ecocardiografiche, in particolare (Tabella 8.1) [15, 16]:

- scansioni trasversali (scansioni quattro camere, origine dell'aorta [cinque camere], tratto di efflusso della polmonare [tre vasi], arco aortico);

- scansioni sagittali (scansioni asse corto del ventricolo sinistro, tricuspide-aorta, asse lungo del dotto arterioso di Botallo, asse lungo dell'arco aortico);

- scansioni oblique (scansioni asse lungo del ventricolo sinistro, arco aortico e dotto arterioso in visualizzazione simultanea).

Con queste scansioni possiamo determinare la posizione e le dimensioni del cuore, l'orientamento dell'asse cardiaco, la valutazione di sede, posizione e dimensioni delle camere cardiache, i principali vasi di afflusso (Vena Cava Superiore - VCS, Vena Cava Inferiore - VCI e le vene polmonari - VP) e di efflusso (Aorta - Ao e Arteria Polmonare - AP), la concordanza tra ventricoli e vasi di efflusso, il decorso e il calibro dell'arco aortico.

Lo studio anatomico del cuore prevede la valutazione sistematica dell'orientamento cardiaco, della volumetria cardiaca, della morfologia e volumetria delle camere cardiache e della struttura delle pareti miocardiche, nonché lo studio dell'integrità del setto interventricolare (SIV) e di quello interatriale (SIA) con il forame ovale (FO).

Nello studio anatomico dei grossi vasi, invece, si procede con la valutazione dell'origine, del calibro e del decorso dei vasi di

**Tabella 8.1** Principali scansioni RM/ecografiche

| Scansioni RM/Ecocardiografia | | Strutture anatomiche visualizzate |
|---|---|---|
| *Trasversali* | 4 camere | Dimensione del cuore rispetto al torace<br>Posizione dell'apice cardiaco<br>Inclinazione dell'asse cardiaco<br>Struttura delle camere cardiache<br>Piano valvolare AV<br>Setto interventricolare e interatriale |
| | 5 camere | 4 camere + posizione e rapporto con cuore dell'aorta all'origine |
| | 3 vasi | Vena cava superiore<br>Aorta<br>Arteria polmonare<br>Porzione del dotto arterioso che mette in comunicazione l'AP all'Ao discendente |
| | Asse lungo dell'arco aortico | Arco Ao e VCS |
| *Sagittali* | Asse corto del ventricolo sinistro | Spessore miocardico<br>Tratto di efflusso AP<br>Posizione relativa dei due ventricoli |
| | Tricuspide - aorta | Posizione delle camere cardiache di destra<br>Tratto di afflusso della VCI e della VCS<br>Tratto d'efflusso dell'aorta |
| | Asse lungo del dotto arterioso | AP che si connette all'Ao tramite il dotto arterioso che si porta successivamente verso l'aorta discendente |
| | Asse lungo dell'arco aortico | Arco aortico in asse lungo con l'origine dei 3 vasi epiaortici<br>Atrio sinistro |
| *Oblique* | Asse lungo del ventricolo sinistro | Tratto di efflusso e l'aorta all'origine e nel suo tratto ascendente |
| | Arco e del dotto Arterioso | Visione simultanea arco Ao e arco DA |

efflusso cardiaco (Ao, AP) e del dotto arterioso (DA) e la valutazione del calibro e decorso dei vasi di afflusso (VCS, VCI, VP) [17, 18].

## 8.4.1 Scansioni trasversali

### 8.4.1.1 Quattro camere

In questa scansione è possibile analizzare (Fig. 8.1):
- dimensione del cuore rispetto al torace;
- posizione dell'apice cardiaco;
- inclinazione dell'asse cardiaco;
- struttura delle camere cardiache;
- piano valvolare atrio ventricolare (PAV);
- setto interventricolare e interatriale.

Il piano quattro camere valuta in prima istanza le dimensioni delle camere atriali e ventricolari, l'orientamento dell'apice, l'o-

rientamento dell'asse cardiaco (44° circa) e lo spessore miocardico. Attualmente non risulta valutabile la differenza di spessore in relazione allo stato di sistole e diastole. Il miocardio presenta un caratteristico segnale ipointenso; in particolare, la parete miocardica risulta più spessa, uniforme e ipointensa in corrispondenza del ventricolo sinistro, mentre è più sottile, frastagliata, trabecolata in corrispondenza del ventricolo destro. In RM risulta più difficile documentare la fascia moderatrice all'apice del ventricolo destro. Il setto interventricolare è ben visualizzabile con spessore e intensità di segnale analoga a quella delle pareti ventricolari. I due ventricoli risultano sostanzialmente simmetrici, di morfologia triangolare con aspetto più allungato il ventricolo sinistro e lievemente più allargato il destro. I muscoli papillari possono essere documentati soprat-

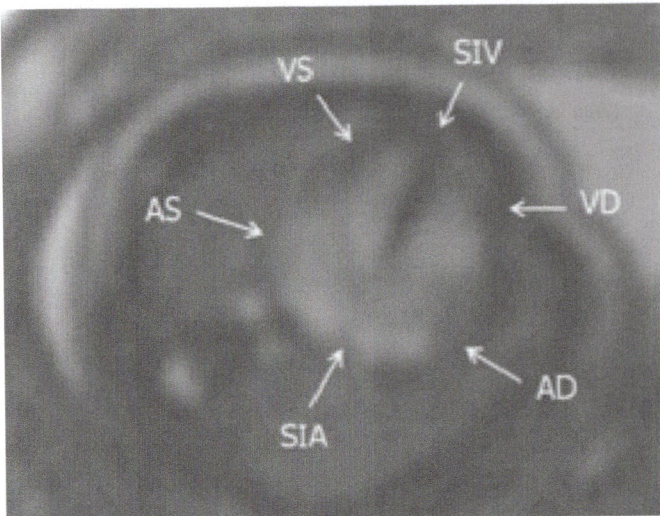

**Fig. 8.1** In questa scansione si analizzano la dimensione del cuore rispetto al torace, la posizione dell'apice cardiaco, l'inclinazione dell'asse cardiaco, la struttura delle camere cardiache, il piano valvolare atrio ventricolare (PAV) e i setti interventricolare e interatriale. *VD*, ventricolo destro; *AD*, atrio destro; *VS*, ventricolo sinistro; *AS*, atrio sinistro; *SIV*, setto interventricolare; *SIA*, setto interatriale

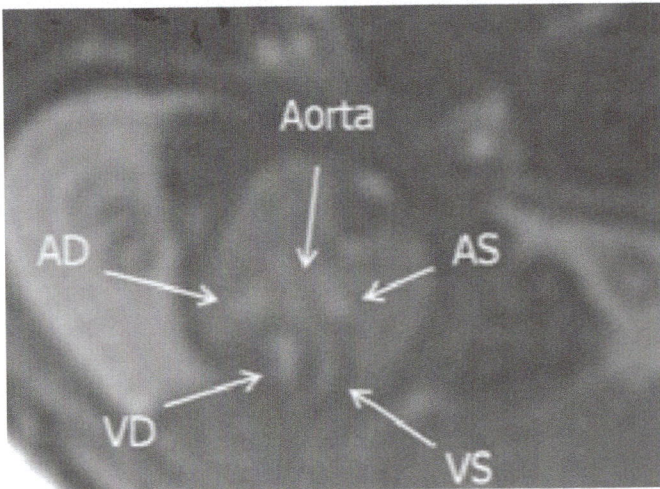

**Fig. 8.2** Oltre alle strutture menzionate nella scansione 4 camere, si osserva l'emergenza dell'*aorta* dal ventricolo sinistro, posta al centro del cuore. *VD*, ventricolo destro; *AD*, atrio destro; *VS*, ventricolo sinistro; *AS*, atrio sinistro

tutto quando ipertrofici in relazione a una condizione di ipertrofia miocardica. Le valvole atrioventricolari non sono visualizzabili se non indirettamente e come una sottile linea ipointensa che viene definita piano atrioventricolare. Gli atri presentano uno spessore miometriale sottile, risultano simmetrici e il setto interatriale è rappresentato da una linea sottile ipointensa, mal definibile nel II trimestre di gravidanza, che risulta progressivamente meglio identificabile in epoche gestazionali successive [19-21].

### 8.4.1.2 Origine aortica (cinque camere)

In questa scansione è possibile analizzare, oltre alle strutture menzionate nella scansione precedente, l'emergenza dell'aorta dal ventricolo sinistro, posta al centro del cuore (Fig. 8.2).

### 8.4.1.3 Tratto di efflusso polmonare (tre vasi)

Permette di valutare da destra verso sinistra la vena cava superiore, l'aorta e l'arteria polmonare e la porzione del dotto arterioso, che mette in comunicazione l'AP all'Ao discendente (Fig. 8.3).

### 8.4.1.4 Asse lungo dell'arco aortico

Questa scansione mostra sia l'arco dell'aorta che la vena cava superiore (Fig. 8.4).

## 8.4.2 Scansioni sagittali

### 8.4.2.1 Scansione asse corto del ventricolo sinistro

Consente una buona valutazione dello spessore miocardico, del tratto di efflusso dell'arte-

ria polmonare e della posizione relativa dei due ventricoli (Fig. 8.5).

### 8.4.2.2 Scansione tricuspide-aorta

Posizione delle camere cardiache di destra. Tratto di afflusso della VCI e della VCS. Tratto d'efflusso dell'aorta (Fig. 8.6).

### 8.4.2.3 Scansione asse lungo del dotto arterioso

Permette di visualizzare l'AP che si connette all'Ao tramite il dotto arterioso, il quale forma un arco che si porta successivamente verso l'aorta discendente (Fig. 8.7).

### 8.4.2.4 Scansione asse lungo dell'arco aortico

Arco aortico in asse lungo, in cui è possibile in alcuni casi osservare anche l'origine dei vasi epiaortici.
Atrio sinistro (Fig. 8.8).

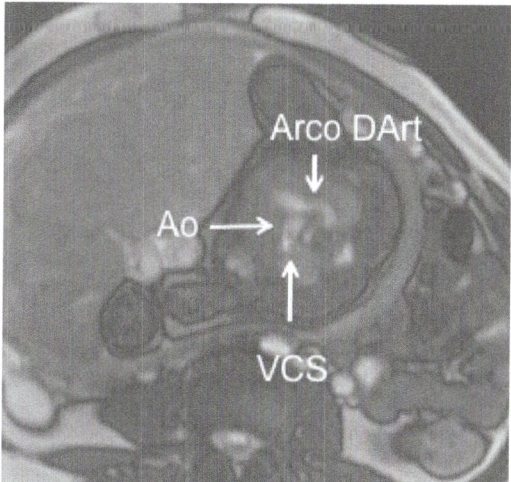

**Fig. 8.3** L'immagine permette di valutare da destra verso sinistra la vena cava superiore (*VCS*), l'aorta (*Ao*) e l'arteria polmonare e la porzione del dotto arterioso (*Arco DArt*) che mette in comunicazione l'AP all'Ao discendente

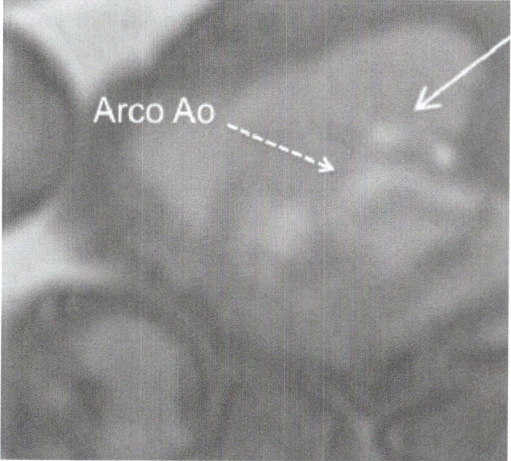

**Fig. 8.4** Si documenta in questo piano l'arco aortico in asse lungo sul piano assiale (*freccia tratteggiata, Arco Ao)* e a destra dello stesso la VCS (*freccia bianca*)

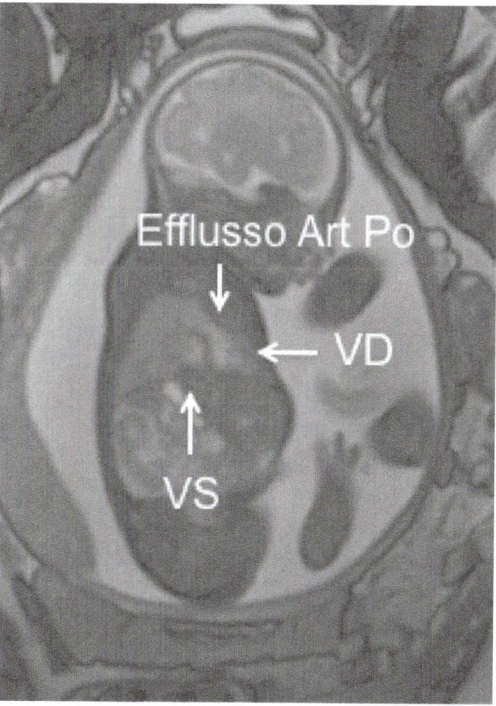

**Fig. 8.5** L'immagine consente la valutazione dello spessore miocardico, del tratto di efflusso dell'arteria polmonare (*Efflusso Art Po*) e della posizione relativa dei due ventricoli (*VD*, ventricolo destro; *VS*, ventricolo sinistro)

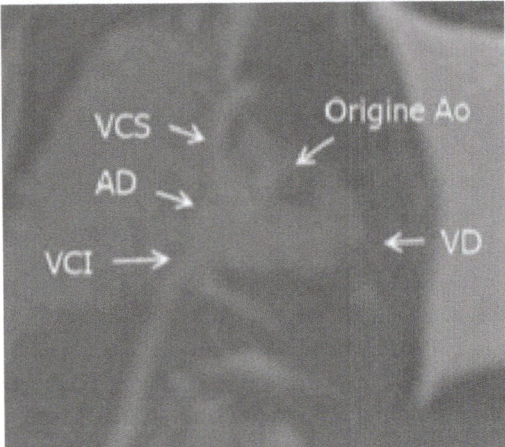

**Fig. 8.6** L'immagine permette di documentare sullo stesso piano le strutture destre del cuore (*AD*, atrio destro; *VD*, ventricolo destro) con l'afflusso atriale delle vene cave (*VCS*, vena cava superiore; *VCI*, vena cava inferiore). Al centro del cuore l'origine dell'Aorta (*Origine Ao*)

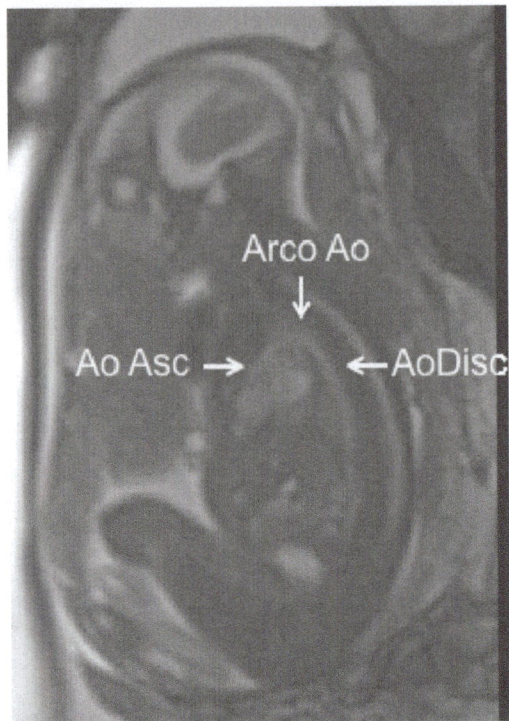

**Fig. 8.8** Aorta toracica nelle sue porzioni dall'ascendente (*Ao Asc*), passando per l'arco (*Arco Ao*) fino all'aorta discendente (*Ao Disc*) sul piano sagittale

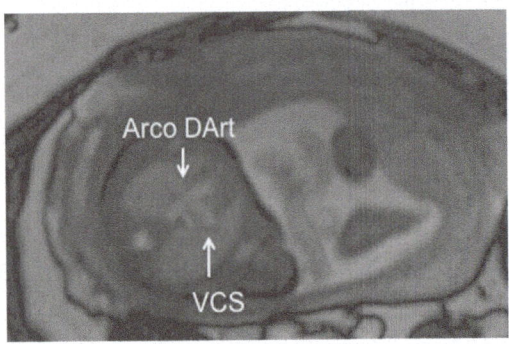

**Fig. 8.7** Arco del dotto arterioso (*Arco DArt*) in asse lungo (*VCS*, vena cava superiore)

fronto calibro e decorso dei 2 vasi (Fig 8.10).

Non sono ancora a disposizione dati auxologici in merito alla valutazione delle strutture cardiache, essendo di recente acquisizione lo studio con RM del cuore fetale. Dai primi riscontri esiste tuttavia una sovrapposizione dei dati con la biometria ecocardiografica [22-25].

### 8.4.3 Scansioni oblique

#### 8.4.3.1 Scansione asse lungo del ventricolo sinistro

Questa scansione visualizza il tratto di efflusso e l'aorta all'origine e nel suo tratto ascendente (Fig. 8.9).

#### 8.4.3.2 Scansione dell'arco e del dotto arterioso

Consente di visualizzare simultaneamente l'arco e il dotto arterioso e di mettere a con-

### Bibliografia

1. Carlson B (ed) (2008) Human embryology and developmental biology. Elsevier-Mosby, Amsterdam
2. Runge MS, Ohman EM (eds) (2009) Cardiologia di Netter, Emsi, Roma
3. Cook AC, Yates RW, Anderson RH (2004) Normal and abnormal fetal cardiac anatomy. Prenat Diagn 24:1032-1048
4. Gardiner H, Brodszki J, Eriksson A et al (2001) Ventriculo-vascular interaction in the normal development of the fetal circulation. Early Hum Dev 65:97-106

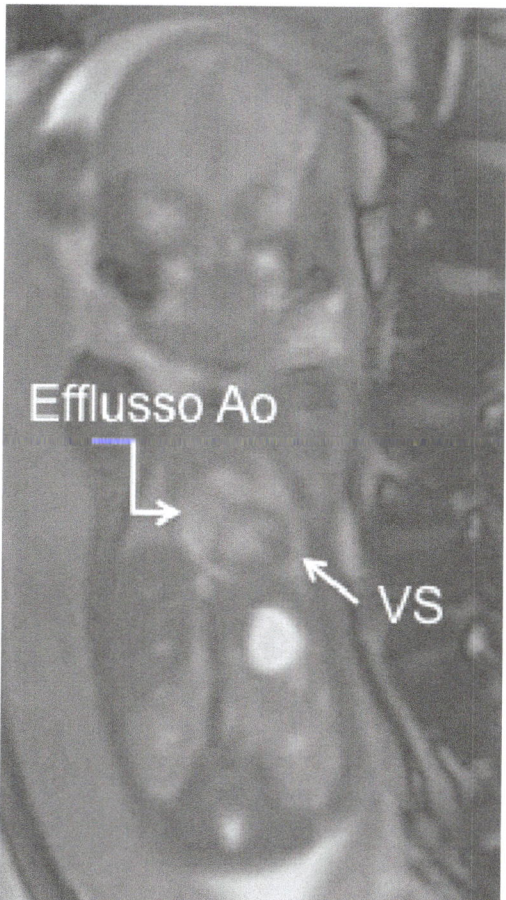

**Fig. 8.9** L'immagine permette di visualizzare il tratto di efflusso aortico (*Efflusso Ao*) e l'aorta all'origine in corrispondenza del ventricolo sinistro (*VS*) e nel suo tratto ascendente

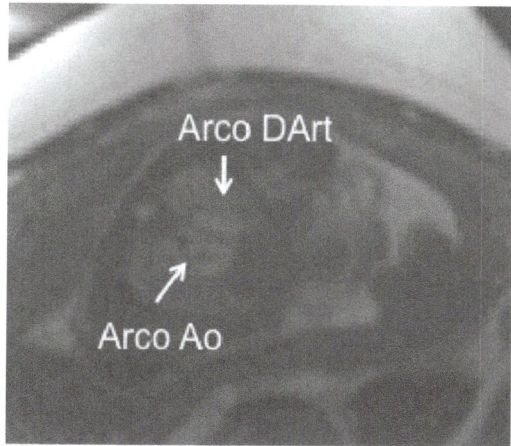

**Fig. 8.10** Si osservano sullo stesso piano e simultaneamente l'arco (*Arco Ao*) e il dotto arterioso (*Arco DArt*) consentendo di confrontare calibro e decorso dei due vasi

5. Shankaranarayanan A, Simonetti OP, Laub G et al (2001) Segmented k-space and real-time cardiac cine mr imaging with radial trajectories. Radiology 221:827-836

6. Deng J, Rodeck CH (2004) New fetal cardiac imaging techniques. Prenat Diagn 24:1092-1103

7. Yang PC, Kerr AB, Liu AC et al (1998) New real-time interactive cardiac magnetic resonance imaging system complements echocardiography. J Am Coll Cardiol 32:2049-2056

8. Chung T (2000) Assessment of cardiovascular anatomy in patients with congenital heart disease by magnetic resonance imaging. Pediatr Cardiol 21:18-26

9. Muthupillai R, Cheong B, Pereyra M, Flamm SD (2006) Fast 3D cine steady-state free precession imaging with sensitivity encoding for assessment of left ventricular function in a single breath-hold. AJR Am J Roentgenol 187:1235-1239

10. Fuchs F, Laub G, Othomo K (2003) TrueFISP - technical considerations and cardiovascular applications. Eur J Radiol 46:28-32

11. Moon JC, Lorenz CH, Francis JM et al (2002) Breath-hold FLASH and FISP cardiovascular MR imaging: left ventricular volume differences and reproducibility. Radiology 223:789-797

12. Yamamura J, Schnackenburg B, Kooijmann H et al (2009) High resolution MR imaging of the fetal heart with cardiac triggering: a feasibility study in the sheep fetus. Eur Radiol 19:2383-2390

13. Yamamura J, Frisch M, Ecker H et al (2011) Self-gating MR imaging of the fetal heart: comparisonn with real cardiac triggering. Eur Radiol 21:142-149

14. Kunz RP, Oellig F, Krummenauer F et al (2005) Assessment of left ventricular function by breath-hold cine MR imaging: comparison of different steady-state free precession sequences. J Magn Reson Imaging 21:140-148

15. Allan L (2004) Technique of fetal echocardiography. Pediatr Cardiol 25: 223-233

16. Cooper MJ, Enderlein MA, Dyson DC et al (1995) Fetal echocardiography: retrospective review of clinical experience and an evaluation of indications. Obstet Gynecol 86:577-582

18. Carvalho JS (2005) Fetal echocardiography. A sophisticated tool in obstretics. Minerva Cardioangiol 53:129-138

18. Jeanty P, Chaoui R, Tihonenko I, Grochal F (2007) A review of findings in fetal cardiac section drawings, part 1: the 4-chamber view. J Ultrasound Med 26:1601-1610

19. Jeanty P, Chaoui R, Grochal F, Tihonenko I (2007) A review of findings in fetal cardiac section drawings, part 2: high abdominal views. J Ultrasound Med 26:1743-1746

20. Simpson J (2004) Echocardiographic evaluation of cardiac function in the fetus. Prenat Diagn 24:1081-1091

21. Gottliebson WM, Border WL, Franklin CM et al (2006) Accuracy of fetal echocardiography: a cardiac segment-specific analysis. Ultrasound Obstet Gy-

necol 28:15-21

22.  Tanner K, Sabrine N, Wren C (2005) Cardiovascu-
     lar malformations among preterm infants. Pediatrics
     116:e833-e838

23.  Manganaro L, Savelli S, Di Maurizio M et al (2009)
     Assessment of congenital heart disease (CHD): is
     there a role for fetal magnetic resonance imaging
     (MRI)? Eur J Radiol 72:172-180

24.  Meyer-Wittkopf M, Cook A, McLennan A et al (1996)
     Evaluation of three-dimensional ultrasonography and
     magnetic resonance imaging in assessment of congen-
     ital heart anomalies in fetal cardiac specimens. Ultra-
     sound Obstet Gynecol 8:303-308

25.  Earing MG, Webb GD (2005) Congenital heart dis-
     ease and pregnancy: maternal and fetal risks. Clin
     Perinatol 32:913-919

# Addome

**9**

Lucia Manganaro, Silvia Bernardo, Paolo Sollazzo,
Maria Eleonora Sergi, Anna Lara Perrone

**Parole chiave**

Embriologia • Addome fetale • RM

Numerosi sono i quesiti per cui è possibile ricorrere alla RM nello studio dell'addome fetale. Di fatto l'elevata risoluzione spaziale e di contrasto intrinseca a questa metodica permette un'accurata valutazione dell'anatomia e dello sviluppo delle principali strutture contenute nell'addome fetale. Scopo di questo capitolo sarà, quindi, descrivere le principali caratteristiche di segnale in RM del tratto gastrointestinale nei suoi vari segmenti e dei principali organi addominali, in epoca fetale.

## 9.1 Cenni di embriologia

La differenziazione dell'apparato digerente, comprese le ghiandole a esso annesse (ghiandole salivari, fegato e pancreas), inizia a partire dalla 3ª settimana di gestazione. A quest'epoca la sua estremità craniale è chiusa dalla membrana bucco-faringea che va incontro a riassorbimento intorno alla 4ª settimana, mentre all'estremità caudale è presente la membrana cloacale che si apre intorno alla 9ª

settimana di gestazione [1]. In questa prima fase, il tubo digerente prende il nome di "intestino primitivo" e può essere suddiviso in:
- intestino anteriore: porzione prossimale compresa tra la membrana bucco-faringea e duodeno, inferiormente all'abbozzo epato-pancreatico;
- intestino medio: dal duodeno, distalmente allo sbocco della papilla del Vater, fino a quello che sarà il punto di unione tra il terzo medio e il terzo distale del colon trasverso;
- intestino posteriore: si continua con il precedente fino alla membrana cloacale.

### 9.1.1 Intestino anteriore

L'intestino anteriore può essere a sua volta suddiviso in due porzioni il cui limite è dato dalla doccia tracheo-bronchiale. La parte superiore è denominata intestino faringeo e contribuisce con la sua porzione craniale allo sviluppo della lingua e della cavità buccale (dal cui epitelio tra la 6ª e la 18ª settimana originano gli abbozzi per le ghiandole salivari), mentre dalla restante porzione si formerà la faringe.

Tra la 4ª e la 5ª settimana di vita intrauterina lungo la linea mediana della parete anteriore dell'intestino faringeo compare un'evaginazione, la doccia tracheo-bronchiale, che si canalizzerà separandosi dal retrostante tubo digerente.

Distalmente alla doccia tracheo-bronchiale l'intestino anteriore si allunga dando origine

L. Manganaro (✉)
Dipartimento di Scienze Radiologiche,
Oncologiche e Anatomo-Patologiche
Policlinico Umberto I
"Sapienza" Università di Roma
Roma
e-mail: lucia.manganaro@uniroma1.it

C. Fonda, L. Manganaro, F. Triulzi (a cura di), *RM fetale*,
DOI: 10.1007/978-88-470-1408-4_9, © Springer-Verlag Italia 2013

all'esofago e, intorno alla 5ª settimana, allo stomaco, che progressivamente si dilata e contemporaneamente compie una rotazione di 90° intorno al suo asse longitudinale, così che il margine anteriore (piccola curvatura) si porta a destra e il margine posteriore (grande curvatura) si porta a sinistra. Caudalmente allo stomaco l'intestino anteriore assume una forma a "U" dando origine al duodeno che, in seguito alla rotazione dello stomaco, diventa retroperitoneale. Dalla seconda porzione duodenale originano gli abbozzi epato-pancreatici che, come detto sopra, segnano il limite con l'intestino medio [2].

## 9.1.2  Intestino medio

L'intestino medio si accresce più rapidamente rispetto al resto del corpo dell'embrione, per cui per essere contenuto in esso deve formare un'ansa sul piano sagittale, l'ansa ombelicale, costituita da una concavità posteriore, dall'apice e da due bracci, uno superiore e l'altro inferiore. Quest'ansa è collegata alla parete addominale posteriore da una piega peritoneale che rappresenta il mesentere [1].

Tra la 5ª e la 6ª settimana dal braccio inferiore, a poca distanza dall'apice, origina l'abbozzo per il cieco e l'appendice e segna il limite tra quello che diventerà l'intestino tenue e i futuri primi segmenti dell'intestino crasso.

L'ansa ombelicale continua intanto ad allungarsi e in seguito ruota di 270° in senso antiorario, per cui il braccio inferiore si colloca superiormente e a destra rispetto al braccio superiore, che intanto continua a crescere rapidamente in lunghezza ripiegandosi più volte su se stesso e andando a costituire il digiuno e l'ileo. Il braccio inferiore nel contempo aumenta di calibro e si dispone trasversalmente sotto lo stomaco, quindi si allunga e discende verso destra dando origine a parte del colon trasverso e al colon ascendente che si fonderà con il cieco [2-4].

## 9.1.3  Intestino posteriore

Inizialmente l'intestino posteriore è un tubo rettilineo situato in sede mediana che, successivamente alla rotazione dell'ansa ombelicale, si porta superiormente e a sinistra a costituire l'ultima porzione del trasverso e la flessura colica sinistra, quindi decorre in basso a formare il colon discendente e compie una curva (sigma) per riportarsi sulla linea mediana e terminare rettilineo nella sua ultima porzione (retto) [5].

Intorno alla 7ª settimana la cloaca e la membrana cloacale vengono suddivise da un setto in una porzione anteriore, il seno urogenitale primitivo, che farà parte dell'apparato urogenitale, e in una porzione posteriore, il canale anorettale e la membrana anale. Quest'ultima scompare alla 9ª settimana permettendo la comunicazione del canale anorettale con l'esterno.

## 9.1.4  Abbozzo epato-pancreatico

L'abbozzo epatico si forma alla fine della 3ª settimana come evaginazione della porzione terminale dell'intestino anteriore e proliferando dà origine al diverticolo epatico, futuro dotto coledoco, che si canalizza nell'intestino [6]. A sua volta dalla porzione iniziale del diverticolo epatico si forma un peduncolo secondario che si dilata in corrispondenza dell'estremità a fondo cieco, andando a costituire il dotto cistico e la colecisti [7]. La porzione distale del diverticolo epatico continua a proliferare e le cellule epiteliali si anastomizzeranno in una rete nelle cui maglie si formano, a partire da cellule mesenchimali, i sinusoidi [6].

Il pancreas si forma intorno alla 5ª settimana a partire da due abbozzi distinti, dorsale e ventrale, situati cranialmente e caudalmente al diverticolo epatico. Dopo la sua formazione, l'abbozzo ventrale si porta posteriormente per fondersi con quello dorsale, ma entrambi manterranno una comunicazione autonoma con l'intestino mediante quelli che saranno il dotto principale (di Wirsung) e il dotto accessorio (di Santorini) [8].

**Tabella 9.1** Intensità di segnale delle diverse porzioni del tubo digerente in relazione all'età gestazionale

| | Aspetto RM | | | |
|---|---|---|---|---|
| | 18-25ª settimana | | 25ª settimana-termine | |
| | Sequenze T1w | Sequenze T2w | Sequenze T1w | Sequenze T2w |
| Cavità orale - orofaringe | Ipointensità | Iperintensità | Ipointensità | Iperintensità |
| Intestino tenue: digiuno | Media intensità | | Segnale variabile | Iperintensità |
| Intestino tenue: ileo | Media intensità | | Iperintensità | Segnale medio-basso |
| Intestino crasso: cieco-colon | Isointensità fegato | | Iperintensità | Ipointensità |
| Intestino crasso: retto | Iperintensità | Ipointensità | Iperintensità | Ipointensità |

### 9.1.5 Milza

L'abbozzo splenico compare dopo la 4ª settimana di vita embrionale a partire da un gruppo di cellule mesenchimali nel contesto del mesogastrio dorsale, e tra la 13ª e la 19ª settimana di gestazione si compie la differenziazione in polpa rossa e polpa bianca. Dopo la fine del 3° mese, la milza è colonizzata dalla popolazione linfocitaria: in particolare, per via vascolare da cellule staminali da cui origineranno i futuri linfociti B; mentre i linfociti T, a partenza dal timo, colonizzano la milza dall'inizio del 4° mese. Nel corso della vita fetale la polpa bianca aumenta di dimensioni in misura maggiore rispetto alla polpa rossa, occupando la metà del volume splenico; la polpa rossa si svilupperà negli ultimi mesi di gestazione e nella vita postnatale [9-11].

### 9.2 Anatomia in risonanza magnetica

Gli esami di Risonanza Magnetica (RM) sono effettuati dopo la 18ª-20ª settimana, quando le fasi più importanti dello sviluppo fetale sopradescritte sono completate; ne deriva che, nel periodo di tempo coperto dalla RM, si assiste a un'ulteriore crescita di dimensioni dell'apparato digerente, che presenta già le caratteristiche anatomiche dell'adulto, e allo sviluppo dell'attività funzionale.

La possibilità di valutare con la RM l'apparato digerente del feto è legata alla presenza e alla quantità di due sostanze, che costituiscono dei mezzi di contrasto naturali: il liquido amniotico, la cui deglutizione inizia a partire dalla 9-10ª settimana e che non raggiunge il piccolo intestino prima della 15ª settimana, e il meconio, prodotto dopo la 13ª settimana e costituito da acqua per il 70%, dalle secrezioni del fegato e delle ghiandole intestinali, dalla desquamazione dell'epitelio intestinale, da liquido amniotico deglutito e da cellule epidermiche. Mentre il liquido amniotico, trattandosi di fluido, appare iperintenso nelle sequenze T2 pesate e ipointenso in quelle T1 pesate, il meconio appare ipointenso nelle sequenze T2 pesate, iperintenso nelle sequenze T1 pesate e di intensità intermedia nelle sequenze *steady state free precession* (SSFP) (Tabella 9.1) [12, 13].

### 9.2.1 Tubo digerente

La presenza di liquido amniotico consente il riconoscimento e l'eventuale valutazione della cavità orale, della faringe e dell'esofago, che appariranno come strutture iperintense nelle sequenze T2 pesate (Fig. 9.1) e ipointense nelle sequenze T1 pesate [12, 14].

Anche lo stomaco, a contenuto fluido, apparirà già a partire dalla 18ª settimana, come una struttura sacciforme, situata in ipocondrio sinistro, ipointensa in T1 e iperintensa in T2 e nelle sequenze SSFP (Fig. 9.2) che ne consentono, dopo la 29ª settimana, anche la differenziazione con la mucosa [15].

Intorno alla 18-20ª settimana il piccolo intestino presenta una lunghezza poco inferiore al

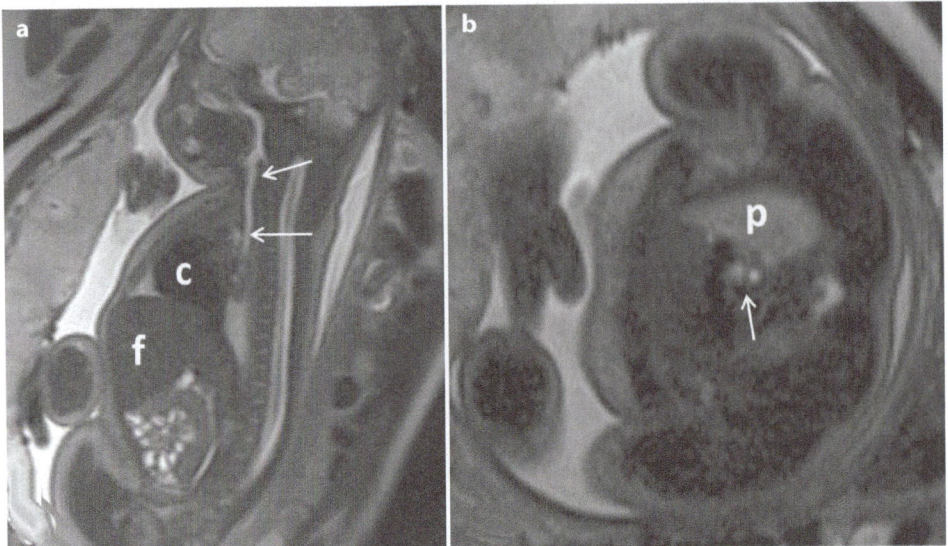

**Fig. 9.1** Immagine sagittale T2 HASTE (**a**): faringe ed esofago sono iperintensi, contenenti liquido amniotico. Immagine T2 HASTE assiale (**b**): l'esofago iperintenso è situato posteriormente alla trachea, anche'essa iperintensa. *Frecce bianche*: trachea; *c*: cuore; *f*: fegato; *p*: polmone

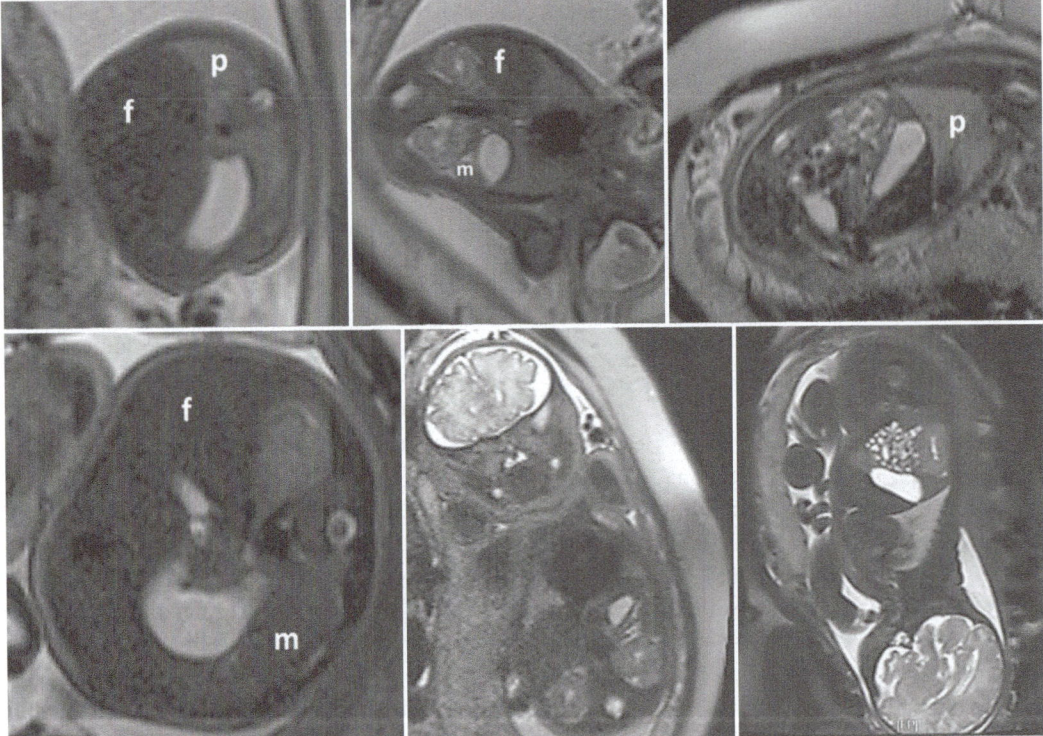

**Fig. 9.2** Immagini T2 HASTE nei tre piani dello spazio: feto alla 20ª (in alto) e alla 34ª (in basso) settimana di gestazione. Lo stomaco, situato in ipocondrio sinistro, già dalla 20ª settimana presenta aspetto sacciforme con iperintensità di segnale. *f*: fegato; *m*: milza; *p*: polmone

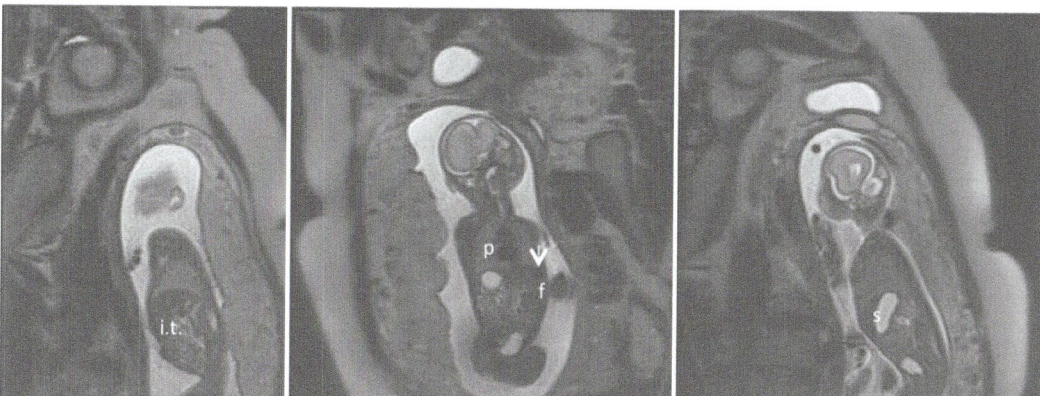

**Fig. 9.3** Feto alla 20ª settimana di gestazione: sequenza T2 HASTE multiplanare. L'intestino tenue presenta un segnale intermedio con presenza di componente fluida legata al transito di LA. *Freccia bianca*: diaframma; *i.t.*, intestino tenue; *f*: fegato; *p*: polmone; *r*: rene; *s*: stomaco

metro e un diametro di circa 3 mm, valori che aumentano con il progredire della gestazione fino a 7-8 mm dopo la 30ª settimana, ma già dalla 25ª settimana anatomia e funzionalità sono le stesse dei neonati.

Fino alla 25ª settimana ileo e digiuno appaiono come strutture isointense rispetto ai muscoli, con alcuni caratteristici spot iperintensi nel contesto nelle sequenze T2 dipendenti; in questa fase è difficile la differenziazione dall'intestino crasso (Fig. 9.3) [13, 16].

Successivamente la porzione prossimale del piccolo intestino appare iperintensa nelle sequenze T2 pesate (Fig. 9.4) e con un segnale variabile in quelle T1 pesate, per il sovrapporsi dell'attività secretoria dello stesso intestino, del fegato e del pancreas, responsabili della produzione di meconio, come detto sopra, iperintenso in T1. A causa del riassorbimento di liquidi, invece, la porzione terminale del piccolo intestino mostra una tipica iperintensità di segnale nelle sequenze T1 pesate e un'intensità variabile da media a bassa nelle sequenze T2 pesate. Per cui, dopo la 25ª settimana le anse ileali sono differenziabili da quelle del colon ascendente, entrambe situate in fossa iliaca destra, solo per il calibro (7 mm *vs* 3 mm) [14].

Il retto si riempie per primo di meconio intorno alla 19ª settimana ed è facilmente riconoscibile per la sua situazione topografica, mentre il colon ascendente e il colon trasverso mostrano intensità simile al fegato nelle sequenze T2 pesate. Dalla 25ª settimana tutto il colon è riempito di meconio (Fig. 9.4) [14]; le pareti del colon non sono distinguibili dal suo contenuto nelle sequenze T1 e T2 pesate, mentre possono essere ben valutate con le sequenze SSFP.

### 9.2.2 Fegato e pancreas

Il fegato è l'organo più grande del feto e i due lobi sono simmetrici fino alla fine della gravidanza. Le sequenze T2 pesate documentano la bassa intensità di segnale dell'organo, nel cui contesto sono riconoscibili le strutture vascolari marcatamente ipointensi in relazioni a fenomeni di flusso e le vie biliari iperintense. Nell'imaging T1 pesato il parenchima risulta relativamente iperintenso rispetto alle strutture circostanti [17]. Le sequenze echoplanari possono essere utili perché riflettono l'attività emopoietica del fegato: fino alla 20-22ª settimana apparirà marcatamente ipointenso, di intensità intermedia fino alla 26-27ª settimana e nuovamente ipointenso nella fase successiva [18].

La colecisti aumenta di dimensioni con il progredire della gravidanza, con aspetto piriforme, iperintensa in T2 (Fig. 9.5) e ipointensa in T1, in relazione al suo contenuto fluido [17].

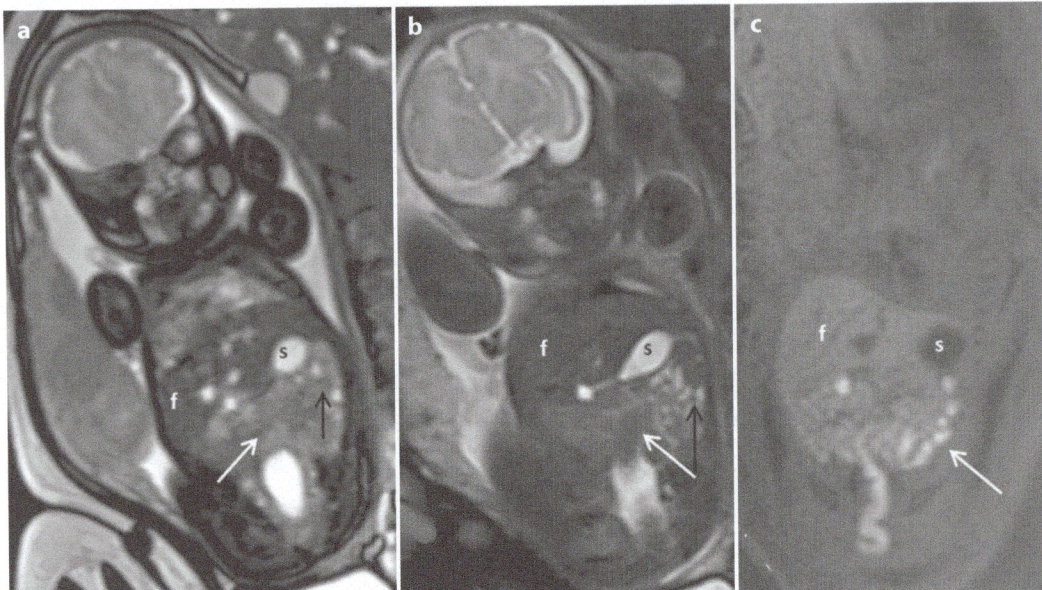

**Fig. 9.4** Immagini coronali di un feto alla 30ª settimana di gestazione. Nelle immagini SSFP (**a**) e T2 HASTE (**b**) l'intestino tenue, ben riconoscibile, appare iperintenso (*frecce nere*), mentre il grosso intestino appare ipointenso (*frecce bianche*). Per il suo contenuto in meconio, l'intestino crasso (*freccia bianca*) mostra elevata intensità di segnale nelle sequenze T1 pesate (**c**). *f*: fegato; *s*: stomaco

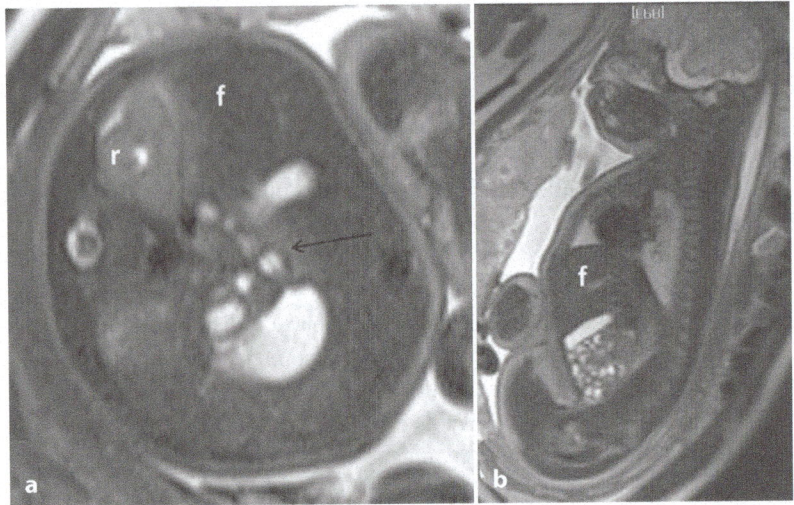

**Fig. 9.5** Feto alla 28ª settimana di gestazione. Immagini T2 HASTE sui piani assiale (**a**) e sagittale (**b**): la colecisti, di aspetto piriforme, posizionata al di sotto del fegato, appare iperintensa. *Freccia*: intestino; *f*: fegato; *r*: rene

Anche il pancreas cresce di dimensioni nel corso della gravidanza ma, data la sua posizione retroperitoneale, non è quasi mai riconoscibile in un esame RM, sebbene il tessuto adiposo peripancreatico possa aiutare a delinearlo; quando visibile, nelle epoche tardive di gestazione presenta intensità di segnale intermedia nelle sequenze T2 pesate e iperintensità nelle sequenze T1 pesate, con intensità analoga a quella del fegato.

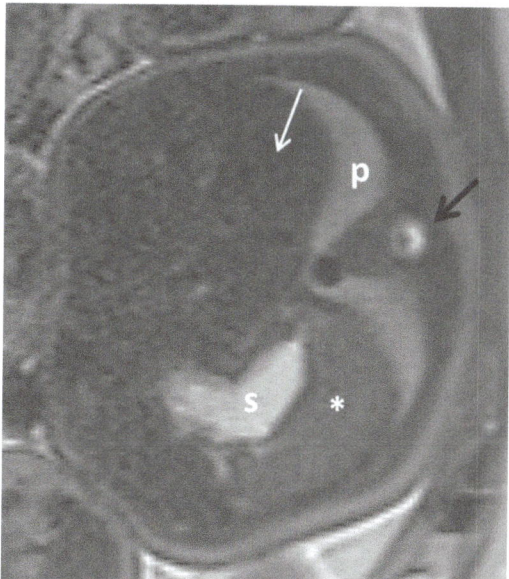

**Fig. 9.6** Immagine assiale T2 HASTE. In questo feto alla 34ᵃ settimana di gestazione la milza (*asterisco*) appare lievemente iperintensa rispetto al fegato (*freccia bianca*). *Freccia nera*: canale vertebrale; *p*: polmone; *s*: stomaco

## 9.2.3 Milza

La milza può essere identificata nel feto intorno alla 20ᵃ settimana di gestazione in ipocondrio sinistro, postero-lateralmente rispetto allo stomaco, mostrando un'intensità di segnale paragonabile a quella del fegato. Nelle settimane successive il segnale splenico si riduce nelle sequenze T1 e T2 pesate, pur rimanendo relativamente iperintensa rispetto al parenchima epatico nelle sequenze T2 pesate (Fig. 9.6) [19]. Le sequenze echoplanari mettono meglio in evidenza le differenze di segnale esistenti tra il parenchima epatico e quello splenico fino alla 28ᵃ settimana di gestazione, verosimilmente in relazione alla quantità di polpa bianca presente [18]. L'evidente riduzione nell'intensità di segale dopo la 28ᵃ settimana, invece, riflette l'aumento della polpa rossa.

## Bibliografia

1. Sadler TW (2008) Embriologia medica di Langman, 4th edn. Elsevier-Masson, Milano
2. Grand RJ, Watkins JB, Torti FM (1976) Development of the human gastrointestinal tract. A review. Gastroenterology 70:790-810
3. Malas MA, Aslankoc R, Ungor B et al (2003) The development of jejunum and ileum during the fetal period. Early Hum Dev 74:109-124
4. Fitzgerald MJ, Nolan JP, O'Neill MN (1971) The position of the human caecum in fetal life. J Anat 109:71-74
5. Malas MA, Aslankoc R, Ungor B et al (2004) The development of large intestine during the fetal period. Early Hum Dev 78:1-13
6. Emery JL (1963) Functional asymmetry of the liver. Ann NY Acad Sci 111:37-44
7. Chan L, Rao BK, Jiang Y et al (1995) Fetal gallbladder growth and development during gestation. J Ultrasound Med 14:421-425
8. Liu HM, Potter EL (1962) Development of the human pancreas. Arch Pathol 74:439-452
9. Barzanji J, Emery JL (1979) Changes in the spleen related to birth. J Anat 129:819-822
10. Vellguth S, von Gaudecker B, Muller-Hermelink HK (1985) The development of the human spleen. Ultrastructural studies in fetuses from the 14th to 24th week of gestation. Cell Tissue Res 242:579-592
11. Timens W, Rozeboom T, Poppema S (1987) Fetal and neonatal development of human spleen: an immunohistological study. Immunology 60:603-609
12. Huisman TA, Kellenberger CJ (2008) MR imaging characteristics of the normal fetal gastrointestinal tract and abdomen. Eur J Radiol 65:170-181
13. Brugger PC, Prayer D (2006) Fetal abdominal magnetic resonance imaging. Eur J Radiol 57:278-293
14. Saguintaah M, Couture A, Veyrac C et al (2002) MRI of the fetal gastrointestinal tract. Pediatr Radiol 32:395-404 CE3
15. Levine D, Barnes PD, Edelman RR (1999) Obstetric MR imaging. Radiology 211:609-617
16. Wright C, Sibley CP, Baker PN (2010) The role of fetal magnetic resonance imaging. Arch Dis Child Fetal Neonatal Ed 95:F137-F141
17. Amin RS, Nikolaidis P, Kawashima A et al (1999) Normal anatomy of the fetus at MR imaging. Radiographics 19:S201-S214
18. Duncan KR, Baker PN, Gowland PA et al (1997) Demonstration of changes in fetal liver erythropoiesis using echo-planar magnetic resonance imaging. Am J Physiol 273:G965-G967
19. Ertl-Wagner B, Lienemann A, Strauss A, Reiser MF (2002) Fetal magnetic resonance imaging: indications, technique, anatomical considerations and a review of fetal abnormalities. Eur Radiol 12:1931-1940

# Apparato genitourinario

# 10

Lucia Manganaro, Valeria Vinci, Silvia Bernardo,
Matteo Saldari, Anna Lara Perrone

---

**Parole chiave**

Embriologia • RM fetale • Anatomia normale • Apparato genitourinario

---

## 10.1 Richiami embriologici

Dal punto di vista funzionale l'apparato genitourinario consta di due componenti: l'apparato
genitale e quello urinario. Entrambi gli apparati
si sviluppano da una porzione del mesoderma
intermedio che prende il nome di cresta urogenitale e che si sviluppa ai lati dell'aorta dorsale,
lungo la parete dorsale del corpo dell'embrione.

### 10.1.1 Apparato urinario

#### 10.1.1.1 Rene

Lo sviluppo dell'apparato urinario inizia
durante la 3ª settimana di gestazione con la
comparsa del pronefro, il primo dei tre organi
escretori che si susseguono nell'embrione [1].
Il pronefro rappresenta una struttura non funzionante e primordiale situata in regione cervicale che degenera intorno alla 5ª settimana.
Caudalmente a esso, durante la 5ª settimana si
formano i mesonefri, organi grandi e funzio-
nanti che suppliscono ai reni permanenti fino
al completamento del loro sviluppo. Entrambi

i dotti provenienti dal pronefro, prima, e dal
mesonefro, poi, si aprono nella cloaca e, in
seguito all'involuzione degli organi di appartenenza, diventano i dotti efferenti dei testicoli.

Intorno alla 5ª settimana inizia lo sviluppo
del rene definitivo, il metanefro, che diverrà
funzionante 4 settimane dopo. Il metanefro origina da 2 abbozzi distinti: il diverticolo metanefrico o gemma ureterica e la massa metane-
frica. La gemma ureterica darà origine all'uretere, alla pelvi renale, ai calici e ai tubuli collettori. All'inizio i reni definitivi sono situati
nella pelvi ventralmente al sacro; durante la 9ª
settimana, in accordo con la crescita dell'addome embrionale, raggiungono la loro definitiva
posizione retroperitoneale a livello di D12-L3;
durante tale migrazione subiscono anche una
rotazione di 90° che fa sì che l'ilo renale, prima
ventrale, si porti in posizione antero-mediale.

#### 10.1.1.2 Vescica

La vescica urinaria si sviluppa, durante il 4°
mese di gestazione, dalla suddivisione della
cloaca per conto del setto urorettale in due
regioni: il retto, dorsalmente, e il seno urogenitale, ventralmente; quest'ultimo a sua volta
si divide in una parte vescicale, una parte pelvica e una parte fallica (nell'uomo).

Inizialmente, la vescica è in continuità con
l'allantoide, un residuo vestigiale da cui deriva l'uraco, legamento fibroso teso tra vescica
e ombelico che nell'adulto prende il nome di
legamento ombelicale mediano.

L. Manganaro (✉)
Dipartimento di Scienze Radiologiche, Oncologiche e
Anatomo Patologiche
Policlinico Umberto I
"Sapienza" Università di Roma
Roma
e-mail: lucia.manganaro@uniroma1.it

C. Fonda, L. Manganaro, F. Triulzi (a cura di), *RM fetale*,
DOI: 10.1007/978-88-470-1408-4_10, © Springer-Verlag Italia 2013

Dall'unione dell'abbozzo vescicale con i dotti mesonefrici si forma il trigono vescicale; gli orifizi ureterali successivamente migrano agli angoli postero-superiori della vescica grazie alla trazione esercitata sugli stessi dall'ascesa renale.

La vescica nel neonato e nel bambino si trova nell'addome.

### 10.1.1.3 Surreni

Le due componenti del surrene, la corticale e la midollare, hanno origine differente: la prima si differenzia dal mesoderma, la seconda invece dalla cresta neurale.

La corticale surrenalica inizia a svilupparsi intorno alla 6ª settimana; tale abbozzo si porta postero-medialmente all'embrione e va a circondare una massa di cellule provenienti dai gangli del simpatico e ciò induce alla differenziazione della midollare della ghiandola surrenalica.

### 10.1.2 Apparato genitale

### 10.1.2.1 Gonadi

Le caratteristiche morfologiche delle gonadi maschili e femminili rimangono indifferenziate fino alla 6ª settimana circa.

Allo sviluppo delle gonadi contribuiscono tre tipi cellulari differenti: cellule mesoteliali, cellule mesenchimali e cellule germinali primordiali [2].

Durante la 5ª settimana di gestazione, medialmente al mesonefro si formano i cordoni sessuali primari costituiti da una parte midollare e una corticale, che avranno destini differenti a seconda del sesso dell'embrione. In caso di genotipo maschile (XY), la porzione midollare darà origine al testicolo, invece quella corticale tenderà a regredire; al contrario, nel genotipo femminile (XX) sarà la porzione corticale a dare origine all'ovaio mentre la midollare regredirà.

Durante la 6ª settimana, le cellule germinali primordiali migrano fino a venire incluse nei cordoni sessuali primari.

All'origine le gonadi sono organi addomi-nali perirenali che devono subire una discesa differente a seconda del genotipo fetale: nel maschio i testicoli devono diventare extraad-dominali dopo avere superato il canale ingui-nale; le ovaie invece si fermano nella piccola pelvi ai lati dell'utero.

### 10.1.2.2 Dotti genitali e annessi

Il dotto deferente, il dotto eiaculatore e l'epididimo si sviluppano dal dotto mesonefrico di Muller sotto l'influenza del testosterone prodotto dai testicoli fetali durante l'8ª settimana di gestazione.

Nel sesso femminile, i dotti di Muller regrediscono; al contrario, i dotti paramesonefrici di Wolf sono fondamentali nello sviluppo dell'apparato riproduttivo, in quanto sviluppandosi caudo-medialmente si fondono alla loro estremità distale formando il canale utero-vaginale. Le porzioni non fuse degli stessi danno origine alle tube uterine.

### 10.1.2.3 Genitali esterni

I genitali esterni maschili e femminili condividono la stessa origine dal tubercolo genitale, situato nella porzione fallica del senourogenitale (vedi sopra); essi permangono indifferenziati fino alla 12ª settimana di gestazione. Mentre è ben conosciuto lo sviluppo dei genitali esterni maschili, provocato dalla produzione testicolare di testosterone, rimangono alcuni dubbi riguardo alla femminilizzazione dei genitali embrionali indifferenziati, che sembrerebbe essere provocata dalla secrezione sia gonadica che placentare di estrogeno.

## 10.2  Protocollo di studio in RM fetale

L'esame di RM fetale per lo studio dell'apparato genitourinario applica lo stesso protocollo usato per lo studio di altri distretti, per tale motivo ne faremo solo un breve accenno in questo capitolo.

L'esame viene condotto su magnete 1,5 T, senza sedazione materna, nelle sole condizioni basali. Generalmente la paziente giace supina, salvo in età gestazionale materna avanzata, in cui si preferisce farla stendere sul fianco; solitamente, inoltre, si utilizza una bobina di superficie del tipo *Phased-Array* Multicanale.

Il protocollo di studio standard comprende:

- sequenze di centramento: T2 pesate *Single Shot Turbo Spin Echo* TE 60 < 110 ms orientate sui tre piani dello spazio (TR 1900, TE 111, FOV 350 × 300 mm, Matrice 256 × 256, Spessore di strato: 4 mm). Tali sequenze permettono di definire la situazione e la presentazione fetale, oltre che di studiarne gli organi addominali;

- sequenze *Steady State Free Procession Water Sensitive* T1-T2 intermedie che per le loro caratteristiche intrinseche presentano un "effetto bordo" consentendo una migliore delimitazione dei contorni delle strutture;

- Flash 2D (*Fast low-angle shot*) Gradient-Echo T1w, con e senza saturazione del segnale del tessuto adiposo; (TR/TE = 362/4,8, flip angle 70°, FOV 350 × 300 mm, Matrice 192, spessore di strato: 4 mm) necessarie per evidenziare eventuali foci emorragici;

- SS-FSE (*Single Shot Fast Spin Echo*) TE > 600 ms;

- infine, nello studio di anomalie dell'apparato genitourinario risultano molto utili le sequenze pesate in diffusione: DWI (*Diffusion-Weighted Imaging*) acquisite sui reni fetali con gradiente di diffusione applicato sui tre assi ortogonali (x, y, z) con tre valori di 'b' differenti: 0, 200 e 700; le mappe ADC sono automaticamente calcolate dal software.

## 10.3 Imaging normale dell'apparato genitourinario in RM fetale

### 10.3.1 Reni e ureteri

Lo studio dei reni fetali inizia con la valutazione della loro sede, morfologia, dimensioni e intensità di segnale.

I reni fetali si presentano come strutture ovalari a fagiolo a localizzazione retroperito-neale riconoscibili al di sotto del margine epatico e medialmente all'ilo splenico.

Nelle sequenze T2 pesate i reni fetali mostrano un'intensità di segnale intermedia, con corteccia renale ipointensa rispetto alla midollare ben distinguibile dalla pelvi e dai calici renali i quali, nelle sequenze T2 pesate, appaiono come strutture marcatamente iperintense situate all'ilo renale [3] (Figg. 10.1, 10.2).

Dal punto di vista morfologico, il rapporto parenchima/pelvi si riduce significativamente con il progredire della gravidanza. Gli ureteri non sono generalmente visibili se non quando dilatati.

Le sequenze T1 pesate risultano utili in caso di anomalie fetali per riconoscere l'origine della malformazione, per la diagnosi di disordini associati (soprattutto anomalie dell'apparato gastrointestinale) e per differenziare gli ureteri dilatati (strutture ipointense tubulari) dalle anse dell'intestino distale (iperintense per la presenza di meconio).

Un ulteriore ausilio nello studio dei reni fetali è fornito dalla valutazione delle mappe di ADC e delle immagini pesate in diffusione. I reni fetali normali mostrano un elevato segnale nelle immagini pesate in diffusione (DWI) e un ridotto segnale nelle mappe di ADC [4, 5]. Il valore dell'ADC medio tissutale renale si calcola disegnando una regione di interesse (ROI) comprendente tutto il parenchima renale in tutte le sezioni in cui il parenchima renale è presente e ricavando la media dei risultati ottenuti. Il valore di ADC risulta più alto nelle epoche di gestazione più precoci (1327 m2/s) rispetto alle più tardive (1065 m2/s) con andamento inversamente proporzionale rispetto alle settimane di gestazione (Fig. 10.3) [6].

Le sequenze in DWI vengono influenzate dal flusso sanguigno e tubulare, dal contenuto d'acqua e dalla densità cellulare; la loro analisi rappresenta un segno diretto della perfusione capillare e della diffusione dell'ultrafiltrato nello spazio extracellulare, extravascolare.

Infine, è opportuno completare lo studio della funzionalità renale con l'analisi del volume del liquido amniotico e del riempimento vescicale.

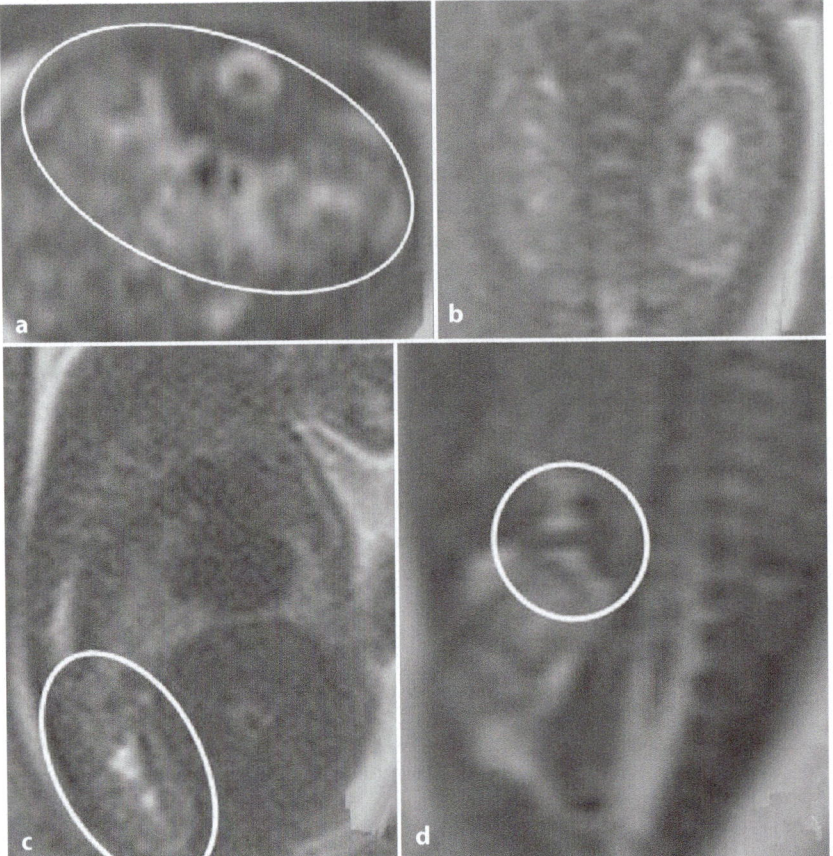

**Fig. 10.1** Feto di 23 settimane di gestazione: reni ben visibili (*ovali* in **a** e **c**) nelle sequenze T2 pesate HASTE orientate nel piano assiale (**a**); coronale (**b**) e sagittale (**c**). È inoltre ben visibile il surrene destro che appare ipointenso ben delineato dal tessuto adiposo circostante e a forma di "cappello frigio" (**d**)

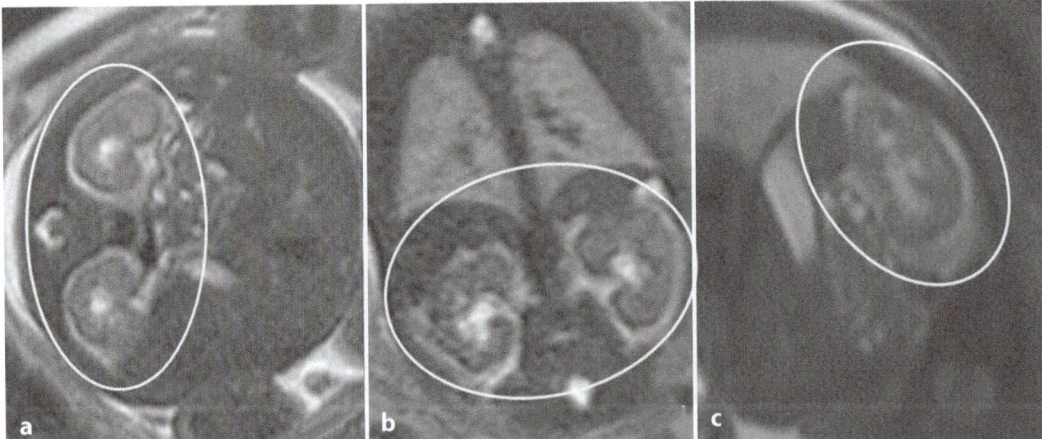

**Fig. 10.2** Feto di 34 settimane di gestazione: reni normali ben riconoscibili (*ovali* in **a**, **b** e **c** nelle sequenze T2 pesate HASTE orientate nel piano assiale (**a**) coronale (**b**) e sagittale (**c**). Il parenchima renale appare lievemente ipointenso e ben differenziato dal tessuto adiposo perirenale e dalla pelvi renale, i quali mostrano un'elevata intensità di segnale

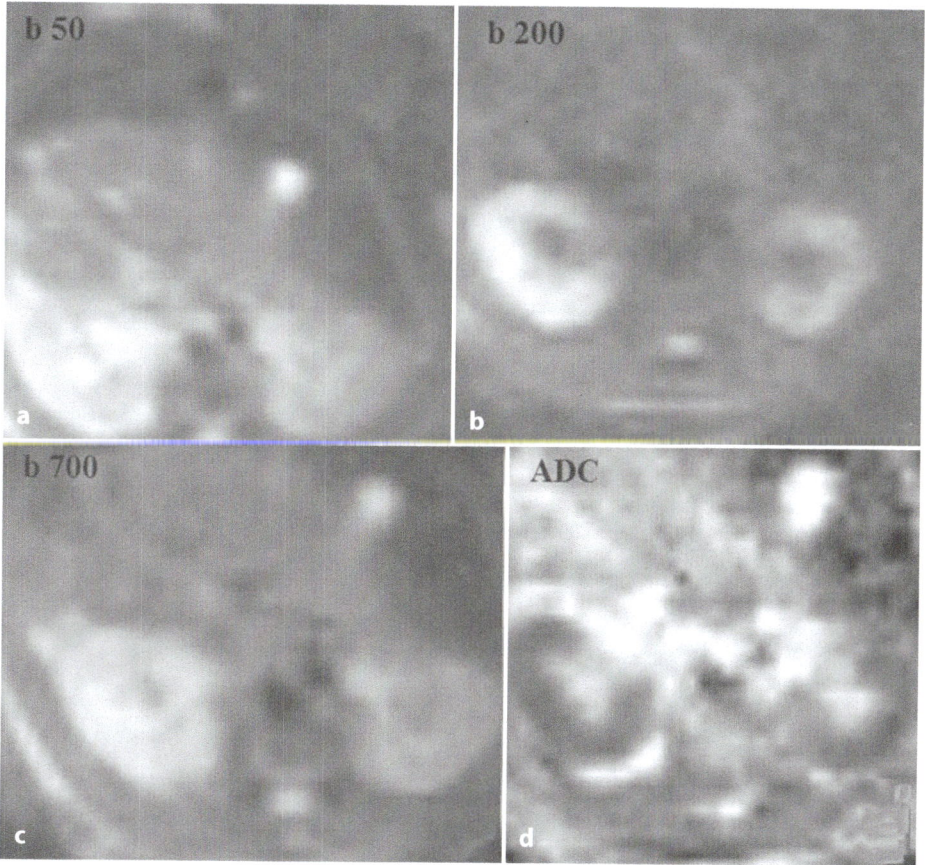

**Fig. 10.3** Feto alla 30ª settimana di gestazione. Le sottofigure **a**, **b** e **c** rappresentano sequenze pesate in DWI con valori di 'b' rispettivamente: 50, 200 e 700. I reni presentano un elevato segnale in DWI; in ADC (**d**) presentano un valore di 1100 m2/s

### 10.3.2 Surreni

I surreni fetali sono organi relativamente grandi e per questo ben riconoscibili, soprattutto in epoche gestazionali precoci [7]; essi appaiono come formazioni piramidali situate sopra il polo superiore del rene. Presentano segnale ipointenso nelle sequenze T2 pesate, accentuato dall'adiacente iperintensità caratteristica del tessuto adiposo perirenale (Fig. 10.1d). Nelle sequenze T1 pesate i surreni mostrano un'intensità di segnale analoga a quella epatica.

### 10.3.3 Vescica

Nelle sequenze T2 pesate la vescica si presenta come struttura mediana iperintensa situata nella porzione anteriore dell'addome inferiore (Fig. 10.4).

Saltuariamente, nelle sequenze T2 pesate si possono evidenziare delle disomogeneità di segnale dovute agli artefatti da flusso di origine ureterale. Infine, un segno indiretto della funzionalità dell'apparato urinario è rappresentato dalla valutazione del liquido amniotico (LA).

### 10.3.4 Gonadi, annessi e genitali esterni

Tuttora non vi è letteratura inerente al ruolo della RM fetale nella valutazione del corretto sviluppo sessuale del feto [8].

Le gonadi femminili sono normalmente non valutabili salvo patologie in atto [7].

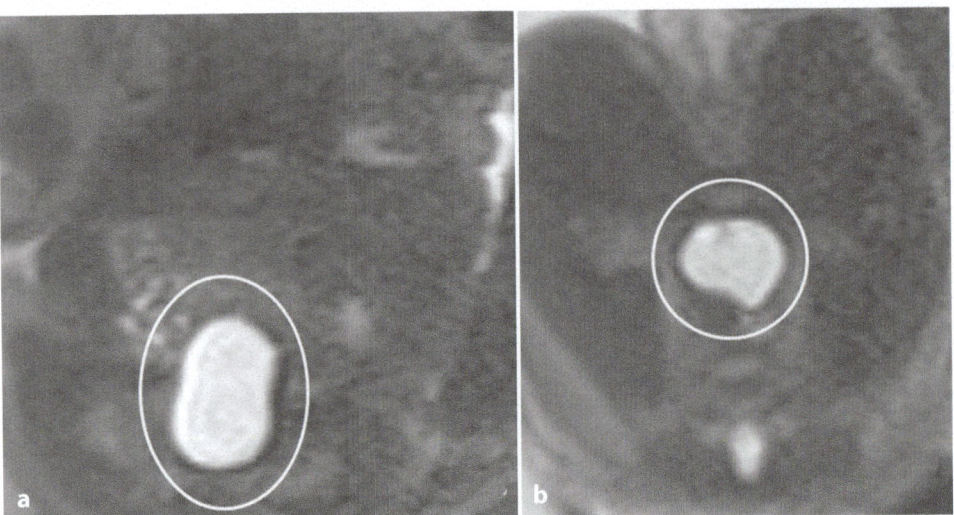

**Fig. 10.4** Feto a 29 settimane gestazione. Le sequenze T2 HASTE orientate sul piano coronale (**a**) e assiale (**b**) mostrano la vescica (iperintensa in T2) discretamente distesa (*ovale* in **a** e *cerchio* in **b**)

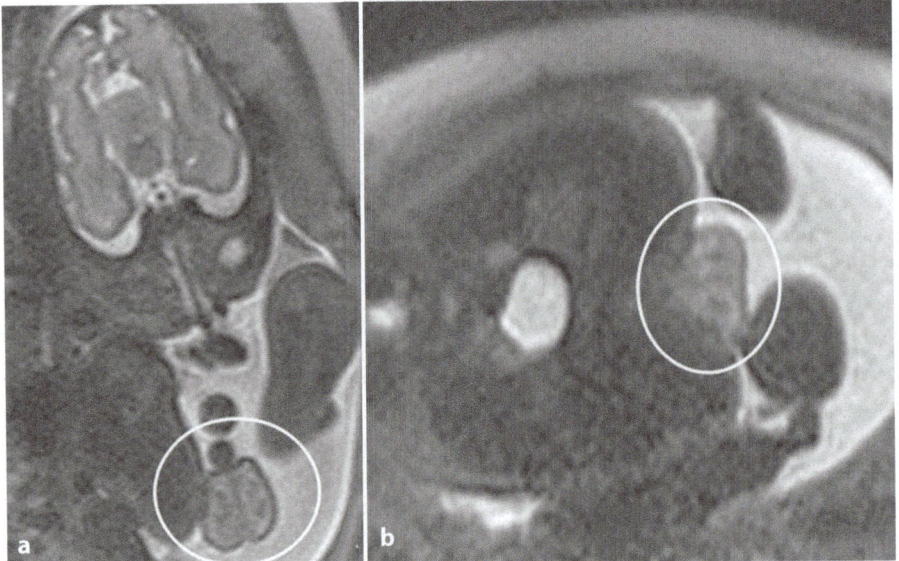

**Fig. 10.5** Feto di 34 settimane. Nelle sequenze T2 HASTE, orientate sul piano coronale (**a**) e assiale (**b**), i testicoli appaiono come formazioni ipointense ovoidali contenute all'interno del sacco scrotale iperintenso per il suo contenuto liquido (*ovali* in **a** e **b**)

Utero, vagina e prostata non sono riconoscibili all'interno della pelvi fetale.

I testicoli sono evidenziabili solo nella loro sede finale [9], quando si presentano come strutture ovoidali ipointense nelle sequenze T2 pesate, situate all'interno di una struttura iso-iperintensa rappresentata dal sacco scrotale (Fig. 10.5).

## Bibliografia

1. Moore KL, Persaud TV (eds) Lo sviluppo prenatale dell'uomo (2003), Vol 1, Cap13. Edises, Napoli
2. Sadler TW, De Caro R, Galli S (eds) (2008) Embriologia medica di Langman, Cap 14. Piccin-Nuova, Padova
3. Barseghyan K, Jackson HA, Chmait R et al (2008) Complementary roles of sonography and magnetic

resonance imaging in the assessment of fetal urinary tract anomalies. J Ultrasound Med 27:1563-1569

4. Witzani L, Brugger PC, Hörmann M et al (2006) Normal renal development investigated with fetal MRI. Eur J Radiol 57:294-302

5. Manganaro L, Francioso A, Savelli S et al (2009) Fetal MRI with diffusion-weighted imaging (DWI) and apparent diffusion coefficient (ADC) assessment in the evaluation of renal development: preliminary experience in normal kidneys. Radiol Med 114:403-413

6. Chaumoitre K, Colavolpe N, Shojai R et al (2007) Diffusion-weighted magnetic resonance imaging with apparent diffusion coefficient (ADC) determination in normal and pathological fetal kidneys. Ultrasound Obstet Gynecol 29:22-31

7. Prayer D, Brugger PC (2007) Investigation of normal organ development with fetal MRI. Eur Radiol 17:2458-2471

8. Nemec SF, Nemec U, Weber M et al (2011) Male sexual development in utero: testicular descent on prenatal magnetic resonance imaging. Ultrasound Obstet Gynecol 38:688-694

9. Brugger PC, Prauer D (2006) Fetal abdominal magnetic resonance imaging. Eur J Radiol 57:278-293

# Placenta

## Lucia Manganaro, Francesca Fierro, Paolo Sollazzo

---

**Parole chiave**

RM fetale • Embriologia placentare • Fisio-patolologia placentare

---

Una corretta gestione della gravidanza non può prescindere attualmente da un attento esame dello sviluppo placentare. La placenta rappresenta l'organo chiave degli scambi nutritivi tra la madre e il feto, oltre che delle funzioni escretrici e respiratorie fetali.

## 11.1 Cenni di embriologia

A partire dalla 13ª settimana si distingue una porzione placentare fetale, costituita dal corion frondoso, e una porzione materna, costituita dalla decidua basale, separate da una zona giunzionale, nella quale cellule deciduali materne e trofoblasto fetale si mescolano. Gli spazi intervillosi sono aree localizzate tra la placca corionica e quella deciduale, ripiene di sangue materno e rivestite da sincizio di origine materna. Tra la 13ª e la 21ª settimana gli spazi intervillosi sono raggiunti dai setti deciduali, costituiti da un asse di tessuto materno e rivestiti da sincizio fetale. La formazione dei setti determina la suddivisione della placenta in cotiledoni. La placenta segue l'accrescimento fetale e al termine della gravidanza presenta un diametro intorno a 15-25 cm, spessore di 3 cm circa e un peso tra i 500 e i 600 g; la placenta viene espulsa circa 30 minuti dopo la nascita del bambino. Un centinaio di arterie spirali, perforando la placca deciduale, penetrano negli spazi intervillosi producendo, a causa del lume ridotto, un aumento pressorio che spinge il sangue in profondità. Al diminuire della pressione, il sangue dalla placca corionica torna indietro fino alla decidua, dove scarica nelle vene endometriali. La membrana placentare, composta da sincizio, strato citotrofoblastico, tessuto connettivo nell'asse del villo e rivestimento endoteliale dei vasi fetali, separa il sangue materno da quello fetale e, a partire dal 4° mese, diviene spessa per un intimo contatto tra rivestimento endoteliale dei vasi e membrana sinciziale, che aumenta la velocità di scambio. Le funzioni di scambio di gas, sostanze nutritive, elettroliti e la trasmissione di anticorpi materni rendono ragione della denominazione "barriera" placentare.

## 11.2 Imaging

L'imaging della placenta necessita l'impiego di metodiche che non comportino rischi per la madre e per il feto [1]. L'ultrasonografia (US) corredata dalla studio flussimetrico rappresenta l'esame di scelta dello studio placentare. L'esame ecografico deve valutare il regolare sviluppo placentare, l'impianto e il grado di

L. Manganaro (✉)
Dipartimento di Scienze Radiologiche,
Oncologiche e Anatomo-Patologiche
Policlinico Umberto I, "Sapienza" Università di Roma,
Roma
e-mail: lucia.manganaro@uniroma1.it

C. Fonda, L. Manganaro, F. Triulzi (a cura di), *RM fetale*,
DOI: 10.1007/978-88-470-1408-4_11, © Springer-Verlag Italia 2013

maturazione placentare, se correttamente correlato con l'epoca gestazionale.

Durante il primo trimestre di gravidanza il ruolo dell'ecografia consiste principalmente nell'identificazione del *situs* placentare e dell'inserzione del cordone ombelicale, che solitamente appare localizzato al centro del corion frondoso, e nella valutazione dell'ecogenicità del corion. Questo mostra ecogenicità intermedia, con una banda ipoecogena all'interfaccia tra miometrio e strato deciduale basale. L'integrazione della metodica con color- e powerDoppler permette una visualizzazione diretta della vascolarizzazione placentare. L'ecografia 3D o 4D rappresenta una tecnica in grado di fornire indicazioni in merito al volume placentare e alla vascolarizzazione [2]. Successivamente, a partire dal secondo trimestre fino al termine della gravidanza, è importante valutare l'ecogenicità placentare, con particolare riguardo a: aree di atrofia, di iperecogenicità o calcificazioni, distanza rispetto all'orifizio uterino interno (OUI), eventuale fusione delle membrane e integrità dell'amnios. Diversi Autori [3-6] hanno proposto un sistema di classificazione del grado di maturità placentare, ma la discontinuità del reperto è da anni alla base di una discussione in merito all'utilità clinica di tali metodi [1]; tuttavia il *Grannum grading*, pur non essendo richiesto dalle linee guida, rappresenta attualmente il solo mezzo per garantire una valutazione dello sviluppo placentare [7].

La Risonanza Magnetica (RM) rappresenta la metodica di secondo livello nella valutazione della placenta, quando l'esame ecografico non risulti dirimente: ciò può verificarsi nel sospetto di patologie quali placenta accreta o patologie inserzionali e nel caso di limitazioni tecniche, come localizzazione posteriore, obesità materna o gravidanza gemellare. La RM è in grado di dimostrare con eccellente contrasto la parete uterina, la placenta e il liquido amniotico [8, 9]. L'ampio campo di vista, la multiplanarietà, l'elevata risoluzione spaziale e l'elevato contrasto dei tessuti molli rappresentano i vantaggi della RM nella diagnostica prenatale [10-13]; tuttavia, il ricorso

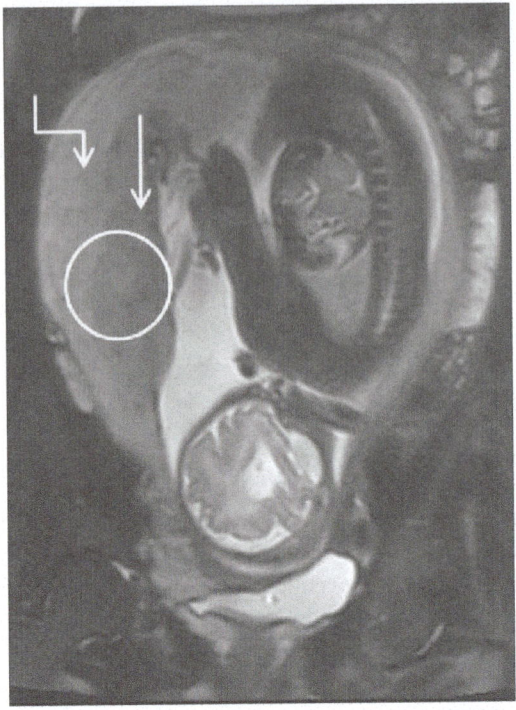

**Fig. 11.1** La sequenza T2 pesata acquisita su un piano coronale materno mostra la placenta di un feto alla 35ª settimana, inserta in sede postero-laterale, in cui si riconoscono bene la porzione deciduale materna (*freccia segmentata*), il corion frondoso fetale (*freccia*) e i cotiledoni (*cerchio*)

all'esame RM deve essere mirato e giustificato in relazione al quesito diagnostico, tenendo conto dei costi elevati, della ridotta disponibilità sul territorio e dell'impatto dell'esame sulla paziente [14]. Le sequenze generalmente utilizzate in tale ambito sono le *single-shot Fast-Spin Echo* (ssFSE) pesate in T2, ultraveloci, in grado di sopprimere gli artefatti da movimento fetale. Informazioni aggiuntive possono essere fornite dalle sequenze GRadient-Echo (GRE) T1 pesate, soprattutto nella valutazione di raccolte ematiche, indice di ematomi placentari, o dalle sequenze *Steady State Free Precession* (SSFP) T1-T2 pesate. Le *single-shot Echo Planar Diffusion* sensitized sequences (EPI), utilizzate per lo studio in diffusione (DWI), sono state negli ultimi anni proposte per una valutazione non solo morfologica, ma anche funzionale della placenta [15]. In letteratura è documentato

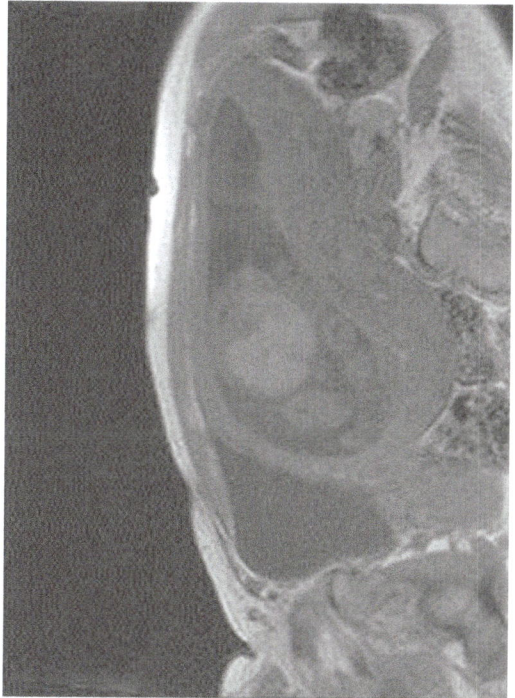

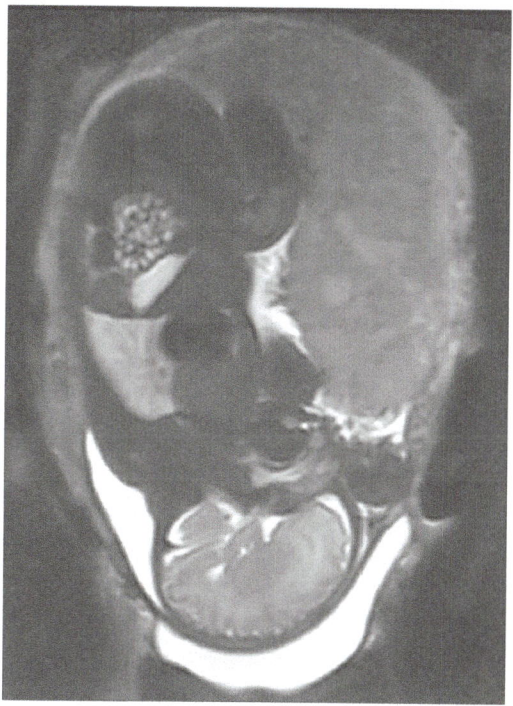

**Fig. 11.2** La sequenza T1 pesata acquisita secondo un piano sagittale materno mostra una placenta inserta in sede postero-laterale in un feto di 21 settimane; si noti l'intensità di segnale omogeneamente bassa

**Fig. 11.3** La sequenza T2 pesata in scansione coronale sulla madre mostra una placenta inserta in sede antero-laterale con intensità di segnale regolare, in un feto di 34 settimane: si noti la presenza dei cotiledoni

inoltre l'utilizzo del mezzo di contrasto (gadolinio) in RM, nella valutazione della placenta normale [16]; tuttavia, sebbene non siano stati riportati effetti dannosi per il feto [16, 17], il gadolinio è un farmaco in grado di superare la barriera placentare [10] e, pertanto, dovrebbe essere riservato a particolari circostanze, quando il persistere di un forte dubbio diagnostico, non altrimenti risolvibile con l'esame di base, ne renda necessario l'utilizzo [18]. L'acquisizione delle immagini RM avviene secondo piani di scansione multipli. La placenta nelle immagini T2 pesate appare come una struttura di segnale debolmente iperintenso, nella quale si distinguono talora le due porzioni, il corion frondoso e la materna deciduale (Fig. 11.1). Nelle sequenze T1 pesate la placenta appare come una struttura omogeneamente ipointensa (Fig. 11.2); l'utilità di tali sequenze risiede principalmente nell'individuazione di foci emorragici o distac-

chi placentari. Utile anche la possibilità di visualizzare la presenza di sangue nell'orifizio uterino interno. L'interfaccia miometrio-deciduale può essere ben visualizzabile con l'impiego delle sequenze SSFP T1-T2 pesate, con l'esaltazione dell'effetto bordo. L'interfaccia miometrio-deciduale, fondamentale per discriminare il profilo placentare, risulta quindi come una linea ipointensa. L'intensità di segnale della placenta, nelle sequenze T2 pesate, appare sostanzialmente omogenea durante il secondo trimestre. Con il progredire dell'età gestazionale, la presenza di cotiledoni e di regioni di infarto, necrosi e fibrosi, possono indurre la comparsa di aree di alterato segnale (Fig. 11.3). La placenta è localizzata solitamente in corrispondenza della parete anteriore o posteriore dell'utero e ha estensione laterale (Fig. 11.4). La placenta appare nella maggior parte dei casi con morfologia discoidale; tuttavia non è infrequente

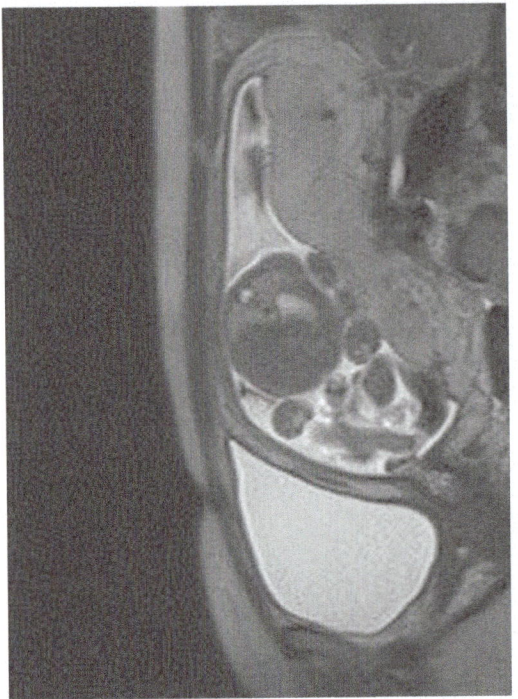

**Fig. 11.4** La sequenza T2 pesata acquisita secondo un piano sagittale materno mostra una placenta inserta in sede postero-laterale in un feto di 21 settimane; si noti l'inserzione della placenta rispetto all'orifizio uterino interno (OUI)

il riscontro di varianti (Fig. 11.5), che talora possono rappresentare un aumentato rischio per la comparsa di patologia placentare (Tabella 11.1) . Il cordone ombelicale è solitamente inserto in sede centrale; variabili di comune riscontro comprendono l'inserzione eccentrica, a meno di 1 cm dal margine placentare, e l'inserzione velamentosa o membranosa, in cui il cordone ombelicale è inserto sulle membrane corioniche anziché sulla placenta. Lo spessore placentare, che esprime le dimensioni dell'organo, si misura nella porzione centrale, su un piano di scansione preferibilmente sagittale, ed è solitamente compreso tra 2 e 4 cm (Fig. 11.6). Riduzioni o aumenti dello spessore sono legati rispettivamente a microinfarti o condizioni di idrope fetale, infezioni prenatali, diabete e anemia materna.

Lo studio in diffusione (DWI) con ricostruzione delle mappe in ADC (coefficiente apparente di diffusione), è stato recentemente proposto sia nella valutazione dell'età placentare che in quello dei sanguinamenti placentari (Fig. 11.7) [15].

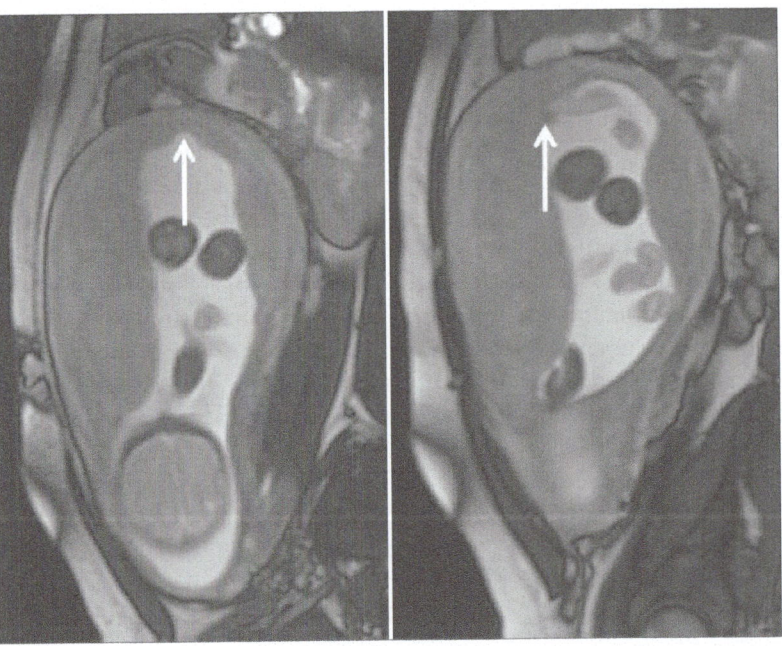

**Fig. 11.5** Placenta subcenturiata: la sequenza *True Fisp* T2 pesata mostra a sinistra il sottile lembo che unisce il corpo placentare principale (*freccia*), anteriore, al lobulo minore, situato posteriormente. A destra, si evidenzia l'inserzione del cordone ombelicale sul corpo principale della placenta (*freccia*)

La gravidanza gemellare dizigotica rappresenta un'ulteriore indicazione alla RM, quando i due siti di impianto della blastocisti sono vicini e risulta difficile all'indagine ecografica una chiara caratterizzazione della corionicità [1].

**Tabella 11.1** Morfologia placentare e rischio per la comparsa di patologie

| Tipo di placenta | Definizione | Rischio |
|---|---|---|
| *Bilobata* | La placenta presenta due lobi connessi da un sottile ponte di tessuto placentare | Non è documentato un rischio in tali casi |
| *Subcenturiata* | La placenta mostra un lobulo separato dal corpo placentare principale | Rottura dei vasi che connettono i due lobi; emorragia post-partum per ritenzione del lobo accessorio |
| *Circonvallata* | Il piatto corionico è più piccolo del piatto placentare ed è associato ad arrotondamento dei margini placentari | Rottura placentare ed emorragie |
| *Placenta membranacea* | Una sottile struttura membranosa occupa in maniera circonferenziale l'intera periferia del corion | Placenta previa |

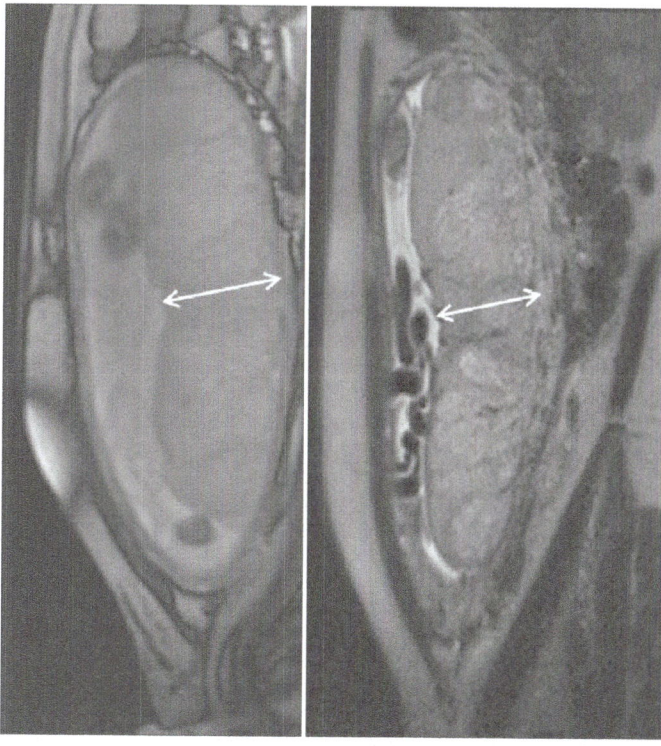

**Fig. 11.6** Misurazione placentare: condizione di placentomegalia in un feto di 30 settimane. Le sequenze T2 HASTE e T2 *True Fisp*, acquisite su un piano di scansione materno sagittale, mostrano una placenta normalmente inserta in sede posteriore (*frecce*), con spessore di 7 cm, nella quale si evidenziano multipli cotiledoni: il feto presentava una condizione di scompenso cardiaco conclamato

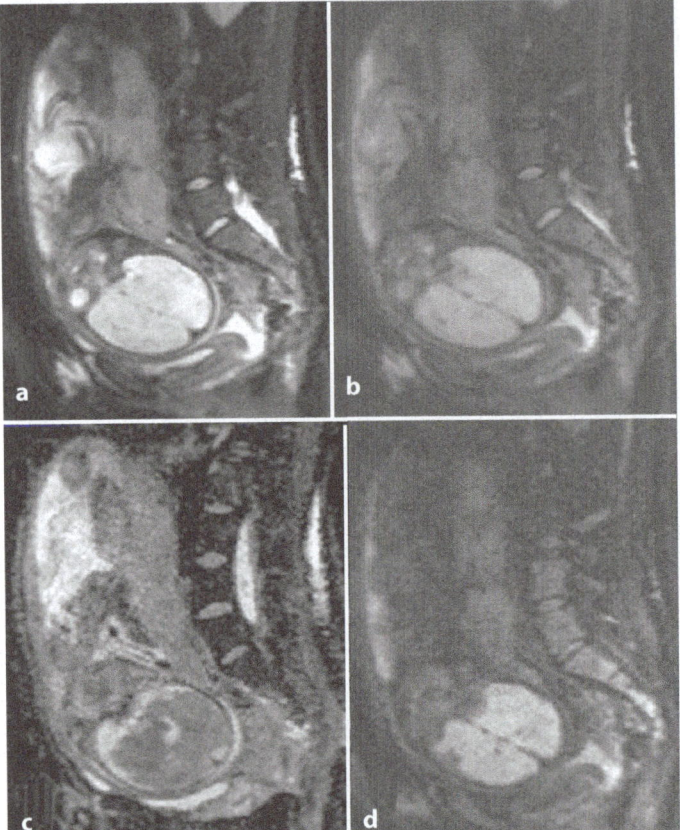

**Fig. 11.7** Immagini della placenta (33 settimane di gestazione) acquisite con tecnica di diffusione (DWI) a diversi valori di b e relative mappe ADC. Placenta a b = 50 (**a**), b = 400 (**b**), b = 700 (**c**) e relativa mappa ADC (**d**)

# Bibliografia

1.   Elsayes KM, Trout AT, Friedkin AM et al (2009) Imaging of the Placenta: a multimodality pictorial review. Radiographics 29:1371-1391
2.   Abramowicz JS, Sheiner E (2007) In utero imaging of the placenta: importance for diseases of pregnancy. Placenta 28:S14-S22
3.   Hill LM, Breckle R, Ragozzino MW et al (1983) Grade 3 placentation: incidence and neonatal outcome. Obstet Gynecol 61:728-732
4.   Vosmar MB, Jongsma HW, van Dongen PW (1989) The value of ultrasonic placental grading: no correlation with intrauterine growth retardation or with maternal smoking. J Perinat Med 17:137-143
5.   Kara SA, Toppare MF, Avşar F, Caydere M (1999) Placental aging, fetal prognosis and fetomaternal Doppler indices. Eur J Obstet Gynecol Reprod Biol 82:47-52
6.   Sau A, Seed P, Langford K (2004) Intraobserver and interobserver variation in the sonographic grading of placental maturity. Ultrasound Obstet Gynecol 23:374-377

7.   Grannum PA, Berkowitz RL, Hobbins JC (1979) The ultrasonic changes in the maturing placenta and their relation to fetal pulmonic maturity. Am J Obstet Gynecol 133:915-922
8.   Murphy WD, Feiglin DH, Cisar CC et al (1990) Magnetic resonance imaging of a third trimester abdominal pregnancy. Magn Reson Imaging 8:657-659
9.   Ertl-Wagner B, Lienemann A, Strauss A, Reiser MF (2002) Fetal magnetic resonance imaging: indications, technique, anatomical considerations and a review of fetal abnormalities. Eur Radiol 12:1931-1940
10.   Huisman TA, Martin E, Kubik-Huch R, Marincek B (2002) Fetal magnetic resonance imaging of the brain: technical considerations and normal brain development. Eur Radiol 12:1941-1951
11.   Kubik-Huch RA, Huisman TA, Wisser J et al (2000) Ultrafast MR imaging of the fetus. AJR Am J Roentgenol 174:1599-1606
12.   Raybaud C, Levrier O, Brunel H et al (2003) MR imaging of fetal brain malformations. Childs Nerv Syst 19:455-470
13.   Girard N, Gire C, Sigaudy S et al (2003) MR imaging of acquired fetal brain disorders. Childs Nerv Syst 19:490-500

14.   Blaicher W, Brugger PC, Mittermayer C et al (2006)
      Magnetic resonance imaging of the normal placen-
      ta. Eur J Radiol 57:256-260
15.   Manganaro L, Fierro F, Tomei A et al (2010) MRI
      and DWI: feasibility of DWI and ADC maps in the
      evaluation of placental changes during gestation. Pre-
      nat Diagn 30:1178-1184
16.   Marcos HB, Semelka RC, Worawattanakul S (1997)
      Normal placenta: gadolinium-enhanced dynamic MR

imaging. Radiology 205:493-496
17.   Tanaka YO, Sohda S, Shigemitsu S et al (2001) High
      temporal resolution dynamic contrast MRI in a high
      risk group for placenta accreta. Magn Reson Imag-
      ing 19:635-642
18.   Palacios Jaraquemada JM, Bruno C (2000) Gadolin-
      ium-enhanced MR imaging in the differential diag-
      nosis of placenta accreta and placenta percreta. Ra-
      diology 216:610-611

# Parte III

# Patologia

# Sistema nervoso centrale: ventricolomegalie

**12**

Claudio Fonda, Marzia Mortilla

**Parole chiave**

Risonanza Magnetica Fetale • Encefalo • Diagnosi prenatale • Sistema ventricolare

Il termine ventricolomegalia (VM) indica l'ampliamento dei ventricoli laterali con misure superiori ai 10 mm nei feti dalla 14° settimana di gestazione fino a termine. Una ventricolomegalia può essere il risultato di diversi tipi di anomalie cerebrali o insulti verificatisi durante lo sviluppo. La misurazione dei ventricoli in ecografia corrisponde all'ampiezza a livello dell'atrio del ventricolo laterale distale alla sonda.

La ventricolomegalia è uno dei più comuni falsi positivi rilevabili all'ecografia fetale. La variabilià della misurazione può interferire sull'accuratezza diagnostica in modo significativo [1]. L'International Society of Ultrasound in Obstetrics and Gynecology ha pubblicato recentemente delle linee guida riguardanti l'esecuzione di un esame base di ecografia fetale del sistema nervoso centrale [2]. La misura dei ventricoli laterali deve essere ottenuta su un piano assiale dell'encefalo fetale individuato dal piano transventricolare a livello dei plessi corioidei (atrio), perpendicolare alla cavità ventricolare, posizionando il punto della misura all'interno degli echi generati dalle pareti laterali e che

corrisponde alla parte più larga del ventricolo. Se non è possibile prendere tale misura su un'immagine assiale si può procedere sul piano coronale al livello degli atri; ciò rende più attendibile la misurazione del ventricolo più superficiale. Tale tecnica permette una misurazione affidabile e riproducibile. Durante il secondo e il terzo trimestre di gestazione il diametro atriale è relativamente stabile con valori medi di circa $7,6 \pm 0,6$ mm, considerando una misura di 10 mm come 4 volte la deviazione standard sopra il valore medio [3]. Può essere riscontrabile una differenza nella misura del diametro assiale tra i due sessi (lievemente più ampio nei maschi).

Nell'esame di Risonanza Magnetica (RM) si suggerisce [4] di misurare il diametro atriale nelle immagini coronali a livello degli atri su un asse perpendicolare a quello del ventricolo, a una altezza media del ventricolo. L'esame di RM offre il vantaggio rispetto all'ecografia di rendere chiaramente visibili e misurabili entrambi i ventricoli (sia il più profondo che il più superficiale), qualunque sia la posizione della testa del feto. Inoltre, grazie alla migliore risoluzione di contrasto della metodica, la migliore delineazione delle pareti ventricolari permette una misurazione più precisa.

La ventricolomegalia può essere monolaterale (Fig. 12.1) o bilaterale (Fig. 12.2), simmetrica o asimmetrica. È uno dei reperti più comuni che viene rilevato nelle ecografie fetali di routine eseguite durante il secondo trimestre

C. Fonda (✉)
Struttura Complessa di Radiologia Pediatrica
Azienda Ospedaliera Universitaria Meyer
Firenze
e-mail: c.fonda@meyer.it

C. Fonda, L. Manganaro, F. Triulzi (a cura di), *RM fetale*,
DOI: 10.1007/978-88-470-1408-4_12, © Springer-Verlag Italia 2013

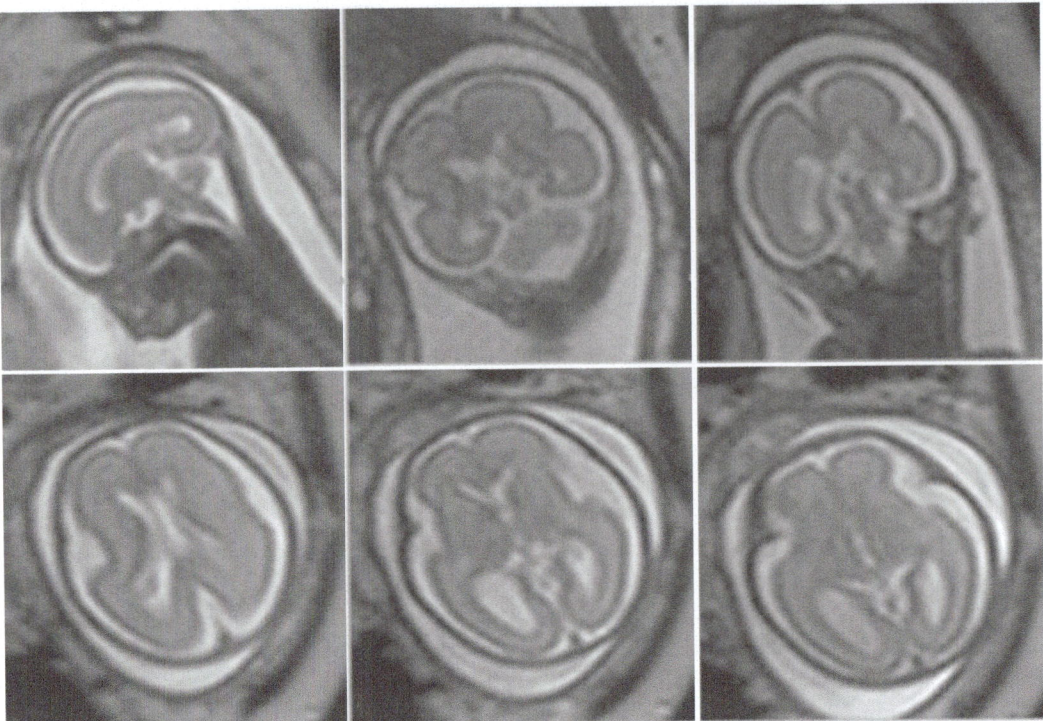

**Fig. 12.1** Feto di 25 + 2 settimane. All'esame ecografico era presente una VM borderline bilaterale. RM ventricolomegalia borderline dx (10 mm)

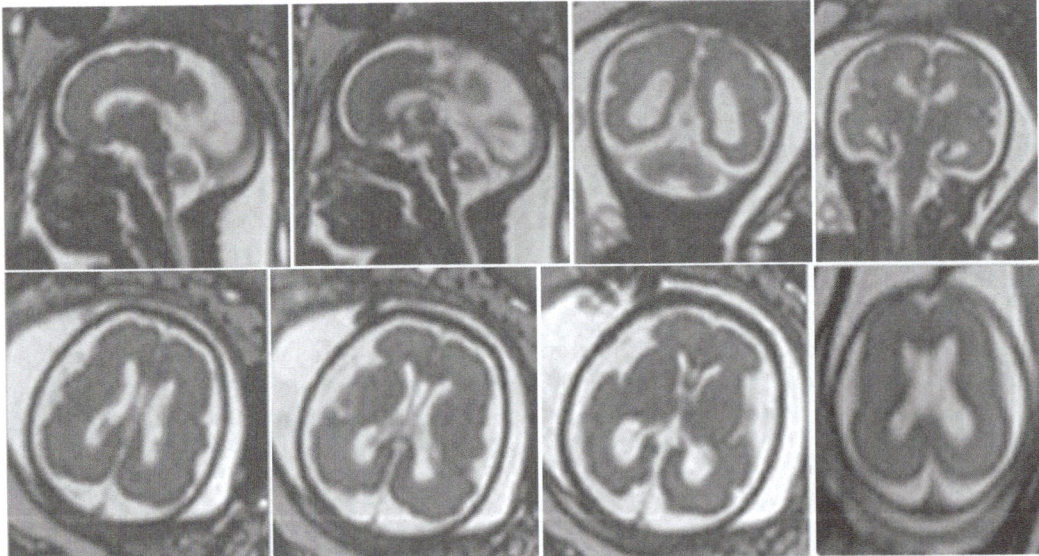

**Fig. 12.2** Feto di 29 + 2 settimane. All'ecografia erano stati rilevati VM e canale atrioventricolare (CAV) in feto con trisomia 21. L'esame RM conferma la diagnosi di CAV e mostra una VM borderline bilaterale (10 mm)

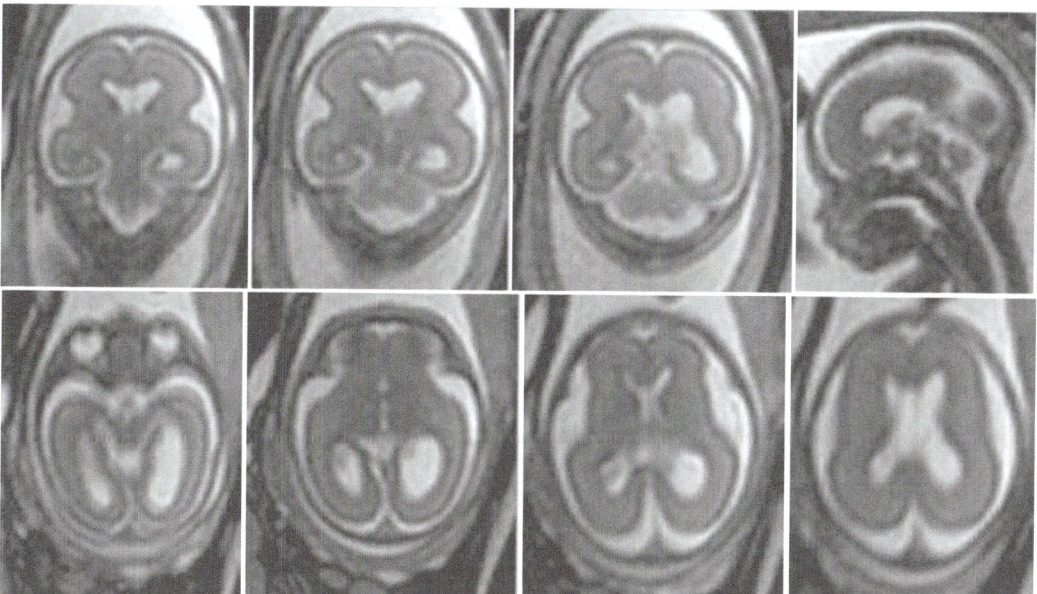

**Fig. 12.3** Feto di 22 + 6 settimane. All'esame ecografico era stata apprezzata VM borderline monolaterale sn. L'esame RM mostra una VM monolaterale sn lieve (13 mm) con riduzione di spessore della sostanza bianca emisferica sinistra e cervelletto al 25-50° percentile

o anche più tardivamente. La prevalenza della VM varia tra 0,3 e 1,5 per 1000 nati vivi, dipendendo dalla tecnica utilizzata per la misurazione, la valutazione di uno o entrambi i ventricoli laterali e l'età gestazionale al momento della misurazione [5].

La dilatazione dei ventricoli può essere di diverso grado, associata o meno a una dilatazione del III e IV ventricolo.

Una dilatazione dei ventricoli cerebrali di 10-12 mm viene considerata lieve, di 12-15 mm moderata e maggiore di 15 mm severa. La forma lieve di ventricolomegalia ha un'incidenza di circa 0,15-0,7% nelle gravidanze.

Una VM è spesso un reperto isolato, ma nel 68-84% dei casi può essere associata ad altre anomalie (Fig. 12.3).

In letteratura è stato descritto che una ventricolomegalia di grado lieve è per lo più un reperto isolato (58,7%) [6]. La diagnosi di VM isolata è in realtà una diagnosi di esclusione; si risolve approssimativamente nel 29% dei casi, rimane stabile nel 57% e progredisce nel 14%.

Quando in un'ecografia fetale si rileva una ventricolomegalia, è necessario eseguire l'e-same molto accuratamente o ancora meglio una RM, al fine di individuare eventuali altre anomalie fetali associate.

I feti con anomalie associate hanno un outcome peggiore, includendo una mortalità più elevata e ritardo negli sviluppi motorio e neurocognitivo postnatale. Ouahba e coll. [7] hanno eseguito una revisione sistematica dei casi con diagnosi di ventricolomegalia e osservato che il 12% dei pazienti presentava malattie neurologiche o ritardo dello sviluppo. L'outcome era peggiore in ventricolomegalie di grado moderato o severo rispetto a quelle di grado lieve e in forme bilaterali e asimmetriche rispetto alle monolaterali e simmetriche.

In caso ventricolomegalia isolata è opportuno eseguire ecografie seriali con precise misurazioni dei ventricoli laterali, poiché le forme progressive hanno un outcome neurologico peggiore.

Sebbene nella maggior parte dei casi la ventricolomegalia non sia progressiva, è opportuna una valutazione del reperto anche in epoca postnatale per almeno 6 mesi – 1 anno, poiché una ventricolomegalia progressi-

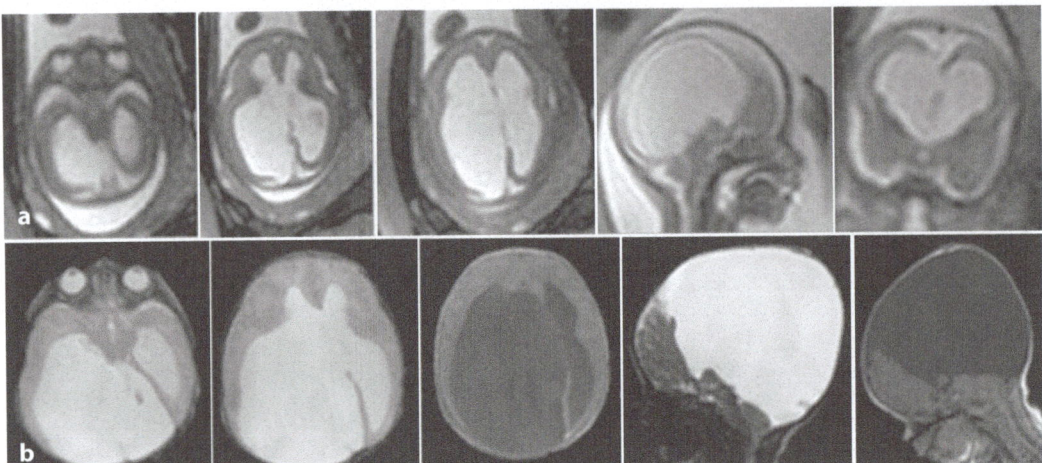

**Fig. 12.4** Feto di 20 + 5 settimane con diagnosi ecografica di VM severa bilaterlale. **a** La RM mostra VM severa con prevalenza dx (22 mm a dx vs 17 mm a sn). Quadro di idrocefalo con marcata riduzione dello spessore parenchimale associato verosimilmente a ipoplasia cerebellare. **b** Quadro RM postnatale di idrocefalo biventricolare severo con importante riduzione del parenchima encefalico. Verosimile ostruzione dell'acquedotto di Silvio. Ectopia delle tonsille cerebrali

va in questo periodo può essere indice di blocco della circolazione liquorale (causando idrocefalo) o atrofia del parenchima cerebrale [8].

## 12.1 Eziologia

Diversi processi possono determinare una ventricolomegalia: anomalo turnover del liquor (Fig. 12.4), disordini della migrazione neuronale (schizencefalia, lissencefalia), disordini della proliferazione neuronale (megalencefalia, microcefalia), agenesia del corpo calloso (Fig. 12.5), disordini dell'organogenesi (oloprosencefalia), processi distruttivi (insulti vascolari, infezioni, poroencefalia), malattie genetiche sindromiche (ad esempio trisomie 13, 18, 21 (Fig. 12.2), sindrome di Apert, sindrome di Miller-Dicker ecc.).

Per quanto riguarda le anomalie della circolazione liquorale, la maggior parte delle ventricolomegalie è dovuta a uno squilibrio tra la produzione e l'assorbimento del liquor causato da una lesione ostruttiva. Quando tale ostruzione impedisce una comunicazione tra il sistema ventricolare e gli spazi subaracnoidei, si definisce "non comunicante". Più spesso

l'ostruzione si verifica a livello dell'acquedotto di Silvio e può essere dovuta sia a cause congenite che secondarie; in questi ultimi casi sono incluse infezioni, emorragie, malformazioni del sistema nervoso centrale (ad esempio Chiari tipo II) o processi estrinseci come tumori o cisti aracnoidee. L'ostruzione dei forami di Luschka e Magendie è più spesso espressione di forme tipo Dandy-Walker.

La forma "comunicante" invece si verifica quando la lesione ostruttiva è extracerebrale, come ad esempio una trombosi dei seni venosi; pertanto permette la comunicazione tra i ventricoli e almeno una parte degli spazi subaracnoidei.

Una sovraproduzione di liquor può essere determinata da un papilloma dei plessi corioidei (lesione non ostruttiva), ma si tratta ovviamente di eventi rari.

## 12.2 Quadri associati

Una volta individuata una ventricolomegalia in un feto tramite l'ecografia, è opportuno eseguire una RM alla ricerca di malformazioni associate sia del sistema nervoso centrale

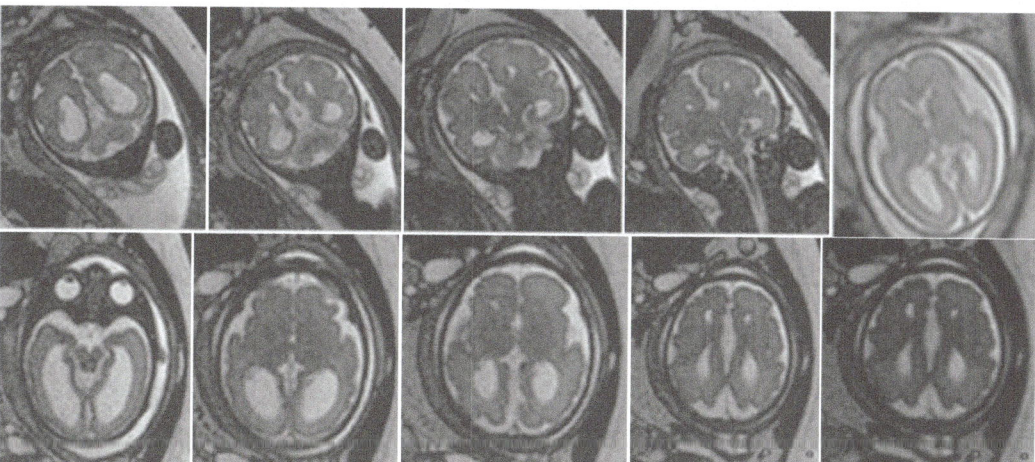

**Fig. 12.5** Feto di 31 + 4 settimane. All'ecografia era stata evidenziata una VM bilaterale con aspetto colpocefalico. La RM mostra una VM moderata (dx: 14 mm; sn: 13 mm) con aspetto colpocefalico, corni occipitali dilatati, assottigliata sostanza bianca posteriore, risalito III ventricolo: agenesia del corpo calloso

che di altri organi. Ad esempio, l'agenesia del corpo calloso può essere non rilevata nell'ecografia di routine eseguita nel secondo trimestre, essendo spesso un reperto abbastanza subdolo, mentre la RM è sicuramente superiore nel rilevare tale reperto, come anche altre anomalie parenchimali (disordini di migrazione ed eterotopie). L'associazione con altre malformazioni è più frequente in ventricolomegalie di grado severo: l'agenesia del corpo calloso e la spina bifida sono le più frequenti [9].

Nelle forme moderate di ventricolomegalia l'associazione con altre malformazioni è apprezzabile in una percentuale che varia dal 10 al 76%.

Quando si riscontra una VM di grado moderato o severo è necessario considerare la presenza di aneuploidia, che si può associare in più del 15% dei casi. Le anomalie cromosomiche più frequentemente associate sono la trisomia 21 e la trisomia 18.

Poiché altre cause di ventricolomegalia sono le infezioni, è importante investigare la presenza di infezioni materne del gruppo TORCH (Fig. 12.6), che sono state descritte nel 10-20% di forme severe di ventricolome-

galia e nell'1-5% in forme moderate.

Nel counseling a genitori di feti in cui è stata riscontrata VM è importante considerare un ampio range di prognosi e outcome. Sebbene l'outcome delle forme lievi e isolate di ventricolomegalie risulti normale approssimativamente nel 90%, non bisogna dimenticare che nel restante 10% può prevedere anche un ritardo neurologico e che nelle forme moderate e severe può essere estremamente variabile. Sebbene sembri presente una relazione tra il grado di dilatazione ventricolare e l'impatto neurologico, la gravità del ritardo psicomotorio nelle forme severe è variabile tra il 37,5 e l'89%, come descritto in diversi studi [10, 11]. Appare necessario raccogliere dati sull'outcome neurologico di questi pazienti a medio e lungo termine in modo da poter fornire ai genitori il counseling più accurato possibile in caso di diagnosi di VM lieve in epoca prenatale. Un'identificazione precoce dei potenziali deficit psicomotori può infatti permettere l'adozione di precoci efficaci metodi atti a minimizzare il loro impatto sullo sviluppo neurocognitivo del bambino [12].

In un recente studio [13] si è riscontrato che né i pazienti con ventricolomegalia né i

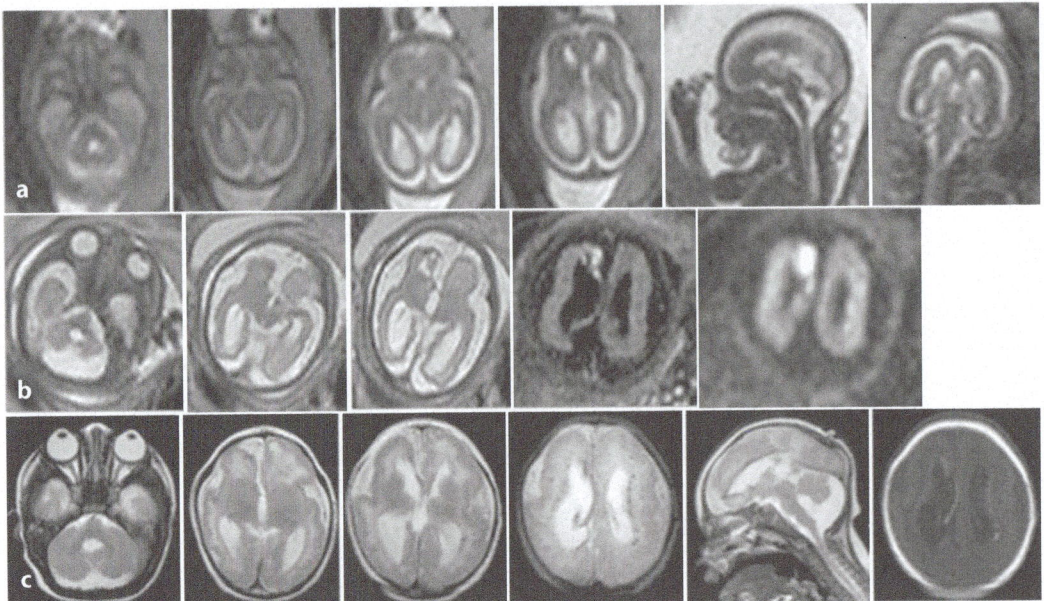

**Fig. 12.6** Diagnosi ecografica di VM bilaterale borderline, sospetta agenesia del corpo calloso e Dandy Walker Variant. **a** Feto di 20 + 2 settimane. La RM mostra diametri ventricolari di 8,5 mm a sn e 8 mm a dx. Corpo calloso riconoscibile ma sottile; ampia cisterna magna; cervelletto e verme con dimensioni ai limiti inferiori; ampio angolo ponto-cerebellare (22°). Verosimile Dandy-Walker Variant. **b** RM eseguita a 30 + 6 settimane. Diametri ventricolari di 11 mm a sn e 14 mm a dx. Aree di alterato segnale della cella media, del corno frontale dx e del corno temporale sn. Area di ischemia frontale dx. Riduzione di spessore parenchimale. Lissencefalia. Microcrania e microencefalia. Assottigliamento corpo calloso. Cervelletto ai limiti. Verme ai limiti inferiori. Sospetto quadro di infezione a tropismo encefalico. **c** Quadro RM postnatale compatibile con infezione congenita da citomegalovirus (CMV)

diametri atriali prenatali sono associati in modo statisticamente significativo con l'effettivo sviluppo postnatale. Per questo motivo il counseling prenatale dovrebbe indicare che la ventricolomegalia fetale è associata a un'eterogeneità dell'outcome di sviluppo con un rischio più elevato per un lieve ritardo neuro-motorio.

Sebbene la tecnologia per la diagnosi di VM sia avanzata, ciò non determina un impatto significativo sul management dell'outcome. Infatti, la VM fetale viene trattata prevalentemente in fase postnatale.

## Bibliografia

1. Levine D, Feldman HA, Kazan Tannus JF et al (2008) Frequency and cause of disagreement in diagnoses for fetuses referred for ventriculomegaly. Radiology 247:516-527

2. ISOG Guidelines (2007) Sonographic examination of the fetal central nervous system: guidelines for performing the "basic examination" and the "fetal neurosonogram". Ultrasound Obstet Gynecol 29:109-116

3. Filly RA, Goldstein RB (1994) The fetal ventricular atrium: fourth down and 10mm to go. Radiology 193:315-317

4. Gare C (2005) Fetal cerebral biometry: normal parenchymal findings and ventricular size. Eur Radiol 15:809-813

5. Pilu G, Hobbins J (2002) Sonography of fetal cerebrospinal anomalies. Prenat Diagn 22:321-330

6. Gaglioti P, Danelon D, Bontempo S et al (2005) Fetal cerebral ventriculomegaly: outcome in 176 cases. Ultrasound Obstet Gynecol 25:372-377

7. Ouhaba J, Luton D, Uduillard E et al (2006) Prenatal isolated mild ventriculomegaly: outcome in 167 cases. BJOG 113:1072-1079

8. Mighell AS, Johnstone Ed D, Levene M (2009) Postnatal investigations: management and prognosis for fetuses with CNS anomalies identified in utero excluding neurosurgical problems. Prenat Diagn 29:442-449

9. Benacerraf BR, Shipp TD, Bromley B, Levine D

(2007) What does magnetic resonance imaging add to the prenatal sonographic diagnosis of ventriculomegaly? J Ultrasound Med 26):1513-1522

10.  Gaglioti P, Oberto M, Todros T (2009) The significance of fetal ventriculomegaly: etiology, short- and long-term outcomes. Prenat Diagn 29:381-388

11.  Graham F, Duhl A, Ural S et al (2001) The degree of antenatal ventriculomegaly is related to pediatric neu-

rological morbidity. J Matern Fetal Med 10:258-263

12   Arriaga PG, Herriaz I, Puente J-M et al (2012) Midterm neurodevelopmental outcome in isolated mild ventriculomegaly diagnosed in fetal life. Fetal Diagn Ther 31:12-18

13.  Beeghly M, Ware J, Soul J et al (2010) Neurodevelopmental outcome of fetuses referred for ventriculomegaly. Ultrasound Obstet Gynecol 35:405-416

# Sistema nervoso centrale: malformazioni corticali

# 13

Andrea Righini

**Parole chiave**

Diplasia corticale focale • Polimicrogiria • Schizencefalia • Eterotopia periventricolare • Sclerosi tuberosa

## 13.1 Introduzione

La Risonanza Magnetica Fetale (RMF) consente l'importante diagnosi di anomalie dello sviluppo corticale in utero in fase molto precoce, anche prima della 24ª settimana di gestazione. Tale possibilità diagnostica appare molto più ardua e complessa con l'uso dell'ecografia, anche se recenti progressi basati, ad esempio, sulla tecnica tridimensionale sembrano fornire maggiori opportunità in tal senso.

## 13.2 Segni generali alla RM

Le anomalie corticali si sviluppano a seguito di alterazioni coinvolgenti tutte le tre fasi di formazione del mantello cerebrale: proliferazione cellulare, migrazione cellulare, organizzazione corticale [1]. L'azione di un agente eziologico o l'influenza di un gene anomalo possono verificarsi in una o più fasi, anche se il processo fisiopatologico sviluppa i propri meccanismi nell'arco di più di una fase.

Le anomalie corticali appaiono, specialmente quando la girazione è ancora poco sviluppata (prima della 25ª settimana), come focali distorsioni del profilo superficiale, cioè come invaginazioni focali esagerate rispetto agli altri solchi (Fig. 13.1) [2] o come aspetto verrucoide o seghettato del profilo (Fig. 13.2) [3]. In età gestazionali maggiori [4], dopo la 28ª settimana, quando sono già presenti molti solchi fisiologici, la definizione morfologica di anomalia corticale è simile a quella nota nella vita postnatale, con girazione focale marcatamente asimmetrica rispetto al lato sano e piccoli giri addensati abnormi (polimicrogiria) (Fig. 13.3). Anomalie di migrazione cellulare, quali le eterotopie nodulari periventricolari o a banda, che possono essere associate alle malformazioni di girazione, sono visibili a volte con RMF (Figg. 13.4, 13.5). Altre volte il normale *layering* cerebrale, presente prima della 24ª settimana, è assente od offuscato al di sotto della rima corticale anomala (Fig. 13.6); in questi casi le eterotopie cellulari sono ben definibili solamente all'esame istologico.

Sia in età gestazionale precoce che avanzata l'alterazione del profilo corticale può essere accompagnata da anomalia del segnale (in genere ipointenso in T2 e iperintenso in T1) a carico del parenchima, per lo più sottocorticale [5]. Il parenchima stesso è ridotto di spessore in queste sedi. Si tratta di solito di esiti lesionali necrotico-ischemici o infettivo-

A. Righini (✉)
UOC di Radiologia e Neuroradiologia Pediatrica
Ospedale dei Bambini V. Buzzi, ICP
Milano
e-mail: neurorad@icp.mi.it

C. Fonda, L. Manganaro, F. Triulzi (a cura di), *RM fetale*,
DOI: 10.1007/978-88-470-1408-4_13, © Springer-Verlag Italia 2013

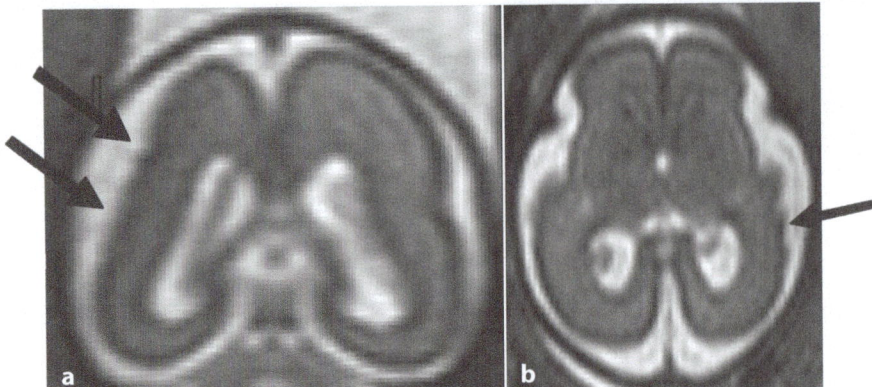

**Fig. 13.1** Sezioni coronale (**a**) e assiale (**b**) T2 in feto di ventiquattro settimane di gestazione, con riduzione di volume parenchimale temporo-parietale unilaterale, con irregolarità di tipo verrucoso del profilo della rima corticale, come da probabile polimicrogiria in fase di sviluppo (*frecce*). Si nota bene la differenza in tutti questi aspetti anomali rispetto all'emisfero controlaterale preservato

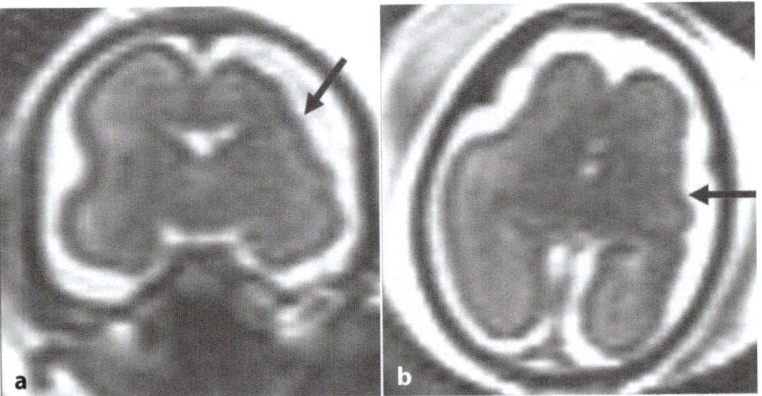

**Fig. 13.2** Sezioni coronale (**a**) e assiale (**b**) T2 in feto di ventuno settimane di gestazione, con microcefalia globale, riduzione di volume dell'emisfero sinistro, con scomparsa della normale stratificazione mantellare e irregolarità di tipo verrucoso-seghettato del profilo della rima corticale, come da probabile vasta polimicrogiria in fase di sviluppo (*frecce*). Si nota bene la differenza in tutti questi aspetti anomali rispetto all'emisfero controlaterale preservato

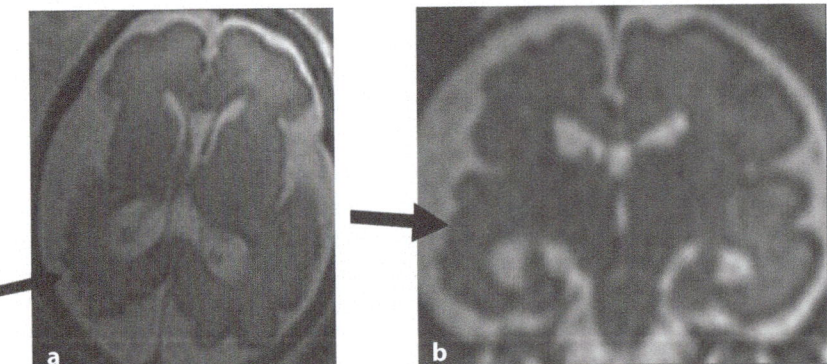

**Fig. 13.3** Sezioni assiale (**a**) e coronale (**b**) T2 in feto di trentatrè settimane di gestazione, con infezione da citomegalovirus; irregolari giri corticali in un emisfero parzialmente atrofico (*frecce*), in particolar modo se si esegue raffronto con il lato opposto

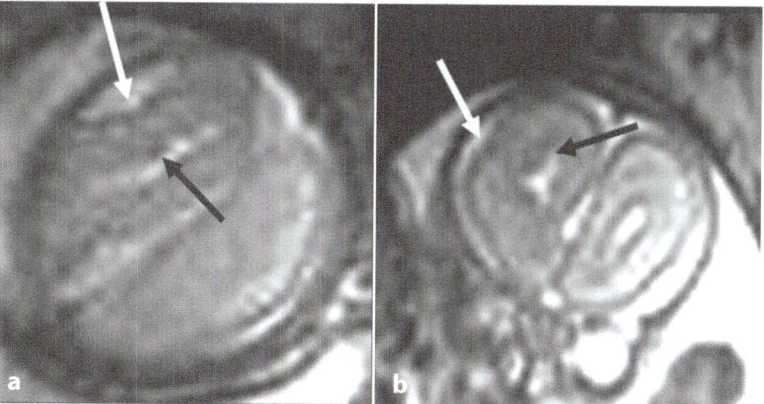

**Fig. 13.4** Sezioni assiale (**a**) e coronale (**b**) T2 in feto di ventidue settimane di gestazione, con agenesia completa del corpo calloso, noduli eterotopici subependimali (*frecce nere*) e irregolarità di tipo verrucoso-seghettato del profilo della rima corticale unilateralmente (*frecce bianche*), come da probabile polimicrogiria in fase di sviluppo. Essendo un feto femmina, vi è la forte probabilità di sindrome di Aicardi

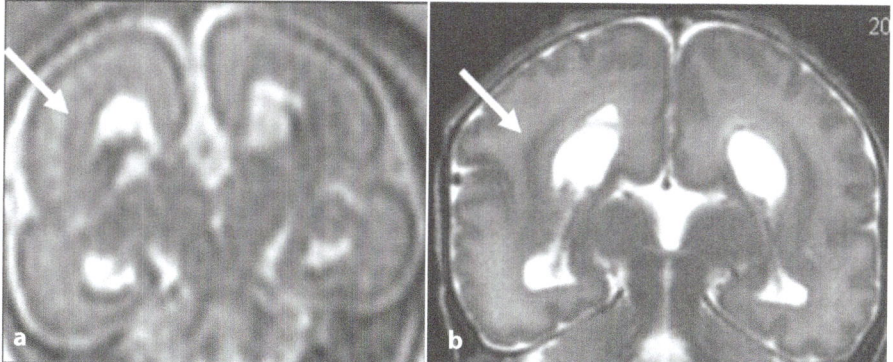

**Fig. 13.5** Sezioni coronali (**a**, **b**) T2 da studio fetale in feto di 29 settimane di gestazione e dal controllo neonatale rispettivamente. Agenesia completa del corpo calloso, associata ad anomalia conformazionale cerebrale generale con scarsa opercolarizzazione (opercoli poco profondi e sviluppati), con eterotopie a banda periventricolari (*frecce*)

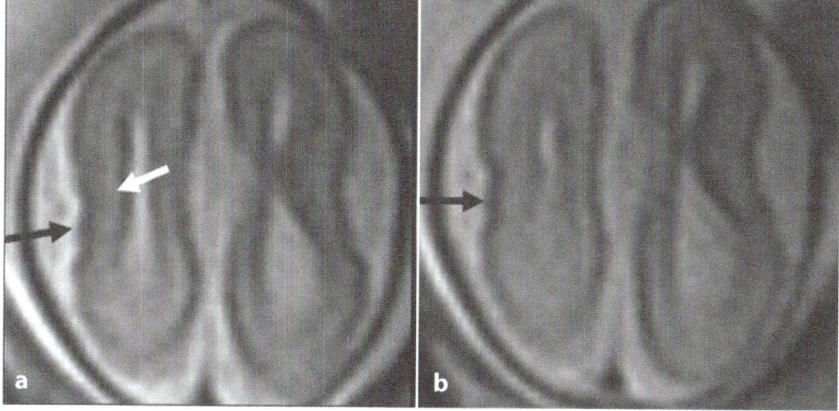

**Fig. 13.6** Sezioni assiali (**a**, **b**) T2 in feto di ventidue settimane di gestazione, con agenesia completa del corpo calloso, con scomparsa della normale stratificazione mantellare (*freccia bianca*), sita al di sotto dell'irregolarità di tipo verrucoso-seghettato del profilo della rima corticale (*frecce nere*) unilateralmente

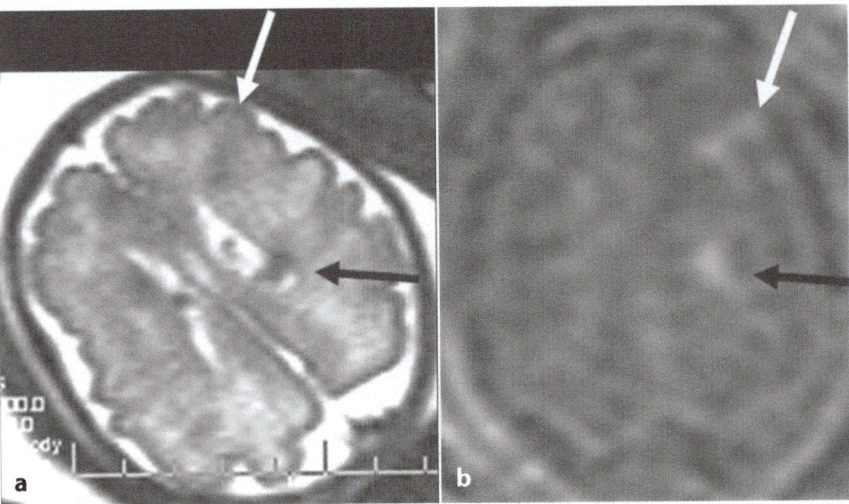

**Fig. 13.7** Sezioni assiale T2 (**a**) e assiale T1 (**b**) in feto di trenta settimane di gestazione, con rabdomioma cardiaco all'ecografia e sclerosi tuberosa; i noduli subependimali ipointensi in T2 e iperintensi in T1 sono ben riconoscibili (*frecce nere*), un tubero corticale con componente cellulare anomala transmatellare ipointensa in T2 e iperintensa in T1 è anch'esso ben evidenziabile (*frecce bianche*)

infiammatori, che hanno accompagnato lo sviluppo della sovrastante anomalia di girazione (Fig. 13.6).

### 13.3    Anomalie cerebrali associate

È molto frequente rinvenire anomalie associate a quelle della girazione corticale, molte delle quali sono già visibili all'ecografia (agenesia totale o parziale del corpo calloso, del setto pellucido, iperecogencità parenchimali da necrosi tessutale, atrofia di un lobo cerebrale, ventricolomegalie mono- o bilaterali, microcefalie, macrocefalie, ipoplasia cerebellare ecc). Peraltro, tale alta frequenza di riscontro di anomalie associate è verosimilmente dovuta all'esecuzione della RMF in seguito all'indicazione di diagnosi ecografica patologica. Allo stesso modo, di fronte a una patologia cerebrale ecografica o nei casi di sospetto di un quadro sindromico, è opportuno prendere in considerazione un'attenta indagine di RMF, al fine di individuare eventuali alterazioni corticali associate.

### 13.4    Sclerosi tuberosa

Le anomalie corticali associate a sclerosi tuberosa (tuberi corticali, ma anche noduli periventricolari) meritano una menzione a parte [6]: è possibile evidenziarle con RMF in feti in genere portatori di rabdomioma cardiaco diagnosticato all'ecografia; tuttavia, l'accuratezza diagnostica della RMF è ancora lontana dall'essere quantificata. L'affidabilità diagnostica è probabilmente buona dopo la 26ª-27ª settimana gestazionale (Fig. 13.7), ma è scarsamente attendibile prima della 25ª settimana.

### 13.5    Schizencefalia

Le caratteristiche tipiche di alcuni quadri di anomalie del mantello corticale, quali ad esempio la schizencefalia, sono già evidenziabili all'esame ecografico: nel caso della schizencefalia la soluzione di continuità a tutto spessore del parenchima. Tuttavia, la RMF

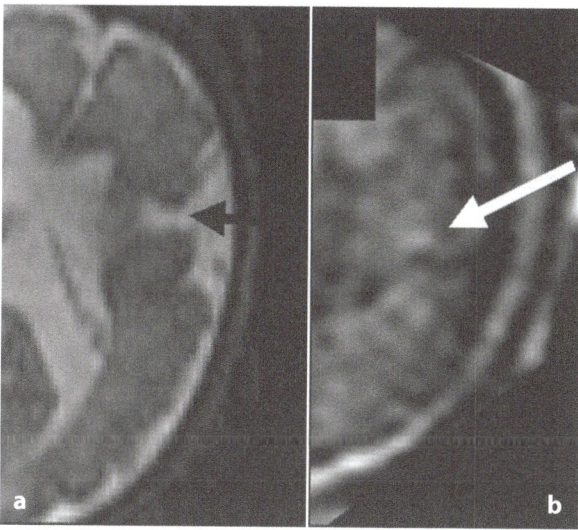

**Fig. 13.8** Sezioni assiale T2 (**a**) e assiale T1 (**b**) in feto di trentadue settimane di gestazione, con schizencefalia a labbra aperte frontale (*freccia nera*); strie iperintense in T1 lungo i margini della schizencefalia, a indicarne l'origine clastica con esiti di necrosi e gliosi (*freccia bianca*)

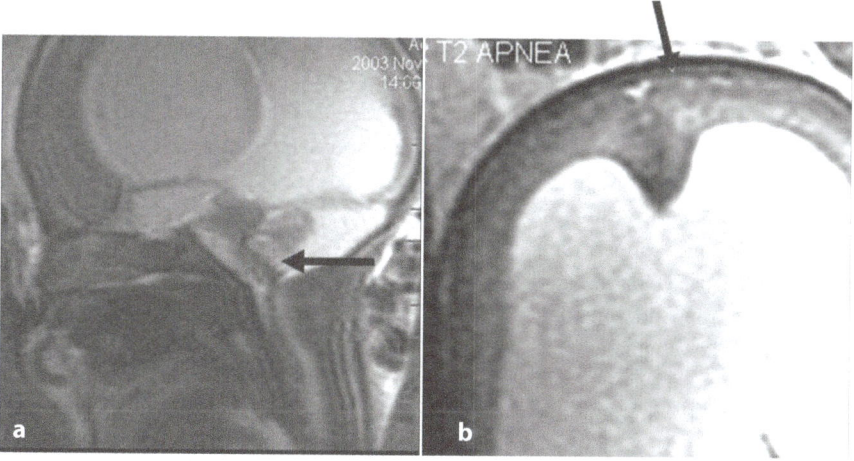

**Fig. 13.9** Sezioni sagittale (**a**) e assiale (**b**) T2 in feto di trentadue settimane di gestazione, con marcata ventricolomegalia, displasia a *kinking* del tronco cerebrale (**a**, *freccia nera*), fine irregolarità di tipo ad "acciottolato" del profilo corticale (**b**, *freccia nera*). Quadro compatibile con sindrome di Walker-Warburg

può aggiungere particolari, quali le alterazioni di segnale adiacenti, segno di necrosi o gliosi, a dimostrazione del frequente carattere postlesionale della schizencefalia stessa (Fig. 13.8).

## 13.6  Muscle-eye-brain diseases

La diagnosi della classe di anomalie corticali di tipo ad "acciottolato", proprie delle sindromi *muscle-eye-brain disease*, è molto difficile prima della 26ª-27ª settimana gestazionale, in quanto non vi sono dati sulla diretta visualizzazione di tale caratteristica malformazione, che è invece identificabile successivamente a tarda gravidanza [7]. Tuttavia, in fase precoce, l'evidenziazione di displasia a *kinking* del tronco cerebrale può far insorgere il sospetto di tali sindromi (Fig. 13.9).

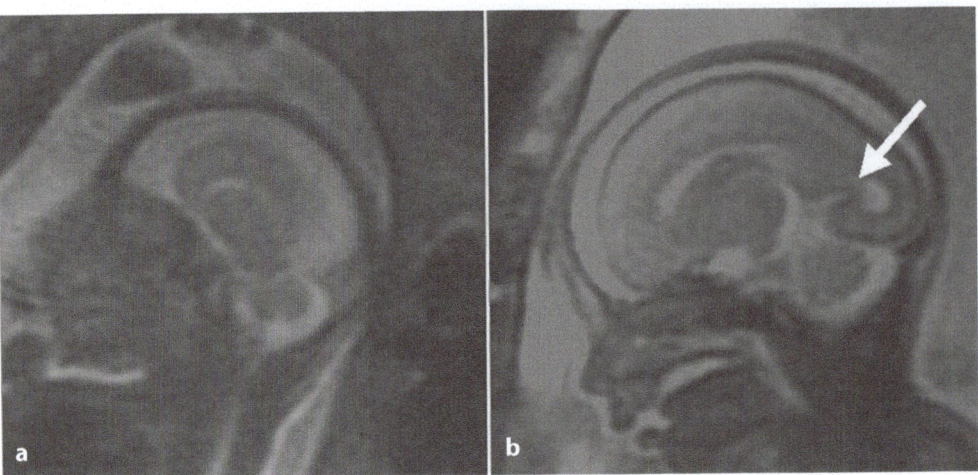

**Fig. 13.10** Sezioni sagittali T2 in feto microcefalico-lissencefalico di ventitrè settimane di gestazione (**a**), confrontato con feto normale di pari età (**b**), in cui il solco parieto-occipitale, uno dei più precoci a formarsi, è ben visibile (*freccia*)

## 13.7    Oligogirie-lissencefalie

Una menzione particolare meritano le anomalie corticali facenti parte delle cosiddette oligogirie-lissencefalie. Dopo la 26ª settimana di gestazione, quando solcazione e girazione sono ormai sostanziali, la diagnosi di oligogiria o lissencefalia è relativamente agevole, data la riduzione del numero e della profondità dei solchi stessi o addirittura la loro assenza. In questi casi spesso la diagnosi è già ecografia: la RMF può aggiungere dettagli, benchè importanti, quali la presenza di eterotopie a banda o cosiddette "doppie cortecce". Tuttavia, prima della 25ª settimana gestazionale la diagnosi certa di oligogiria-lissencefalia può essere molto difficile, a meno che con ci si trovi, ad esempio, di fronte a una marcata microcefalia con scarsa o assente formazione degli opercoli frontali (opercolarizzazione); a volte, inoltre, l'analisi della presenza o meno del solco parieto-occipitale (uno dei più precoci a formarsi fisiologicamente), può essere di aiuto in tal senso (Fig. 13.10). È comunque buona norma operare un attento raffronto con le immagini di feto normale di pari età. La diagnosi molto precoce, attorno alla 20ª settimana gestazionale, rappresenta una notevole sfida diagnostica, anche perchè spesso l'indicazione alla RMF non è basata su un sospetto ecografico, bensì sull'anamnesi di precedente gravidanza con feto affetto da oligogiria-lissencefalia.

## Bibliografia

1. Barkovich AJ, Kuzniecky R., Jackson GD et al (2001) Classification system for malformations of cortical development. Update 2001. Neurology 57:2168-2178
2. Righini A, Zirpoli S, Parazzini C et al (2006) Hippocampal infolding angle changes during brain development assessed by prenatal MR imaging. AJNR Am J Neuroradiol 27:2093-2097
3. Righini A, Zirpoli S, Mrakic F et al (2004) Early prenatal MRI diagnosis of polymicrogyria: case report. AJNR Am J Neuroradiol 25:343-346
4. Girard N, Raybaud C, Gambarelli D, Figarella-Branger D (2001) Fetal brain MR imaging. Magn Reson Imaging Clin N Am 9:19-56
5. Delle Urban LA, Righini A, Rustico M et al (2004) Prenatal ultrasound detection of bilateral focal polymicrogyria. Prenat Diagn 24:808-811
6. Levine D, Barnes P, Korf B, Edelman R (2000) Tuberous sclerosis in the fetus: second-trimester diagnosis of subependymal tubers with ultrafast mr imaging. AJR Am J Roentgenol 175:1067-1069
7. Huppert BJ, Brandt KR, Ramin KD, King BF (1999) Single-shot fast spin-echo MR imaging of the fetus: a pictorial essay. Radiographics 19:215-227

# Sistema nervoso centrale: patologie della linea mediana

# 14

Chiara Doneda, Fabio Triulzi

---

**Parole chiave**

Oloprosencefalia • Anomalie del setto pellucido • Displasia setto-ottica • Agenesia/ipoplasia del corpo calloso • Lipoma del corpo calloso

---

La Risonanza Magnetica (RM) fetale è ormai considerata un'indagine di II-III livello, complementare all'ecografia, per l'identificazione di diverse anomalie strutturali congenite e acquisite dell'encefalo fetale, comprese quelle a carico della linea mediana [1, 2].

Mediante RM, il corpo calloso è ben visibile in tutti piani, meglio valutato sull'immagine sagittale mediana dove se ne possono osservare la morfologia, lo spessore e la lunghezza. È ben riconoscibile anche il cavo del setto pellucido, delimitato lateralmente dai due foglietti. Questi ultimi terminano inferiormente nel fornice, facilmente identificabile sul piano coronale e su quello sagittale, inferiormente al corpo calloso. Caudalmente e posteriormente ai fornici si riconosce il terzo ventricolo. Sulla linea mediana si può facilmente identificare in tutti i piani il chiasma ottico e, subito inferiormente a esso, il peduncolo ipofisario (Fig. 14.1). È possibile stabilire la presenza o assenza di queste ultime due strutture anche con l'utilizzo di sequenze che aumentano il contrasto tra gli spazi cisternali e gli elementi nervosi come le sequenze *balanced*; non è però valutabile in modo certo

il loro spessore, a causa dei limiti di risoluzione spaziale della tecnica.

Le patologie della linea mediana possono essere suddivise in due grossi capitoli:
- oloprosencefalia/assenza del setto pellucido;
- disgenesia del corpo calloso.

## 14.1 Oloprosencefalia e assenza del setto pellucido

### 14.1.1 Oloprosencefalia

Il termine "oloprosencefalia" si riferisce a un vasto gruppo di malformazioni cerebrali con una comune embriogenesi, con incompleta separazione del prosencefalo in emisfero destro e sinistro. Può presentarsi isolata o nel contesto di svariati quadri sindromici. Se ne riconoscono tre forme principali [3]:
- oloprosencefalia lobare (ventricoli laterali separati);
- oloprosencefalia semilobare (ventricoli laterali parzialmente separati);
- oloprosencefalia alobare (ventricoli laterali fusi a formare un unico ventricolo).

Vi è inoltre una quarta forma di fusione interemisferica, chiamata sintelencefalia, che coinvolge i lobi parietale e frontale e che sembra avere differente origine embriologica [2].

Il contributo della RM nei casi di oloprosencefalia è generalmente modesto, essendo i

C. Doneda (✉)
UOC di Radiologia e Neuroradiologia Pediatrica
Ospedale dei Bambini V. Buzzi, ICP
Milano
e-mail: chiara.doneda@icp.mi.it

C. Fonda, L. Manganaro, F. Triulzi (a cura di), *RM fetale*,
DOI: 10.1007/978-88-470-1408-4_14, © Springer-Verlag Italia 2013

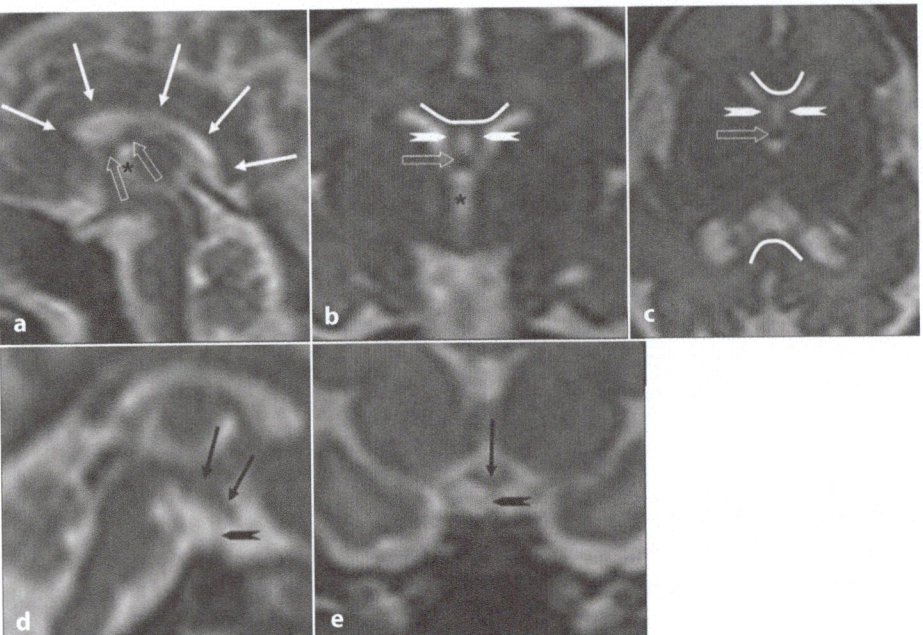

**Fig. 14.1** Anatomia delle strutture della linea mediana. **a-c** Immagini sagittale, coronale e assiale, pesate in T2: corpo calloso (*frecce bianche*); foglietti del setto pellucido (*teste di freccia*); fornice (*frecce vuote*); terzo ventricolo (*asterisco*). **d, e** Immagini sagittale e coronale, pesate in T2: chiasma (*frecce*), peduncolo ipofisario (*testa di freccia*)

casi conclamati ben diagnosticabili anche mediante ecografia. Il contributo della RM può invece risultare fondamentale nei casi più subdoli di oloprosencefalia lobare e sintelencefalia [4]. Ad esempio, non sempre è semplice distinguere chiaramente una forma frusta di oloprosencefalia da una microcefalia vera (Fig. 14.2) o identificare una piccola fusione dei lobi frontali (Fig. 14.3). L'indagine RM fetale è quindi indicata nei casi in cui all'ecografia siano presenti anomalie come l'ipotelorismo e la labiopalatoschisi: in questi casi è importante acquisire immagini coronali anche a livello delle porzioni più anteriori degli emisferi. Come accade anche per altre patologie, il contributo della RM è anche quello di rilevare eventuali anomalie associate, come quelle corticali focali e della fossa cranica posteriore.

### 14.1.2 Assenza del setto pellucido

Nei casi di mancata visualizzazione dei foglietti del setto pellucido all'indagine eco-grafica, la RM è in grado di confermare l'assenza di tali strutture, generalmente ben apprezzabili in tutti i piani, soprattutto quando si utilizzano le sequenze *balanced*; la dislocazione inferiore dei fornici, che deriva dalla mancanza del setto pellucido, è inoltre meglio apprezzabile mediante RM, con l'acquisizione di sequenze sul piano sagittale [4]. Il ruolo della RM fetale, tuttavia, risiede soprattutto nella ricerca degli elementi che consentono di determinare la natura dell'alterazione e nella diagnosi di eventuali anomalie associate.

L'assenza del setto pellucido può essere acquisita, per rottura dei foglietti, ad esempio in seguito all'instaurarsi di idrocefalo (Fig. 14.4) [5] a causa di un'emorragia endoventricolare o di un processo infettivo. Può essere altrimenti di natura malformativa: in questo caso può rientrare nello spettro dell'oloprosencefalia, si può osservare nell'ambito della displasia setto-ottica [6] oppure nei quadri di polimicrogiria-schizencefalia [7].

In realtà, non sempre è così semplice stabilire la natura lesionale o malformativa

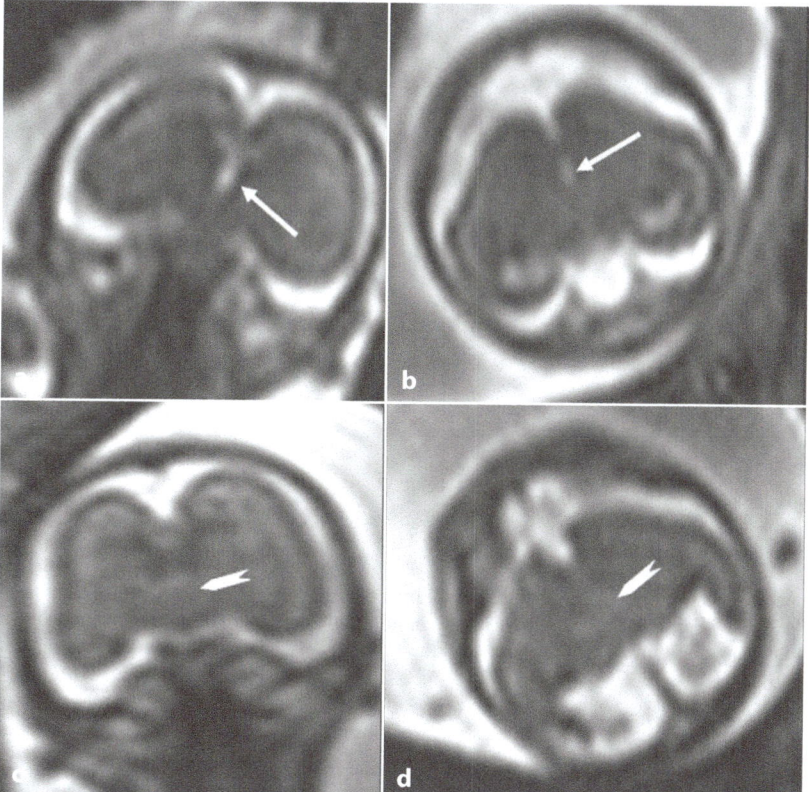

**Fig. 14.2 a, b** Microcefalia vera in un feto di 21 settimane; immagini coronale e assiale pesate in T2. **c, d** Oloprosencefalia lobare in un feto di 22 settimane; immagini coronale e assiale pesate in T2. In entrambi i casi i corni frontali dei ventricoli laterali sono difficilmente riconoscibili e si apprezza una relativa marcata riduzione di volume dei lobi frontali. L'immagine iperintensa mediana del terzo ventricolo (*frecce*) e l'aspetto mal definito della regione dei nuclei della base (*teste di freccia*) rappresentano gli elementi di diagnosi differenziale

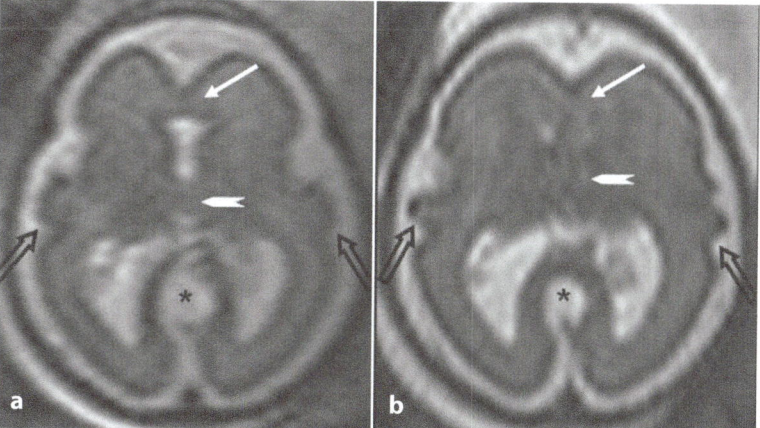

**Fig. 14.3** Oloprosenceflia semilobare in un feto di 26 settimane. **a, b** Le immagini assiali pesate in T2 mostrano l'a-nomala anatomia dei lobi frontali che sono fusi tra loro (*frecce bianche*); i corni frontali dei ventricoli laterali non sono riconoscibili e i nuclei della base non appaiono chiaramente separati fra loro (*teste di freccia*). Sono presenti inoltre una cisti interemisferica posteriore (*asterischi*) e un'irregolarità del profilo corticale in regione fronto-insulare bilate-rale (*frecce vuote*)

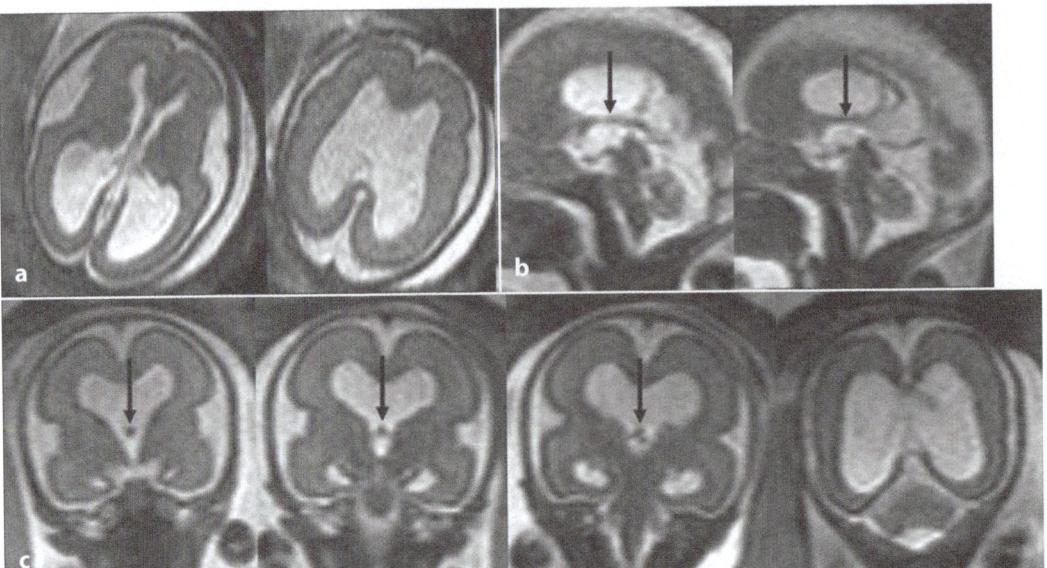

**Fig. 14.4** Assenza del setto pellucido in un feto di 26 settimane con idrocefalo triventricolare. **a** Le immagini assiali pesate in T2 mostrano la dilatazione ventricolare e l'assenza dei foglietti del setto pellucido. **b, c** Le immagini sagittali e coronali pesate in T2 mostrano che il fornice (*frecce*), mancando i foglietti del setto pellucido che normalmente lo sorreggono, risulta dislocato inferiormente

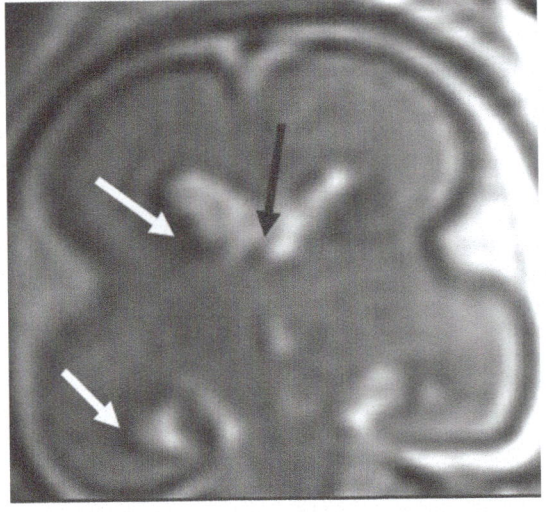

**Fig. 14.5** Agenesia parziale di un foglietto del setto pellucido (*freccia nera*) in un feto di 22 settimane con emorragia endoventricolare di I grado. Si notino i depositi emosiderinici lungo il margine ependimale del ventricolo coinvolto (*frecce bianche*) e l'asimmetria dei corni frontali per maggior ampiezza dal lato dell'emorragia

dell'anomalia. Per orientarsi è possibile considerare alcuni indizi: nei casi di natura lesionale, infatti, spesso l'agenesia del setto è parziale, può essere assente uno solo dei due foglietti e si associano generalmente ventricolomegalia e depositi emosiderinici lungo il margine ventricolare (Fig. 14.5). L'acquisizione di immagini pesate in T1 può essere

quindi d'aiuto, poiché mette in evidenza l'eventuale presenza di prodotti di degradazione dell'emoglobina e consente di rilevare i segni della necrosi parenchimale, come accade ad esempio nei casi di infezione con lesioni destruenti (Fig. 14.6).

Un altro problema ancora aperto e di difficile risoluzione è quello della definizione

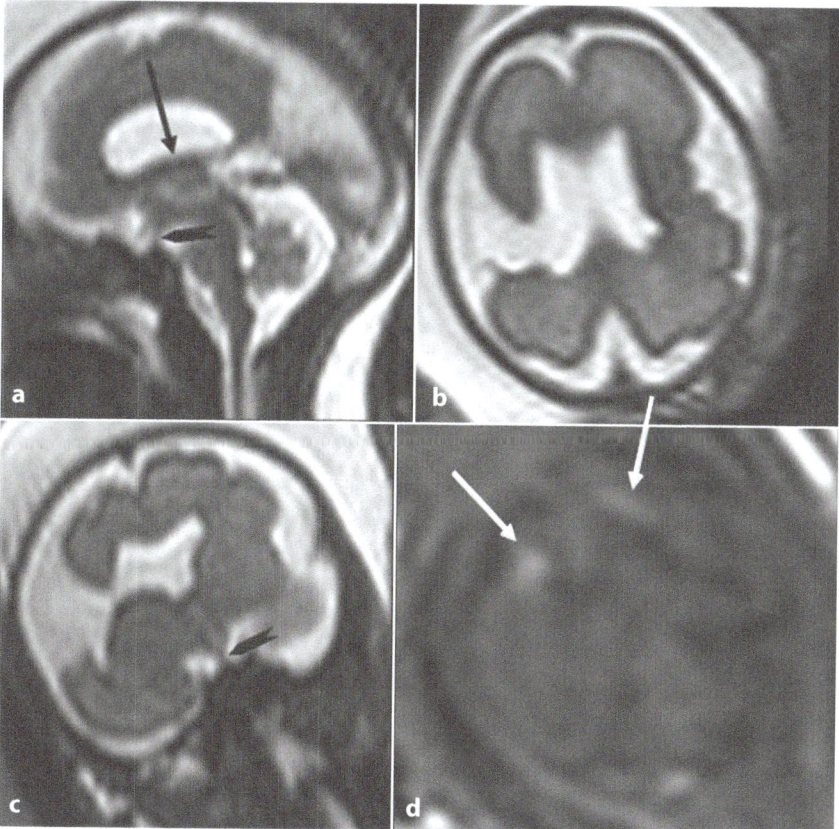

**Fig. 14.6** Infezione da varicella in un feto di 24 settimane. **a** L'immagine sagittale pesata in T2 mostra la dislocazione inferiore del fornice (*freccia*). **b, c** Le immagini assiale e coronale pesate in T2 mostrano l'assenza del setto pellucido, la soluzione di continuità del parenchima cerebrale fronto-parietale da un lato e l'estremo assottigliamento parenchimale controlaterale. **d** Immagine coronale pesata in T1 nella quale si rileva iperintensità di segnale in corrispondenza delle alterazioni parenchimali (*frecce*), che ne suggerisce la natura necrotica e consente pertanto di escludere una schizencefalia su base malformativa. Si noti che il peduncolo ipofisario è riconoscibile nelle immagini pesate in T2, sia sagittali (**a**) sia coronali (**c**) (*teste di freccia*)

della prognosi, che dipende principalmente dalla natura dell'alterazione e dalla presenza di anomalie associate; si può rilevare infatti un'agenesia isolata del setto pellucido (Fig. 14.7), come forma lieve nello spettro dell'oloprosencefalia, o possono presentarsi anomalie associate come malformazioni corticali monolaterali (Figg. 14.8, 14.9) o bilaterali, anomalie della ghiandola ipofisaria e agenesia parziale o completa del corpo calloso.

## 14.2  Disgenesia del corpo calloso

Le anomalie del corpo calloso hanno una prevalenza dello 0,3-0,7% nella popolazione generale e del 2-3% tra i pazienti affetti da ritardo dello sviluppo. Le anomalie del corpo calloso possono essere associate ad altri aspetti malformativi cerebrali ed extracerebrali, includendo almeno 46 sindromi malformative e disordini metabolici [8].

### 14.2.1  Agenesia/ipogenesia del corpo calloso

L'agenesia del corpo calloso è un'anomalia relativamente frequente, a prevalenza non nota, anche perché può essere completamente asintomatica. Rappresenta il 2-5% circa delle anomalie del Sistema Nervoso Centrale (SNC)

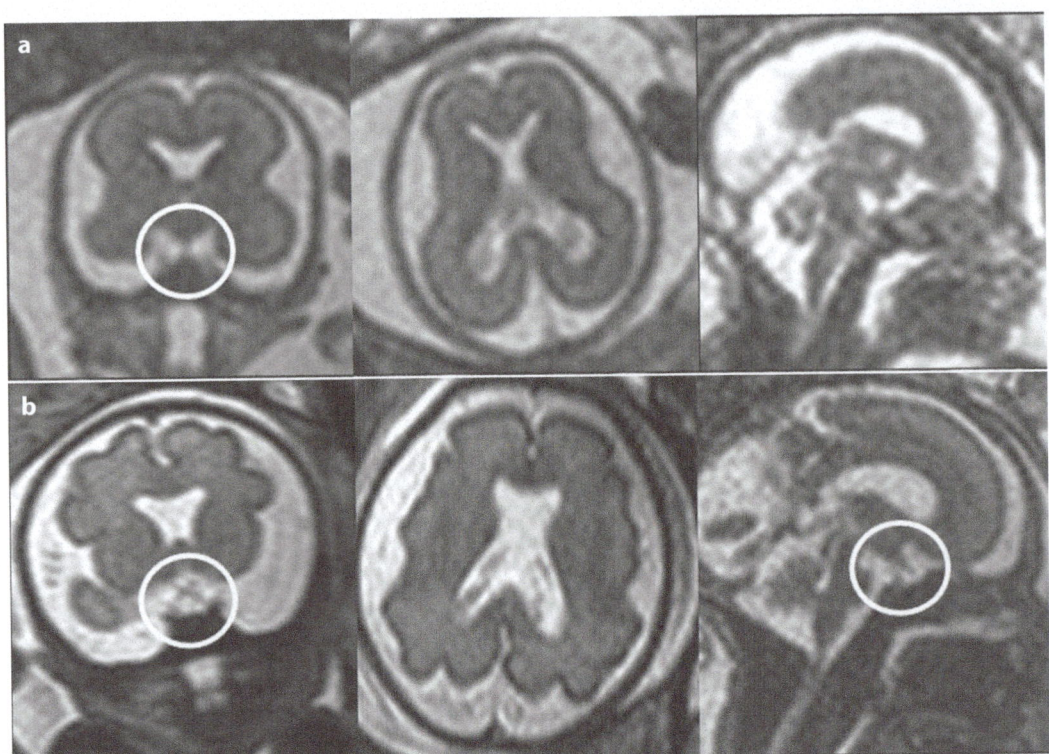

**Fig. 14.7** Agenesia isolata del setto pellucido. **a** Immagini coronali, assiali e sagittali pesate in T2 in un feto di 21 settimane, mostrano l'assenza dei foglietti del setto pellucido senza evidenza di ulteriori anomalie associate. **b** Immagini coronali, assiali e sagittali pesate in T2 relative al medesimo feto a 29 settimane di gestazione, confermano che l'agenesia è apparentemente isolata. Si noti che il chiasma ottico e il peduncolo ipofisario sono riconoscibili, seppur non sia possibile esprimere un giudizio sul loro spessore (*cerchi bianchi*)

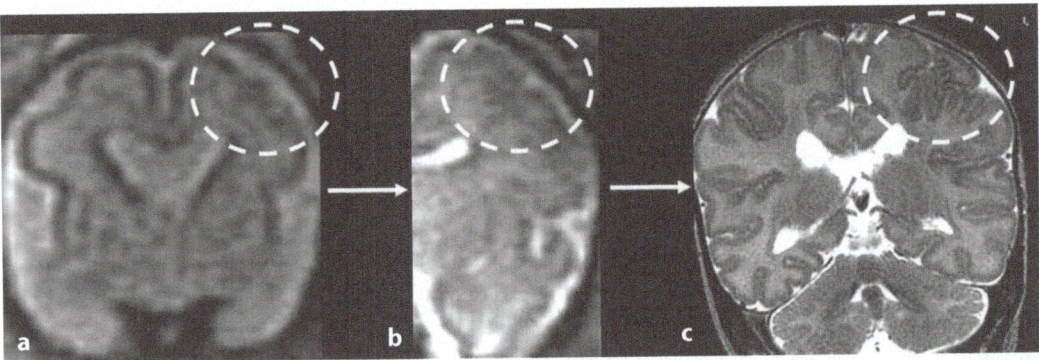

**Fig. 14.8** Agenesia del setto pellucido con malformazione corticale associata. **a-c** Immagini coronali pesate in T2 acquisite rispettivamente a 21 settimane, a 29 settimane di gestazione e in epoca neonatale, mostrano l'assenza del setto pellucido e l'irregolarità del profilo corticale, con presenza di solchi invaginati anomali (*cerchi tratteggiati*)

rilevate con l'ecografia prenatale e il 50% circa della anomalie della linea mediana [9].

La RM ha il ruolo di confermare o smentire l'agenesia del corpo calloso nei casi in cui l'ecografia risulti limitata da fattori tecnici quali la sfavorevole posizione della testa fetale o l'*habitus* materno, di distinguere tra agenesia completa e parziale e di rilevare eventuali ano-

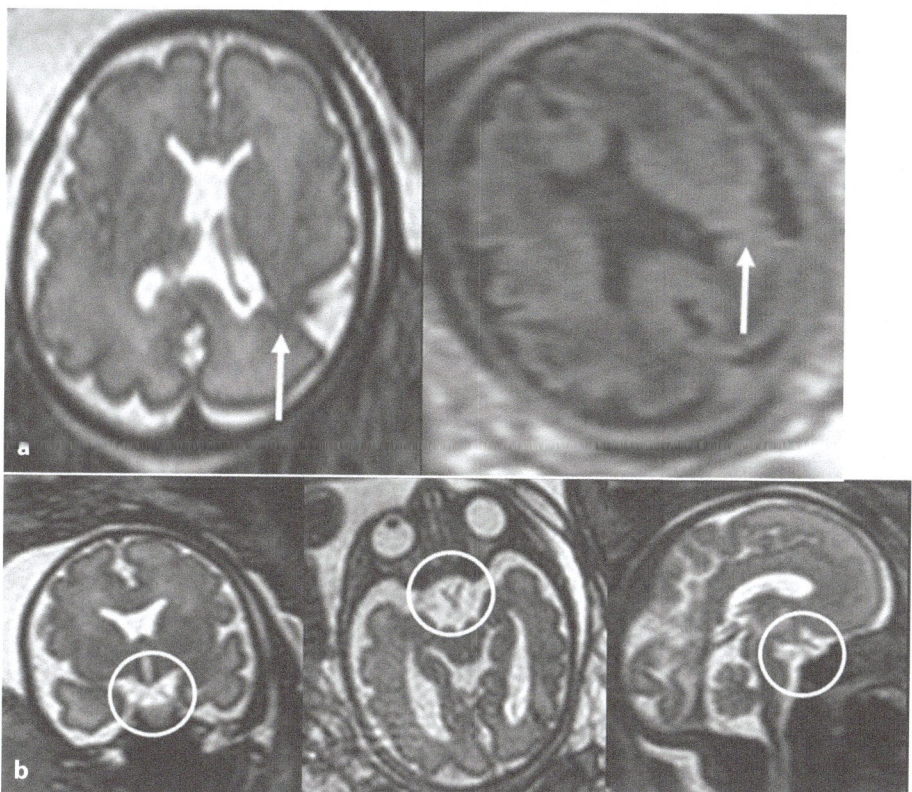

**Fig. 14.9** Agenesia del setto pellucido e schizencefalia monolaterale in un feto di 33 settimane. **a** Immagini assiali pesate in T2 e FLAIR, mostrano l'agenesia del setto pellucido e la presenza di una schizencefalia a labbra chiuse in sede parietale unilaterale (*frecce*). **b** Immagini coronale, assiale e sagittale pesate in T2 mostrano come il chiasma otti-co, i nervi ottici e il peduncolo ipofisario siano riconoscibili in tutti i piani (*cerchi*)

malie associate. La diagnosi di agenesia com-pleta isolata del corpo calloso è cruciale dal punto di vista prognostico, poiché la prognosi è buona in più del 50% dei casi, mentre è ricono-sciuto che la presenza di anomalie del SNC associate sia un fattore sfavorevole [10]; queste ultime si presentano con una frequenza variabi-le, nelle diverse coorti studiate, tra il 21 e il 93% dei casi [11]. Nel sospetto ecografico di agenesia del corpo calloso, la valutazione eco-grafica dei restanti distretti anatomici, le inda-gini infettivologiche ed eventualmente quelle genetiche possono già aiutare il ginecologo a comprendere meglio il quadro.

Come per l'ecografia, la diagnosi di agene-sia del corpo calloso in RM fetale si avvale di segni diretti (mancata visualizzazione di parte o dell'intero corpo calloso) e indiretti (assenza del setto pellucido, ampliamento degli atri e dei corni occipitali dei ventricoli laterali, paralleli-smo dei ventricoli laterali, concavità interna ed eccessiva distanza tra i corni frontali, disposi-zione radiale dei solchi sulla superficie mesiale degli emisferi) (Fig. 14.10).

Il segno diretto è generalmente di facile identificazione, ad eccezione dei casi di estre-mo idrocefalo in cui è difficile stabilire se il corpo calloso sia assente oppure molto assot-tigliato a causa della distensione ventricolare; in queste situazioni possono non essere apprezzabili anche alcuni segni indiretti, quali il parallelismo dei ventricoli laterali e la con-cavità mesiale dei corni frontali, mascherati dall'ampliamento ventricolare. I segni indiret-ti non sono sempre presenti o compaiono sol-tanto a età gestazionale avanzata (ad esempio, la disposizione radiale dei solchi sulla super-ficie interna degli emisferi).

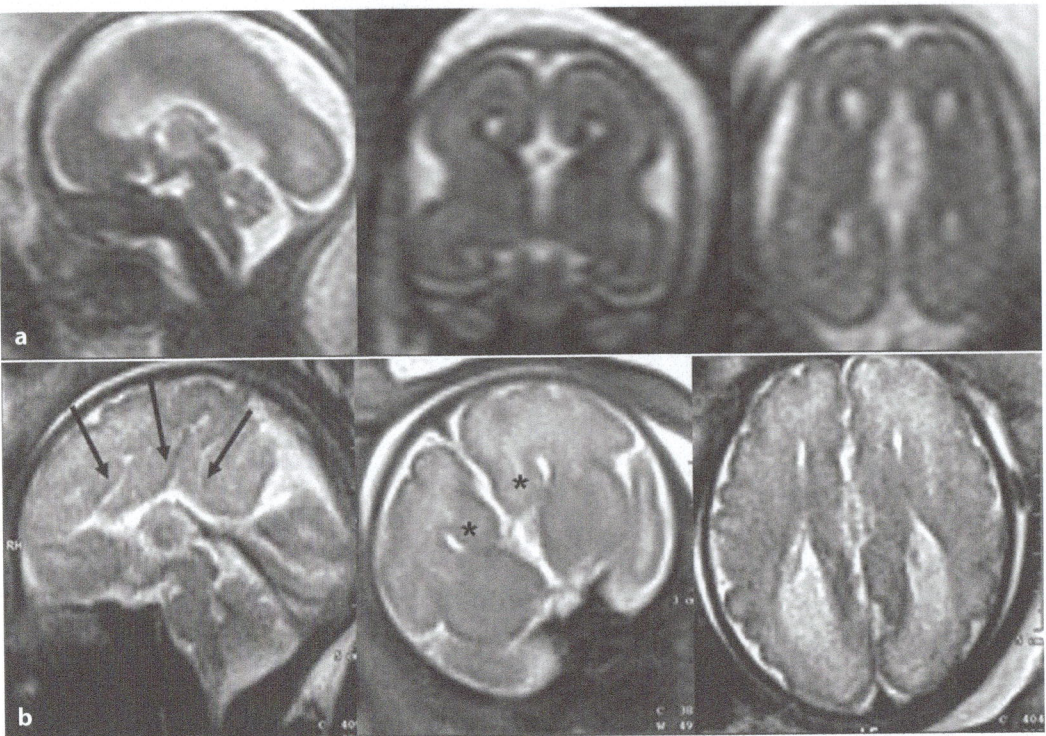

**Fig. 14.10** Agenesia completa isolata del corpo calloso. **a** Le immagini sagittale, coronale e assiale in un feto di 22 settimane mostrano l'assenza del corpo calloso e del setto pellucido, l'eccessiva distanza tra i corni frontali e l'aspetto parallelo dei ventricoli laterali. **b** Le immagini sagittale, coronale e assiale in un feto di 32 settimane mostrano, oltre ai segni già illustrati sopra, la disposizione radiale dei solchi sulla superficie emisferica mesiale (*frecce*), la concavità interna dei corni frontali (*asterischi*) e l'ampliamento posteriore dei ventricoli laterali

L'acquisizione di immagini multiplanari pesate in T2, anche a livello delle porzioni più anteriori degli emisferi, è di fondamentale importanza per individuare eventuali piccole immagini riferibili alla presenza di un corpo calloso disgenetico e per distinguerle dall'ipertrofia delle colonne anteriori del fornice, spesso presente nei casi di agenesia completa del corpo calloso (Fig. 14.11).

Nei casi di agenesia parziale/ipoplasia del corpo calloso, oltre alla valutazione qualitativa del corpo calloso nel piano sagittale, è possibile effettuare una misurazione della sua lunghezza e confrontarla con i parametri di riferimento riportati in letteratura (Fig. 14.12) [12]. Non esistono invece dati quantitativi di riferimento per quanto riguarda lo spessore del corpo calloso misurato in RM, che può essere quindi valutato solo qualitativamente (Fig. 14.13).

Nella ricerca delle anomalie associate è indiscusso il ruolo della RM fetale per la valutazione della rima corticale [4, 13], del segnale del parenchima cerebrale e di alcune strutture difficilmente valutabili mediante ecografia, come quelle della fossa cranica posteriore [14], le orbite e l'ipofisi. Tra le anomalie della fossa cranica posteriore si possono riscontrare, ad esempio, quelle nello spettro della malformazione di Dandy-Walker, l'ipoplasia del tronco e/o del cervelletto, la romboencefalosinapsi [2], la malformazione di Chiari II; tra quelle sovratentoriali, le anomalie dello sviluppo corticale sono di gran lunga le più frequenti (Fig. 14.14) [4], talora in concomitanza con la presenza di formazioni cistiche interemi-

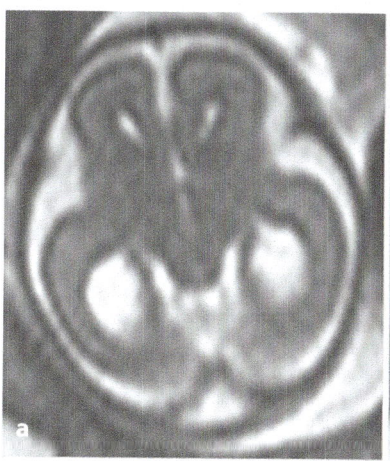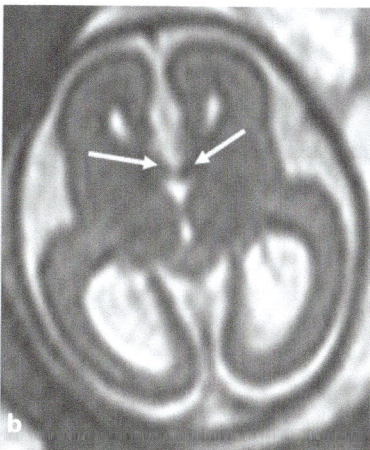

**Fig. 14.11** Agenesia completa isolata del corpo calloso in un feto di 22 settimane. **a** L'immagine assiale pesata in T2 mostra l'assenza del corpo calloso e il tipico aspetto ampliato posteriormente dei ventricoli laterali. **b** L'immagine assiale pesata in T2 mostra l'ipertrofia delle colonne anteriori del fornice (*frecce*)

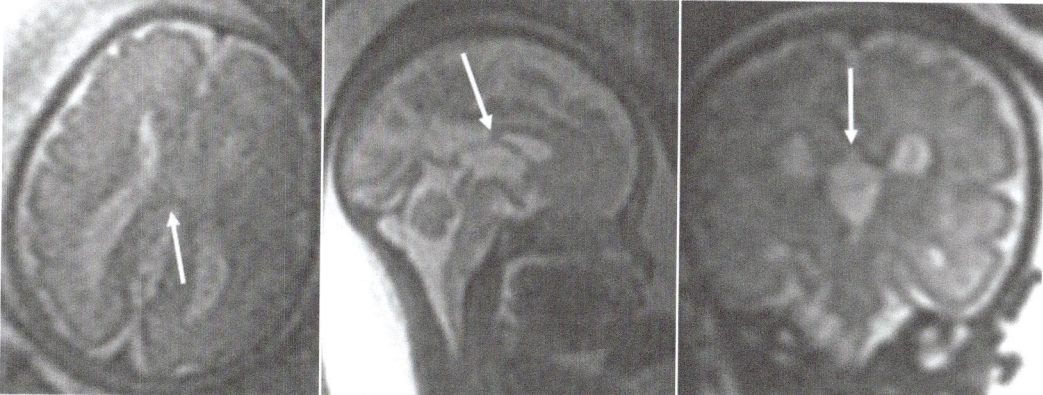

**Fig. 14.12** Agenesia parziale del corpo calloso in un feto di 29 settimane con delezione del braccio corto del cromosoma 13, impianto basso delle orecchie e ipertelorismo. Immagini assiale, sagittale e coronale pesate in T2 mostrano che il corpo calloso è più corto che di norma, con mancato riconoscimento della sua porzione posteriore (*frecce*); si noti l'anomala conformazione della porzione posteriore dei ventricoli laterali

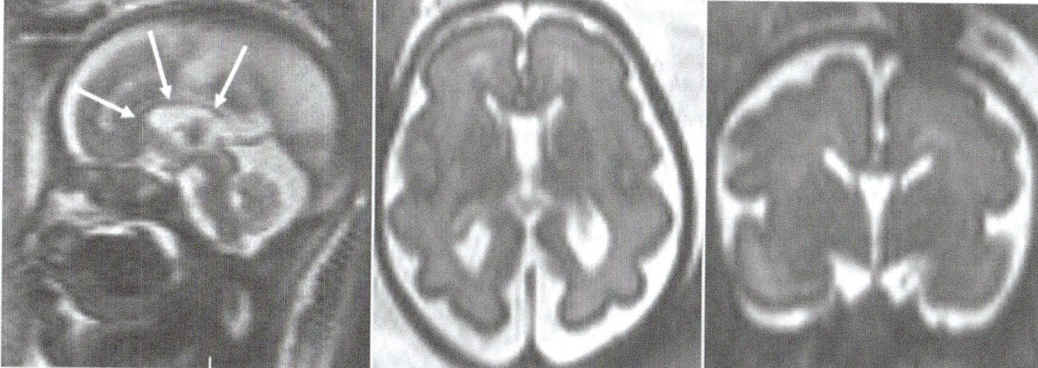

**Fig. 14.13** Ipoplasia del corpo calloso in un feto di 30 settimane con delezione del braccio corto del cromosoma 4, iposviluppo globale e anomalia cardiaca. Le immagini sagittale, assiale e coronale pesate in T2 mostrano che il corpo calloso è più sottile che di norma (*frecce*)

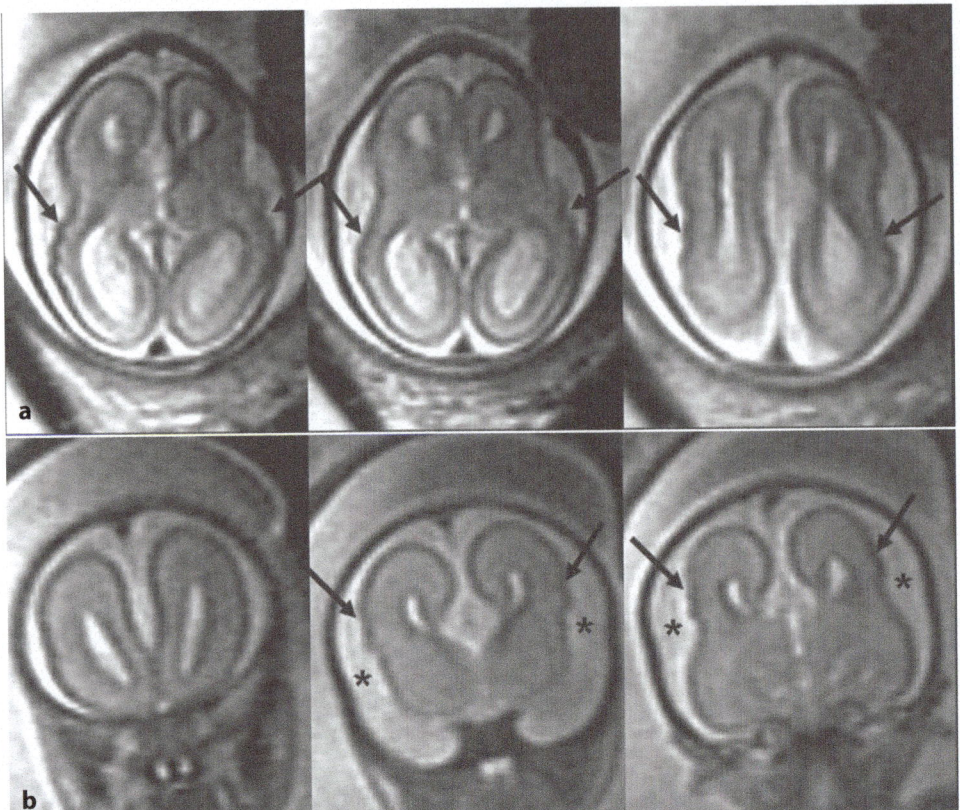

**Fig. 14.14** Agenesia completa del corpo calloso con malformazione corticale biopercolare associata in un feto di 23 settimane. **a, b** Le immagini assiali e coronali pesate in T2 mostrano la mancanza del corpo calloso con il tipico dimorfismo dei ventricoli laterali, ridotta opercolarizzazione (*asterischi*) e irregolarità "a dente di sega" del profilo corticale biopercolare (*frecce*)

sferiche di varia natura, in comunicazione o meno con il sistema ventricolare, uni- o multiloculari. Quando vi è quindi un riscontro ecografico di agenesia del corpo calloso e cisti, è importante ricercare con attenzione eventuali irregolarità del profilo corticale e del margine ependimale, soprattutto nei feti di sesso femminile, potendosi trattare di una sindrome di Aicardi; in questi casi è bene anche acquisire immagini pesate in T2 o *balanced* a livello delle orbite per rilevare l'eventuale presenza di un coloboma della testa del nervo ottico (Fig. 14.15).

## 14.3 Lipoma del corpo calloso

Il lipoma della regione del corpo calloso a livello della scissura interemisferica è un'entità rara, generalmente ben apprezzabile mediante ecografia. Alla presenza del lipoma, che può essere più o meno esteso, si associa spesso un'ipogenesia/agenesia del corpo calloso. Il ruolo della RM è, ancora una volta, quello di ricercare eventuali anomalie associate, per una miglior definizione della prognosi [4].

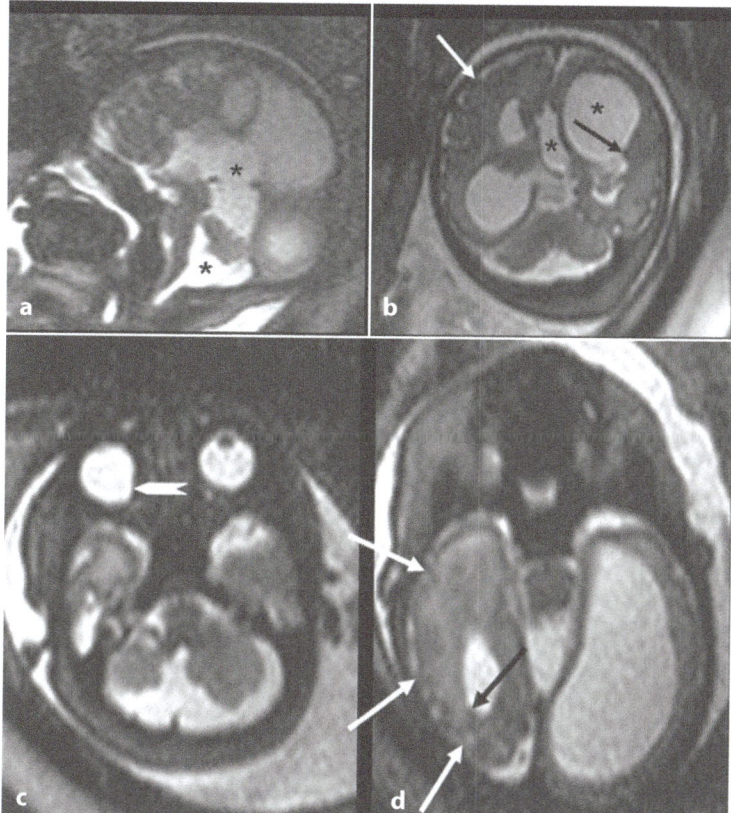

**Fig. 14.15** Sindrome di Aicardi in un feto femmina di 34 settimane. **a** L'immagine sagittale pesata in T2 mostra l'agenesia del corpo calloso e l'ampliamento cistico della cisterna della lamina quadrigemina e degli spazi liquorali caudalmente al verme cerebellare (*asterischi*). **b** L'immagine coronale pesata in T2 mostra il dimorfismo dei ventricoli laterali con formazione cistica a livello del erigono (*asterischi*), l'irregolarità del profilo corticale (*freccia bianca*) e del margine ependimale (*freccia nera*). **c, d** Le immagini assiali pesate in T2 a livello delle orbite e dei lobi temporali mostrano il difetto di chiusura posteriore del bulbo oculare (*testa di freccia*) e confermano l'irregolarità del profilo corticale (*frecce bianche*) e del margine ventricolare (*freccia nera*)

# Bibliografia

1. Guibaud L (2009) Contribution of fetal cerebral MRI for diagnosis of structural anomalies. Prenat Diagn 29:420-433
2. Dill P, Poretti A, Boltshauser E et al (2009) Fetal magnetic resonance imaging in midline malformations of the central nervous system and review of the literature. J Neuroradiol 36:138-146
3. Delezoide AL, Narcy F, Larroche JC (1990) Cerebral midline developmental anomalies: spectrum and associated features. Genet Couns 1:197-210
4. Garel C (ed) (2004) MRI of the fetal brain. Springer, Berlin-Heidelberg-New York
5. Barkovich AJ, Norman D (1988) Absence of the septum pellucidum: a useful sign in the diagnosis of congenital brain malformations. AJNR Am J Neuroradiol 9:1107-1114
6. Barkovich AJ, Fram EK, Norman D (1989) Septo-optic dysplasia: MR imaging. Radiology 171:189-192
7. Brodsky MC, Glasier CM, Pollock SC et al (1990) Optic nerve hypoplasia: identification by magnetic resonance imaging. Arch Ophthalmol 108:1562-1567
8. Mighell AS, Johnstone ED, Levene M (2009) Postnatal investigations: management and prognosis for fetuses with CNS anomalies identified in utero excluding neurosurgical problems. Prenat Diagn 29:442-449
9. Volpe P, Paladini D, Resta M et al (2006) Characteristics, associations and outcome of partial agenesis of the corpus callosum in the fetus. Ultrasound Obstet Gynecol 27:509-516
10. Tang PH, Bartha AI, Norton ME et al (2009) Agenesis of corpus callosum: an MR imaging analysis of associated abnormalities in the fetus. AJNR Am J Neuroradiol 30:257–263
11. Li Y, Estroff J, Khwaja O et al (2012) Callosal dysgenesis in fetuses with ventriculomegaly: levels of agreement between imaging modalities and postnatal outcome. Ultrasound Obstet Gynecol Epub ahead of print
12. Harreld JH, Bhore R, Chason DP et al (2011) Corpus callosum length by gestational age as evaluated by fetal MR imaging. AJNR Am J Neuroradiol 32:490-494
13. Righini A, Parazzini C, Doneda C et al (2012) Early formative stage of human focal cortical gyration anomalies: fetal MRI. AJR Am J Roentgenol 198:439-447
14. Adamsbaum C, Moutard ML, André C et al (2005) MRI of the fetal posterior fossa. Pediatr Radiol 35:124-140

# Sistema nervoso centrale: patologie della fossa cranica posteriore

# 15

Chiara Doneda, Fabio Triulzi

**Parole chiave**

Malformazione di Chiari II • Malformazione di Dandy-Walker • Agenesia/Ipoplasia cerebellare • Megacisterna magna • Romboencefalo-sinapsi • Sindrome di Joubert

## 15.1    Introduzione

Sebbene l'ecografia sia l'indagine di prima istanza nella valutazione delle anomalie della fossa cranica posteriore, la Risonanza Magnetica Fetale (RMF) rappresenta un utile complemento: ciò poiché offre una miglior risoluzione di contrasto e consente di ottenere immagini multiplanari che permettono di valutare il volume globale della fossa cranica posteriore, il tentorio cerebellare e la sua inserzione, la morfologia e la biometria del cervelletto, la morfologia del tronco encefalo e l'ampiezza degli spazi liquorali [1]. La RMF consente inoltre di ovviare al problema dell'ombra acustica legata alla progressiva ossificazione della teca e ai limiti dell'ecografia quando la posizione della testa fetale non consente di ottenere adeguate scansioni [2]. Inoltre, è indicata anche per la ricerca di anomalie sovratentoriali associate, che possono influenzare significativamente la prognosi [3]. Le anomalie della fossa cranica posteriore rilevabili in epoca prenatale comprendono la malformazione di Chiari II associata a difetti del tubo neurale, le anomalie "cistiche" (caratterizzate da ampliamento degli spazi liquorali sottotentoriali) e un gruppo eterogeneo di anomalie quali la romboencefalosinapsi, la romboencefaloschisi, le anomalie vascolari, le anomalie di segmentazione del tronco encefalo, dimorfismi della corteccia cerebellare e altre, nonché la patologia lesionale.

## 15.2    Malformazione di Chiari II

La malformazione di Chiari II rappresenta un importante segno indiretto di disrafismo aperto: la sua identificazione costituisce quindi un valido elemento di diagnosi differenziale tra difetti aperti e chiusi [4]. Secondo la teoria di McLone e Knepper, l'anomalia deriva da un difetto di neurulazione con conseguente mieloschisi e fuoriuscita di liquor; l'ipotensione liquorale che si instaura è responsabile della mancata distensione della vescicola romboencefalica, poiché vengono a mancare i meccanismi induttivi di pressione e volume sul mesenchima della fossa cranica posteriore. Questa risulta pertanto più piccola della norma e la sproporzione tra contenitore e contenuto determina l'erniazione del cervelletto e del tronco attraverso il forame occipitale (Fig. 15.1) [5]. Ecograficamente il cosiddetto *banana sign* permette nella maggior parte dei casi

C. Doneda (✉)
UOC di Radiologia e Neuroradiologia Pediatrica
Ospedale dei Bambini V. Buzzi, ICP
Milano
e-mail: chiara.doneda@icp.mi.it

C. Fonda, L. Manganaro, F. Triulzi (a cura di), *RM fetale*,
DOI: 10.1007/978-88-470-1408-4_15, © Springer-Verlag Italia 2013

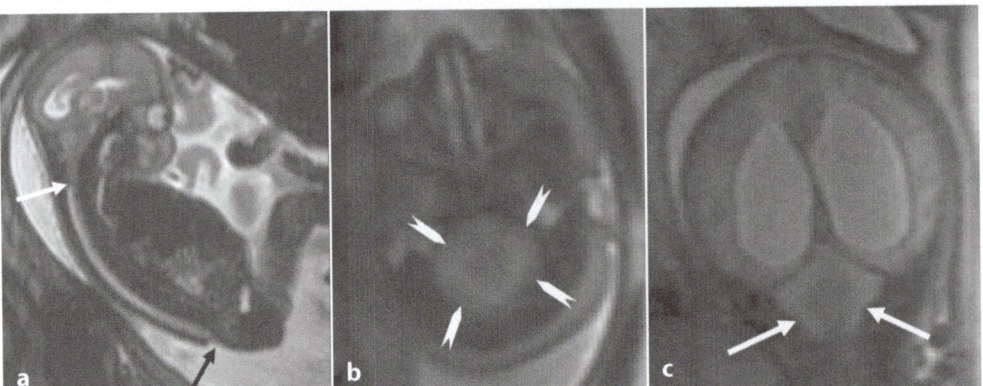

**Fig. 15.1** Malformazione di Chiari II associata a mielomeningocele in un feto di 21 settimane. **a-c** Le immagini sagittale, assiale e coronale pesate in T2 mostrano il disrafismo aperto (*freccia nera*), la riduzione di volume della fossa cranica posteriore con discesa del cervelletto e del tronco (*frecce bianche*), l'obliterazione degli spazi liquorali periencefalici sovra- e sottotentoriali (*teste di freccia*) e la ventricolomegalia

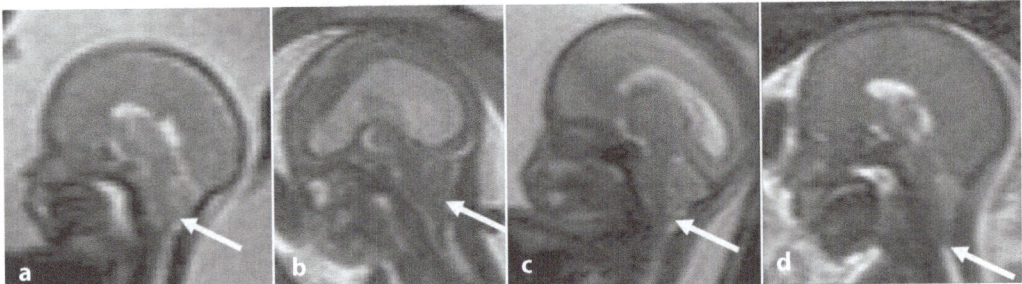

**Fig. 15.2** Immagini sagittali (**a-d**) pesate in T2 in 4 diversi feti affetti da malformazione di Chiari II che mostrano gradi progressivamente più severi di erniazione cerebellare

di individuare il problema, ma non consente di stabilirne l'entità. La RMF consente, invece, di determinare il grado di erniazione cerebellare valutando, sulle immagini sagittali, il livello più caudale raggiunto dal cervelletto (Fig. 15.2); quest'ultimo, infatti, sembra essere correlato in maniera significativa all'outcome neurologico e, in particolare, all'insorgenza di idrocefalo shunt-dipendente, di crisi epilettiche e di disfunzione vescicale [6]. A livello sovratentoriale, oltre all'identificazione degli altri reperti tipici della malformazione di Chiari II (quali il *lemon sign* e l'aspetto angolato dei ventricoli laterali [*american eagle sign*]) e alla valutazione delle dimensioni ventricolari, fornisce inoltre informazioni in merito al parenchima cerebrale. Il segnale T2 è infatti aumentato nei feti con malformazione

di Chiari II, in relazione a un incremento del contenuto di acqua extracellulare, come dimostrato dal calcolo dell'ADC (*Apparent Diffusion Coefficient*); tuttavia, le cause e il significato prognostico di tali alterazioni non sono ancora del tutto chiari (Fig. 15.3). Sia l'idrocefalo che l'erniazione del cervelletto possono essere assenti precocemente durante la gravidanza e rendersi manifesti unicamente nel terzo trimestre; quando presenti già precocemente, tendono ad aggravarsi con l'avanzare dell'età gestazionale. La diagnosi differenziale tra disrafismo aperto e chiuso può quindi, in alcuni casi, essere difficoltosa e tardiva; è per tale motivo importante affiancare al *neuroimaging* ulteriori tecniche di indagine, quali il dosaggio dell'alfafetoproteina e l'analisi del cariotipo [7].

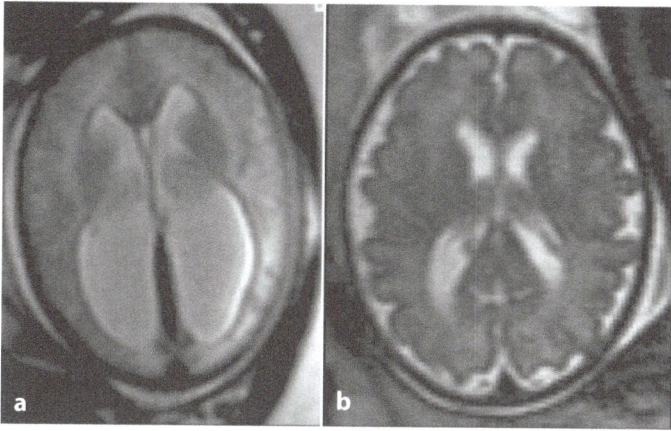

**Fig. 15.3 a, b** Immagini assiali pesate in T2 in 2 feti di 35 settimane che mostrano la differenza di segnale del parenchima cerebrale, sensibilmente più iperintenso nel feto affetto da malformazione di Chiari II (**a**), rispetto a quanto apprezzabile in un feto normale (**b**). Si notino in **a** l'obliterazione degli spazi liquorali periencefalici e la dilatazione ventricolare che derivano dall'alterata dinamica liquorale

La RMF, infine, gioca anche un ruolo nella valutazione pre- e post-operatoria dei casi candidati alla chirurgia endouterina, fornendo gli elementi necessari per stabilire se vi sia o meno l'indicazione all'intervento (grado di erniazione cerebellare, livello della lesione spinale e grado di dilatazione ventricolare) e monitorando l'efficacia della terapia chirurgica per quanto riguarda la posizione del cervelletto, le dimensioni della fossa cranica posteriore e l'ampiezza degli spazi liquorali periencefalici [8].

## 15.3    Anomalie cistiche

L'ampliamento degli spazi liquorali della fossa cranica posteriore è un reperto che si rileva in un ampio spettro di entità, dalla semplice variante anatomica alle gravi anomalie; è quindi importante, ai fini di un corretto *counseling*, differenziare le entità che hanno diverse implicazioni cliniche.

### 15.3.1  Malformazione di Dandy-Walker

La malformazione di Dandy-Walker ha un'incidenza di 1/25.000-35.000 nati vivi e si osserva nell'1-4% dei casi di idrocefalo diagnosticato in epoca prenatale [9].

La malformazione è definita dalla triade:
–  globale ampliamento della fossa cranica posteriore con inserzione del tentorio e posizione del torculare di Erofilo più alte che di norma;
–  dilatazione cistica del quarto ventricolo (senza comunicazione con lo spazio subaracnoideo), con aspetto ruotato cranialmente del verme, se questo è presente;
–  agenesia parziale o completa del verme (Fig. 15.4).

Tali aspetti sono generalmente ben apprezzabili mediante ecografia; la RMF è, tuttavia, più accurata nella valutazione dell'inserzione tentoriale e nella ricerca di eventuali alterazioni associate.

La malformazione di Dandy-Walker, infatti, può essere sporadica e isolata o parte di una sindrome polimalformativa o di un disordine cromosomico [10]. Sono pertanto fondamentali l'analisi del cariotipo e la ricerca sistematica di altre anomalie neurologiche (in particolare quelle della linea mediana) ed extraneurologiche, la cui presenza influenza negativamente la prognosi [11]. L'idrocefalo si sviluppa spesso tardivamente durante la gravidanza o in epoca postnatale e anch'esso rappresenta un fattore prognostico sfavorevole.

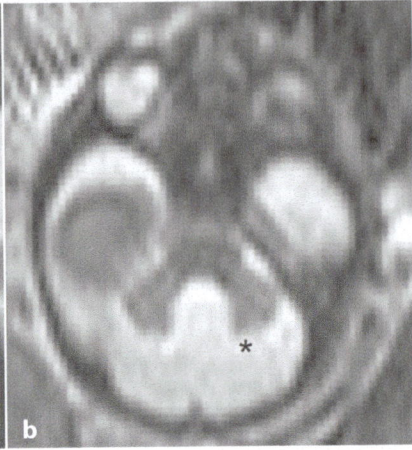

**Fig. 15.4** Malformazione di Dandy-Walker in un feto di 23 settimane. Immagini sagittale (**a**) e assiale (**b**) pesate in T2 che mostrano l'ampliamento della fossa cranica posteriore (*asterischi*) con inserzione del tentorio più alta che di norma (*freccia*), verme cerebellare ruotato cranialmente e caratterizzato da agenesia della sua porzione inferiore

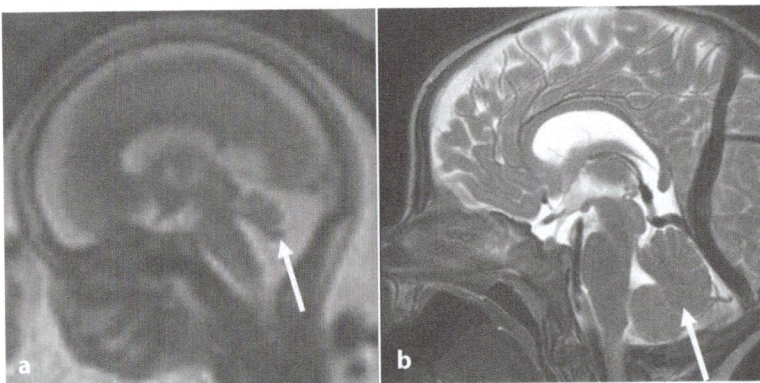

**Fig. 15.5** Agenesia parziale del verme cerebellare. **a** Immagine sagittale pesata in T2 a 22 settimane di gestazione mostra l'assenza della porzione inferiore del verme cerebellare (*freccia*) e il conseguente ampliamento degli spazi liquorali pericerebellari. Si noti la regolare inserzione del tintorio (*freccia*). **b** Immagine sagittale T2 del medesimo soggetto in epoca postnatale conferma i reperti di RM fetale (*freccia*) e mette in evidenza la presenza di seno falcino

### 15.3.2 Agenesia e ipoplasia cerebellare

Questo gruppo eterogeneo di patologie, caratterizzato da un ampliamento degli spazi liquorali nel contesto di una fossa cranica posteriore di normale volume, è stato identificato in passato con il termine *Dandy-Walker Variant*. Tale termine non è più in uso, poiché è ritenuto improprio includere in unico gruppo entità differenti quali le agenesie, le ipoplasie e le atrofie cerebellari, che hanno cause e prognosi molto diverse [12].

#### 15.3.2.1 Agenesia vermiana

Per agenesia vermiana si intende propriamente l'assenza parziale o completa del verme. Quando l'agenesia è parziale, è generalmente la porzione inferiore del verme che viene a mancare, mentre la porzione superiore è di normale volume (Fig. 15.5). Dal punto di vista tecnico è bene acquisire immagini sagittali a strato sottile, per evitare che eventuali effetti di volume parziale possano impedire di distinguere un'agenesia completa da una parziale. L'agenesia vermiana può essere isolata o parte di svariati quadri sindromici [13], ad esempio

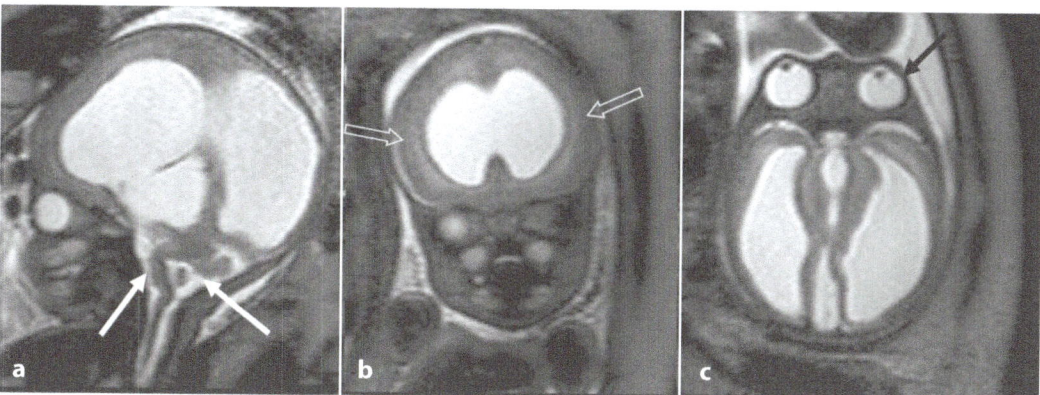

**Fig. 15.6** Sindrome di Walker-Warburg in un feto di 34 settimane. **a** L'immagine sagittale pesata in T2 mostra l'agenesia del verme cerebellare, il tipico *kinking* del tronco (*frecce bianche*), il marcato idrocefalo. **b** L'mmagine coronale pesata in T2 mostra l'estesa anomalie corticale a tipo *cobblestone* (*frecce vuote*). **c** Immagine assiale pesata in T2 mostra asimmetria dimensionale dei bulbi oculari con cristallino retroposto dal lato dell'occhio più piccolo (*freccia nera*)

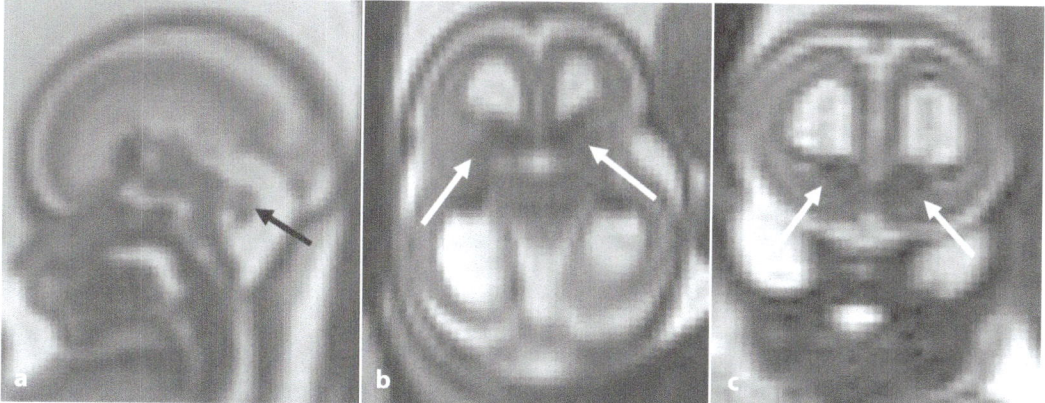

**Fig. 15.7** Immagini sagittale (**a**), assiale (**b**) e coronale (**c**) pesate in T2 in un feto di 23 settimane che mostrano la riduzione di volume del cervelletto (*freccia nera*), unitamente al dimorfismo dei nuclei della base (*frecce bianche*), all'ampliamento dei ventricoli laterali, alla riduzione di spessore del parenchima cerebrale e all'anomala conformazione degli opercoli bilateralmente; l'insieme di tali reperti depone per un quadro su base genetico-costituzionale

la sindrome di Joubert o le sindromi del complesso *cobblestone*. In questi casi, la RMF fornisce generalmente informazioni aggiuntive sulle anomalie associate, in particolare per quanto riguarda la morfologia del tronco encefalo e della corteccia cerebrale e le eventuali anomalie oculari (Fig. 15.6) [14], contribuendo così a una migliore definizione della prognosi e a un più preciso *counseling*.

### 15.3.2.2 Ipoplasia cerebellare
Nell'ipoplasia le strutture cerebellari sono presenti, ma congenitamente caratterizzate da

parametri biometrici ridotti. Si distinguono le ipoplasie cerebellari isolate (vermiane, emisferiche o cerebellari globali), e quelle pontocerebellari, di tipo primitivo o secondario. La ricerca delle anomalie associate sovra- e sottotentoriali è fondamentale per orientarsi sulla causa dell'anomalia e per definire la prognosi (Fig. 15.7). In generale, una vera e propria ipoplasia cerebellare o vermiana isolata è poco frequente, poiché eventuali anomalie cromosomiche, infezioni o ischemie interferiscono solitamente con lo sviluppo dell'intero encefalo. Quando si osserva, in

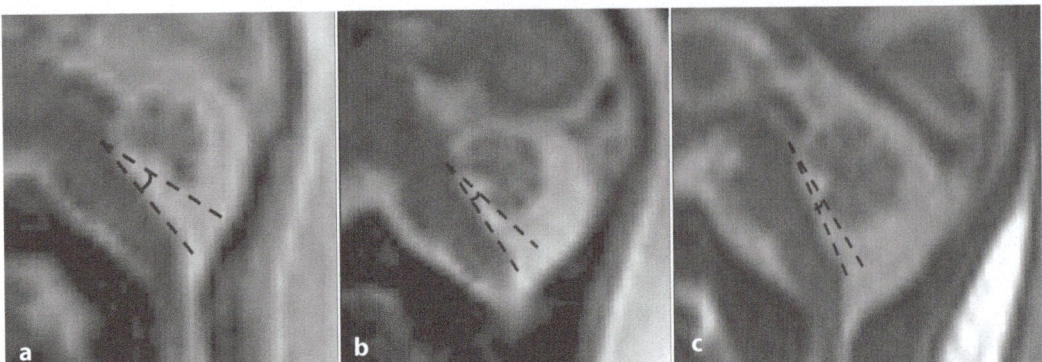

**Fig. 15.8** Immagini sagittali pesate in T2 in un feto normale rispettivamente a 20 (**a**), 24 (**b**) e 29 (**c**) settimane di gestazione, mostrano la progressiva crescita della porzione inferiore del verme cerebellare e la riduzione d'ampiezza della porzione inferiore del quarto ventricolo (*angolo tratteggiato*)

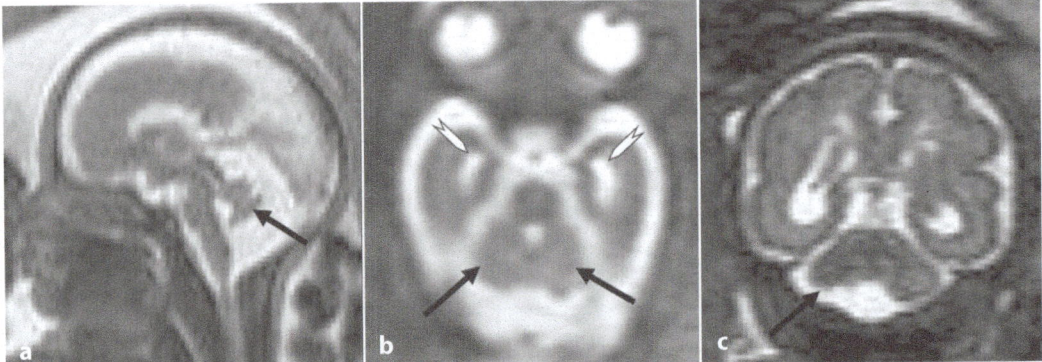

**Fig. 15.9** Immagini sagittale (**a**) e assiale (**b**) pesate in T2 in un feto di 23 settimane con infezione da CMV che mostrano globale riduzione di volume del cervelletto (*frecce nere*) e il tipico ampliamento focale dei corni temporali (*teste di freccia*). **c** Immagine coronale pesata in T2 in un feto di 30 settimane con infezione da CMV che mostra asimmetria degli emisferi cerebellari con irregolarità del profilo inferiore dell'emisfero più piccolo, suggestive di anomala girazione corticale a questo livello (*freccia nera*); si noti anche la sfumata iperintensità del parenchima periventricolare

particolare, un'apparente ipoplasia vermiana inferiore isolata, si ritiene che tale diagnosi possa non essere accurata prima del terzo trimestre [15], poiché vi è una certa variabilità nella progressione di crescita del cervelletto e frequentemente, se si eseguono esami seriati, si può osservare una normalizzazione di tali casi a età gestazionale più avanzata (Fig. 15.8) [16]. La definizione della prognosi nei casi in cui invece l'ipoplasia vermiana inferiore isolata si conferma anche tardivamente nel corso della gravidanza è un problema ancora aperto: sembra che questi pazienti siano indenni da problematiche neurologiche significative precoci,

anche se in alcuni casi è descritto un lieve ritardo dello sviluppo [16].

Le ipoplasie secondarie possono essere parte di condizioni polimalformative, di anomalie del cariotipo, di disordini metabolici o processi infettivi [12], come succede ad esempio nell'infezione da citomegalovirus (CMV) quando viene contratta prima della 24ª settimana di gestazione [17]; in questi casi possono essere presenti anche anomalie della girazione corticale cerebellare (Fig. 15.9).

Le ipoplasie cerebellari primitive associate a riduzione di volume del ponte (*Ponto-Cerebellar Hypoplasia* - PCH) sono general-

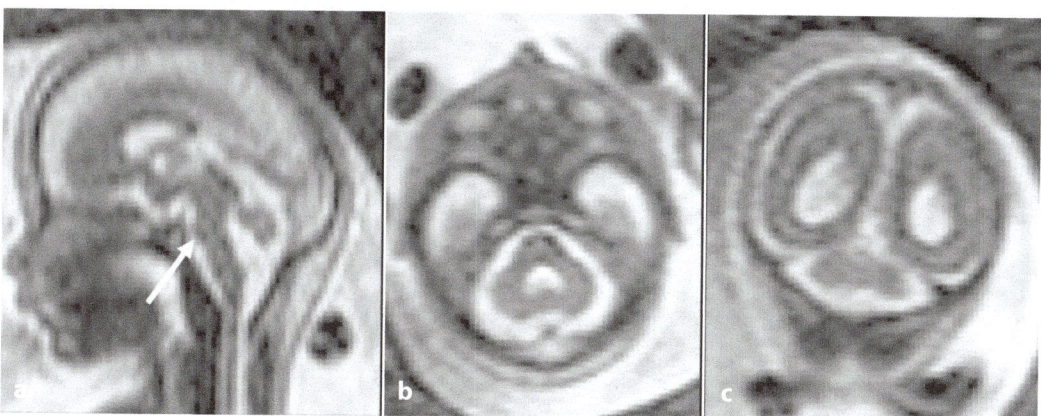

**Fig. 15.10** Ipoplasia ponto-cerebellare in un feto di 21 settimane. Immagini sagittale (**a**), assiale (**b**) e coronale (**c**) pesate in T2 che mostrano la riduzione di volume del cervelletto e del ponte (*freccia*), con ampliamento degli spazi liquorali pericerebellari e del quarto ventricolo. Si noti l'ispessimento della plica nucale

mente suddivise in due gruppi [18]:
- PCH tipo I, caratterizzata da compromissione delle corna anteriori del midollo spinale, rapidamente letale;
- PCH tipo II, caratterizzata da progressiva microcefalia ed esito infausto nella prima infanzia.

La diagnosi precoce di queste forme è impossibile senza un marker cromosomico o molecolare; per questo motivo è importante il follow-up ecografico seriato, al fine di identificare l'eventuale riduzione del diametro trasverso del cervelletto, che può comparire anche tardivamente. Il contributo della RMF è rappresentato dalla possibilità di valutare in maniera più dettagliata la morfologia e le dimensioni del ponte, sulle quali difficilmente l'ecografista riesce a esprimere un giudizio (Fig. 15.10) [2].

### 15.3.3 Megacisterna magna, cisti della tasca di Blake, cisti aracnoidee retrocerebellari

Queste tre condizioni presentano come reperto comune l'ampliamento degli spazi liquorali retrocerebellari in una fossa cranica posteriore di volume normale con tentorio cerebellare inserito regolarmente.

La megacisterna magna è da considerarsi una variante anatomica normale, caratterizzata da ampliamento della cisterna cerebello-midollare che comunica liberamente con gli spazi subaracnoidei perimidollari (Fig. 15.11).

La tasca di Blake deriva, invece, da un'evaginazione della tela coroidea con marcata protrusione caudale del quarto ventricolo, che non è in comunicazione con gli spazi perimidollari; tale struttura è normalmente presente durante lo sviluppo embriologico fino alla permeabilizzazione della tasca, consentendo la comunicazione con gli spazi liquorali circostanti. In mancanza di tale processo si verifica la persistenza della cisti e quindi un'alterazione della dinamica liquorale con idrocefalo tetraventricolare e possibile idrosiringomielia (Fig. 15.12) [19].

Le cisti aracnoidee retrocerebellari, infine, sono caratterizzate dall'ampliamento cistico degli spazi liquorali posteriormente al cervelletto, sulla linea mediana o lateralizzato, con effetto massa sulle strutture nervose, che possono essere dislocate anteriormente e cranialmente (Fig. 15.13); in questi casi si può osservare inoltre la sopraelevazione del tentorio (che risulta tuttavia inserito regolarmente) e, se la cisti è di grandi dimensioni, anche l'insorgenza di idrocefalo. È importante ricordare che le cisti aracnoidee possono localizzarsi non soltanto in sede retrocerebellare,

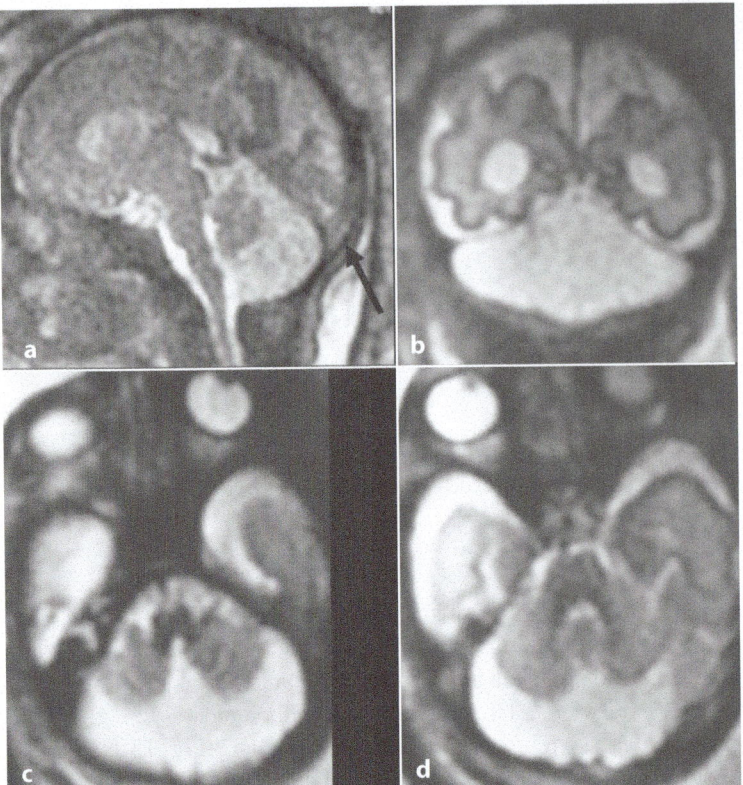

**Fig. 15.11** Megacisterna magna in un feto di 32 settimane. Immagini sagittale (**a**) e coronale (**b**) che mostrano l'ampliamento degli spazi subaracnoidei retro- e sotto-cerebellari; si noti che il tentorio è inserito regolarmente (*freccia*). Immagini assiali (**c**, **d**) pesate in T2 che confermano l'ampliamento degli spazi liquorali retro-cerebellari, senza evidenza di impronte sul profilo cerebellare né dislocazione delle strutture nervose

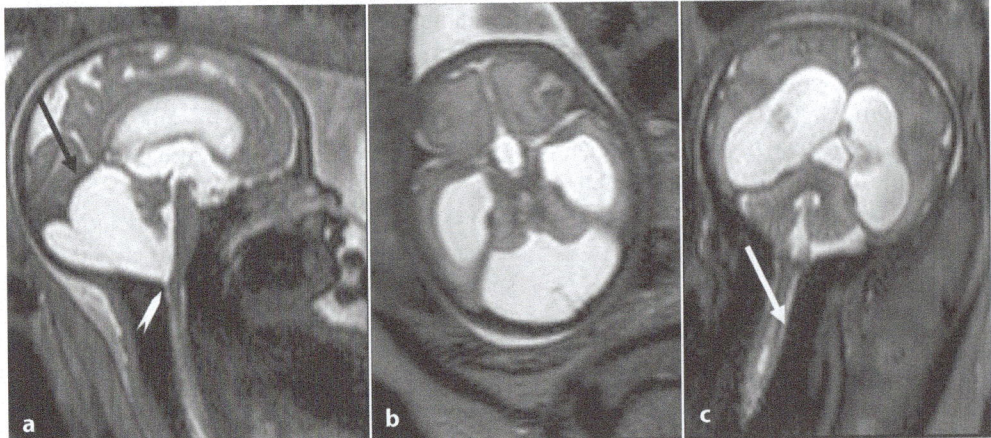

**Fig. 15.12** Cisti di Blake in un feto di 33 settimane. Immagini sagittale (**a**), assiale (**b**) e coronale (**c**) pesate in T2 che mostrano formazione cistica in corrispondenza della porzione postero-inferiore della fossa cranica posteriore, condizionante sopraelevazione del tentorio (*freccia nera*) e dislocazione anteriore del cervelletto e del tronco encefalo; in corrispondenza del forame occipitale sembra essere riconoscibile la sottile membrana che delimita la porzione inferiore della cisti (*testa di freccia*). Vi sono poi idrocefalo tetraventricolare ed estesa cavità idrosiringomielica cervico-dorsale (*freccia bianca*)

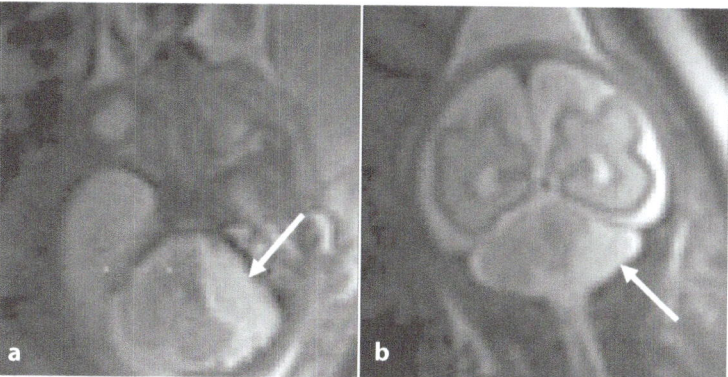

**Fig. 15.13** Cisti aracnoidea in un feto di 29 settimane. Immagini assiale (**a**) e coronale (**b**) pesate in T2 mostrano presenza di immagine a intensità liquorale in corrispondenza della porzione laterale della fossa cranica posteriore (*frecce*), determinante effetto massa sull'emisfero cerebellare omolaterale

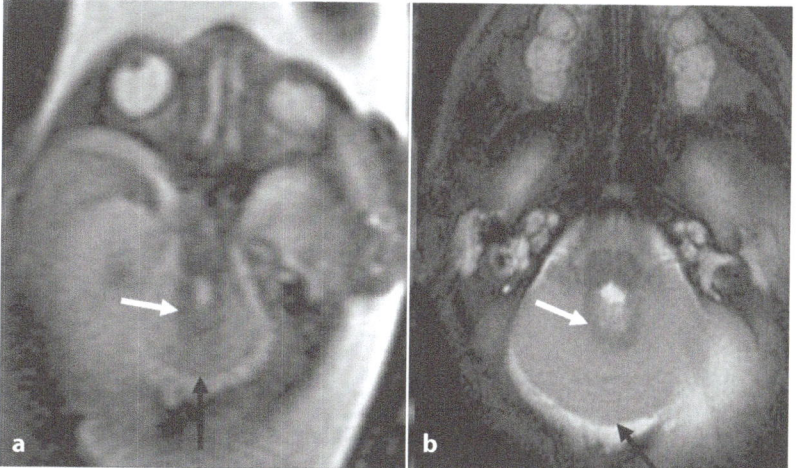

**Fig. 15.14** Romboencefalosinapsi. Immagini assiali pesate in T2 rispettivamente a 28 settimane di gestazione (**a**) e in epoca neonatale (**b**) che mostrano la fusione degli emisferi cerebellari (*frecce nere*) e dei nuclei dentati (*frecce bianche*) sulla linea mediana

bensì a livello di tutti gli spazi cisternali della fossa cranica posteriore, specie in corrispondenza dell'angolo ponto-cerebellare o della cisterna della lamina quadrigemina. Quando le cisti aracnoidee sono localizzate nella porzione laterale della fossa cranica posteriore, con effetto compressivo sull'emisfero cerebellare, può essere difficile discriminarle da alterazioni destruenti con formazione di sinechie o ematomi tensoriali in via di organizzazione [20]; per la diagnosi differenziale è utile ricercare la presenza di eventuali depositi emosiderinici sulla superficie cerebellare, tipicamente ipointensi in T2.

## 15.4 Romboencefalosinapsi e dismorfismi della corteccia cerebellare

La romboencefalosinapsi è un'anomalia congenita rara caratterizzata da agenesia vermiana, fusione degli emisferi cerebellari e apposizione/fusione dei nuclei dentati (Fig. 15.14). Si presenta generalmente nel contesto di quadri malformativi complessi, ma può costituire, in rari casi, anche un reperto isolato. La multiplanarietà e la risoluzione di contrasto della RMF

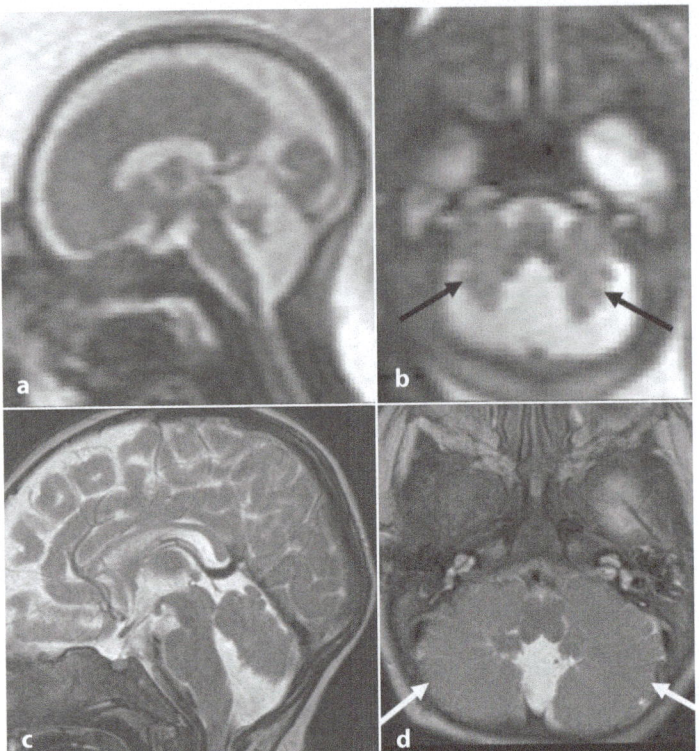

**Fig. 15.15 a-d** Immagini sagittale (**a**) e assiale (**b**) pesate in T2 a 24 settimane di gestazione che mostrano l'agenesia della porzione inferiore del verme cerebellare e l'anomala conformazione dei folia cerebellari, disposti in maniera radiale (*frecce nere*). Immagini sagittale (**c**) e assiale (**d**) pesate in T2 acquisite in epoca postatale confermano i reperti della RM fetale (*frecce bianche*)

consentono di diagnosticare questa anomalia anche in assenza di significative alterazioni associate e di caratterizzare queste ultime, quando presenti, per una più accurata definizione della prognosi [21]. Tali vantaggi, inoltre, permettono talora di identificare dismorfismi del profilo corticale cerebellare anche più subdoli, che possono sfuggire all'indagine ecografica quali, ad esempio, l'anomalo orientamento dei folia emisferici (Fig. 15.15).

## 15.5 Sindrome di Joubert e anomalie di segmentazione del tronco encefalico

La sindrome di Joubert è una rara malattia genetica autosomica recessiva nel cui contesto si riconosce uno spettro di condizioni malformative cerebrali accomunate dalla presenza,

all'indagine RMF, del segno del "dente molare" dovuto alla mancata decussazione delle fibre a livello dei peduncoli cerebellari superiori, che risultano pertanto più spessi della norma e orizzontalizzati. Altro reperto caratteristico è l'agenesia vermiana, completa o parziale: inoltre, sono stati descritti casi di associato encefalocele occipitale e cefalocele atresico (Fig. 15.16). All'indagine ecografica, la diagnosi può essere unicamente sospettata in presenza di familiarità e segni aspecifici quali la dilatazione della cisterna magna e l'agenesia vermiana. La RMF consente, invece, di valutare con più precisione la morfologia del tronco di riconoscere chiaramente il segno del "dente molare", tipico della sindrome anche nei casi che giungono all'osservazione senza questo sospetto [22], così come permette di identificare eventuali anomalie di segmentazione del tronco encefalo (Fig. 15.17).

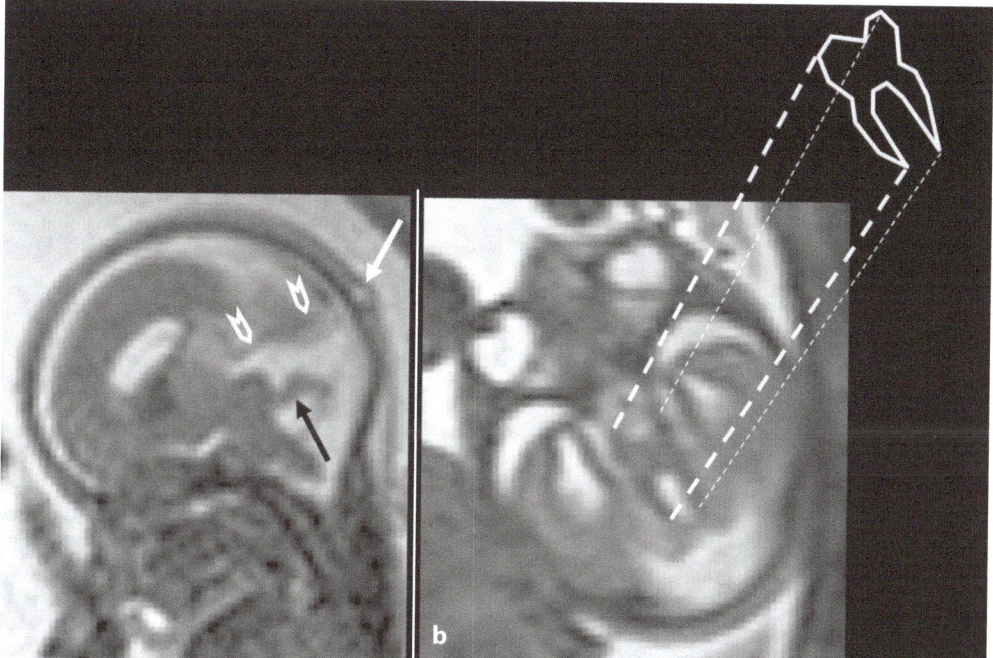

**Fig. 15.16** Sindrome di Joubert in un feto di 21 settimane. **a** Immagine sagittale pesata in T2 che mostra agenesia parziale del verme cerebellare, aspetto ispessito e orizzontalizzato dei peduncoli cerebellari superiori (*freccia nera*), impianto alto del tentorio con presenza di seno venoso anomalo (*teste di freccia*) e cefalocele atresico posteriore (*freccia bianca*). **b** Immagine assiale pesata in T2 a livello dei peduncoli cerebellari superiori che mostra il tipico segno del dente molare

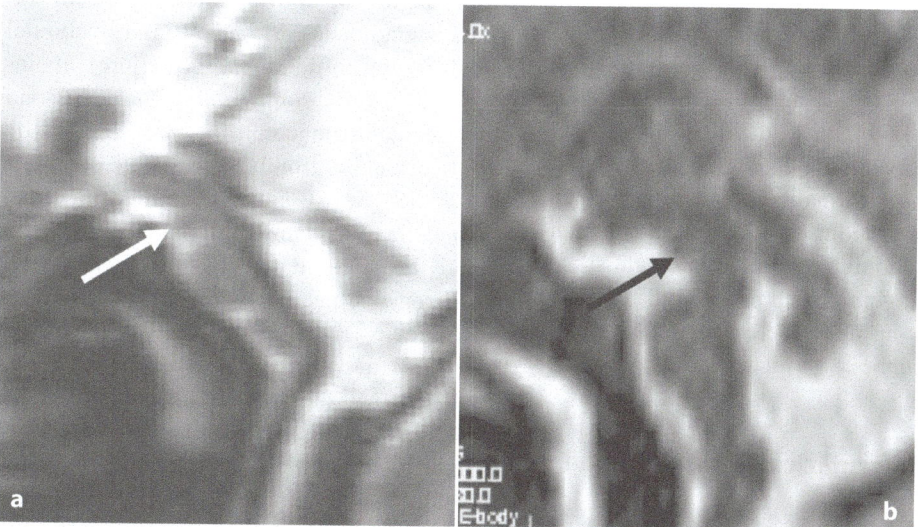

**Fig. 15.17** Sindrome di Joubert con anomala segmentazione del tronco encefalo. Immagini sagittali pesate in T2 in due feti rispettivamente di 28 (**a**) e 23 (**b**) settimane che mostrano anomala conformazione del tronco encefalico, con presenza di irregolarità del profilo anteriore (*frecce*); si noti come non sono rispettate le normali proporzioni tra bulbo, ponte e mesencefalo, con netta prevalenza di quest'ultimo

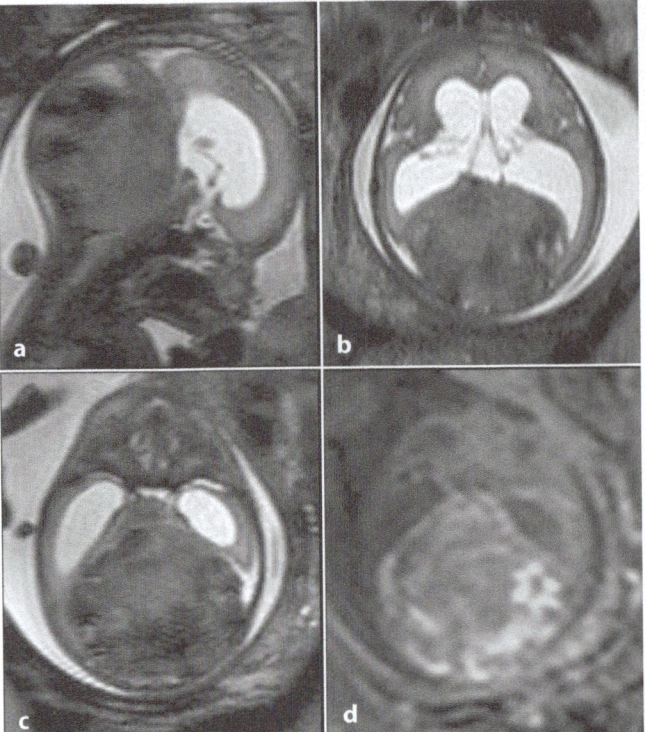

**Fig. 15.18** Malformazione dei seni venosi durali in un feto di 30 settimane. **a, b** Immagini sagittale e assiale pesate in T2 che mostrano voluminosa massa nella regione del torculare di Erofilo, determinante dislocazione anteriore delle strutture nervose della fossa cranica posteriore e idrocefalo. **c, d** Immagini assiali pesate rispettivamente in T2 e T1 che mettono in evidenza che la massa presenta segnale disomogeneo, con iperintensità in T1 quale segno di trombosi

## 15.6    Anomalie vascolari

Alcune anomalie vascolari congenite possono presentarsi con segni di massa a livello della fossa cranica posteriore; il loro aspetto tipico all'indagine ecografica e alla RMF non pone solitamente problemi di diagnosi differenziale, se non eventualmente con gli ematomi intra-extraparenchimali, quando vi siano segni di trombosi. Il ruolo della RMF è fondamentalmente quello di confermare la diagnosi e di esprimere un giudizio sul parenchima cerebrale. Il follow-up può essere eseguito avvalendosi di entrambe le tecniche.

### 15.6.1    Malformazione dei seni durali

La malformazione dei seni durali (*Dural Sinus Malformation* - DSM) è una rara condizione congenita che appartiene al gruppo delle fistole artero-venose durali. Il riscontro è general-mente posnatale, ma l'anomalia può essere diagnosticata anche in utero mediante ecografia e RMF. Il reperto tipico in RMF è quello di un grosso lago venoso di pertinenza dei seni trasverso/sigmoide (DSM laterale) o a livello del torculare di Erofilo (DSM posteriore), ipointenso in T2, nel contesto del quale possono essere evidenti immagini iperintense in T1 da riferire a segni di trombosi parziale o completa (Fig. 15.18). Se si eseguono controlli seriati nel corso della gravidanza, tali masse, che sono sempre ben delimitate, diventano man mano più eterogenee per il progredire dei fenomeni trombotici e tendono a ridursi di dimensioni fino, talora, alla completa regressione. L'outcome neurologico dei neonati affetti da tali malformazioni è stato in passato considerato significativamente compromesso, ma sono descritte in letteratura serie nelle quali la percentuale di pazienti con esito neurologico favorevole arriva al 70% [23]. In generale, i rischi principali sono legati all'insorgenza di idrocefalo e di lesioni ischemiche cerebrali, che

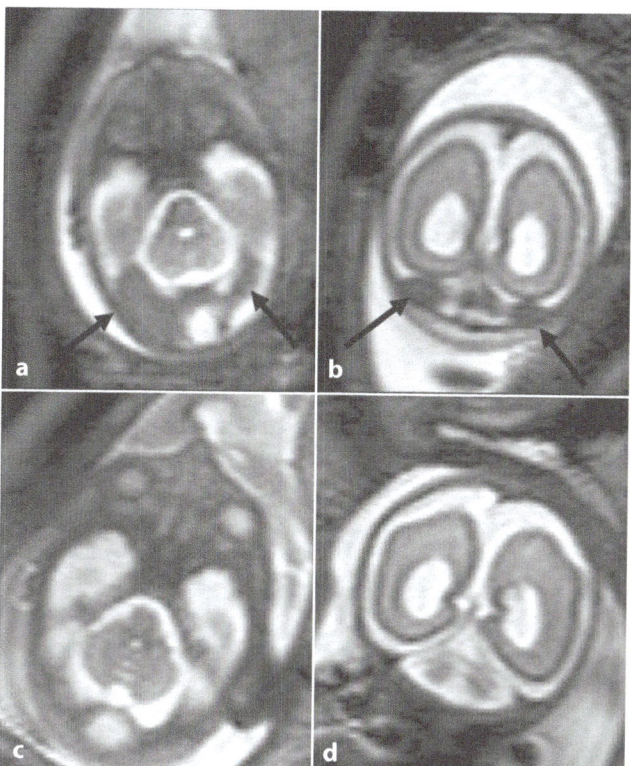

**Fig. 15.19** Estasia transitoria dei seni trasversi da causa sconosciuta. **a, b** Immagini assiale e coronale a 24 settimane di gestazione che mostrano salienza dei seni traversi (*frecce*). **c, d** Immagini assiale e coronale del medesimo feto a 26 settimane di gestazione che mostrano normale aspetto dei seni traversi

occorrono più frequentemente nel caso di coinvolgimento del torculare di Erofilo [24].

## 15.6.2  Ectasia dei seni venosi durali

L'ectasia dei seni venosi durali si presenta in RMF come salienza dell'ipointensità T2 relativa ai principali collettori venosi intracranici e si riscontra generalmente nei casi di disturbi circolatori con difficoltoso ritorno venoso, frequentemente nei feti affetti da cardiopatia congestizia malformativa o come conseguenza di un infezione (ad esempio da parvovirus). Talora può tuttavia essere riscontrata senza che vi sia una chiara causa; in questi casi si tratta solitamente di un reperto transitorio (Fig. 15.19).

## 15.6.3  Aneurisma della vena di Galeno

L'aneurisma della vena di Galeno rappresenta il tipo più frequente di malformazione arterovenosa riscontrabile in epoca fetale.

La sacca aneurismatica e i vasi arteriosi e venosi afferenti ed efferenti sono riconoscibili come vuoto di segnale alla RMF e sono solitamente ben identificabili grazie alla possibilità di acquisire immagini multiplanari (Fig. 15.20). Ancora una volta, il ruolo della RMF è quello di valutare il parenchima cerebrale per escludere la presenza di alterazioni ischemico-emorragiche e di esprimere eventualmente un giudizio sul corpo calloso, che in questi casi può essere iposviluppato [25].

## 15.7    Patologia lesionale

Come accade a livello sovratentoriale, anche in corrispondenza della fossa cranica posteriore la RMF offre la possibilità di identificare eventuali lesioni destruenti ischemico-emorragiche a carico del cervelletto e del tronco encefalo. La causa può essere nota, ad esempio un'infezione, oppure, come accade nella maggior parte

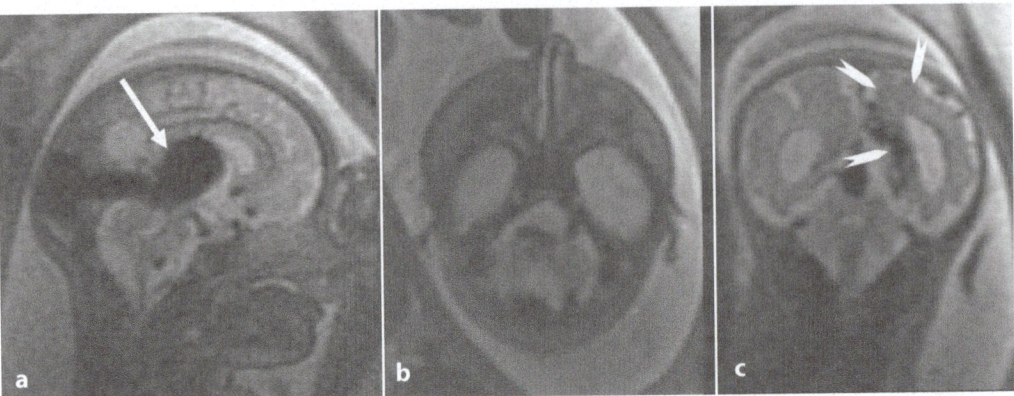

**Fig. 15.20** Aneurisma della vena di Galeno in un feto di 33 settimane. Immagini sagittale (**a**), assiale (**b**) e coronale (**c**) che mostrano chiaramente le immagini di vuoto di segnale relative alla malformazione aneurismatica (*freccia*) e ai vasi arteriosi e venosi ectasici ad essa connessi. Si noti l'assottigliamento di natura malacica del parenchima cerebrale cortico-sottocorticale unilaterale (*teste di freccia*)

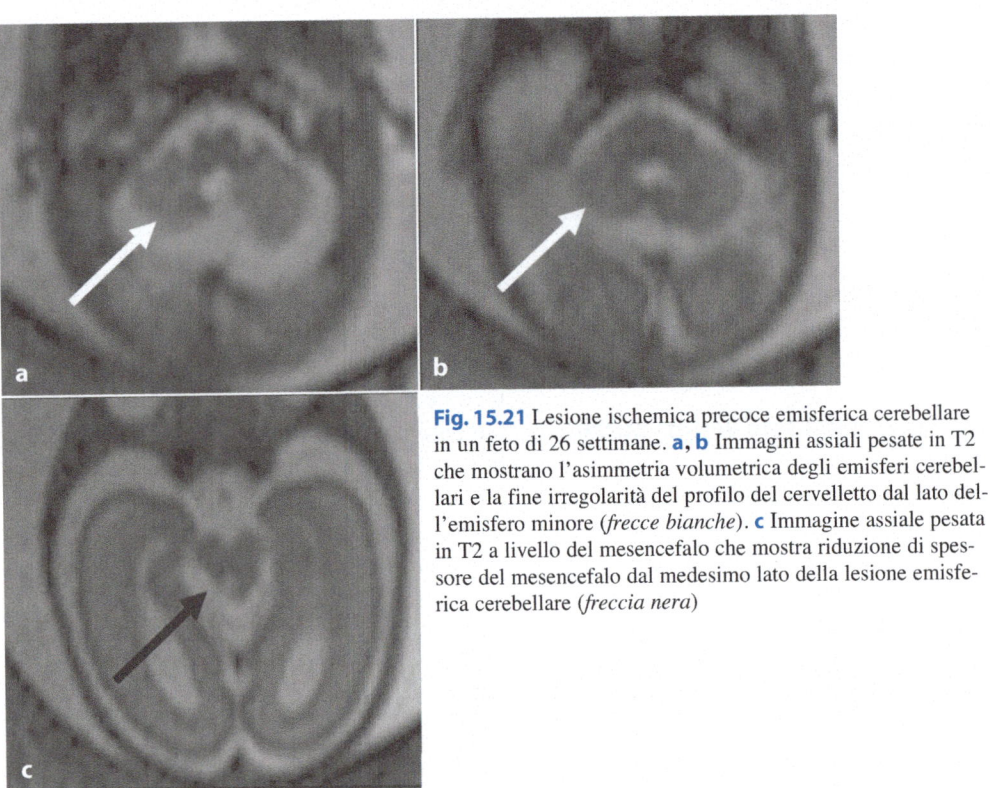

**Fig. 15.21** Lesione ischemica precoce emisferica cerebellare in un feto di 26 settimane. **a, b** Immagini assiali pesate in T2 che mostrano l'asimmetria volumetrica degli emisferi cerebellari e la fine irregolarità del profilo del cervelletto dal lato dell'emisfero minore (*frecce bianche*). **c** Immagine assiale pesata in T2 a livello del mesencefalo che mostra riduzione di spessore del mesencefalo dal medesimo lato della lesione emisferica cerebellare (*freccia nera*)

dei casi, rimanere sconosciuta. Si possono osservare alterazioni puramente malaciche o altre più eterogenee, per la presenza di emorragia e formazione di sinechie intracisternali. L'acquisizione di immagini pesate in T1 è di fondamentale importanza per individuare i segni della necrosi parenchimale e confermare la presenza dei depositi emosiderinici, solitamente già visibili come ipointensità nelle immagini pesate in T2. Non è poi infrequente il riscontro di iposviluppo asimmetrico del cervelletto, con possibile irregolarità del suo profilo corticale, come conseguenza di un insulto ischemico precoce, occorso prima della 18ª settimana di gestazione (Fig. 15.21).

## Bibliografia

1. Raybaud C, Levrier O, Brunel H et al (2003) MR imaging of fetal brain malformations. Childs Nerv Syst 19:455-470

2. Poutamo J, Vanninen R, Partanen K et al (1999) Magnetic resonance imaging supplements ultrasonographic imaging of the posterior fossa, pharynx and neck in malformed fetuses. Ultrasound Obstet Gynecol 13:327-334

3. Adamsbaum C, Moutard ML, André C et al (2005) MRI of the fetal posterior fossa. Pediatr Radiol 35:124-140

4. Bulas D (2010) Fetal evaluation of spine dysraphism. Pediatr Radiol 40:1029-1037

5. McLone DG, Dias MS (2003) The Chiari II malformation: cause and impact. Childs Nerv Syst 19:540-550

6. Chao TT, Dashe JS, Adams RC et al (2010) Central nervous system findings on fetal magnetic resonance imaging and outcomes in children with spina bifida. Obstet Gynecol 116:323-329

7. Hüsler MR, Danzer E, Johnson MP et al (2009) Prenatal diagnosis and postnatal outcome of fetal spinal defects without Arnold-Chiari II malformation. Prenat Diagn 29:1050-1057

8. Adzick NS, Thom EA, Spong CY et al (2011) A randomized trial of prenatal versus postnatal repair of myelomeningocele. N Engl J Med 364:993-1004

9. Lavanya T, Cohen M, Gandhi SV et al (2008) A case of a Dandy-Walker variant: the importance of a multidisciplinary team approach using complementary techniques to obtain accurate diagnostic information. Br J Radiol 81:e242-e245

10. Ecker JL, Shipp TD, Bromley B et al (2000) The sonographic diagnosis of Dandy-Walker and Dandy-Walker variant: associated findings and outcomes. Prenat Diagn 20:328-332

11. Estroff JA, Scott MR, Benacerraf BR (1992) Dandy-Walker variant: prenatal sonographic features and clinical outcome. Radiology 185:755-758

12. Guibaud L (20049 Practical approach to prenatal posterior fossa abnormalities using MRI. Pediatr Radiol 34:700-711

13. Kollias SS, Ball WS Jr, Prenger EC (1993) Cystic malformations of the posterior fossa: differential diagnosis clarified through embryologic analysis. Radiographics 13:1211-1231

14. Strigini F, Valleriani A, Cecchi M et al (2009) Prenatal ultrasound and magnetic resonance imaging features in a fetus with Walker-Warburg syndrome. Ultrasound Obstet Gynecol 33:363-365

15. Limperopoulos C, Robertson RL, Estroff JA et al (2006) Diagnosis of inferior vermian hypoplasia by fetal magnetic resonance imaging: potential pitfalls and neurodevelopmental outcome. Am J Obstet Gynecol 194:1070-1076

16. Triulzi F, Parazzini C, Righini A (2006) Magnetic resonance imaging of fetal cerebellar development. Cerebellum 5:199-205

17. Doneda C, Parazzini C, Righini A et al (2010) Early cerebral lesions in cytomegalovirus infection: prenatal MR imaging. Radiology 255:613-621

18. Barth PG (2000) Pontocerebellar hypoplasia - how many types? Eur J Paediatr Neurol 4:161-162

19. Tortori-Donati P, Fondelli MP, Rossi A et al (1996) Cystic malformations of the posterior cranial fossa originating from a defect of the posterior membranous area. Mega cisterna magna and persisting Blake's pouch: two separate entities. Childs Nerv Syst 12:303-308

20. Folkerth RD, McLaughlin ME, Levine D (2001) Organizing posterior fossa hematomas simulating developmental cysts on prenatal imaging: report of 3 cases. J Ultrasound Med 20:1233-1240

21. Napolitano M, Righini A, Zirpoli S et al (2004) Prenatal magnetic resonance imaging of rhombencephalosynapsis and associated brain anomalies: report of 3 cases. J Comput Assist Tomogr 28:762-765

22. Saleem SN, Zaki MS (2010) Role of MR imaging in prenatal diagnosis of pregnancies at risk for Joubert syndrome and related cerebellar disorders. AJNR Am J Neuroradiol 31:424-429

23. Merzoug V, Flunker S, Drissi C et al (2008) Dural sinus malformation (DSM) in fetuses. Diagnostic value of prenatal MRI and follow-up. Eur Radiol 18:692-699

24. McInnes M, Fong K, Grin A et al (2009) Malformations of the fetal dural sinuses. Can J Neurol Sci 36:72-77

25. Campi A, Scotti G, Filippi M et al (1996) Antenatal diagnosis of vein of Galen aneurysmal malformation: MR study of fetal brain and postnatal follow-up. Neuroradiology 38:87-90

# Sistema nervoso centrale: patologia ischemica ed emorragica cerebrale

Andrea Righini

---

**Parole chiave**

Ischemia focale • Malacia, necrosi emorragica • Edema citotossico • Atrofia focale

---

La frequenza della diagnosi delle lesioni ischemiche cerebrali fetali, poco studiate sino ai tempi recenti, sembra essere aumentata negli ultimi anni grazie al miglioramento tecnologico dell'ultrasonografia e all'uso della Risonanza Magnetica Fetale (RMF) [1, 2]. Mentre gli esiti lesionali di fase cronica stabilizzata, riconoscibili per lo più come aree malaciche e come riduzione focale del volume parenchimale, sono ben documentabili anche con ecografia, le lesioni ischemiche recenti, in fase acuta e subacuta, vengono invece più agevolmente diagnosticate con RMF; in questo campo si utilizzano non solo le immagini T2- e T1-ponderate, ma anche le sequenze in diffusione [3].

Le cause principali della patologia ischemica cerebrale fetale sono riassunte in Tabella 16.1.

**Tabella 16.1** Eziologia dell'ischemia cerebrale fetale

| **Cause arteriose** | |
| --- | --- |
| Grave emorragia o anemia acuta materna<br>Distacco di placenta<br>Eclampsia, preclampsia, HELLPP, shock materno<br>Infarti placentari<br>Intossicazione da CO, ipossia materna | *Cause materne* |
| Malformazioni e fistole arterovenose (ad esempio, malformazione di Galeno), sindrome da furto<br>Trasfusione feto-fetale, morte del gemello monocoriale<br>Associata a processi infettivi | *Cause fetali* |
| Idiopatica | |
| **Cause venose (vene midollari profonde)** | |
| Trombosi seni venosi o giugulare<br>Ipertensione venosa centrale<br>Sindrome mediastinica<br>Scompenso cardiaco<br>Idiopatica | |

A. Righini (✉)
UOC di Radiologia e Neuroradiologia Pediatrica
Ospedale dei Bambini V. Buzzi, ICP
Milano
e-mail: neurorad@icp.mi.it

C. Fonda, L. Manganaro, F. Triulzi (a cura di), *RM fetale*,
DOI: 10.1007/978-88-470-1408-4_16, © Springer-Verlag Italia 2013

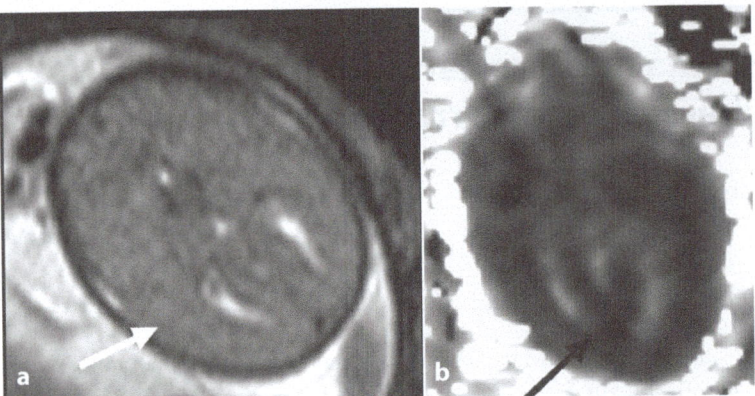

**Fig. 16.1 a** Sezione assiale T2. **b** Sezione assiale mappa ADC. Ischemia globale acuta in gemello monocoriale di 24 settimane di gestazione, donatore in TTTS con rigonfiamento cerebrale e perdita della normale stratificazione cerebrale (*freccia bianca*) e marcata riduzione diffusa del ADC (*freccia nera*)

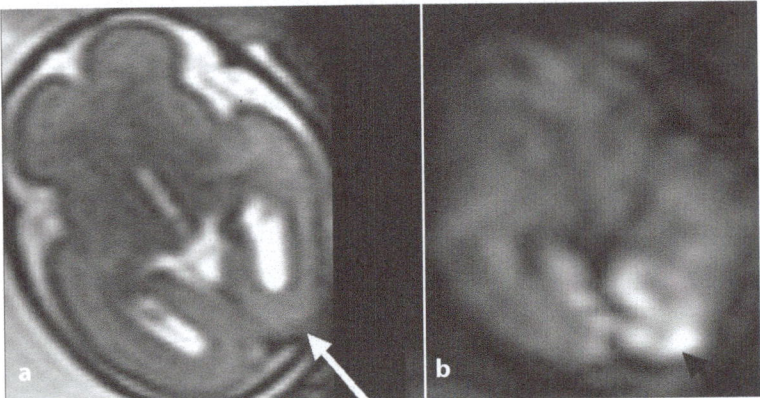

**Fig. 16.2 a** Sezione assiale T2. **b** Sezione assiale in diffusione. Ischemia acuta parieto-occipitale posteriore bilaterale in gemello monocoriale di 26 settimane di gestazione, donatore in TTTS, con dubbia perdita focale della normale stratificazione cerebrale e dubbio tenue ipersegnale in T2 (*freccia bianca*), ma netto abnorme ipersegnale in diffusione (*freccia nera*)

Verranno inoltre menzionate le lesioni ische-miche secondarie a patologie sul versante venoso, in cui spesso presente anche una componente emorragica. Infine, si prenderanno in considerazione le lesioni emorragiche intraparenchimali propriamente dette.

## 16.1 Lesioni ischemiche arteriose

Così come avviene nel cervello neonatale, la lesione ischemica in fase acuta compare essenzialmente come rigonfiamento parenchimale, alterazione della normale stratificazione mantellare e ipersegnale abnorme in T2, il quale, tuttavia, non è sempre nettamente distinguibile da quello già iperintenso del parenchima cerebrale normale (Figg. 16.1, 16.2). Nelle fasi acute (primi 3-5 giorni), infatti, le immagini pesate in diffusione possono essere di grande ausilio diagnostico, in quanto la lesione ischemica risalta come ipersegnale e come ridotto coefficiente apparente di diffusione (ADC) rispetto al parenchima sano (Fig. 16.3) [4].

Nelle fasi subacute del danno ischemico l'alterazione con ipersegnale in T2 può essere associata ad aree di ipersegnale in T1, quale

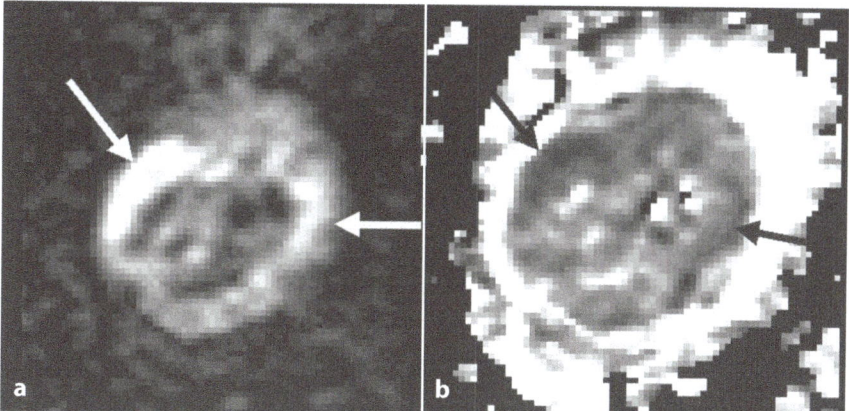

**Fig. 16.3 a** Sezione assiale in diffusione. **b** Sezione assiale mappa ADC. Lesioni ischemiche focali bilaterali acute in gemello monocoriale di 23 settimane di gestazione, dopo morte del cogemello, con netto abnorme ipersegnale in diffusione (*frecce bianche*) e marcata riduzione diffusa del ADC (*frecce nere*)

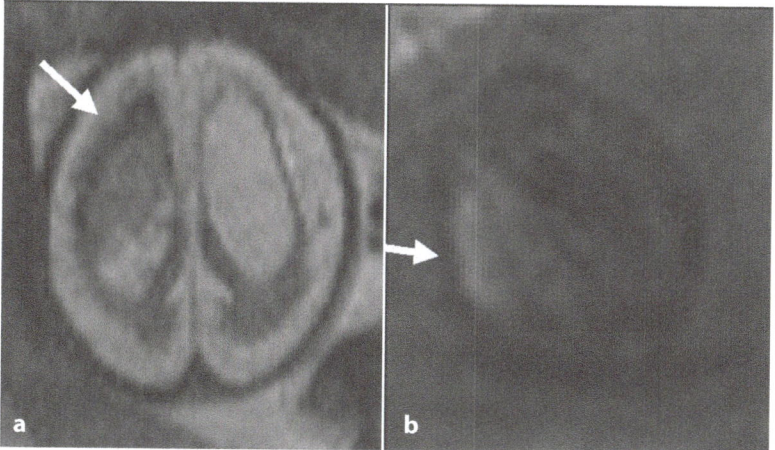

**Fig. 16.4 a** Sezione assiale T2. **b** Sezione assiale T1. Lesioni ischemiche focali bilaterali subacute in gemello monocoriale di 27 settimane di gestazione, dopo morte del cogemello, con perdita parenchimale e della normale stratificazione cerebrale (*freccia bianca* in **a**), ipersegnale in T1 come da necrosi parenchimale (*freccia bianca* in **b**)

segno di necrosi parenchimale (Fig. 16.4).

I reperti propri degli esiti ischemici cronici sono analoghi a quelli noti già dalla semeiotica ecografica (alterazioni di forma: malacia focale, atrofia con perdita parenchimale); in aggiunta a ciò, a volte, le immagini in T1 rivelano la presenza di aree iperintense, come da necrosi inveterata, eventualmente associata a microcalcificazioni (Fig. 16.5).

A seconda della fisiopatologia, le lesioni ischemiche possono essere bilaterali e grossolanamente simmetriche, come nell'ipoperfusione globale che si verifica a volte dopo la morte del cogemello monocoriale o nella sindrome da trasfusione feto-fetale (TTTS); altre volte, invece, si sviluppano lesioni focali unilaterali (ad esempio, in feti con malformazioni della vena di Galeno) (Fig. 16.6). Tuttavia, rispetto all'adulto la variabilità di sede lesionale è molto spiccata e il medesimo meccanismo dell'ipoperfusione globale può, ad esempio, produrre lesioni anche molto focalizzate e asimmetriche [5]. È meno usuale rispetto all'adulto, comunque, l'identificazione di distribuzioni lesionali tipiche di precisi territori vascolari arteriosi, anche perchè nella mag-

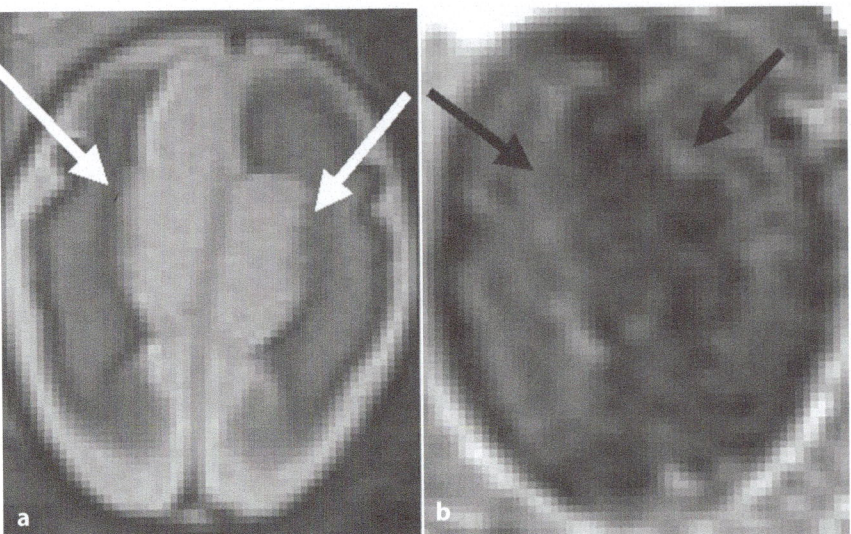

**Fig. 16.5 a** Sezione assiale T2. **b** Sezione assiale T1. Lesioni ischemiche focali bilaterali croniche in gemello mono-coriale di 27 settimane di gestazione, dopo morte del cogemello, con perdita parenchimale focale e atrofia (*frecce bianche*), ipersegnale in T1 come da necrosi e microcalcificazioni lungo il margine lesionale (*frecce nere*)

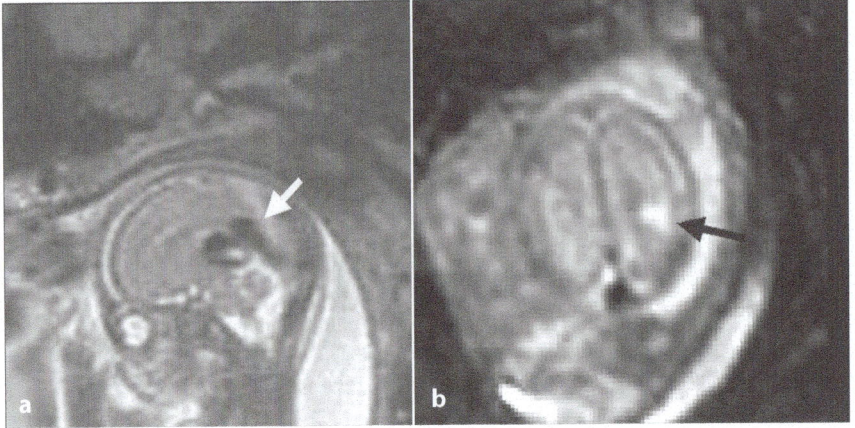

**Fig. 16.6 a** Sezione sagittale T2. **b** Sezione assiale T2. Lesione ischemica focale unilaterale subacuta in feto di 22 set-timane di gestazione, portatore di malformazione vena di Galeno (*freccia bianca*); ipersegnale in T2 nella lesione cor-ticale (*freccia nera*)

gior parte dei casi (escluse le gravidanze gemellari monocoriali) la causa dell'ischemia cerebrale focale rimane ignota.

In casi più rari, il danno ischemico assume forme simili alla classica leucomalacia multi-cistica periventricolare propria del neonato prematuro (Fig. 16.7).

Si ricorda come nel caso di lesioni ische-miche insorte prima della ventiquattresima

settimana di gestazione, alla perdita parenchi-male lesionale si possa associare lo sviluppo di anomalie corticali focali di girazione, quale, più frequentemente, la polimicrogiria (Fig. 16.8) [6].

La RMF permette di evidenziare casi in cui il danno ischemico interessi anche strutture della fossa posteriore, come il cervelletto o il tronco dell'encefalo: si tratta di solito di lesioni

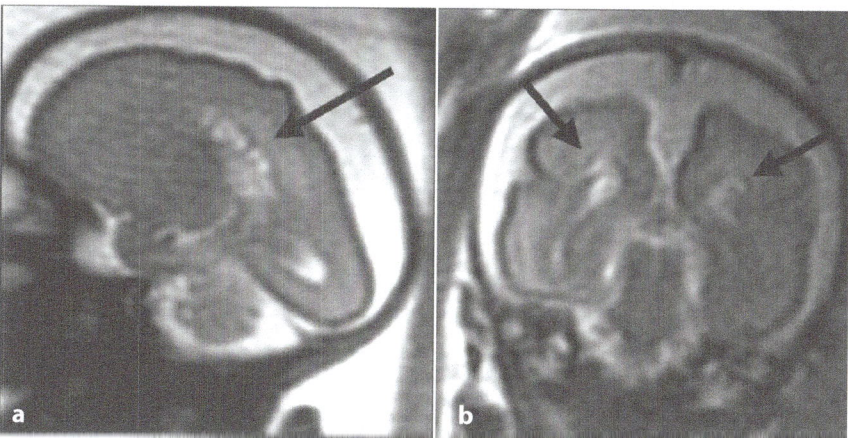

**Fig. 16.7 a** Sezione sagittale T2. **b** Sezione coronale T2. Lesioni croniche multicistiche leucomalaciche periventricolari in gemello monocoriale di 25 settimane di gestazione, dopo morte del cogemello; le piccole cisti, in parte confluenti, sono ben riconoscibili in sede parietale profonda bilateralmente (*frecce nere*)

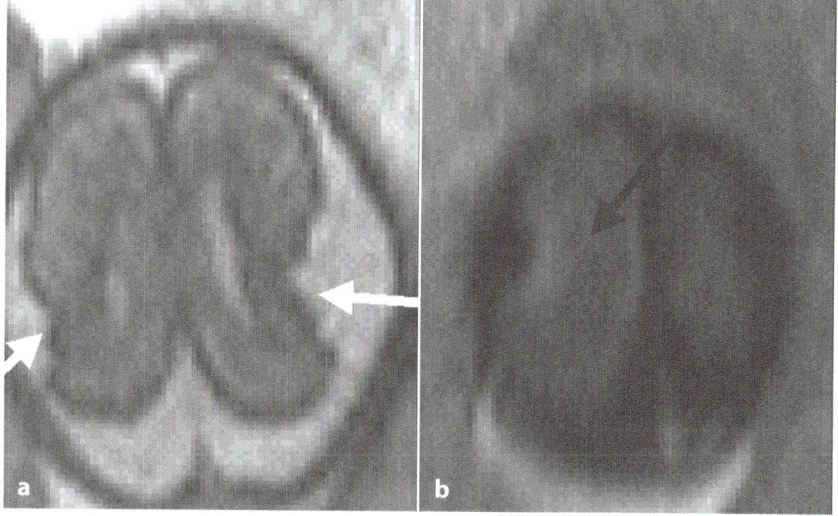

**Fig. 16.8 a** Sezione assiale T2. **b** Sezione assiale T1. Esiti ischemici cronici perisilviani bilaterali in gemello monocoriale di 22 settimane di gestazione, un mese dopo morte del cogemello; ipersegnale in T1 come da necrosi parenchimale a tutto spessore (*freccia nera*), irregolare profilo seghettato della rima corticale come da involuzione in polimicrogiria biopercolare (*frecce bianche*)

piccole, in cui è presente irregolare focale perdita parenchimale, più o meno associata a iposegnale in T2, come segno di esito necrotico focale (Fig. 16.9).

La diagnosi differenziale delle lesioni ipossico-ischemiche riguarda soprattutto la loro distinzione rispetto a quelle infettivo-infiammatorie. Si tratta in realtà di un problema diagnostico complesso e di non facile soluzione, a meno che il dato anamnestico-laboratoristico di infezione in atto non aiuti in tal senso. Entrambe le patologie hanno in comune analoghe alterazioni dei segnali T1 e T2, anche se nel caso delle infezioni-infiammazioni le lesioni sono spesso più diffuse e a spot multipli, tendono a riguardare anche il parenchima subependimale e l'ependima, sono visibili tralci e sinechie intraventricolari.

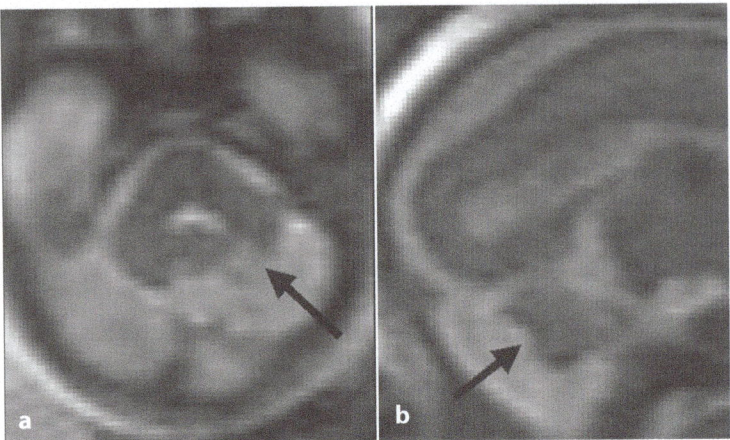

**Fig. 16.9 a** Sezione assiale T2. **b** Sezione sagittale T2. Esito di molto probabile lesione ischemica focale cerebellare unilaterale, in feto di 23 settimane di gestazione, con perdita parenchimale focale e irregolare profilo corticale (*frecce nere*)

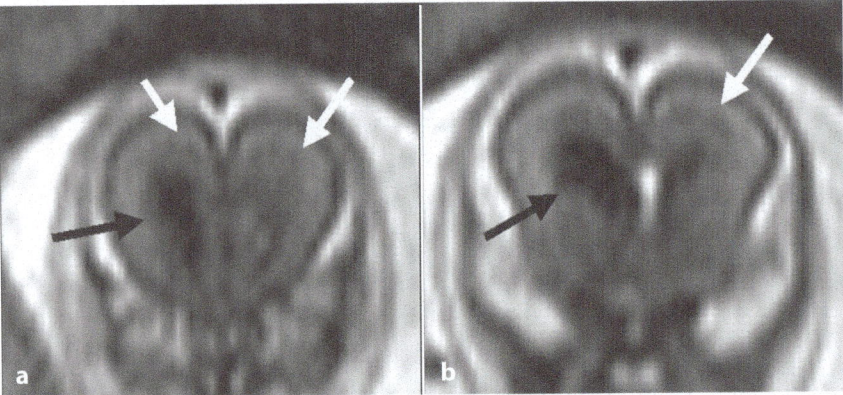

**Fig. 16.10** Sezioni coronali T2 (**a, b**). Lesioni focali bilaterali emorragico-ischemiche a raggiera periventricolari nel territorio delle vene midollari profonde (*frecce bianche*), in gemello monocoriale di 21 settimane con scompenso cardiaco; è associata emorragia intraventricolare (*frecce nere*)

Anche i piccoli focolai di necrosi e calcificazione precoce, iperintensi in T1, sono i genere più frequenti nelle infezioni-infiammazioni.

## 16.2 Lesioni ischemico-emorragiche sul versante venoso

In corso di ipertensione venosa marcata, quale quella che si verifica in feti con scompenso cardiaco o in rari casi di trombosi dei seni venosi durali, la RMF permette di evidenziare lesioni parenchimali periventricolari con distribuzione perivenulare a raggiera (territorio delle vene midollari profonde). Tali lesioni sono spesso associate a emorragie intra-periventricolari. Le lesioni perivenulari citate sono sia di tipo emorragico (iposegnale in T2), che edematoso-ischemico (ipersegnale in T2) (Fig. 16.10).

## 16.3 Lesioni emorragiche intraparenchimali

Le emorragie intraparenchimali, spesso associate a componente intraventricolare, sono agevolmente diagnosticate tramite ecografia. In

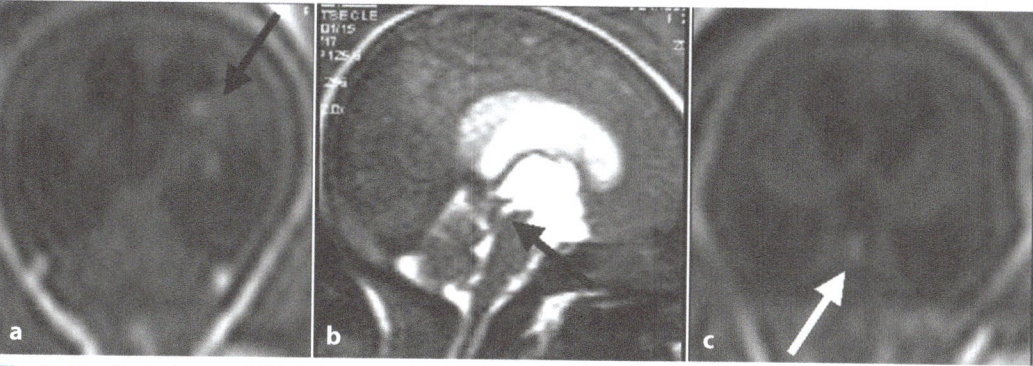

**Fig. 16.11 a** Sezioni coronali T1. **b** Sezione sagittale T2. In feto di 32 settimane di gestazione, emorragia unilaterale intraventricolare (*freccia nera* in **a**), con ventricolomegalia marcata e stenosi focale dell'acquedotto (*freccia nera* in **b**); coagulo ostruente migrato all'interno dell'acquedotto (*freccia bianca* in **c**)

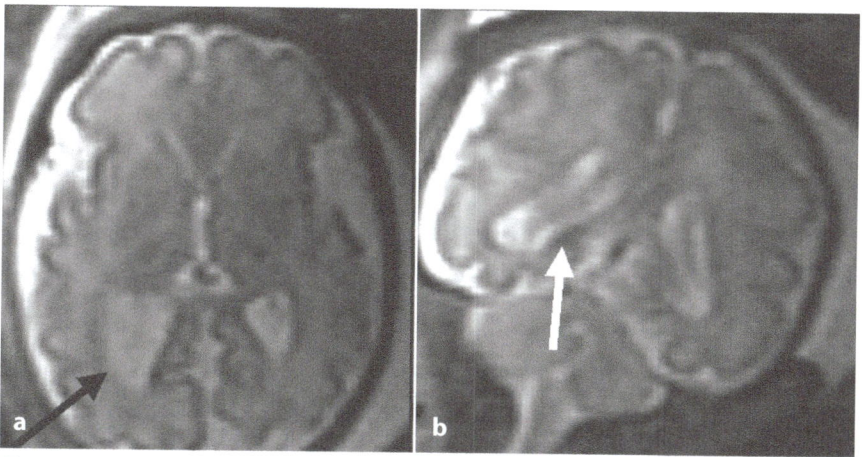

**Fig. 16.12 a** Sezione assiale T2. **b** Sezione coronale T2. Lieve ventricolomegalia unilaterale (*freccia nera*) in feto di 32 settimane di gestazione, con sottile stria ipointensa in T2 lungo il margine ependimale del medesimo ventricolo, come segno di modesto screzio emorragico (*freccia bianca*)

questo senso, il compito della RMF può essere limitato alla valutazione di alcune complicanze successive all'evento emorragico, quali ad esempio lo sviluppo di ventricolomegalia secondaria a ostruzione del circolo liquorale (Fig. 16.11). In casi non rari, una ventricolomegalia modesta, spesso unilaterale, di cui non si intuisce ragione all'ecografia o all'anamnesi, può essere spiegata dall'evidenziazione alla RMF di sottili depositi emosiderinici ependimali, quale segno di piccolo screzio emorragico periventricolare (Fig. 16.12).

## Bibliografia

1. de Laveaucoupet J, Audibert F, Guis F et al (2001) Fetal magnetic resonance imaging (MRI) of ischemic brain injury. Prenat Diagn 21:729-736
2. Garel C, Delezoide AL, Elmaleh-Berges M et al (2004) Contribution of fetal MR imaging in the evaluation of cerebral ischemic lesions. AJNR Am J Neuroradiol 25:1563-1568
3. Baldoli C, Righini A, Parazzini C et al (2002) Demonstration of acute ischemic lesions in the fetal brain by diffusion magnetic resonance imaging. Ann Neurol 52:243-246
4. Righini A, Kustermann A, Parazzini C et al (2007)

Diffusion-weighted magnetic resonance imaging of acute hypoxic-ischemic cerebral lesions in the survivor of a monochorionic twin pregnancy: case report. Ultrasound Obstet Gynecol 29:453-456

5.   Righini A, Salmona S, Bianchini E et al (2004) Prenatal magnetic resonance imaging evaluation of is-

chemic brain lesions in the survivors of monochorionic twin pregnancies: report of 3 cases. J Comput Assist Tomogr 28:87-92

6.   Delle Urban LA, Righini A, Rustico M et al (2004) Prenatal ultrasound detection of bilateral focal polymicrogyria. Prenat Diagn 24:808-811

# Sistema nervoso centrale: infezioni

**17**

Cecilia Parazzini

**Parole chiave**

Malformazioni dello sviluppo corticale • Microcefalia • Lesioni della sostanza bianca • Alterazioni dei lobi temporali • Idrocefalo • Calcificazioni

## 17.1 Infezioni

Le infezioni congenite non sono un'evenienza particolarmente frequente; sono tuttavia importanti da riconoscere perché gli esiti di un processo infettivo che abbia coinvolto il Sistema Nervoso Centrale (SNC) possono essere estremamente invalidanti [1]. Naturalmente non tratteremo di quelle situazioni così gravi da provocare la morte precoce del feto, bensì delle diverse tipologie di lesioni, da sfumate a più consistenti, che possono interessare l'encefalo in corso di infezione. L'infezione congenita si manifesta innanzitutto con segni aspecifici indicativi di uno stato di sofferenza del feto: ascite, edema sottocutaneo, aumento o riduzione di liquido amniotico, ispessimento placentare. Tutti questi aspetti sono chiaramente identificabili attraverso un esame ecografico e lo studio di Risonanza Magnetica Fetale (RMF) non fa altro che confermarli. Frequente, in caso di infezione, è l'interessamento di più organi. Possono quindi presentarsi cardiomegalia, presenza di calcificazioni epatiche ed epato-splenomegalia, versamento pleurico e pericardico, iperecogenicità intestinali. Anche per la valutazione di questi aspetti l'ecografia è l'esame di prima scelta. Un altro organo bersaglio delle infezioni congenite è il SNC ed è proprio in questo ambito che l'esame RMF può fornire informazioni aggiuntive rispetto all'ultrasonografia [2, 3]. La RMF fornisce infatti un miglior dettaglio anatomico proprio di quelle strutture selettivamente danneggiate dal processo infettivo come, ad esempio, la corteccia cerebrale e le strutture della fossa cranica posteriore. Attualmente sia la letteratura che l'esperienza personale indicano di effettuare una RM prenatale per lo studio dell'encefalo in tutti i casi di infezione fetale accertata, anche in assenza di alterazioni rilevabili all'esame ecografico. Le infezioni virali congenite possono essere causate da molteplici agenti patogeni; tratteremo le infezioni di più frequente riscontro che rientrano nell'acronimo TORCH (Toxoplasma, Other-HIV, Rosolia, Cytomegalovirus, Herpes Simplex virus).

## 17.2 Cytomegalovirus

L'infezione congenita più comune è quella da *Cytomegalovirus* (CMV). Circa il 50% delle donne gravide non è immune al CMV; di queste, l'1% svilupperà l'infezione primaria. Nelle gravide immuni il 5% svilupperà l'infe-

C. Parazzini (✉)
UOC di Radiologia e Neuroradiologia Pediatrica
Ospedale dei Bambini V. Buzzi - ICP
Milano
e-mail: cecilia.parazzini @icp.mi.it

C. Fonda, L. Manganaro, F. Triulzi (a cura di), *RM fetale*,
DOI: 10.1007/978-88-470-1408-4_17, © Springer-Verlag Italia 2013

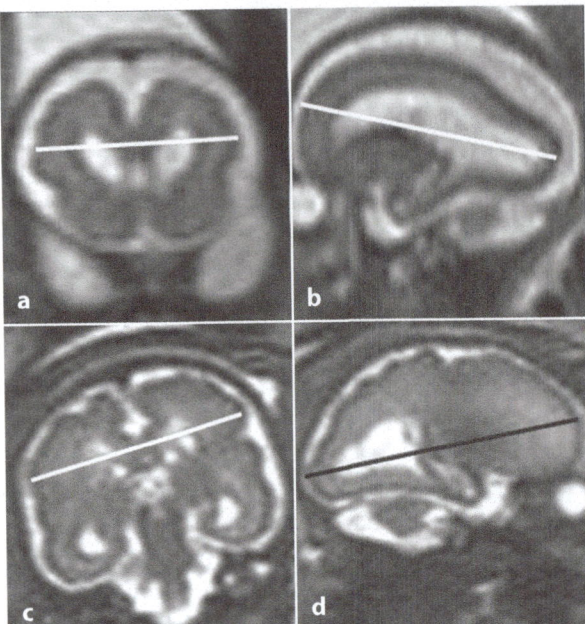

**Fig. 17.1** Infezione da CMV. Sequenze T2 dipendenti sezioni coronali e sagittali a 25 (**a, b**) e 32 (**c, d**) settimane di età gestazionale (SG). Esempi di microencefalia associata a normocrania (**a, b**) e di microencefalia associata a microcrania (**c, d**). Ecograficamente si misurano i diametri della teca cranica (*linee*) e non quelli degli emisferi cerebrali, pertanto una microencefalia associata a normocrania (caso **a, b**) può non essere rilevata all'esame ecografico. Da qui l'importanza delle misure lineari. In entrambi i casi è evidente anche un'alterazione del profilo corticale

zione secondaria. La trasmissione verticale dell'infezione, dalla madre al feto, avviene nel 30% dei casi di infezione primaria e nel 3% dei casi di reinfezione. Dei feti affetti, circa il 10% è sintomatico alla nascita; un altro 10% svilupperà disturbi neurologici successivamente [4, 5]. Essendo l'infezione da CMV la più frequente, essa è la più studiata e può essere utilizzata per esemplificare i diversi pattern di alterazioni che possono riscontrarsi a livello cerebrale. L'entità e la tipologia del danno cerebrale in epoca fetale, come in quella neonatale, dipendono soprattutto dall'età gestazionale in cui è avvenuta l'infezione. In queste fasi dello sviluppo cerebrale ha cioè più importanza il dato temporale in cui si manifesta un'azione lesiva, che non quello eziologico. Le infezioni precoci nel corso della gravidanza sono infatti le più gravi e, semplificando, determinano microcefalia e aspetti malformativi. Le infezioni che si verificano più tardivamente (dopo la 24ª settimana di gestazione) sono invece prevalentemente responsabili di lesioni di natura distruttiva a carico della sostanza bianca. Nella realtà, spesso aspetti malformativi e lesionali coesistono. È inoltre importante sot-

tolineare che i reperti che osserviamo anche in epoca fetale non sono la risposta acuta dell'encefalo all'infezione, bensì gli esiti di un danno pregresso [1]. Le alterazioni da ricercare sono quelle che abbiamo imparato a riconoscere come tipiche dei processi infettivi congeniti dagli studi eseguiti in epoca postnatale. Anche per quanto riguarda il SNC si osservano aspetti aspecifici e aspetti caratteristici dell'infezione da CMV. Alcune alterazioni vengono definite aspecifiche perchè si possono riscontrare per cause eziologiche diverse dall'infezione. Queste sono la microcefalia, l'idrocefalo, le calcificazioni, le cisti subependimali, le sepimentazioni intraventricolari (ad esempio, queste ultime si riscontrano anche come esito di emorragia intraventricolare) (Figg. 17.1, 17.2). Aspetti più caratteristici della noxa infettiva e, in particolare dell'infezione da CMV, sono le malformazioni dello sviluppo corticale (Fig. 17.3), l'ipoplasia cerebellare e le lesioni focali della sostanza bianca periventricolare (Fig. 17.4) [6]. Vi è poi un pattern altamente suggestivo per questo tipo di infezione che è dato dalle alterazioni a livello dei lobi temporali: queste si caratterizzano con un ampliamento focale

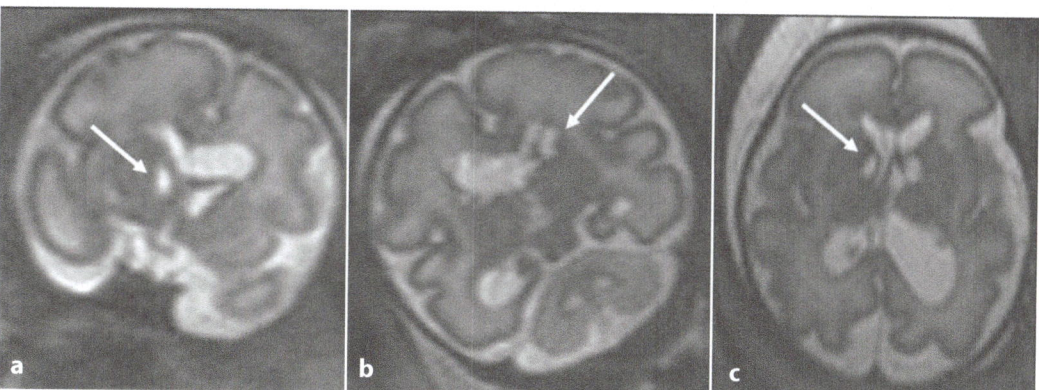

**Fig. 17.2** Infezione da CMV. Sequenze T2 dipendenti di sezioni coronali (**a, b**) e assiale (**c**); SG 32 settimane. Ventricolomegalia e multiple cisti subependimali (*frecce*)

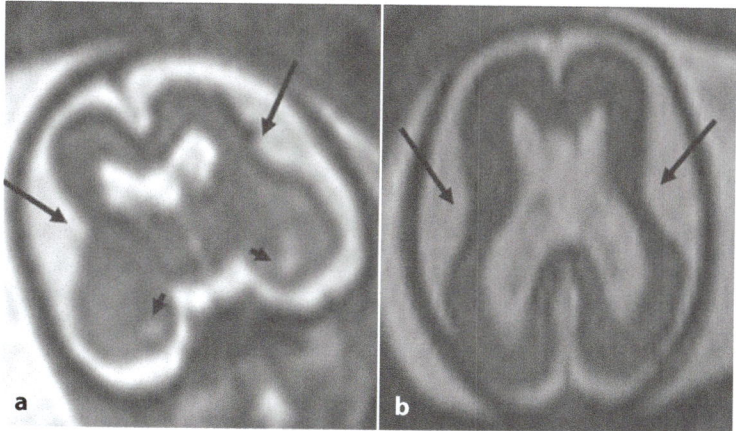

**Fig. 17.3** Infezione da CMV. Sequenze T2 dipendenti sezioni coronale (**a**) e assiale (**b**); SG 23 settimane. Microencefalia. Si osserva una riduzione di spessore del parenchime cerebrale espressione di importante danno parenchimale; vi si associa aspetto irregolare del profilo corticale con evidente ridotta opercolarizzazione della scissura silviana (*frecce*). Tali aspetti sono fortemente indicativi di malformazione dello sviluppo corticale. Ampliamento focale dei corni temporali (*teste di freccia*)

dei corni temporali, con formazioni cistiche anteriormente ai corni temporali e separate da essi da sepimentazioni (Fig. 17.5) o con un aspetto rigonfio della sostanza bianca anteriormente ai corni temporali (Figg. 17.6, 17.7) [7, 8]. Come già accennato, frequentemente diversi pattern lesionali coesistono nel medesimo feto (Fig. 17.8).

## 17.3 Toxoplasma

L'infezione congenita da *Toxoplasma* è decisamente meno frequente (1 caso su circa 3000 nati vivi): i casi sintomatici alla nascita sono circa 1/10 di quelli con infezione da CMV. Anche in questa evenienza l'infezione sarà tanto più grave quanto più precocemente si è instaurata nel corso della gravidanza. Il coinvolgimento del SNC nel corso di infezione da Toxoplasma non presenta caratteristiche specifiche: si potranno perciò manifestare lesioni distruttive, calcificazioni e ampliamento del sistema ventricolare, generalmente causato da stenosi dell'acquedotto in seguito a ependimite (Figg. 17.9, 17.10). Le malformazioni dello sviluppo corticale, seppure descritte in alcuni casi, non sono tuttavia tipiche.

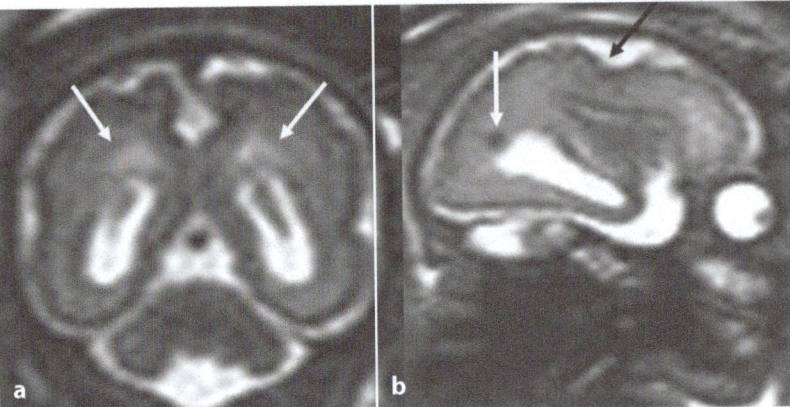

**Fig. 17.4** Infezione da CMV. Sequenze T2 dipendenti sezioni coronale (**a**) e sagittale (**b**); SG 32 settimane. Si riconoscono chiaramente le alterazioni della sostanza bianca (*frecce* in **a**). Queste alterazioni sono meglio apprezzabili nelle fasi più tardive della gravidanza, come in questo caso. È inoltre evidente un'irregolarità del profilo corticale (*freccia nera*), indice di estesa malformazione corticale, e una lesione periventricolare (*freccia bianca* in **b**).Generalmente nel medesimo paziente coesistono più pattern lesionali

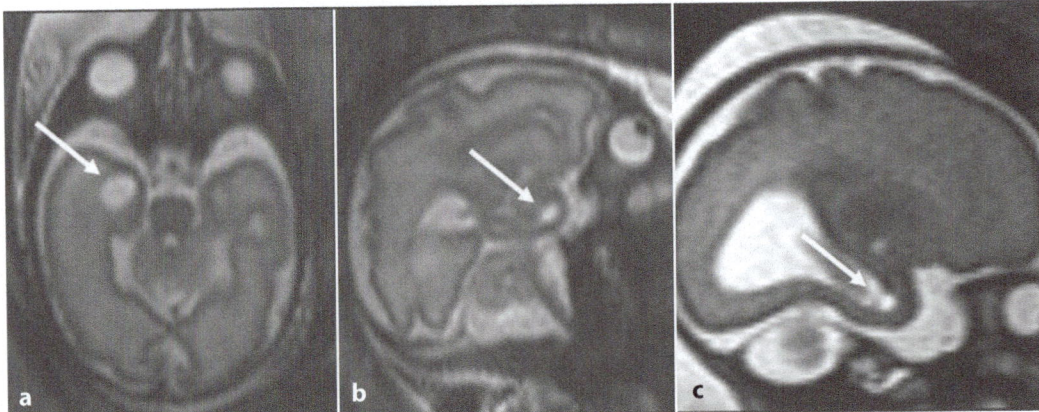

**Fig. 17.5** Infezione da CMV. Sequenze T2 dipendenti sezioni assiale (**a**) e sagittale (**b, c**); SG 32. Si osserva un focale ampliamento del corno temporale monolaterale (*frecce* in **a, b**). In **c** è evidente una sepimentazione che conferisce l'aspetto di piccola formazione cistica anteriore al corno temporale (*freccia*)

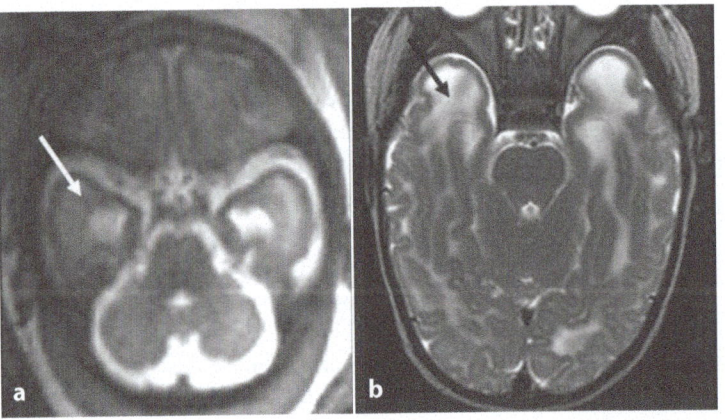

**Fig. 17.6** Infezione da CMV. Sequenze T2 dipendenti sezioni assiali, SG 31 (**a**) ed esame postnatale (**b**). Ampliamento focale dei corni temporali con aspetto rigonfio e sfumatamene iperintenso della sostanza bianca temporale; tali reperti sono nettamente meglio evidenti nell'esame postnatale (**b**) (*frecce* in **a, b**)

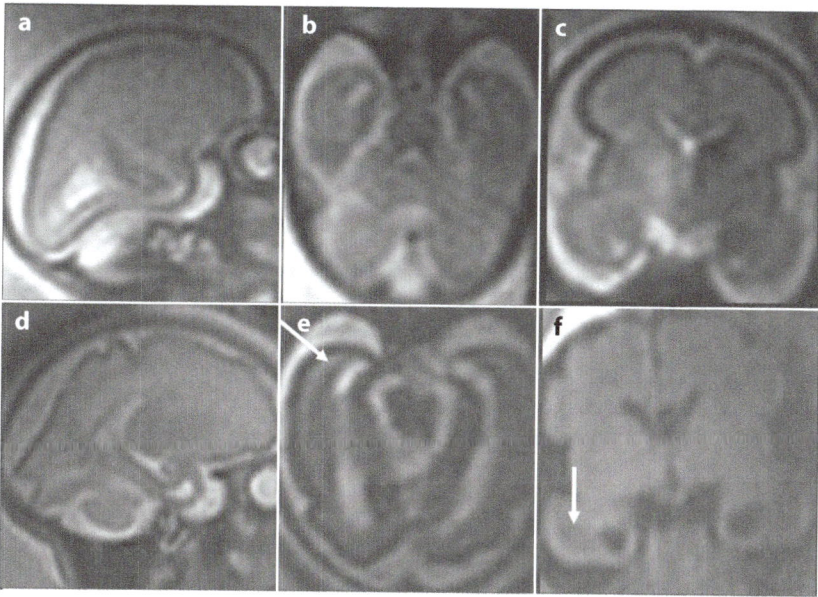

**Fig. 17.7** Infezione da CMV. Sequenze T2 dipendenti sezioni sagittale (**a**), assiale (**b**) e coronale (**c**) SG 26 settimane e sequenze T2 dipendenti sezioni sagittale (**d**), assiale (**e**) e sequenza FLAIR sezione coronale (**f**) SG 30 settimane. L'ampliamento focale dei corni temporali si rende più evidente con il progredire della gravidanza. A 30 settimane si osserva anche una sfumata alterazione di segnale della sostanza bianca anteriormente ai corni temporali (**e, f**) (*frecce*). L'esame ecografico era normale

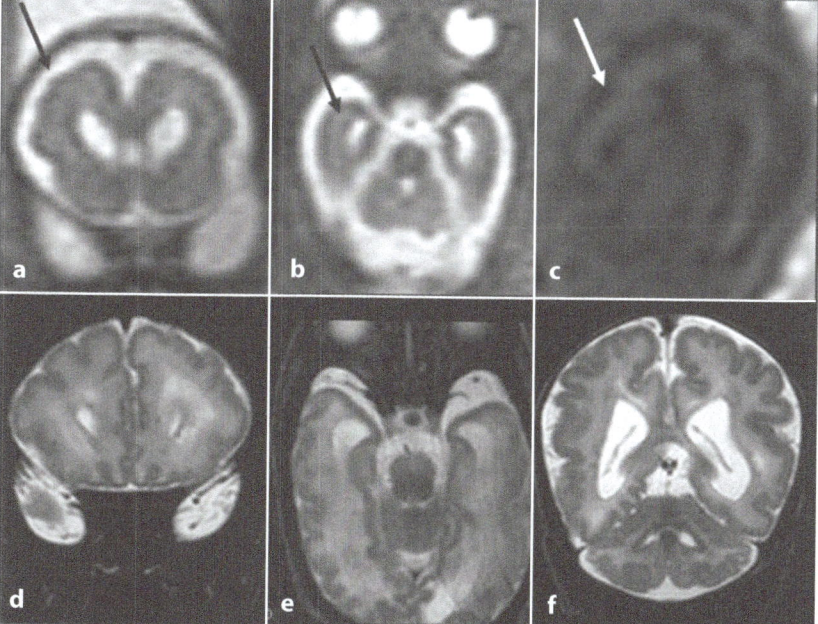

**Fig. 17.8** Infezione da CMV. Sequenze T2 dipendenti sezioni coronale (**a**), assiale (**b**) e T1 dipendente sezione coronale (**c**) SG 25 settimane e sequenze T2 dipendenti sezioni coronale (**d, f**) e assiale (**e**) nell'esame postnatale. In questo caso si osservano microcefalia, estesa malformazione dello sviluppo corticale (**a**, *freccia nera*), ampliamento focale dei corni temporali (**b**) (*freccia nera*), iperintensità T1 corticale espressione di necrosi (**c**, *freccia bianca*). Tali aspetti sono tutti confermati all'esame eseguito dopo la nascita (**d-f**)

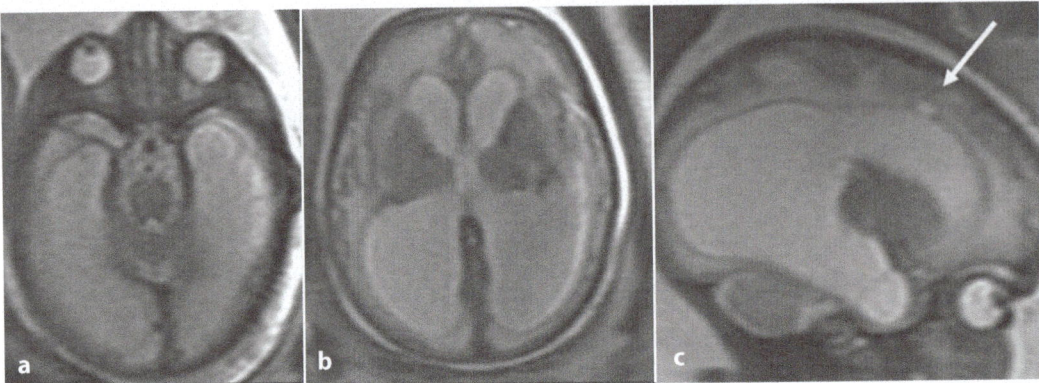

**Fig. 17.9** Infezione da Toxoplasma. Sequenze T2 dipendenti sezioni assiali (**a, b**) e sagittale (**c**), SG 33 settimane. Si osservano marcato idrocefalo, diffusa alterazione di segnale della sostanza bianca, microoftalmia bilaterale (**a**) e piccola lesione malacica (**c**) (*freccia*)

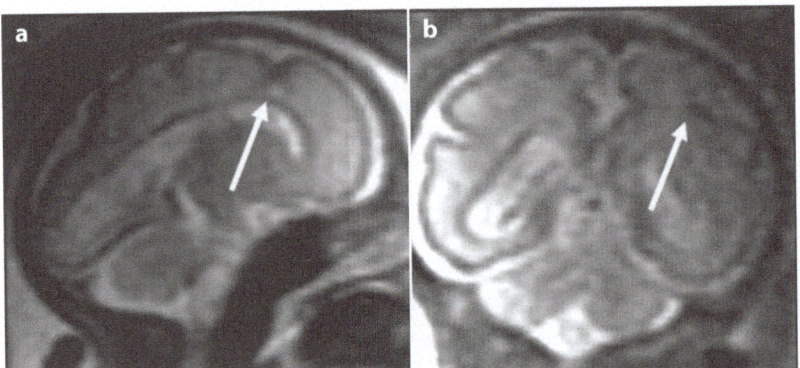

**Fig. 17.10** Infezione da Toxoplasma. Sequenze T2 dipendenti sezioni sagittale (**a**) e coronale (**b**), SG 29 settimane. In questo caso si osservano due lesioni cortico-sotto-corticali a sede frontale (**a**) e parietale (**b**) di natura clastica (*frecce*)

## 17.4 Rosolia

L'infezione da virus della *Rosolia* è ancora più rara, interessa circa 1/1 milione di nati vivi. Anche in questo caso, le situazioni più gravi si riferiscono alle infezioni contratte precocemente nel corso della gravidanza, mentre si tratta di un'infezione quasi benigna quando occorre nel terzo trimestre. Anche in questa evenienza le alterazioni cerebrali sono aspecifiche, potendosi osservare aspetti malformativi corticali [6].

## 17.5 Herpes Simplex virus

La maggior parte delle infezioni *Herpes Simplex virus* avviene nel terzo trimestre di gravidanza, per una rottura precoce delle membrane, o durante il parto, per contatto diretto con il canale vaginale infetto. Si tratta quindi più di un'encefalite del neonato che non del feto. L'infezione in utero è rara, avviene per trasmissione ematogena transpalcentare e ha un potenziale effetto devastante [9]. Ne derivano microcefalia, idrocefalo, estese lesioni distruttive parenchimali e calcificazioni.

## 17.6 Altri agenti

Estremamente rara e aspecifica è l'infezione da *Varicella* [10].

Possono inoltre verificarsi situazioni in cui il SNC è coinvolto secondariamente, cioè non per effetto diretto dell'agente infettivo sulla

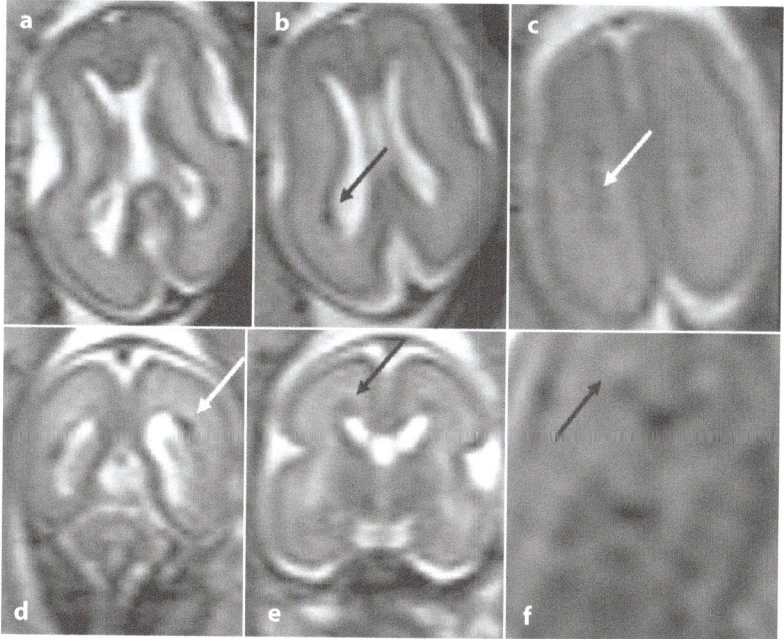

**Fig. 17.11** Infezione da Parvovirus. Sequenze T2 dipendenti sezioni assiali (**a-c**) e coronali (**d, e**) e sequenza T1 dipendente sezione coronale (**f**) SG 23 settimane. Si osserva un diffuso edema della sostanza bianca che presenta segnale sfumatamene iperintenso e focali ipointensità T2 e iperintensità T1 periventricolari (*frecce*) riferibili ad alterazioni emorragiche da ingorgo delle vene midollari profonde

strutture nervose, ma come conseguenza del malfunzionamento di altri organi. È il caso dell'infezione da *Parvovirus*, che tipicamente è responsabile di uno scompenso cardiaco grave con anemia e idrope; le eventuali lesioni cerebrali sono probabilmente secondarie a ipertensione venosa. Abbiamo molto recentemente osservato situazioni caratterizzate da minute lesioni emorragiche periventricolari ed edema della sostanza bianca probabilmente dovute a ingorgo delle vene midollari cerebrali profonde. Tali aspetti, che ecograficamente sono rilevabili come una generica iperecogenicità periventricolare, si caratterizzano in modo più preciso per estensione e specificità all'esame di RMF (Fig. 17.11).

È importante ricordare che le infezioni hanno frequentemente come organo bersaglio le strutture oculari; la cataratta e la corioretinite non sono facilmente valutabili in epoca prenatale, mentre è importante segnalare l'eventuale presenza di microftalmia (Fig. 17.9) [6].

## Bibliografia

1. Barkovich AJ, Girard N (2003) Fetal brain infections. Childs Nerv Syst 19:501-507
2. Soussotte C, Maugey-Laulom B, Carles D et al (2000) Contribution of transvaginal ultrasonography and fetal cerebral MRI in a case of congenital cytomegalovirus infection. Fetal Diagn Ther 15:219-223
3. Malinger G, Lev D, Zahalka N et al (2003) Fetal cytomegalovirus infection: the spectrum of sonographic findings. AJNR Am J Neuroradiol 24:28-32
4. Moinuddin A, McKinstry RC, Martin KA et al (2003) Intracranial hemorrhage progressing to porencephaly as a result of congenitally acquired cytomegalovirus infection - an illustrative report. Prenat Diagn 23:797-800
5. Guibaud L, Attia-Sobol J, Buenerd A et al (2004) Focal sonographic periventricular pattern associated with mild ventriculomegaly in foetal cytomegalic infection revealing cytomegalic encephalitis in the third trimester of pregnancy. Prenat Diagn 24:727-732
6. Garel C (ed) (2004) MRI of the fetal brain. Springer-Verlag, Berlin-Heidelberg-New York
7. Van der Knaap M, Vermeulen G, Barkhof F et al (2004) Pattern of white matter abnormalities at MR imaging: use of polymerase chain reaction testing of

Guthrie cards to link pattern with congenital cy-tomegalovirus infection. Radiology 230:529-536

8.  Barkovich J (ed) (2005) Pediatric neuroimaging, 4th edn. Lippincott Williams and Wilkins, Philadelphia

9.  Duin LK, Willekes C, Baldewijns MM et al (2007) Major brain lesions by intrauterine herpes simplex virus infection: MRI contribution. Prenat Diagn 27:81-84

10. Verstraelen H, Vanzieleghem B, Defoort P et al (2003) Prenatal ultrasound and magnetic resonance imaging in fetal varicella sindrome: correlation with pathology findings. Prenat Diagn 23:705-709

# Massiccio facciale

Marco Di Maurizio, Chiara Doneda

**Parole chiave**

Labiopalatoschisi • Micrognazia-retrognazia • Ipoplasia facciale • Microftalmia • Ipo-/iper-telorismo • Coloboma • Dacriocistocele • Midface anomalies

## 18.1 Patologia del massiccio facciale

Sebbene la maggior parte dei quadri patologici coinvolgenti il massiccio facciale possa essere precocemente individuata e dettagliatamente documentata in epoca prenatale con l'esame ecografico, la RM (Risonanaza Magnetica) può integrare e in alcuni casi completare l'iter diagnostico. Di seguito si pone l'attenzione su tre gruppi di patologie di più frequente riscontro anche nella nostra esperienza diretta, in particolare i *cleft* labio-palatali, le anomalie mandibolari e le *midface anomalies* [1-3].

### 18.1.1 Labiopalatoschisi

Le schisi labiali (LBS), con o senza coinvolgimento del palato anteriore e/o posteriore (LPS), hanno un'incidenza alla nascita di circa

1:1000 e possono presentarsi come anomalie isolate o rientrare nel contesto di sindromi genetiche. La maggior parte dei *cleft* mascello-mandibolari è legata ad anomalie di fusione del processo fronto-nasale, impari e mediano, con i processi mascellari, pari e simmetrici, che occorrono più frequentemente intorno alla 7-8ª settimana di gestazione. A tali difetti può inoltre associarsi, successivamente, la mancata fusione dei piani palatini [4].

Circa l'11% dei pazienti affetti da schisi labiali può essere inquadrato nel contesto di una delle oltre 170 sindromi monogeniche riportate nel London Dysmorphology Database. Tra il 25 e il 30% dei neonati affetti da malformazioni del massiccio facciale mostra in associazione malformazioni, condizioni sindromiche o aneuploidia.

Nella pratica comune e in molti dei principali lavori presenti in letteratura sull'ecografia 3D e 4D, la caratterizzazione del *cleft* si limita alla definizione di LBS quando questo coinvolge solo le labbra, e di LPS quando si estende a interessare il palato sia esso anteriore (o primario) o posteriore (secondario). Nelle pubblicazioni che utilizzano la nostra stessa terminologia e criteri di valutazione (in termini di estensione) i valori di accuratezza diagnostica si collocano comunque intorno al 90% [5-7].

L'accuratezza diagnostica dell'esame RM è molto elevata sia nella valutazione del difetti labiali che nella definizione dell'interessamento palatale, discriminando correttamente i

M. Di Maurizio (✉)
A.O.U. Meyer
Firenze
e-mail: m.dimaurizio@ meyer.it

C. Doneda (✉)
UOC di Radiologia e Neuroradiologia Pediatrica
Ospedale dei Bambini V. Buzzi - ICP
Milano
e-mail: chiara.doneda@icp.mi.it

C. Fonda, L. Manganaro, F. Triulzi (a cura di), *RM fetale*,
DOI: 10.1007/978-88-470-1408-4_18, © Springer-Verlag Italia 2013

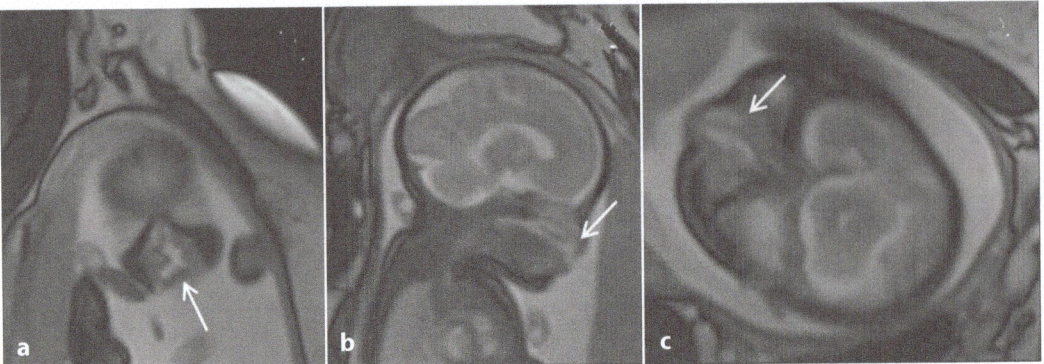

**Fig. 18.1** Feto alla 31ª settimana di gestazione con schisi unilaterale del labbro superiore (**a**, *freccia*) e del solo palato anteriore (**b**, *freccia*) associata a laterodeviazione del setto nasale (**c**, *freccia*)

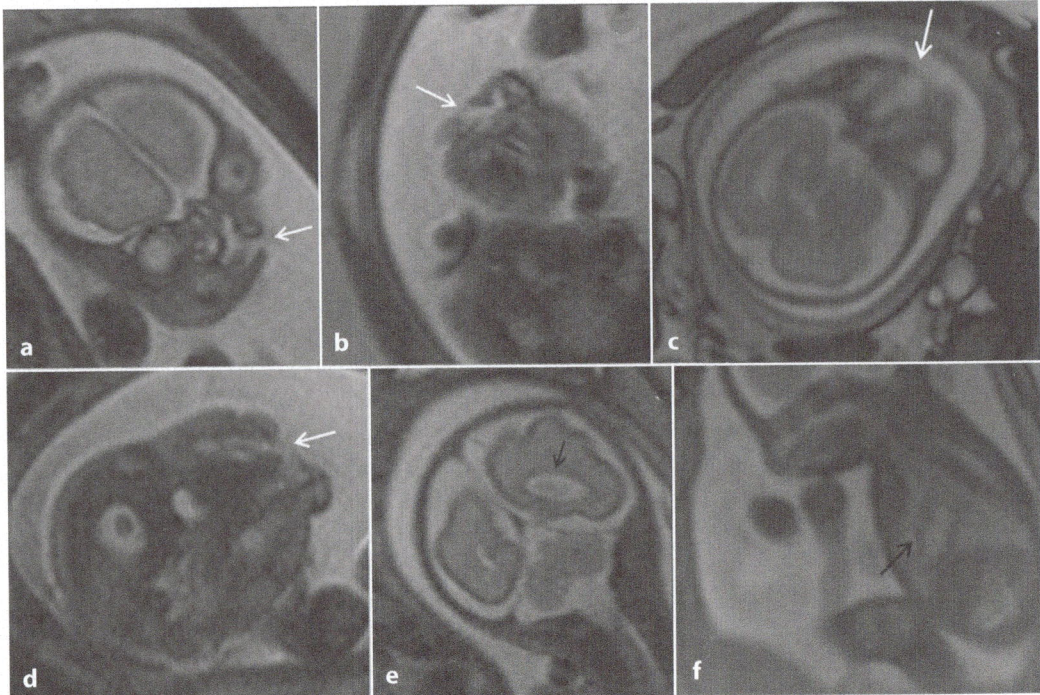

**Fig. 18.2** Feto alla 30ª settimana di gestazione con labiopalatoschisi monolaterale completa, (**a-d**, *frecce bianche*) associata a ventricolomegalia cerebrale monolaterale borderline (**e**, *freccia nera*) e difetto del setto interventricolare (**f**, *freccia nera*)

difetti unilaterali e mediani da quelli bilaterali, così come il coinvolgimento del palato anteriore e dei processi alveolari da quello del palato posteriore o secondario, che sono direttamente proporzionali al grado di difficoltà chirurgiche e di complicanze nell'immediato post-operatorio e a distanza (Figg. 18.1, 18.2) [8].

Nello studio RM consideriamo come patologica l'impossibilità di misurare l'angolo fronto-mascellare (vedi Capitolo 5) nei feti affetti da LPS, con coinvolgimento più o meno esteso del palato posteriore: la valutazione di questo parametro risulta parte importante nella definizione del grado di estensione del *cleft* (Fig. 18.3) [8].

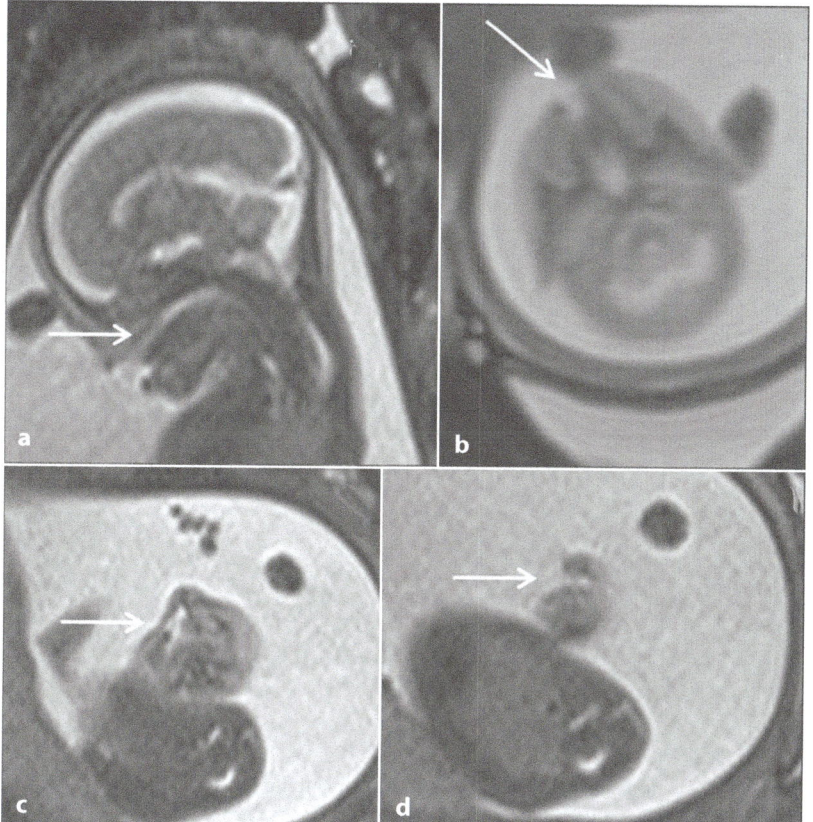

**Fig. 18.3** Feto alla 19ᵃ settimana di gestazione affetto da schisi palatale completa (**a**, *freccia bianca*), labio-palatale, (**b**, *freccia bianca*) e labiale (**c**, **d**, *frecce bianche*)

## 18.1.2 Micrognazia-retrognazia

La micrognazia è definibile come un'anomalia di sviluppo della mascella inferiore (mandibola) che appare di volume ridotto per un rallentato sviluppo o per un arresto completo dell'accrescimento.

Spesso coesiste con la retrognazia, intesa come posizionamento arretrato delle mascelle, relativa o falsa (quando è solo apparente, rispetto alla controparte scheletrica) o assoluta e vera (in riferimento alla verticale tracciata dalla radice del naso); si determina a carico del mascellare superiore, della mandibola o di entrambi i mascellari [9, 10].

Nella diagnosi di retrognazia si deve considerare ed eventualmente escludere la sindrome (o sequenza) di Pierre-Robin, caratterizzata da una triade di anomalie della morfologia oro-facciale: retrognazia, glossoptosi e schisi della parte mediale posteriore del palato molle (Figg. 18.4, 18.5).

Nell'iter diagnostico è necessario acquisire un piano sagittale "vero" del profilo facciale nelle sequenze T2 pesate *single-shot Fast Spin Echo* (ss-FSE), lo stesso normalmente utilizzato per la visualizzazione del corpo calloso e delle strutture mediane encefaliche. Sul piano sagittale si ottiene la misurazione dell'IFA (angolo facciale inferiore, vedi Capitolo 5). Sul piano assiale invece si misura il *jaw index*, dato dal rapporto tra diametro AP (antero-posteriore) della mandibola e diametro biparietale della mandibola espresso in percentuale (se <23: 100% sensibilità, 98,7% specificità per micrognatismo; se <21: 100% valore predittivo positivo).

Raramente è isolata e si associa per lo più a

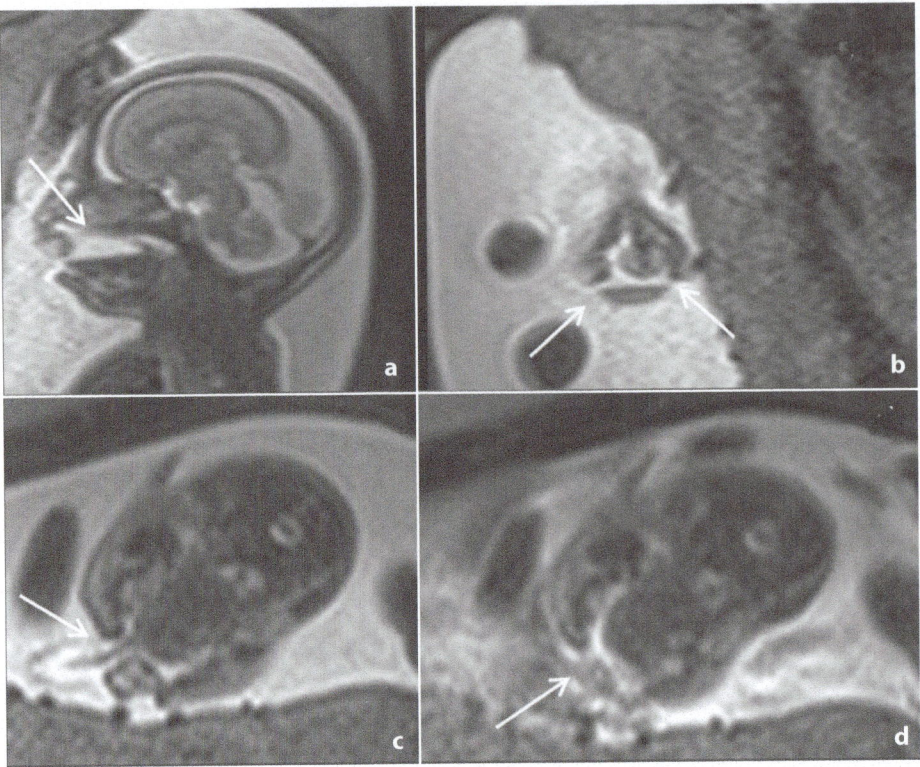

**Fig. 18.4** Gravidanza bigemellare alla 22ª settimana di gestazione con uno dei feti affetto da schisi del palato posteriore (**a**, *freccia bianca*) e labiale (*frecce bianche* su piano coronale in **b** e assiale in **c** e **d**)

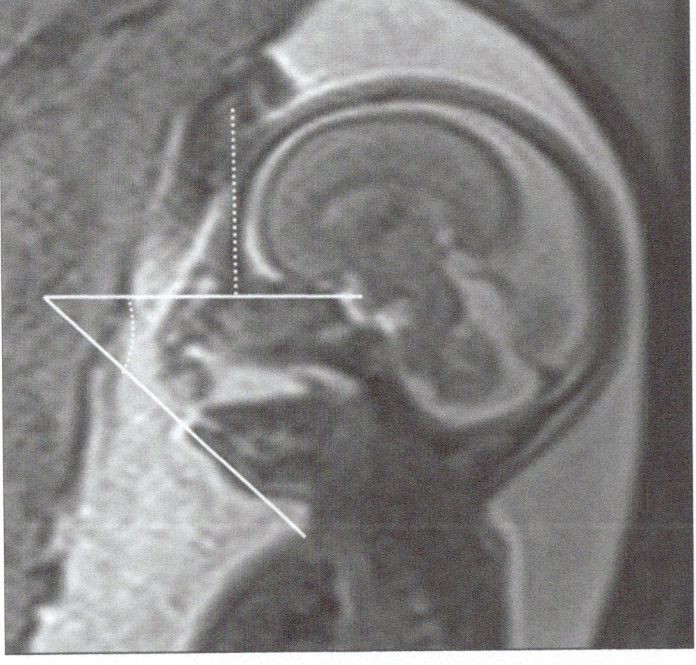

**Fig. 18.5** Stesso feto della Figura 18.4 che mostra una riduzione dell'angolo facciale inferiore correlato con una condizione di micrognatia

tre ordini di patologie: displasie scheletriche, aneuploidia, disordini primari mandibolari.

È importante valutare la posizione e la morfologia delle orecchie per possibili sindromi quali: Treacher Collins (orecchie piccole, spesso non visibili), Nager (orecchie malformate, scarsa ossificazione estremità ossee superiori), Goldenhar (orecchie malformate, micro-anoftalmia, microsomia emifacciale).

È ugualmente necessario valutare gli occhi del feto per escludere: Sindrome Neu-Laxova (ipertelorismo, occhi protrudenti, assenza palpebre), Sindrome di Goldenhar, Trisomia 13 (ipotelorismo, ciclopia, polidattilia, piede torto ecc.).

### 18.1.3  Midface anomalies

Le *midface anomalies* possono essere sommariamente schematizzate in due categorie: ipoplasie del III medio della faccia e oloprosencefalie.

L'ipoplasia facciale del III medio si caratterizza per la depressione delle ossa nasali (malformazione/ipoplasia) associata all'ipoplasia del mascellare superiore. I principali elementi da valutare in questo gruppo di patologie sono:
- aspetto "piatto" del profilo facciale con alterazioni dell'angolo fronto-nasale;
- mascella ipoplasica e dislocata posteriormente (possibile morso inverso);
- associazione con labio-palatoschisi;
- possibile associazione con displasie scheletriche (tanatoforica, acondroplasia, craniosinostosi, aneuploidia - trisomia 21, trisomia 13).

I possibili spettri patologici dell'oloprosencefalia sono [11, 12]:
- faccia normale: oloprosencefalia encefalica;
- ciclopia con proboscide: unico globo oculare, assenza delle normali strutture nasali e presenza di una proboscide localizzata superiormente all'orbita (Fig. 18.6);

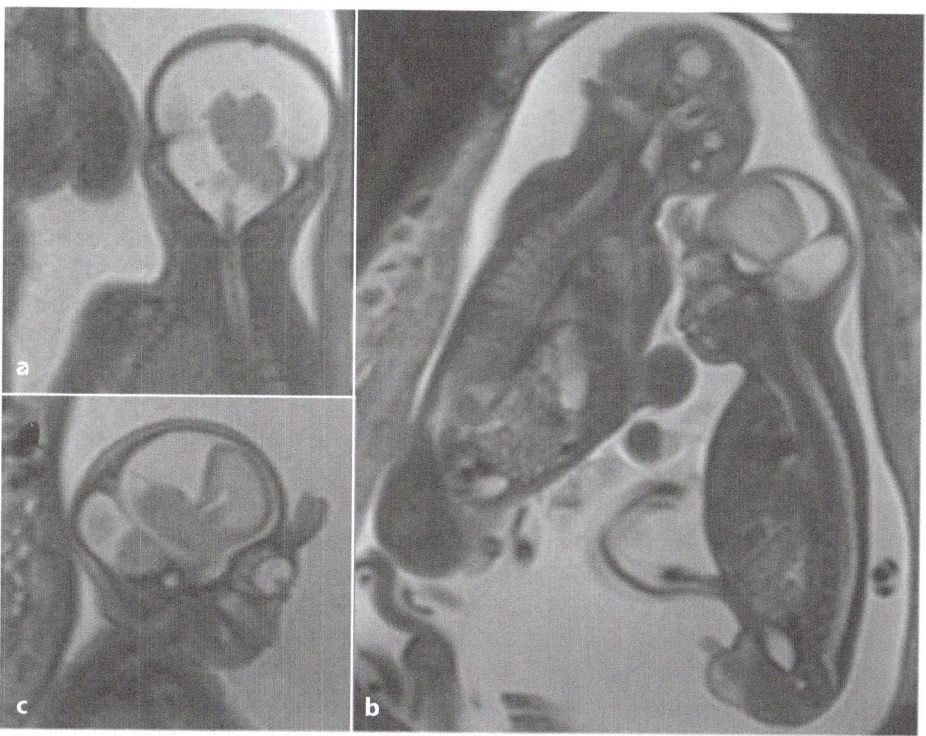

**Fig. 18.6** Feto alla 27ª settimana di gestazione in una gravidanza bigemellare con oloprosencefalia alobare associata a cisti subaracnoidea in fossa cranica posteriore (**a**), con ciclopia e presenza di proboscide (**b**, **c**)

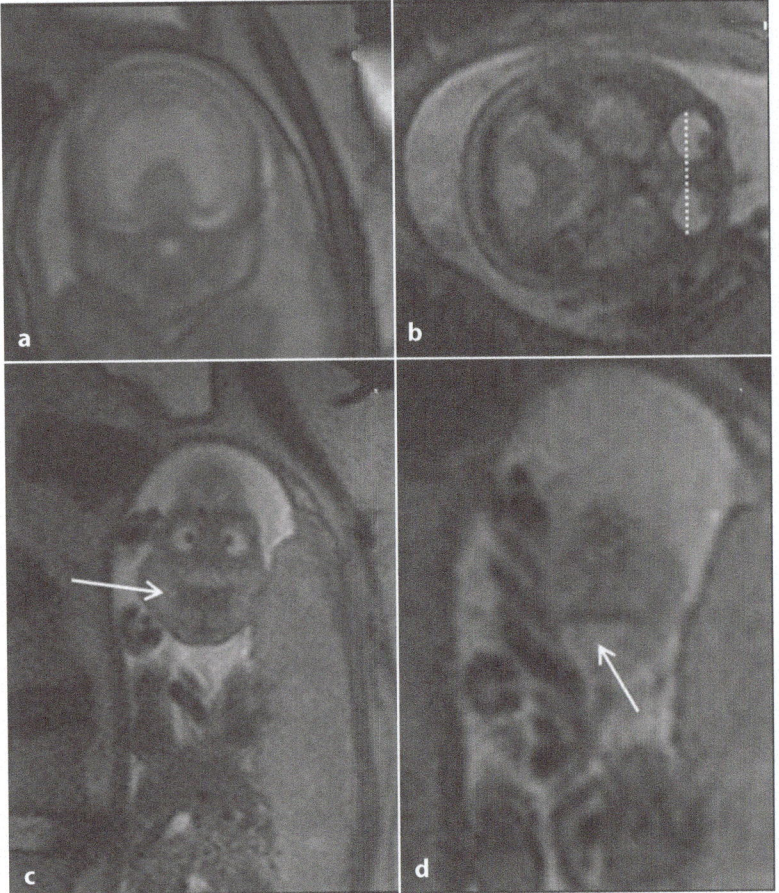

**Fig. 18.7** Oloprosencefalia alobare (**a**) in feto alla 28ª settimana di gestazione, con ipotelorismo (**b**, riduzione del diametro interorbitario - *linea tratteggiata*) ma senza evidenza di schisi labiali (**c**, **d**, *frecce bianche*)

– etmocefalia: ipotelorismo grave (riduzione del BOD - diametro bisorbitario - e dello IOD - diametro inetrorbitario), assenza del naso, possibile presenza della proboscide spesso a livello dell'orbita;

– cebocefalia: ipotelorismo (riduzione del BOD e dello IOD), naso con singola narice;

– spettro associato a labio-palatoschisi mediana: labio-palatoschisi mediana/bilaterale, agenesia mediana del mascellare superiore, palatoschisi mediana isolata.

Lo studio RM fetale del massiccio facciale consente di analizzare in toto il distretto cranio-encefalico, di effettuare una valutazione dello sviluppo biometrico del massiccio facciale e di identificare precocemente eventuali patologie associate di difficile caratterizzazione (soprattutto a carico del Sistema Nervoso Centrale - SNC), permettendo eventualmente di inquadrare condizioni sindromiche (Fig. 18.7) [13].

Rispetto all'ecografia, la RM non è limitata dalla posizione del feto, in particolare nel terzo trimestre di gravidanza, né da difficoltà tecniche di origine materna o fetale.

Senza dubbio i principali limiti della metodica riguardano la mancanza di sequenze ultraveloci realmente affidabili per visualizzare direttamente l'osso delle componenti scheletriche, sebbene ultimamente siano state proposte soprattutto sequenze EPI, e la possibilità di utilizzare questa metodica solo dal II trimestre di gravidanza.

## 18.2    Patologia orbitaria

Le anomalie orbitarie possono presentarsi associate o meno ad anomalie del SNC e possono essere determinate da fattori genetici, ambientali o entrambi, risultando spesso parte di complessi quadri malformativi e rappresentando talora un reperto dirimente per la diagnosi. L'ecografia è potenzialmente in grado di riconoscere la maggior parte delle anomalie orbitarie, a esclusione di quelle a carico delle strutture più profonde. Consente, inoltre, di eseguire ricostruzioni tridimensionali di superficie, molto utili per la comprensione di eventuali problemi sia da parte del clinico che dei genitori, specie nel contesto di dimorfismi facciali multipli. Non sempre però permette di valutare accuratamente l'estensione delle lesioni, di caratterizzarle e di rilevare altre anomalie associate, in particolare a carico del SNC. La valutazione mediante RM fetale diventa quindi importante per individuare eventuali ulteriori elementi che possono indirizzare la diagnosi o modificare la prognosi e per segnalare alcune situazioni che richiedono un tempestivo intervento terapeutico dopo la nascita. Il riscontro occasionale di anomalie oculari e orbitarie durante un'indagine condotta per lo studio dell'encefalo fetale impone di procedere nel percorso diagnostico escludendo la possibilità di un'infezione congenita, ricercando eventuali anomalie cromosomiche ed eseguendo specifici test di genetica molecolare nel sospetto di particolari sindromi.

In questa sezione, si decrivono brevemente le principali anomalie che si possono osservare nel contesto di esami condotti per l'inquadramento di sospette alterazioni del SNC. Non si tratteranno i casi conclamati di anoftalmia e di ciclopia, che possono essere facilmente diagnosticati mediante ecografia, mentre si analizzeranno reperti meno grossolani che potrebbero non essere riconosciuti all'indagine ecografica, specie nei casi in cui si presentano in maniera bilaterale e simmetrica.

### 18.2.1  Microftalmia

La microftalmia è definita come diametro oculare inferiore al 5° percentile. È detta primitiva quando si tratta di un disordine oculare intrinseco, come succede nelle anomalie cromosomiche e nei quadri sindromici, ad esempio: Sindrome CHARGE, Sindrome di Walker-Warburg (Fig. 18.8) e Sindrome di Dandy-Walker (Fig. 18.9). La microftalmia è altrimenti detta secondaria quando è il risultato di un insulto durante lo sviluppo, dovuto a un'infezione, a un evento vascolare o tossico-metabolico; alcuni esempi sono le infezioni del gruppo TORCH (vedi Cap. 17), la Sindrome di Goldenhar e la Sindrome feto-alcolica. La microftalmia può essere classificata anche sulla base dell'epoca gestazionale di insorgenza: quando questa è precoce, l'incidenza di anomalie associate cerebrali e facciali è elevatissima ed è spesso determinata da anomalie cromosomiche come la trisomia 13 e 18. Quando l'insorgenza è tardiva, la microftalmia è più spesso isolata e generalmente monolaterale e può essere determinata sia da fattori genetici che ambientali [14]. Al riscontro di un diametro oculare ridotto, non è infrequente l'osservazione di reperti associati quali alterazioni morfologiche e di segnale, che possono essere, ad esempio, l'espressione della persistenza patologica dell'arteria ialoidea (riconoscibile quindi anche a età gestazionale avanzata) e della presenza di un corpo vitreo primitivo iperplastico, tipicamente iperintenso nella sequenza FLAIR. È importante non confondere certe immagini lineari di natura artefattuale che si creano spesso al centro del bulbo oculare, nella presunta sede del canale di Cloquet, con la persistenza dell'arteria ialoidea: in quest'ultimo caso è dirimente l'osservazione del reperto sospetto in tutte le sequenze acquisite. Inoltre, nonostante il cristallino sia meglio indagabile mediante ecografia, è possibile osservare reperti associati anche a carico di questa struttura, come la cataratta e il lenticono: nel primo

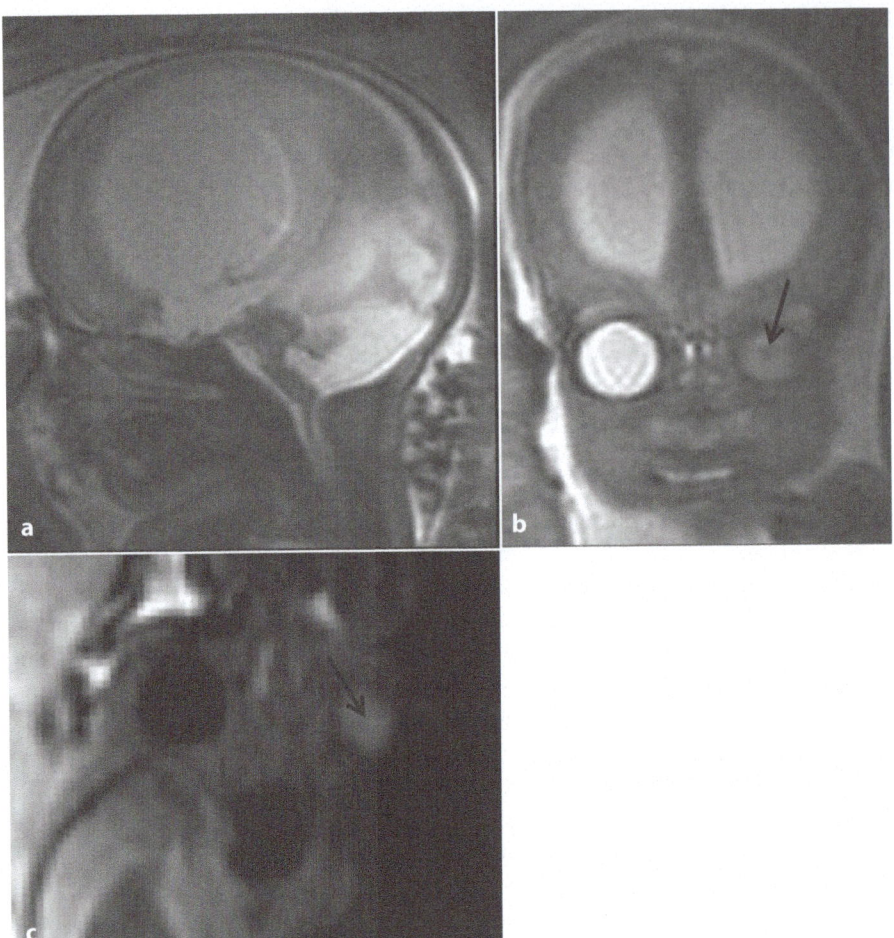

**Fig. 18.8** Sindrome di Walker Warburg in un feto di 34 settimane. **a** Immagine sagittale pesata in T2: marcata ventricolomegalia, *kinking* del tronco encefalico e ipoplasia vermiana. È possibile inoltre intuire la presenza di un'alterazione del profilo corticale a livello frontale. **b** Immagine coronale pesata in T2: microftalmia monolaterale associata a persistenza del canale di Cloquet (*freccia*), normalmente non apprezzabile a 34 settimane di gestazione. **c** Immagine assiale FLAIR: iperintensità del bulbo oculare di più piccole dimensioni, suggestiva per presenza di vitreo primitivo iperplastico con persistenza del canale di Cloquet (*freccia*). Le anomalie oculari permettono in questo caso di porre diagnosi di sindrome di Walker Warburg, escludendo gli altri sottotipi di distrofie muscolari congenite quali la *muscle-eye-brain disease* e la Fukuyama, in cui le anomalie oculari sono meno marcate o addirittura assenti

caso il cristallino appare marcatamente assottigliato, nel secondo assume la caratteristica morfologia triangolare [15].

## 18.2.2 Ipotelorismo e ipertelorismo

L'ipotelorismo è definito come diametro interoculare inferiore al 5° percentile ed è anch'esso classificato come primitivo o secondario. Quello primitivo è dovuto a

un'eccessiva fusione degli abbozzi nasali e frontale sulla linea mediana ed è spesso associato a malformazioni del SNC nello spettro dell'oloprosencefalia, dalla displasia setto-ottica all'oloprosencefalia lobare e alobare (Fig. 18.10). Nel 55% dei casi è dovuto ad anomalie cromosomiche, tra le quali la trisomia 13 è la più comunemente coinvolta [16]. La valutazione della distanza interoculare è utile, non tanto nei casi conclamati di oloprosencefalia già facilmente identificabili

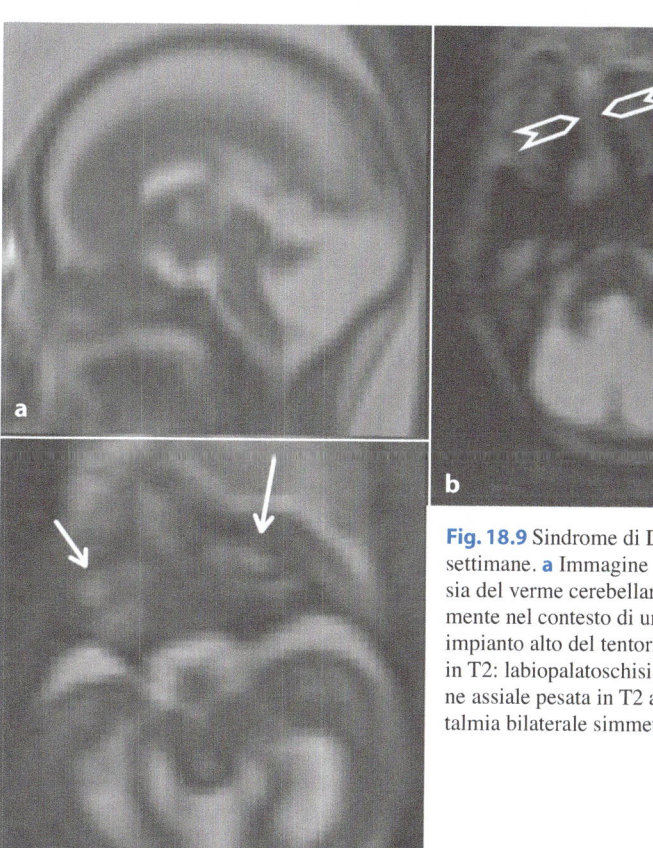

**Fig. 18.9** Sindrome di Dandy Walker in un feto di 21 settimane. **a** Immagine sagittale pesata in T2: ipoplasia del verme cerebellare che appare ruotato cranialmente nel contesto di una fossa posteriore ampia per impianto alto del tentorio. **b** Immagine assiale pesata in T2: labiopalatoschisi (*teste di freccia*). **c** Immagine assiale pesata in T2 a livello delle orbite: microftalmia bilaterale simmetrica (*frecce*)

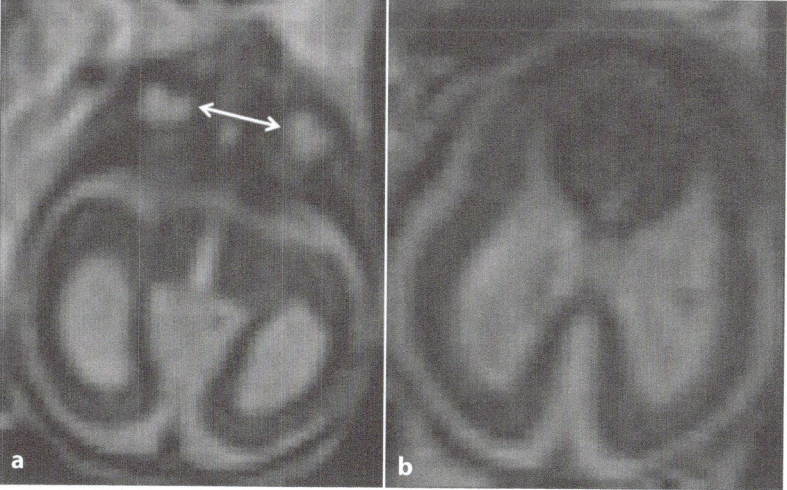

**Fig. 18.10** Grave quadro malformativo in un feto di 21 settimane. **a** Immagine assiale pesata in T2: estremo assottigliamento del parenchima cerebrale posteriore, ventricolomegalia, ipotelorismo e microftalmia bilaterale simmetrica (*frecce*). **b** Immagine assiale pesata in T2: fusione dei lobi frontali sulla linea mediana

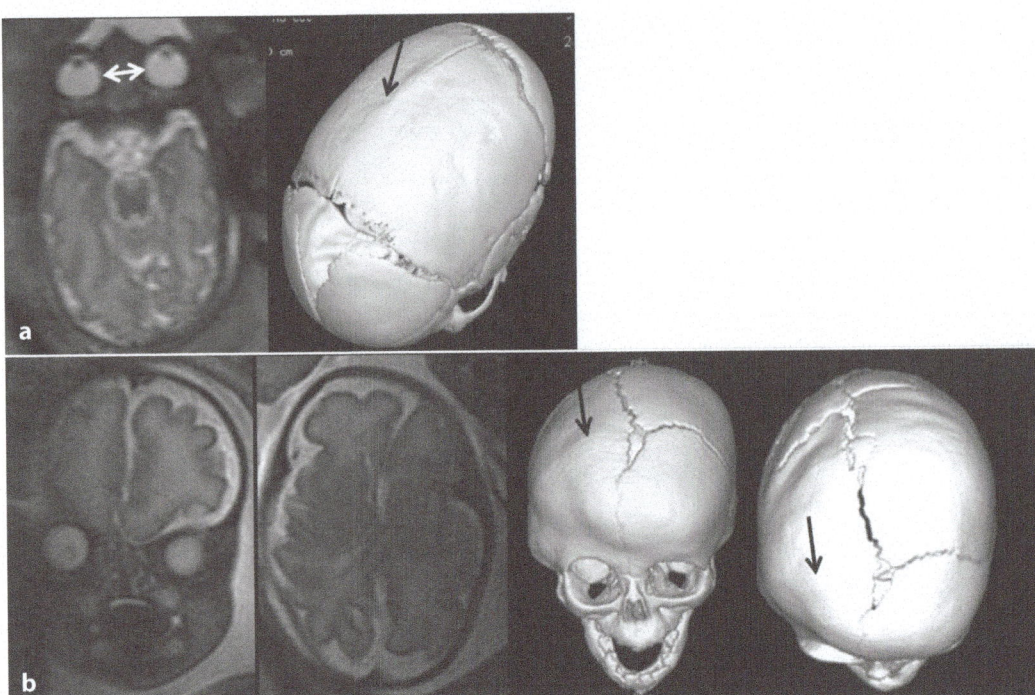

**Fig. 18.11** Due quadri di craniostenosi. **a** Feto di 34 settimane: l'immagine assiale pesata in T2 mostra dolicocefalia e ipotelorismo; l'indagine TC postatale mette in evidenza precoce saldatura della sutura sagittale (*frecce*). **b** Feto di 33 settimane: immagini assiale e coronale pesate in T2 evidenziano anomala conformazione della teca cranica e asimmetria delle orbite; l'indagine TC eseguita dopo la nascita mostra precoce saldatura della sutura coronarica destra (*frecce*), con conseguente maggior sviluppo della bozza frontale controlaterale e riduzione di volume dell'orbita da questo lato

ecograficamente, quanto piuttosto nei casi di agenesia del setto pellucido di natura da definire, nei quali l'eventuale riscontro di ipotelorismo può aiutare a escludere la natura lesionale dell'alterazione.

L'ipotelorismo secondario è generalmente determinato da anomalie ossee craniche quali la microcefalia o le craniostenosi [16]; queste ultime possono non soltanto indurre alterazioni della distanza interoculare, ma sono spesso responsabili anche di modificazioni più complesse della morfologia orbitaria (Fig. 18.11).

L'ipertelorismo è definito come distanza interoculare superiore al 95° percentile. Quello primitivo è dovuto a incompleta saldatura degli abozzi nasali e frontale e si presenta spesso congiuntamente a schisi facciali di vario grado e ad anomalie del SNC, in particolare a carico della linea mediana, come l'agenesia del corpo calloso (Fig. 18.12). Può esse-

re associato a varie anomalie cromosomiche e sindromi (Fig. 18.13). L'ipertelorismo secondario può essere la conseguenza di diverse condizioni patologiche tra le quali, ad esempio, le craniostenosi, l'encefalocele frontale (Fig. 18.14) e il dacriocistocele. Nel caso delle craniostenosi, specie nel contesto di alcuni quadri sindromici (ad esempio nella Sindrome di Crouzon), è possibile il riscontro di esoftalmo associato [16].

### 18.2.3 Coloboma della testa del nervo ottico

Il coloboma della testa del nervo ottico è un difetto di chiusura del bulbo oculare alla giunzione col nervo ottico. È un'anomalia rara che, tuttavia, rappresenta un'importante causa di compromissione del *visus* e cecità. Può

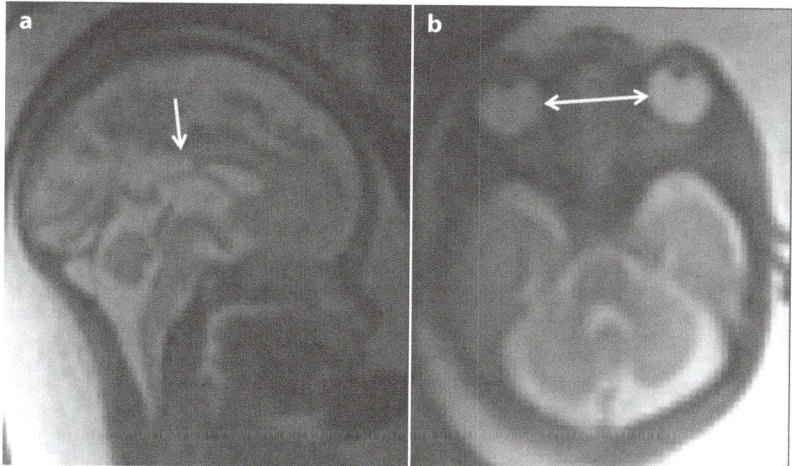

**Fig. 18.12** Delezione del braccio corto del cromosoma 13 in un feto di 29 settimane. **a** Immagine sagittale pesata in T2: agenesia della porzione posteriore del corpo calloso (*freccia*). **b** Immagine assiale pesata in T2: moderato ipertelorismo (*freccia*)

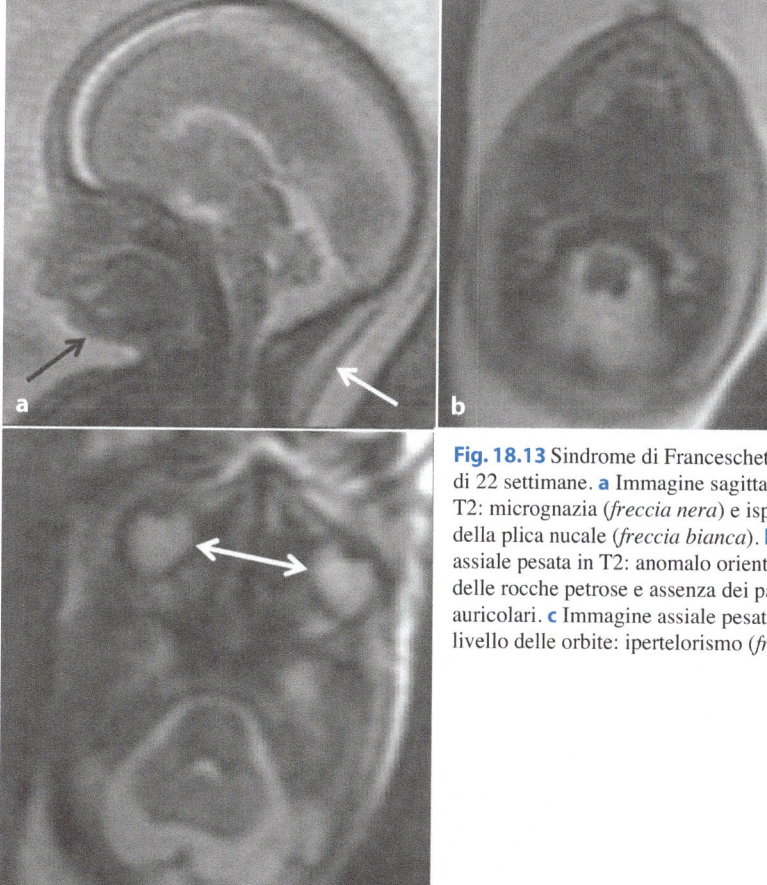

**Fig. 18.13** Sindrome di Franceschetti in un feto di 22 settimane. **a** Immagine sagittale pesata in T2: micrognazia (*freccia nera*) e ispessimento della plica nucale (*freccia bianca*). **b** Immagine assiale pesata in T2: anomalo orientamento delle rocche petrose e assenza dei padiglioni auricolari. **c** Immagine assiale pesata in T2 a livello delle orbite: ipertelorismo (*freccia*)

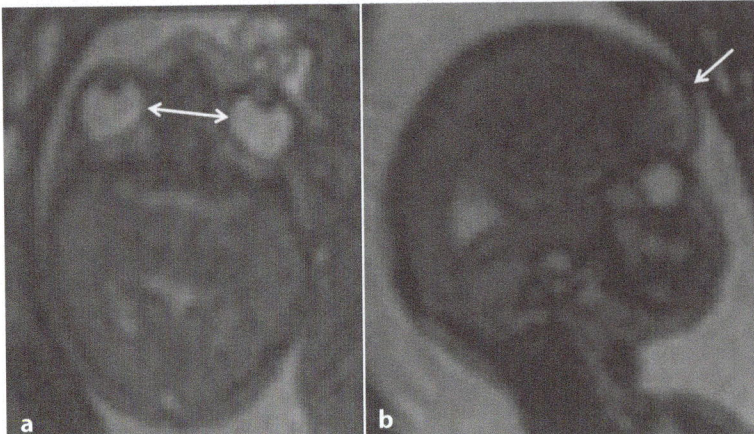

**Fig. 18.14** Encefalomeningo-
cele frontale in un feto di 22
settimane. **a** Immagine assiale pesata in T2: obliterazione
degli spazi liquorali periencefalici, anomala conformazione della teca (*lemon sign*)
e ipertelorismo (*freccia*).
**b** Immagine sagittale pesata
in T2: interruzione della teca
a livello frontale con protrusione delle meningi e del parenchima cerebrale (*freccia*)

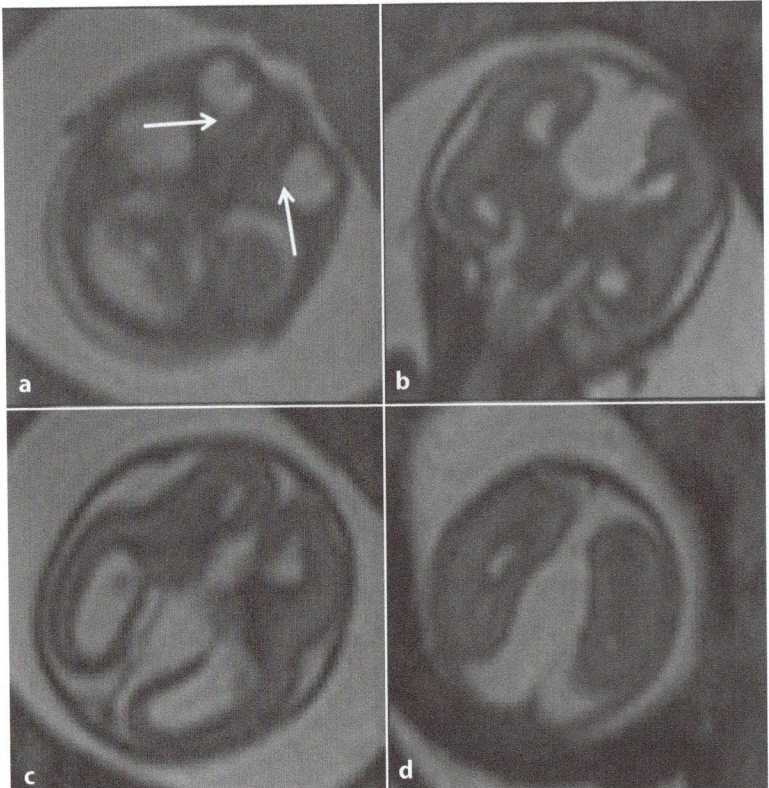

**Fig. 18.15** Sindrome di Aicardi in un feto femmina di 21 settimane. **a** Immagine assiale pesata in T2 a livello delle orbite:
colobomi bilaterali (*frecce*). **b** Immagine coronale pesata in T2: agenesia del corpo calloso con ampliamento cistico dello
spazio liquorale interemisferico. **c, d** Immagini assiali pesate in T2: irregolarità del profilo corticale frontale e del margine ependimale dei ventricoli laterali, sospetta per la presenza di malformazione corticale con noduli eterotopici subependimali; aspetto colpocefalico dei ventricoli laterali e ampliamento cistico della scissura interemisferica

presentarsi isolato o nel contesto di svariati
quadri sindromici, tra cui la Sindrome CHAR-
GE, la Sindrome di Walker Warburg, quella di

Aicardi (Fig 18.15), di Traecher Collins, di
Rubinstein Taybi e altre. Il coloboma non può
essere diagnosticato mediante ecografia poi-

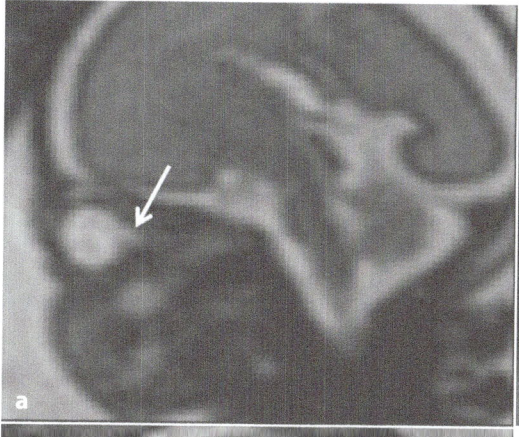
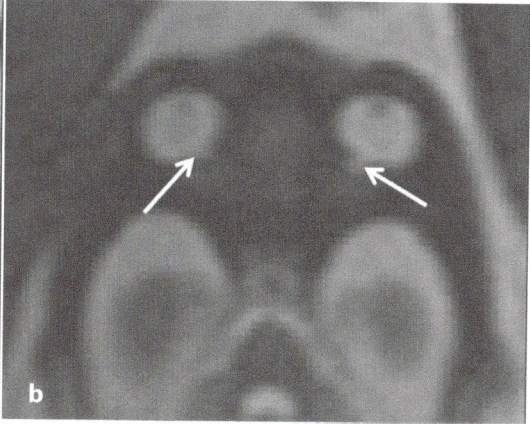
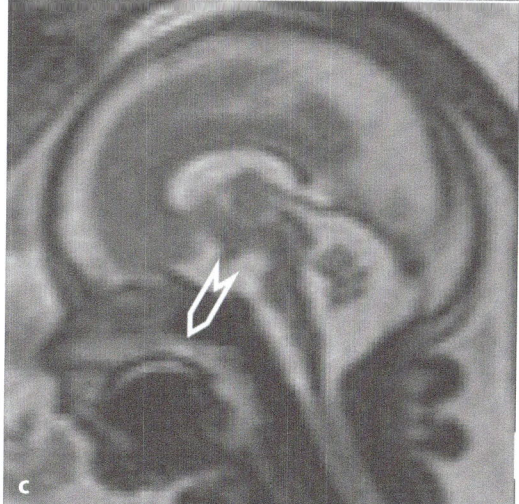

**Fig. 18.16** Feto di 26 settimane con tetralogia di Fallot. Immagini sagittale (**a**) e assiale (**b**) pesate in T2: coloboma bilaterale, ben apprezzabile come irregolarità del profilo oculare posteriore in prossimità dell'inserzione del nervo ottico (*frecce*). **c** Immagine sagittale pesata in T2: ipoplasia del verme cerebellare; si noti la pervietà delle coane (*testa di freccia*)

chè questa non consente di visualizzare la porzione posteriore del bulbo oculare. In letteratura sono descritti, invece, alcuni casi di diagnosi mediante RM fetale [17]. La Sindrome CHARGE, caratterizzata dalla coesistenza di coloboma, difetti cardiaci, atresia delle coane, ritardo di crescita o malformazioni cerebrali, anomalie genito-urinarie e dell'orecchio, deve essere sempre sospettata nei feti affetti da malformazioni cardiache nei quali si riscontri occasionalmente la presenza del coloboma (Fig. 18.16). Particolare attenzione deve essere rivolta alla valutazione delle vie aeree prossimali, per segnalare eventualmente quei casi che richiedono un intervento urgente alla nascita per ristabilirne la pervietà. Si parla di *cisti colobomatosa* quando vi è un'interruzio-ne della parete posteriore del bulbo oculare che comunica con una formazione cistica anche plurilobata in regione retrobulbare; il bulbo oculare è in questi casi ridotto di dimensioni (Fig. 18.17) [17].

### 18.2.4 Dacriocistocele

Il dacriocistocele è una dilatazione del sistema di drenaggio lacrimale per ostruzione distale e prossimale con ristagno di muco e liquido amniotico al suo interno. È un'anaomalia rara, considerata benigna perché si risolve spontaneamente nella maggior parte dei casi. Può tuttavia causare ostruzione nasale e necessitare quindi di un intervento tempestivo dopo la

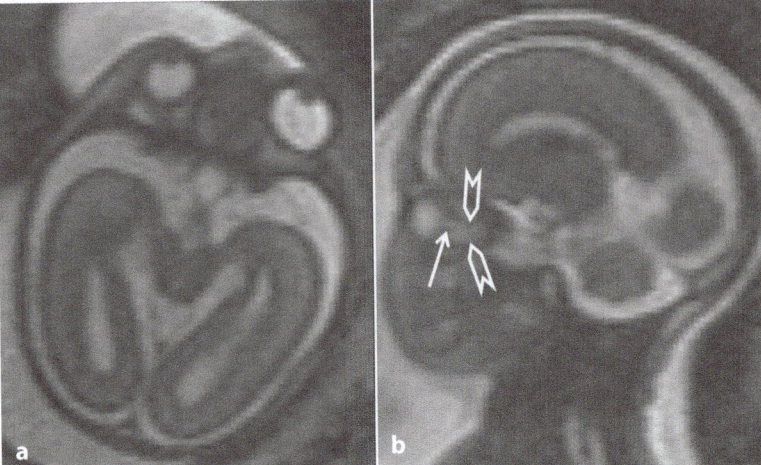

**Fig. 18.17** Cisti colobomatosa in un feto di 21 settimane. **a** Immagine assiale pesata in T2: microftalmia monolaterale. **b** Immagine sagittale pesata in T2: interruzione del profilo posteriore del bulbo oculare; quest'ultimo comunica, a mezzo di un sottile tramite (*freccia*), con una formazione cistica localizzata in regione retrobulbare (*teste di freccia*)

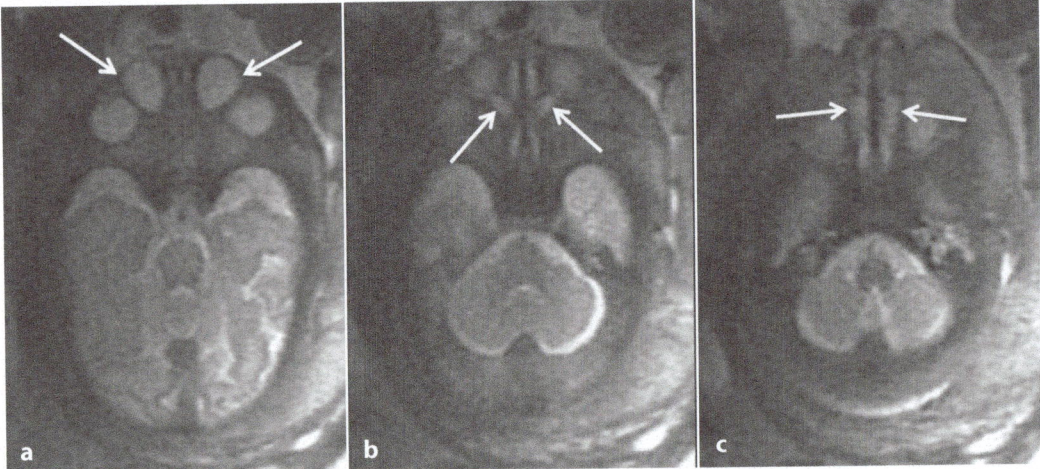

**Fig. 18.18** Dacriocistocele bilaterale in un feto di 32 settimane. Immagini assiali pesate in T2. **a** Componente cistica nel canto mediale (*frecce*), condizionante ipertelorismo. **b** Dilatazione del dotto nasolacrimale (*frecce*). **c** Componente cistica intranasale (*frecce*)

nascita, in quanto impedisce al bambino di alimentarsi. Quando si presenta in forma unilaterale, entra in diagnosi differenziale con anomalie più gravi, tra cui il teratoma cistico, la cisti dermoide, l'emangioma, l'encefalocele, il glioma nasale e il rabdomiosarcoma. Il dacriocistocele è caratterizzato da una triade patognomonica costituita da una massa cistica nel canto mediale, dalla dilatazione del dotto naso-lacrimale e da una cisti intranasale (Fig. 18.18) [18]. Per i motivi già citati, l'ecografia consente di rilevare unicamente la componente cistica più superficiale.

## Bibliografia

1. Mueller DT, Callanan VP (2007) Congenital malformations of the oral cavity. Otolaryngol Clin North Am 40:141-160
2. Costello BJ, Edwards SP, Clemens M (2008) Fetal diagnosis and treatment of craniomaxillofacial anomalies. J Oral Maxillofac Surg 66:1985-1995
3. Rajeswaran R, Chandrasekharan A, Joseph S et al (2009) Ultrasound versus MRI in the diagnosis of fetal head and trunk anomalies. J Matern Fetal Neonatal Med 22:115-123
4. Platt LD, Devore GR, Pretorius DH (2006) Improving cleft palate/cleft lip antenatal diagnosis by 3-dimensional sonography: the "flipped face" view. J

Ultrasound Med 25:1423-1430

5. Cash C, Set P, Coleman N (2001) The accuracy of antenatal ultrasound in the detection of facial clefts in a low-risk screening population. Ultrasound Obstet Gynecol 18:432-436

6. Lee W, Kirk JS, Shaheen KW et al (2000) Fetal cleft lip and palate detection by three-dimensional ultrasonography. Ultrasound Obstet Gynecol 16:314-320

7. McGahan MC, Ramos GA, Landry C et al (2008) Multislice display of the fetal face using 3-dimensional ultrasonography. J Ultrasound Med 27:1573-1581

8. Ghi T, Tani G, Savelli L et al (2003) Prenatal imaging of facial clefts by magnetic resonance imaging with emphasis on the posterior palate. Prenat Diagn 23:970-975

9. Roelfsema NM, Hop WC, Wladimiroff JW (2006) Three-dimensional sonographic determination of normal fetal mandibular and maxillary size during the second half of pregnancy. Ultrasound Obstet Gynecol 28:950-957

10. Rotten D, Levaillant JM, Martinez H et al (2002) The fetal mandible: a 2D and 3D sonographic approach to the diagnosis of retrognathia and micrognathia. Ultrasound Obstet Gynecol 19:122-130

11. Dane B, Dane C, Aksoy F, Yayla M (2009) Semilobar holoprosencephaly with associated cyclopia and radial aplasia: first trimester diagnosis by means of integrating 2D-3D ultrasound. Arch Gynecol Obstet 280:647-651

12. Kjaer I, Keeling JW, Fischer Hansen B, Becktor KB (2002) Midline skeletodental morphology in holoprosencephaly. Cleft Palate Craniofac J 39:357-363

13. Parazzini C, Righini A, Rustico M et al (2008) Prenatal magnetic resonance imaging: brain normal linear biometric values below 24 gestational weeks. Neuroradiology 50:877-883

14. Blazer S, Zimmer EZ, Mezer E et al (2006) Early and late onset fetal microphthalmia. Am J Obstet Gynecol 194:1354-1359

15. Robinson AJ, Blaser S, Toi A et al (2008) MRI of the fetal eyes: morphologic and biometric assessment for abnormal development with ultrasonographic and clinicopathologic correlation. Pediatr Radiol 38:971-981

16. Babcook C (2000) The fetal face and neck. In: Callen P (ed) Ultrasonography in obstetrics and gynecology. Saunders, Philadelphia, pp 307-315

17. Righini A, Avagliano L, Doneda C et al (2008) Prenatal magnetic resonance imaging of optic nerve head coloboma. Prenat Diagn 28:242-246

18. Bianchini E, Zirpoli S, Righini A et al (2004) Magnetic resonance imaging in prenatal diagnosis of dacryocystocele: report of 3 cases. J Comput Assist Tomogr 28:422-427

# Collo

### Marcello Napolitano, Ursula Matta, Salvatore Zirpoli, Claudio Fonda

---

**Parole chiave**

Masse del collo • Exit • Linfangioma • Teratoma • Gozzo • CHAOS

---

L'importanza di una corretta diagnosi prenatale delle lesioni espansive del collo è primariamente correlata con la possibile compressione delle vie aeree da parte della massa. Per tale ragione è fondamentale valutare l'anatomia delle vie aeree e identificare l'eventuale parziale o completa ostruzione delle stesse, al fine di programmare, se necessario, un trattamento EXIT (*Ex Utero Intrapartum Treatment*). L'ecografia prenatale è in grado di identificare la lesione, di definirne la struttura e la vascolarizzazione. Attraverso segni indiretti, come la ridotta deglutizione fetale, il polidramnios e la protrusione della lingua, è possibile riconoscere l'ostruzione delle vie aeree [1, 2]. L'ecografia ha tuttavia dei limiti nel valutare l'estensione profonda della massa e nel visualizzare direttamente la laringe e la trachea. Nelle fasi avanzate della gravidanza essa è limitata dalla posizione del feto e degli arti, dall'avanzata fase di ossificazione delle ossa del cranio e del massiccio facciale; inoltre, eventuali anomalie fetali possono esse stesse rappresentare un ostacolo all'esame.

Per la programmazione della procedura EXIT è fondamentale la conoscenza dei dettagli anatomici. La Risonanza Magnetica (RM) prenatale può fornire informazioni più dettagliate sull'estensione della massa, sui rapporti anatomici, sulle caratteristiche tissutali, a eccezione delle calcificazioni e della vascolarizzazione, e permette la visualizzazione diretta delle vie aeree, iperintense nelle sequenze T2 pesate per la presenza del liquido amniotico [1, 3, 4].

## 19.1 Principali lesioni espansive del collo

Il *linfangioma* rappresenta il 6% dei tumori benigni dei bambini. È una malformazione congenita dei vasi linfatici: si distinguono forme microcistiche e macrocistiche. Si può presentare in forma isolata o associato ad anomalie cromosomiche come la sindrome di Turner, le trisomie 13, 18 e 21. Nel 10-15% dei casi può regredire spontaneamente. Nel 75-80% la malformazione è localizzata nel collo e la sede più tipica è il triangolo cervicale posteriore, potendosi estendere al torace nel 10% dei casi. La malformazione tipicamente appare come una massa settata a contenuto liquido con rara componente solida (aree microcistiche) e alla RM prenatale si presenta come una formazione iperintensa nelle sequenze T2 pesate (Fig. 19.1), ipointensa in quelle T1

M. Napolitano (✉)
UOC di Radiologia e Neuroradiologia Pediatrica
Ospedale dei Bambini V. Buzzi - ICP Milano
Milano
e-mail: marcello.napolitano@icp.mi.it

C. Fonda, L. Manganaro, F. Triulzi (a cura di), *RM fetale*,
DOI: 10.1007/978-88-470-1408-4_19, © Springer-Verlag Italia 2013

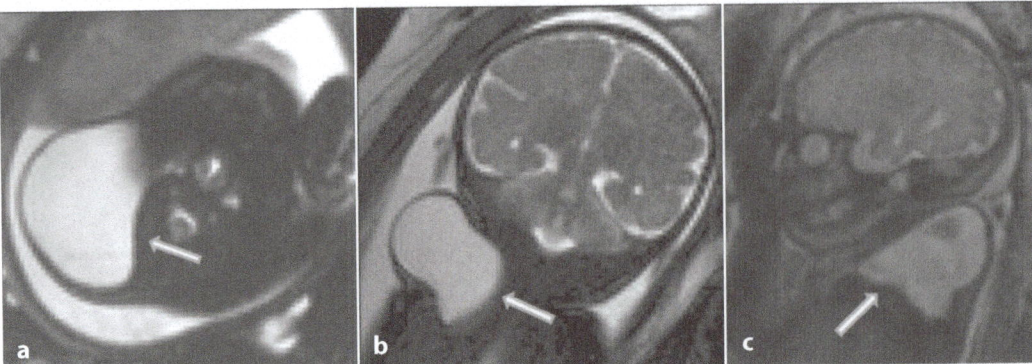

**Fig. 19.1** Linfangioma, RM prenatale (feto di 35 settimane). Sezioni assiale (**a**), coronale (**b**) e sagittale (**c**) di RM, ss-TSE T2 dipendenti: in sede laterocervicale-cervicale posteriore destra è presente voluminosa lesione iperintensa, omogenea, di significato cistico (*frecce*), che non comprime le vie aeree

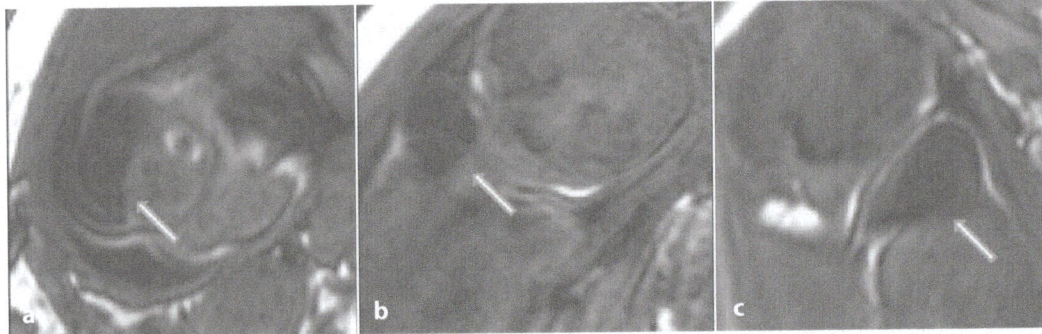

**Fig. 19.2** Linfangioma, RM prenatale (feto di 35 settimane). Sezioni assiale (**a**), coronale (**b**) e sagittale (**c**) di RM, T1 dipendenti: in sede laterocervicale-cervicale posteriore destra è presente voluminosa lesione ipointensa, omogenea, di significato cistico (*frecce*)

pesate (Fig. 19.2) [1, 2, 5]. Quando si sviluppa nella regione postero-laterale del collo, la sua presenza comporta un aumento della translucenza nucale alla valutazione ecografica.

I *teratomi* rappresentano il più comune e importante gruppo di tumori fetali. Tipicamente originano lungo la linea mediana del corpo: la localizzazione più frequente è la regione sacro-coccigea (70-80%) seguita da testa e collo. Il tumore origina dai tre tessuti embrionali (ectoderma, mesoderma ed endoderma) ed è classificato in maturo e immaturo. Nel collo è più tipicamente localizzato nella regione anteriore e frequentemente origina dall'area tireo-cervicale, dal palato e dal rinofaringe. Spesso si presenta come una voluminosa massa con aree cistiche e solide, che nella metà dei casi può contenere calcificazioni, reperto utile nella diagnosi. Il tumore può raggiungere dimensioni notevoli ed estendersi posteriormente nella regione del muscolo trapezio, superiormente nella regione mastoidea e inferiormente nel mediastino. Le lesioni più voluminose possono causare iperestensione del collo con distocia e polidramnios. Nella diagnosi differenziale va considerato primariamente il linfangioma e successivamente lesioni espansive più rare, quali il gozzo, l'emangioma, il neuroblastoma e i tumori dei tessuti molli. Alla RM prenatale il teratoma si presenta come una massa localizzata nei tessuti molli del collo con intensità di segnale

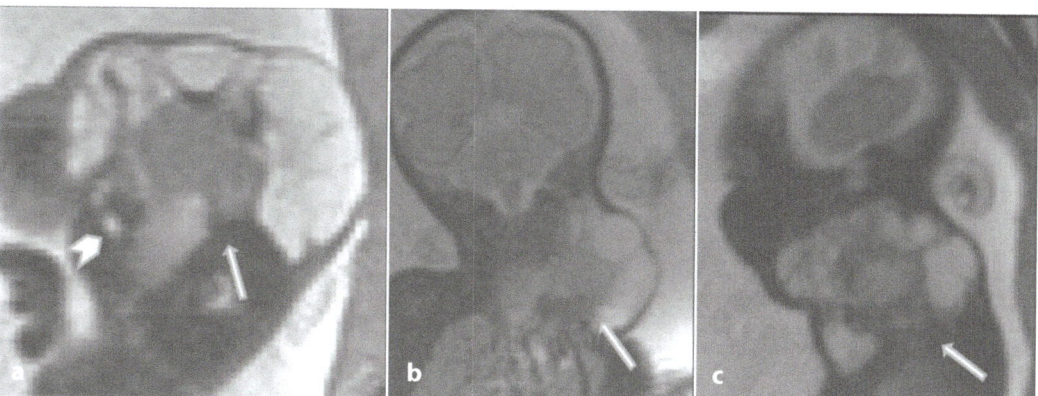

**Fig. 19.3** Teratoma, RM prenatale (feto di 29 settimane). Sezioni assiale (**a**), coronale (**b**) e sagittale (**c**) di RM, ss-TSE T2 dipendenti: voluminosa lesione espansiva della regione antero-laterale sinistra del collo che si estende nel mediastino medio e posteriore, giungendo posteriormente alle vie aeree (*punta di freccia*), dislocandole. La lesione ha struttura di tipo misto, con componenti solide e cistiche (*frecce*)

disomogenea nelle sequenze T2 pesate (Fig. 19.3) e intensità di segnale bassa-intermedia nelle sequenze T1 pesate [6].

Il *gozzo* fetale è l'aumento volumetrico della tiroide normalmente associato a malattia tiroidea materna. Può essere causato dal passaggio transplacentare di autoanticorpi materni diretti contro il recettore del TSH, capaci di attivarlo, o dall'uso di farmaci antitiroidei nel trattamento del morbo di Graves materno o, meno frequentemente, dalla carenza di iodio. La presenza di autoanticorpi stimolanti nell'ipertiroidismo materno può avere come conseguenza la tachicardia fetale, che può evolvere nello scompenso cardiaco e nell'idrope fetale. La tiroide, accrescendosi, può comprimere l'esofago portando allo sviluppo di polidramnios per ostacolata deglutizione e all'iperestensione del collo. Nella diagnosi differenziale devono essere prese in considerazione le altre masse della regione anteriore del collo, tra le quali il teratoma. All'ecografia il gozzo si presenta come una tiroide di dimensioni incrementate, con aspetto solido e ipoecogeno. Alla RM prenatale nelle sequenze T2 pesate la tiroide è indistinguibile dai tessuti circostanti essendo isointensa alle strutture muscolari (Fig. 19.4), mentre nelle sequenze T1 pesate presenta un caratteristico segnale iperintenso (Fig. 19.5) [7].

L'*emangioma* è la neoplasia più frequente nell'infanzia rappresentando il 7% di tutti i tumori benigni. Gli emangiomi vanno incontro a una fase involutiva con arresto della crescita a partire dai 6 mesi di vita e successivamente regrediscono spontaneamente in un periodo di circa 3-6 anni per poi solitamente scomparire. La maggior parte delle lesioni è superficiale, sviluppandosi nel contesto di cute, sottocute e mucose, ma possono originare anche negli organi interni (circa 1/3 nel fegato). A livello di testa e collo, oltre che nei tessuti superficiali, gli emangiomi si possono localizzare nella parotide e nella laringe, più frequentemente in sede sottoglottica, nonché in sede orbitaria. Gli emangiomi di grosse dimensioni possono causare scompenso cardiaco e morte fetale per l'elevato flusso ematico a bassa resistenza. L'aspetto ecografico può variare da una lesione solida a ecogenicità omogenea a una lesione mista con componenti cistiche; mediante l'impiego del Doppler è possibile identificare i vasi e valutare il flusso. Alla RM prenatale la lesione può avere aspetto omogeneo o disomogeneo con intensità di segnale bassa nelle sequenze T1 pesate, bassa-intermedia in quelle T2 pesate con *flow-voids* [8, 9].

Il *neuroblastoma* è la neoplasia solida maligna più frequentemente diagnosticata nei bambini con età inferiore a 1 anno. Nel perio-

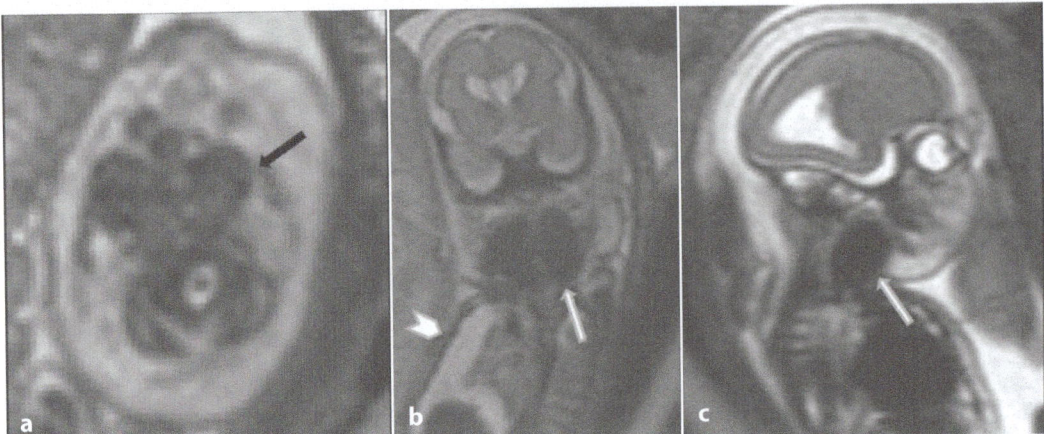

**Fig. 19.4** Gozzo, RM prenatale (feto di 23 settimane). Sezioni assiale (**a**), coronale (**b**) e sagittale (**c**) di RM, ss-TSE T2 dipendenti: massa localizzata nella regione anteriore del collo avente segnale di tipo intermedio, riferibile a tiroide marcatamente ingrandita (*frecce*). Concomita idrope fetale (*punta di freccia*)

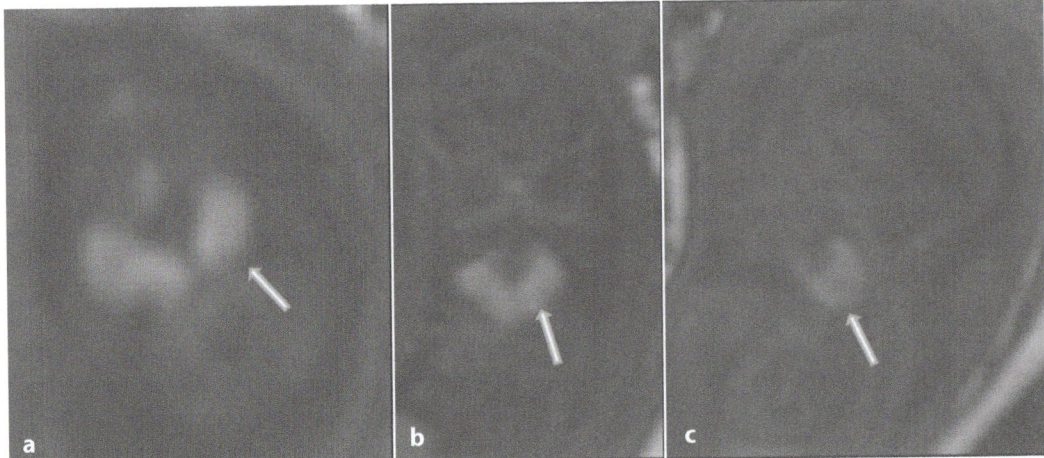

**Fig. 19.5** Gozzo, RM prenatale (feto di 23 settimane). Sezioni assiale (**a**), coronale (**b**) e sagittale (**c**) di RM, TFE 3D T1 dipendenti: massa localizzata nella regione anteriore del collo avente caratteristico segnale iperintenso, riferibile a tiroide marcatamente ingrandita (*frecce*)

do fetale costituisce circa il 30% di tutte le neoplasie. Nella maggior parte dei casi ha carattere sporadico, anche se vi sono evidenze a sostegno di una predisposizione genetica. Più del 90% dei neuroblastomi fetali ha origine dalla midollare dei surreni, rispetto al 35% dell'epoca postnatale; la restante parte ha origine lungo la catena simpatica con sede preferenziale a livello della regione paravertebrale del mediastino posteriore; il collo è una sede meno frequente. Circa il 50% di questi tumori

si presenta come massa cistica, sebbene possa apparire anche come massa solida o complessa. La presenza di calcificazioni in epoca fetale è meno frequentemente riportata rispetto all'epoca postnatale [6, 10].

Infine, un breve accenno a forme più rare di lesioni espansive del collo, tra le quali il *rabdomioma*, tumore benigno del tessuto muscolare striato, di cui si distinguono forme cardiache (frequentemente associate alla sclerosi tuberosa) e forme extracardiache; queste ulti-

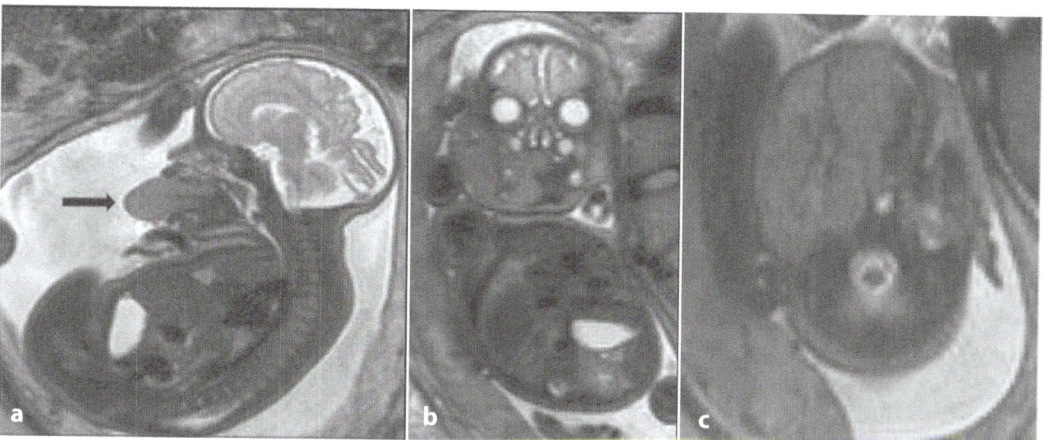

**Fig. 19.6** Malformazione vascolare a basso flusso, di tipo venoso, RM prenatale (feto di 34 settimane). Sezioni sagittale (**a**), coronale (**b**) e assiale (**c**) di RM, ss-TSE T2 dipendenti: lesione diffusamente infiltrante la lingua (*freccia nera*), protrusa all'esterno del cavo orale e a tutto l'emivolto destro

me, a livello di testa e collo, possono svilupparsi nella parete faringea e laringea e nel contesto della lingua [11, 12]. Altre rare lesioni comprendono gli *amartomi*, tra i quali il *neurocristico* che rientra nell'ambito delle lesioni melanocitiche dei tessuti molli. Le *malformazioni vascolari a basso flusso di tipo venoso*, dette anche angiomi cavernosi, sono malformazioni congenite che raramente si presentano in utero o nel periodo neonatale e che crescono in maniera proporzionata all'accrescimento corporeo; esse sono caratterizzate da masse di tessuto lobulato costituito da vasi venosi displasici che possono infiltrare tutti i piani tissutali, estendendosi anche in sede intramuscolare; nel loro contesto sono riconoscibili formazioni calcifiche, i fleboliti. Esse rimodellano le strutture scheletriche, ma raramente possono avere anche localizzazione intraossea e intraarticolare. Alla RM sono caratterizzate da segnale iperintenso, nelle acquisizioni dipendenti dal T2, e isointenso o tenuemente iperintenso rispetto al muscolo, nelle sequenze T1 dipendenti (Fig. 19.6). Una rara lesione cistica del collo è il *laringocele gigante*, (Fig. 19.7) una cisti congenita della laringe che è stata recentemente descritta tra le possibili cause della sindrome da occlusione congenita delle alte vie aeree (CHAOS) [13].

La CHAOS è una rara forma di ostruzione intrinseca della laringe o della trachea con ritenzione di secrezioni bronchiali e conseguente distensione polmonare da parte di tali fluidi. Tra le varie cause vanno considerate l'atresia o la stenosi della laringe o della trachea. Le vie aeree al di sotto dell'ostruzione sono dilatate e i polmoni sono marcatamente iperespansi con inversione degli emidiaframmi. Può essere presente ascite o idrope fetale. La RM permette la visualizzazione diretta delle vie aeree al di sotto dell'ostruzione che, insieme all'iperespansione dei polmoni (iperintensi nelle sequenze T2 pesate) e all'appiattimento o all'inversione degli emidiaframmi, consente una corretta diagnosi; la RM inoltre può permettere la visualizzazione diretta del livello dell'ostruzione (Fig. 19.8).

In conclusione, è importante sottolineare come l'imaging prenatale delle lesioni espansive del collo debba, al fine di poter programmare un trattamento EXIT, valutare le dimensioni e la natura della massa e se essa distorce le vie aeree a causa dell'iperestensione del collo o della loro infiltrazione. Ulteriori fondamentali informazioni saranno il coinvolgimento del fascio vascolo-nervoso del collo e l'estensione in sede toracica, nonché la dislocazione cefalica della trachea, che potrebbe

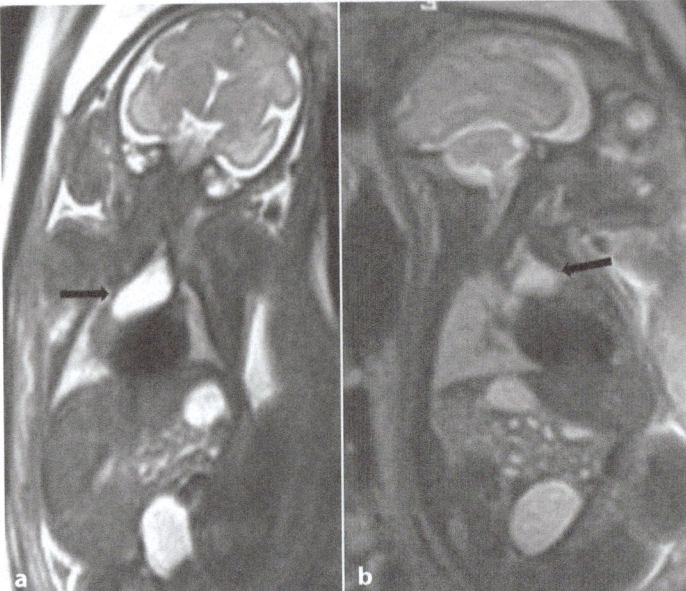

**Fig. 19.7** Laringocele gigante, RM prenatale (feto di 28 settimane). Sezioni coronale (**a**) e sagittale (**b**) di RM ss-TSE T2 dipendenti. Ben visibile una formazione cistica (*frecce nere*) a origine dal collo ed estesa caudalmente nel mediastino

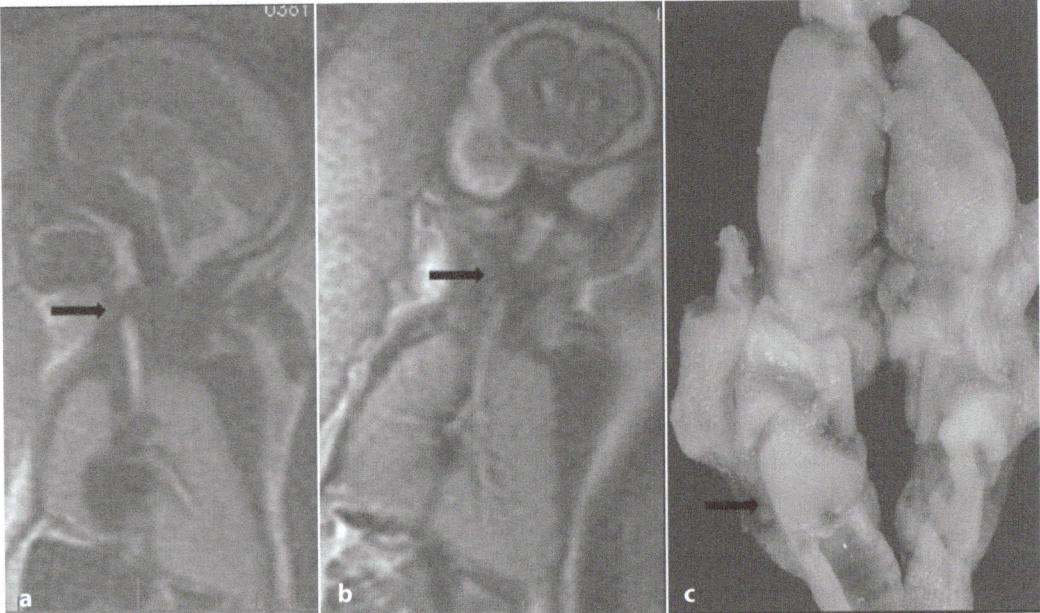

**Fig. 19.8** CHAOS da atresia laringea RM prenatale (feto di 23 settimane). Sezioni sagittale obliqua (**a**) e coronale (**b**) di RM ss-TSE T2 dipendenti; ben visibile l'ostruzione completa della laringe ipointensa (*freccia*), così come l'iperespansione dei polmoni e una modesta quantità di ascite. Preparato autoptico della laringe (**c**) conferma l'atresia laringea dovuta a un blocco cartilagineo (*freccia*)

comportare un'inserzione bassa della tracheo-
stomia [14].

## Bibliografia

1. Kathary N, Bulas DI, Newman KD, Schonberg RL
   (2001) MRI imaging of fetal neck masses with airway compromise: utility in delivery planning. Pediatr Radiol 31:727-731
2. Suzuki N, Tsuchida Y, Takahashi A et al (1998) Prenatally diagnosed cystic lymphangioma in infants. J
   Pediatr Surg 33:1599-1604
3. Hubbard AM, Crombleholme TM, Adzick NS (1998)
   Prenatal MRI evaluation of giant neck masses in
   preparation for the fetal exit procedure. AM J Perinatol 15:253-257
4. Poutamo J, Vanninen R, Partanen K et al (1999) Magnetic resonance imaging supplements ultrasonographic imaging of the posterior fossa, pharynx and neck
   in malformed fetuses. Ultrasound Obstet Gynecol
   13:327-334
5. Teksam M, Ozyer U, McKinney A, Kirbas I (2005)
   MR imaging and ultrasound of fetal cervical cystic
   lymphangioma: utility in antepartum treatment planning. Diagn Interv Radiol 11:87-89
6. Woodward PJ, Sohaey R, Kennedy A, Koeller KK
   (2005) From the archives of AFIP: a comprehensive
   review of fetal tumors with pathologic correlation. Radiographics 25:215-242
7. Shinmoto H, Kashima K, Yuasa Y et al (2000) MR
   imaging of non-CNS fetal abnormalities: a pictorial
   essay. Radiographics 20:1227-1243
8. Bulas DJ, Johnson D, Allen JF, Kapur S (2000) Fetal hemangioma. Sonographic and color flow Doppler
   findings. J Ultrasound Med 11:499-501
9. Shiraishi H, Nakamura M, Ichihashi K et al (2000)
   Prenatal MRI in a fetus with a gigant neck hemangioma: a case report. Prenat Diag 20:1004-1007
10. Auber F, Larroquet M, Bonnard A et al (2005) Pre-
    natal ultrasound diagnosis of neuroblastoma. Gy-
    necol Obstet Fertil 33:228-231
11. Elawabdeh N, Sobol S, Blount AC, Shehata BM
    (2012) Unusual presentation od extracardiac fetal
    rhabdomyoma of the larynx in a pediatric patient
    with tuberous sclerosis. Fetal Pediatr Pathol Epub
    ahead of print
12. Walsh SN, Hurt MA (2008) Cutaneous fetal rhab-
    domyoma: a case report and historical review of the
    literature. Am J Surg Pathol 32:485-491
13. Counha MS, Janeiro P, Fernandes R et al (2009) Con-
    genital laryngomucocele: a rare cause for CHAOS.
    BMJ Case rep bcr07.2008.0595
14. Dighe MK, Peterson SE, Dubinsky TJ et al (2011)
    EXIT procedure: techinique and indications with pre-
    natal imaging parameters for assessment of airway pa-
    tency. Radiographics 31:511-526

# Torace

**20**

Lucia Manganaro, Salvatore Zirpoli, Marcello Napolitano,
Silvia Bernardo, Maria Elenora Sergi, Paolo Sollazzo

**Parole chiave**

Ipoplasia polmonare • Ernie diaframmatiche • RMF • CPAM •
Sequestro broncopolmonare

Le malformazioni del torace rappresentano un eterogeneo gruppo di patologie di raro riscontro.

In questo Capitolo saranno trattate le tre entità per cui più frequentemente può essere richiesto uno studio di RM: le malformazioni polmonari congenite, l'ipoplasia polmonare e le ernie diaframmatiche.

Le malformazioni polmonari propriamente dette includono la malformazione adenomatoide del polmone, il sequestro broncopolmonare e l'enfisema lobare congenito.

L'ipoplasia polmonare rappresenta una condizione di estremo interesse per le ricadute sul management clinico-terapeutico per l'insorgenza di severi quadri di distress respiratorio alla nascita.

Le ernie diaframmatiche, infine, costituiscono un importante capitolo della patologia toracica, la cui prognosi è strettamente collegata alla localizzazione, all'entità, alla tipologia degli organi erniati e agli effetti secondari sul parenchima polmonare e sul mediastino.

Tutti questi dati possono essere indagati e descritti in maniera esaustiva dallo studio di RM.

## 20.1 Malformazioni congenite polmonari

Le malformazioni congenite broncopolmonari, rappresentano un'ampio spettro di anomalie in cui sono comprese, secondo una vecchia dizione, la malformazione adenomatoide cistica polmonare congenita (CCAM), il sequestro broncopolmonare e l'enfisema lobare congenito. Negli ultimi anni tuttavia è andata accreditandosi l'ipotesi che le malformazioni congenite broncopolmonari, pur mostrando tra loro molteplici differenze sotto l'aspetto clinico-radiologico, presentino una medesima origine [1]. Infatti, l'ipotesi attualmente con più ampio consenso riconosce come *primum movens* un'ostruzione delle vie aeree che si manifesta durante lo sviluppo del polmone fetale, determinando alterazioni della normale crescita polmonare e la formazione delle anomalie in esame. Le diversità che si palesano nel livello, nell'intensità e nel tempo dell'ostruzione sono ritenute responsabili delle differenti varianti malformative. Tale teoria trova, inoltre, ulteriori conferme nel riscontro, sempre più frequente, nella medesima lesione o nel medesimo paziente, di anomalie difformi da un punto di vista radiologico e anatomopatologico [2].

Ciò premesso, la diagnosi delle malformazioni congenite polmonari ha subito modifiche radicali a seguito dell'avvento della dia-

L. Manganaro (✉)
Dipartimento di Scienze Radiologiche,
Oncologiche e Anatomo-Patologiche
Policlinico Umberto I, "Sapienza" Universita di Roma,
Roma
e-mail: lucia.manganaro@uniroma1.it

gnostica prenatale. Prima dell'utilizzo dell'ecografia, infatti, le anomalie in esame si riscontravano solitamente alla nascita in pazienti sintomatici, con distress respiratorio, polmonite e pneumotorace, secondari alla presenza di una grossa massa e, nella maggior parte dei casi, si rendevano necessari un trattamento rianimatorio e chirurgico in urgenza. Attualmente, invece, le malformazioni congenite polmonari vengono accertate in epoca prenatale mediante il ricorso all'ecografia, cui fa seguito, nella maggior parte dei casi, la conferma della relativa presenza mediante l'esame di risonanza magnetica (RM). Alla luce di ciò, l'identificazione delle malformazioni congenite polmonari in epoca prenatale ha modificato il decorso naturale delle stesse, rendendo possibile un adeguato *counseling* prenatale, interventi fetali nei casi di ritenuta necessità e, da ultimo, l'organizzazione del parto in un centro specializzato [3].

Tuttavia, non sempre è possibile in epoca prenatale una caratterizzazione delle lesioni. Infatti, tali malformazioni mostrano un quadro aspecifico, nella gran parte dei casi, presentando un segnale omogeneo e iperintenso nelle sequenze T2 pesate: per tale motivo, frequentemente tali anomalie sono state denominate con il nome di "lesioni iperintense del polmone". Bisogna inoltre sottolineare che, come evidenziato dai quadri patologici, in molti casi sono presenti differenti aspetti, parti dello stesso spettro, meritando il nome di "lesioni ibride". D'altro canto, dati quali la localizzazione della malformazione (lobo superiore o inferiore, lato destro o sinistro), l'identificazione di cisti macroscopiche e di un supporto arterioso sistemico alla lesione possono incrementare la specificità [4].

In letteratura non esiste univocità di pensiero circa l'impatto diagnostico della RM nella valutazione delle malformazioni polmonari congenite. In alcune casistiche è stata riportata un'elevata accuratezza della RM nella diagnosi prenatale delle malformazioni polmonari congenite, con diagnosi confermata all'*imaging* postnatale e a livello anatomopatologico nel 96% dei casi [5]. Atri Autori ritengono che la RM non aggiunga ulteriori informazioni a un esame ecografico di II livello. Inoltre, risulta discordante il dato inerente l'accuratezza diagnostica nella *detection* del vaso anomalo nei casi di sequestro.

La storia naturale delle malformazioni polmonari è estremamente variabile: in molti casi si registra una regressione intorno al terzo trimestre di gravidanza, in particolare dopo la 28a settimana, definendo le cosiddette *vanishing lesion*. Tale comportamento si ipotizza possa essere solo apparente e dovuto a un maggiore sviluppo del polmone fetale normale.

In ogni caso, una diagnosi prenatale accurata assume importanza rilevante da un punto di vista clinico, dal momento che le complicazioni più gravi riportate, come l'idrope fetale e l'ipoplasia polmonare, sono associate sovente alla malformazione adenomatoide e, molto più raramente, ad altri tipi di malformazioni.

### 20.1.1 Malformazione congenita delle vie aeree polmonari (CPAM)

La malformazione congenita delle vie aeree polmonari è l'alterazione di più frequente riscontro in epoca prenatale, essendo responsabile del 50% delle malformazioni polmonari. Nello specifico, detta anomalia deriva da un'inconsueta proliferazione amartomatosa e/o adenomatoide dei bronchioli terminali, in comunicazione con l'albero tracheo-bronchiale, comportante la formazione di macro- o microcisti. Dal punto di vista anatomopatologico, la classificazione solitamente utilizzata è quella di Stocker che divide le CPAM in cinque tipi a seconda dello stadio di sviluppo dell'anomalia, della presenza e dimensione delle formazioni cistiche. Il Tipo I presenta un'incidenza del 50-65% ed è caratterizzato da cisti singole o multiple di grandi dimensioni con diametro compreso tra 2 e 10 cm; l'associazione con altre patologie è rara. Il Tipo II rappresenta il 10-40% con cisti di dimensioni comprese tra 0,5 e 2 cm; vi è in questo tipo un'alta incidenza di anomalie associate. Il

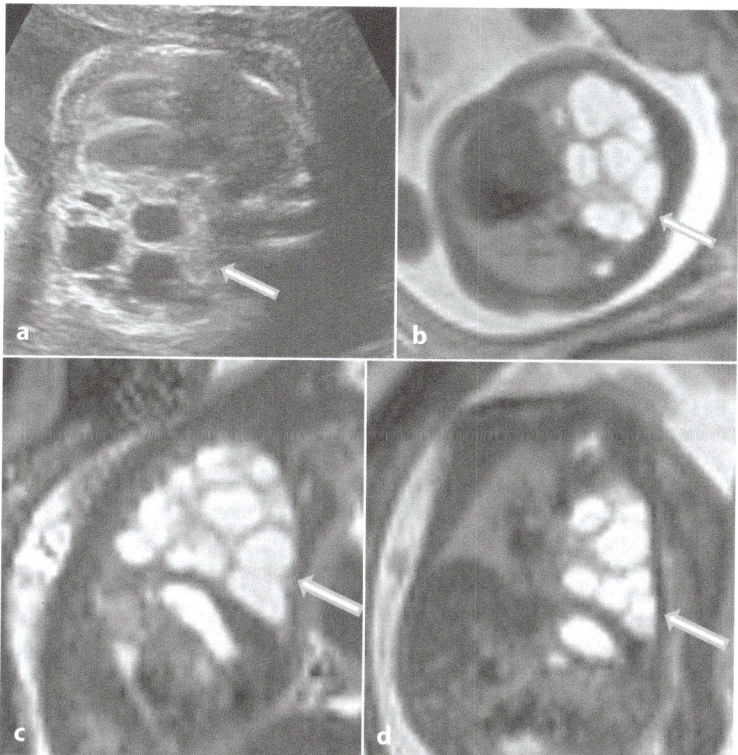

**Fig. 20.1** CPAM macrocistica. Ecografia e RM prenatali (24 settimane di gestazione). **a** Sezione ecografica che evidenzia CPAM macrocistica (*freccia*) del polmone destro con mediastino deviato a sinistra. Sezioni assiale (**b**), sezione sagittale (**c**) e coronale (**d**) di RM che mostrano una voluminosa CPAM macrocistica del polmone sinistro (*frecce*) con deviazione controlaterale del mediastino e modesta compressione sul polmone destro (cortesia della Dr.ssa Rustico, UO Ginecologia ed Ostetricia, ICP, Ospedale dei Bambini "V. Buzzi", Milano)

Tipo III ha una frequenza del 5-10%; è caratterizzato da microcisti e presenza di polmone altamente immaturo, con assenza di bronchi nel contesto. Tale lesione si manifesta come massa solida iperintensa nell'imaging T2 pesato e può essere responsabile di shift mediastinico e idrope fetale. In alcuni casi, dopo la 28ª settimana si può assistere a un'apparente riduzione del quadro correlato al progressivo sviluppo del polmone sano. In questa revisione della classificazione sono, inoltre, presenti un Tipo 0 (agenesia polmonare) e un Tipo IV in cui si reperta una malformazione amartomatosa degli acini distali. In questo gruppo le cisti sono disposte alla periferia del lobo affetto.

Nella diagnostica prenatale ecografica è generalmente utilizzata la classificazione proposta da Adzick [6] che differenzia le lesioni in macrocistiche (multiple grandi cisti con dimensioni maggiori di 5 mm) e microcistiche (cisti di dimensioni inferiori a 5 mm).

In RM nelle acquisizioni T2 pesate, eseguite nel secondo trimestre di gravidanza, la CPAM può presentare tre tipi di pattern:
- cistico, quando prevale la componente macrocistica (Fig. 20.1);
- solido con aspetto marcatamente iperintenso rispetto al restante parenchima, quando sono presenti cisti con diametro inferiore ai 5 mm;
- misto, qualora siano presenti entrambe le componenti: in tali casi la distribuzione delle cisti può essere eterogenea.

Le lesioni macrocistiche possono contenere in alcuni casi multiple microcisti, che possono presentare una debole isointensità di segnale nelle sequenze T2 pesate. La CPAM

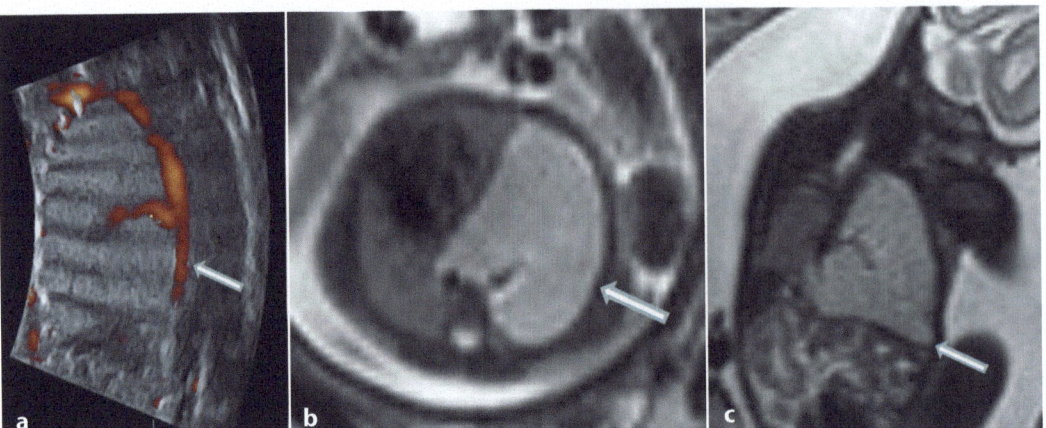

**Fig. 20.2** Sequestro broncopolmonare. Ecografia e RM prenatali (23 settimane di gestazione). Sezione ecografica (**a**) che evidenzia un'anomala afferenza arteriosa a origine dall'aorta toracica diretta a voluminosa malformazione del polmone sinistro (*freccia*). Sezioni assiale (**b**) e paracoronale (**c**) di RM che confermano voluminosa malformazione del polmone sinistro (*frecce*) con vaso anomalo a origine dall'aorta toracica, compatibile con sequestro broncopolmonare (cortesia della Dr.ssa Rustico, UO Ginecologia ed Ostetricia, ICP, Ospedale dei Bambini "V. Buzzi", Milano)

può, inoltre, determinare compressione sul parenchima polmonare omolaterale, nonché sul mediastino e sul polmone controlaterale. In particolare, quando le lesioni sono di grosse dimensioni possono comprimere il cuore e i vasi mediastinici, determinando una condizione di idrope fetale. In casi estremamente rari l'estensione e la gravità delle lesioni possono essere causa di ipoplasia polmonare [7].

Le CPAM ricevono un apporto vascolare dal circolo arterioso polmonare con drenaggio venoso nelle vene polmonari: l'evidenza, nel contesto della lesione, di un apporto arterioso proveniente dal circolo sistemico depone per una condizione di lesione ibrida con componente mista CPAM-sequestro.

### 20.1.2 Sequestro broncopolmonare

I sequestri broncopolmonari sono lesioni costituite da tessuto polmonare non funzionante, non connesso all'albero tracheobronchiale. La loro caratteristica patognomonica è la presenza di una vascolarizzazione arteriosa proveniente dal circolo sistemico, più frequentemente dall'aorta toracica o addominale. Nelle sequenze di risonanza magnetica pesate in T2, eseguite nel secondo trimestre di gravi-

danza, appaiono come lesioni iperintense rispetto al restante parenchima, a segnale omogeneo con evidenza di un vaso arterioso sistemico afferente alla malformazione (Fig. 20.2). Il riconoscimento di formazioni cistiche nel contesto di queste lesioni deve far sospettare, come già rilevato, la presenza di lesioni ibride a componente mista CPAM-sequestro (Figg. 20.3, 20.4). Nella maggior parte dei casi, il sequestro broncopolmonare ha sede intratoracica coinvolgendo il lobo inferiore sinistro.

Esistono due tipi di sequestro broncopolmonare: intra- ed extralobare, quest'ultimo rivestito da una propria pleura e che drena autonomamente nel sistema venoso sistemico.

In ultimo occorre ricordare che il sequestro extralobare spesso si associa con altre anomalie congenite quali ernia diaframmatica, malformazioni cardiache e cisti da duplicazione intestinale.

### 20.1.3 Enfisema lobare congenito

L'iperinflazione lobare congenita, meglio nota come enfisema lobare congenito, è una malformazione caratterizzata dall'anomala distensione degli spazi aerei di un lobo polmonare,

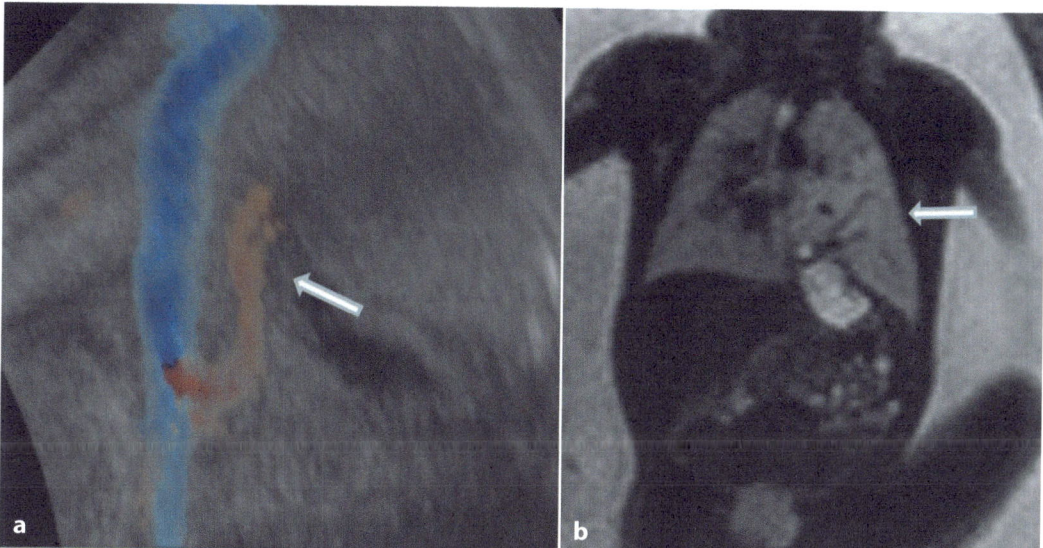

**Fig. 20.3** Lesione ibrida CPAM-sequestro. Ecografia e RM prenatali (29 settimane di gestazione). Sezioni ecografica (**a**) e coronale (**b**) di RM che evidenziano voluminoso sequestro broncopolmonare del polmone sinistro con vaso arterioso anomalo a origine dall'aorta (*frecce*) (cortesia della Dr.ssa Rustico, UO Ginecologia ed Ostetricia, ICP, Ospedale dei Bambini "V. Buzzi", Milano)

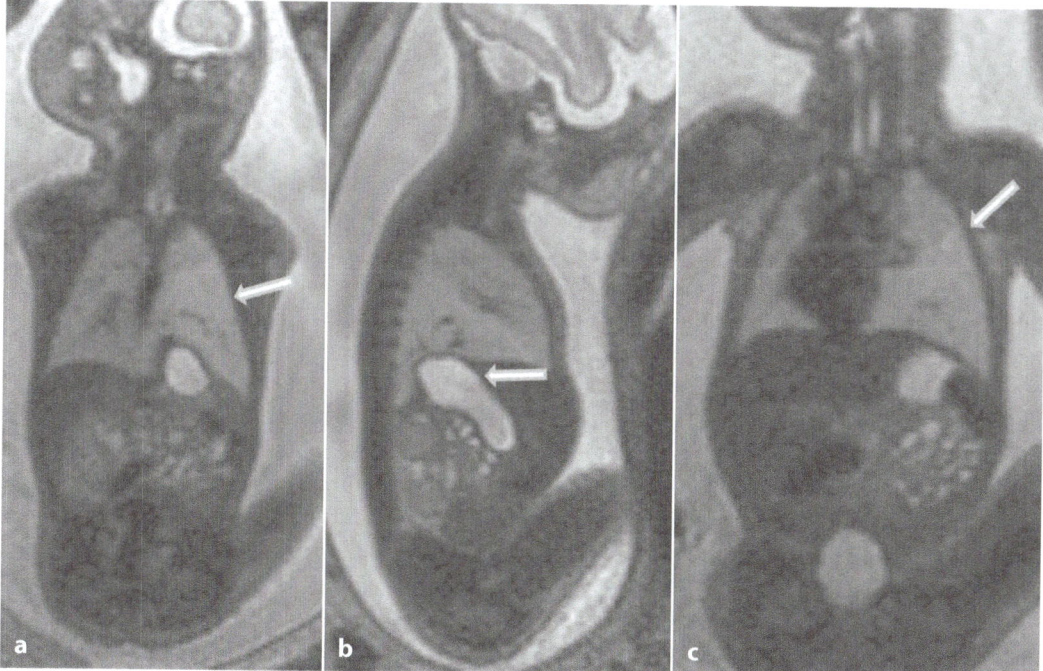

**Fig. 20.4** Lesione ibrida CPAM-sequestro (stesso caso della Figura 20.3). Sezioni coronali (**a**, **c**) e sezione sagittale (**b**) di RM che evidenziano il sequestro (*freccia* in **a**), ernia diaframmatica del fondo gastrico in emitorace sinistro (*freccia* in **b**) e la presenza (*freccia* in **c**) di alcune piccole formazioni cistiche compatibili con CPAM all'apice della lesione

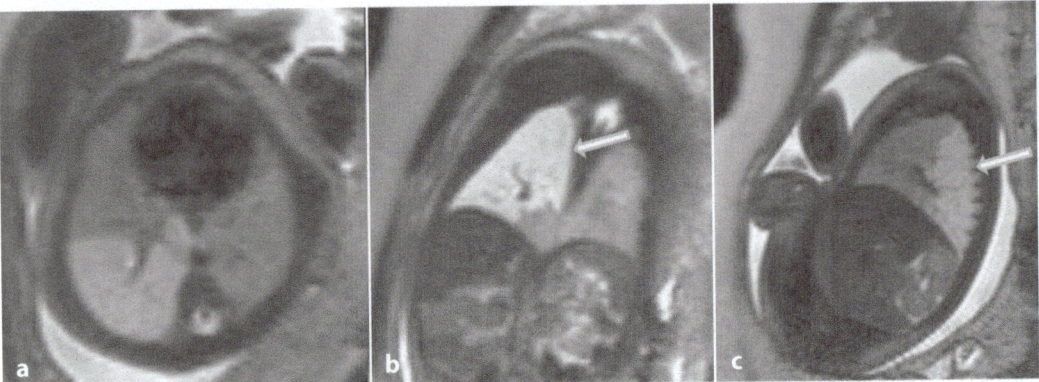

**Fig. 20.5** Enfisema lobare congenito secondario ad atresia bronchiale. RM prenatale (30 settimane di gestazione). Sezioni assiale (**a**), coronale (**b**) e sagittale (**c**) di RM che mostrano una voluminosa lesione del polmone destro a segnale omogeneo (*frecce*), senza evidenza di formazioni cistiche intralesionali o di anomale afferenze arteriose dirette all'alterazione, compatibile con enfisema lobare o con CPAM microcistica. Gli esami postnatali hanno dimostrato un'area di enfisema del lobo inferiore destro, secondaria ad atresia bronchiale

senza evidenza di alterazioni della parete alveolare; per tale motivo sarebbe più corretto parlare di iperinflazione di un lobo polmonare piuttosto che di enfisema.

La malformazione può essere causata da un'anomalia cartilaginea di un bronco o da una compressione estrinseca sul bronco stesso; le vie aeree collassate fungono da valvola unidirezionale che facilita il ristagno di secrezioni. Queste alterazioni possono essere associate ad atresia bronchiale (Fig. 20.5).

La RM mostra una marcata e omogenea iperintensità di segnale nelle sequenze T2 pesate del lobo affetto. La lesione presenta una progressiva crescita fino alla 28ª settimana, correlata a una condizione di *lung fluid trapping*, processo analogo a quanto accade nella vita postnatale con l'aria. In questo periodo la lesione risulta praticamente indistinguibile da una CPAM microcistica.

Nel terzo trimestre solitamente la crescita della lesione si arresta per la riduzione della produzione delle secrezioni.

La diagnosi viene effettuata di norma in epoca postnatale con una radiografia del torace, in un paziente con sintomi da distress respiratorio, da cui emerge l'interessamento frequente del lobo polmonare superiore sinistro, oppure del lobo medio.

### 20.1.4 Sindrome CHAOS

La sindrome da ostruzione congenita delle alte vie aeree (CHAOS) è una rara patologia determinata da qualunque condizione che ostruisca le alte vie aeree, laringe e trachea: si riconoscono cause intrinseche (atresia, stenosi o membrane) e estrinseche (masse del collo). Per comprendere la fisiopatologia della CHAOS occorre ricordare che i polmoni fetali producono liquido che normalmente passa attraverso trachea e faringe e viene sia escreto nella cavità amniotica sia deglutito. Il volume polmonare è mantenuto costante dalle forze respiratorie fetali [8]. L'incremento del volume di liquido intraluminale è fattore di stimolo per la crescita del polmone, come osservato nei modelli sperimentali di feti ovini, dove l'occlusione della trachea causa incremento del volume polmonare [9]. Queste osservazioni hanno condotto all'utilizzo dell'occlusione tracheale in utero per favorire la crescita dei polmoni ipoplasici, specie nell'ernia diaframmatica. La patofisiologia della CHAOS è analoga; pertanto, in tale eveneienza entrambi i polmoni sono di dimensioni marcatamente incrementate, più maturi rispetto all'età gestazionale, con un numero maggiore di alveoli. Le vie aeree a monte dell'ostruzione sono

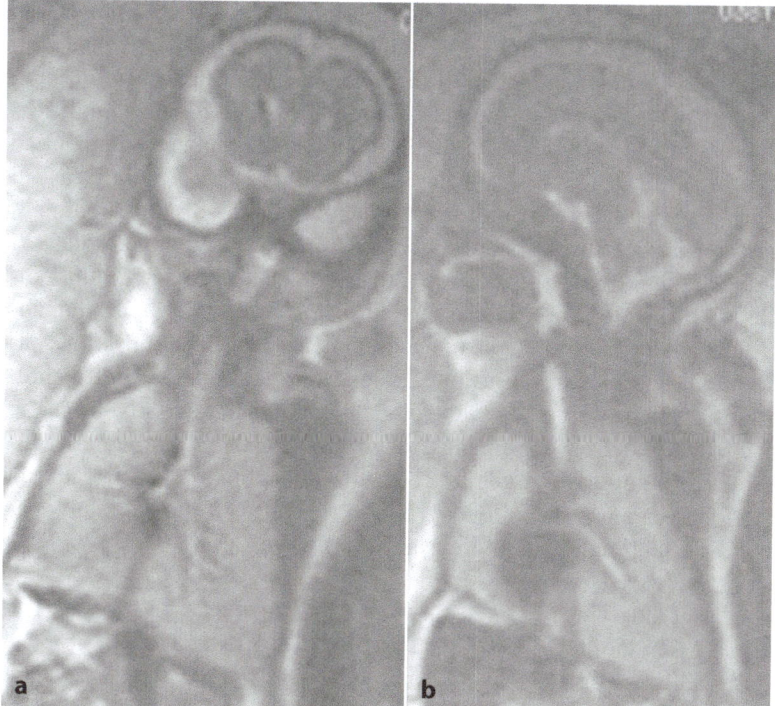

**Fig. 20.6** Sindrome CHAOS. RM fetale acquisita mediante sequenze T2 pesate orientate sul torace fetale secondo un piano coronale (**a**) e uno obliquo (**b**). Si apprezza ostruzione tracheale a livello del faringe con marcata distensione delle vie aeree a valle. Concomita iperespansione polmonare bilaterale con appiattimento degli emidiaframmi e medializzazione del cuore fetale

dilatate e il cuore è compresso, localizzato in sede mediana, di piccole dimensioni in proporzione ai polmoni. Gli emidiaframmi sono appiattiti o invertiti. L'iperespansione polmonare è considerata causa di alterato ritorno venoso al cuore che può determinare ascite o idrope fetale [10]. Nelle prime fasi della gravidanza si può documentare una condizione di oligoidramnios correlata alla scarsa produzione del LA. Più tardivamente, la compressione esercitata sull'esofago dall'iperespansione polmonare e la ridotta deglutizione, generano il polidramnios. Sono state riportate delle anomalie associate, in particolare la sindrome di Fraser, caratterizzata da agenesia renale, criptoftalmo, sindattilia e atresia laringea o tracheale [11].

Nella diagnosi differenziale di CHAOS vanno considerate le malformazioni broncopolmonari congenite bilaterali (CPAM) con aspetto microcistico, molto rare, in cui la trachea e i bronchi però non sono dilatati. Nel caso di una singola CPAM di cospicue dimensioni che occupi l'intero torace, il cuore sarà dislocato controlateralmente e non mediano come nella CHAOS.

Esistono segnalazioni ecografiche di CHAOS già dalla 15ª settimana gestazionale [12]. La RM prenatale è in grado di diagnosticare correttamente la CHAOS attraverso i seguenti segni [13]:

- polmoni iperespansi con elevata intensità di segnale nelle acquisizioni dipendenti dal T2;
- emidiaframmi appiattiti o invertiti;
- vie aeree dilatate al di sotto del livello di ostruzione;
- ascite o idrope fetale.

L'ecografia e la RM hanno dimostrato simile accuratezza se eseguite in centri di riferimento, mentre la RM ha una maggiore panoramicità e una migliore capacità di identificare il livello di ostruzione [13]. La CHAOS è una patologia fatale, a meno che non si intervenga con una EXIT (*ex utero intrapartum treatment*), in cui mantenendo la circolazione feto-placentare si esegue una tracheotomia a valle del livello di ostruzione; pertanto è cruciale stabilire il livello di ostruzione (Fig. 20.6), in quanto esso è un fattore prognostico fondamentale di successo dell'EXIT, essendo stati descritti insuccessi in casi di ostruzione bassa a livello della trachea toracica [13].

Sono stati inoltre descritti casi di decompressione spontanea in utero legati alla presenza di fistole spontanee posteriori o addirittura di fistola tracheoesofagea, associata a volume polmonare normale [14]. È stato proposto un sottotipo di CHAOS, analizzando 6 casi descritti in letteratura, in cui una piccola fistola faringotracheale o laringotracheale ha permesso la decompressione parziale delle vie aeree, con una migliore prognosi, contrapposta alla totale decompressione legata alla fistola tracheoesofagea, con scarsa prognosi per l'ipoplasia polmonare. Nei casi con decompressione parziale si è osservata regressione dei segni descritti di CHAOS: ciò deve far pensare che la regressione dell'iperespansione polmonare bilaterale non necessariamente indica risoluzione della patologia [15].

Alla luce di quanto sin qui descritto, occorre evidenziare pertanto gli indubbi vantaggi che, nella diagnostica prenatale delle malformazioni polmonari congenite, la RM presenta rispetto all'ecografia e, in particolare:
- largo campo di vista;
- migliore contrasto tissutale (più facile differenziare e delimitare rispetto all'ecografia il parenchima malformato da quello sano, soprattutto nel terzo trimestre di gravidanza, quando le lesioni possono apparire anche isointense o ipointense rispetto al parenchima sano);
- nei casi di oligoidramnios e obesità materna.

Conseguentemente, la RM è utilizzata come metodica complementare all'ecografia per aggiungere alcune informazioni influenzanti la prognosi e il *management* pre- e postnatale [16]. Pur tuttavia, nonostante questi indubbi vantaggi, occorre sottolineare la mancanza di un consenso unanime nella letteratura sull'utilità della RM nella diagnostica prenatale delle malformazioni polmonari congenite. Difatti, sono state pubblicate casistiche nelle quali le informazioni aggiuntive erano

presenti addirittura in quasi il 40% dei casi e, ciò nonostante, gli Autori hanno riconosciuto che tali informazioni potevano essere di aiuto solo nel *counseling* prenatale, senza modificare in alcun modo l'atteggiamento terapeutico [17]. Per quanto concerne, poi, i rari casi di malformazione polmonare di grosse dimensioni associate a ipoplasia polmonare, la RM può essere di aiuto nel calcolo dei volumi polmonari, mentre l'idrope fetale viene diagnosticata accuratamente con l'ecografia. In conclusione, è opportuno considerare la RM prenatale come metodica di terzo livello nelle diagnosi delle malformazioni polmonari congenite, con quesito clinico giustificato da un'ecografia di II livello effettuata da un operatore esperto [18].

## 20.2   Ipoplasia polmonare

L'ipoplasia polmonare è definita come incompleto sviluppo del polmone fetale. L'incidenza di questa patologia varia da 9-11/10.000 nati vivi a 14/10.000 nati, arrivando a un'incidenza tra il 7,8% e il 22% sul totale delle autopsie, con una mortalità prenatale che si aggira attorno al 70% [19].

Può essere primitiva o secondaria; l'ipoplasia polmonare primitiva bilaterale è un'eventualità molto rara, mentre nella maggioranza dei casi è secondaria a patologie congenite o complicanze del periodo gestazionale che rallentano o inibiscono la crescita dei polmoni fetali. L'ipoplasia polmonare può presentarsi associata all'insufficiente sviluppo delle cartilagini, degli alveoli, della vascolarizzazione, della barriera aria-sangue e del surfattante; poiché lo sviluppo polmonare dipende dalla vascolarizzazione, è facile comprendere come un'alterazione del letto vascolare possa condurre a un arresto dello sviluppo polmonare e quindi a un'ipoplasia.

Le cause di ipoplasia polmonare sono molteplici, ma possono essere divise in due principali gruppi:
- cause legate alla riduzione o assenza di liquido amniotico (Fig. 20.7);

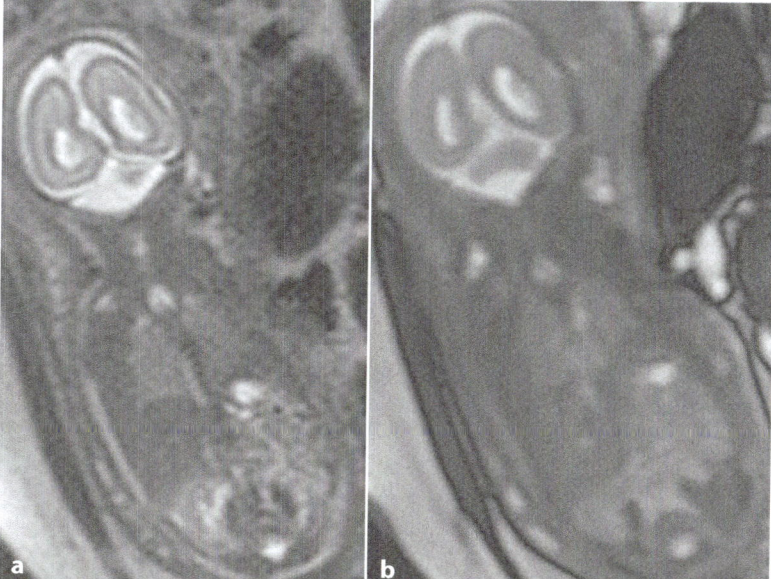

Fig. 20.7 Quadro di ipoplasia polmonare in presenza di oligo-anidramnios in feto alla 23ª settimana di gestazione + 4 giorni. Sequenze T2 pesate sul piano coronale Haste (a) e True FISP (b)

- cause indipendenti dalla quantità di liquido amniotico.

Le patologie caratterizzate da oligo-anidramnios sono le malattie dell'apparato urinario (agenesia renale bilaterale, displasia renale bilaterale, agenesia renale monolaterale e rene displasico contro laterale, rene policistico infantile), ma anche alcune patologie non urinarie (severa *intrauterine growth restriction* – IUGR, rottura prematura delle membrane) in cui si riscontra, solitamente, anche la riduzione della biometria del torace.

Cause, invece, indipendenti dalla quantità di liquido amniotico sono: ernie diaframmatiche, versamento pleurico (Fig. 20.8), cardiomegalia, cardiomiopatia, rabdomiomi, teratomi, atresia dell'arteria polmonare, displasie scheletriche, cromosomopatie (13, 18, Sindrome di Pena-Shokeir, ecc.) [20].

Nei casi di immaturità polmonare severa, alla nascita, si assiste quasi inevitabilmente alla comparsa della sindrome da distress respiratorio neonatale (NRDS, *neonatal distress respiratory syndrome*). Per la valutazione dello sviluppo polmonare, la RM utilizza essenzialmente due parametri: l'intensità di segnale e la volumetria polmonare. Per quan-

to riguarda il primo parametro, è ormai noto che con l'avanzare dell'età gestazionale, per il progressivo aumento del fluido alveolare prodotto dall'epitelio polmonare, l'intensità di segnale del parenchima aumenta nelle sequenze T2 pesate e diminuisce nelle sequenze T1 pesate (valutazione qualitativa) [21]. Per ottenere una valutazione semiquantitativa è possibile confrontare l'intensità di segnale del polmone con quella di strutture adiacenti, quali il liquido cefalorachidiano (LCR), utilizzando il rapporto intensità di segnale del polmone/LCR (P/LCR) [22], in quanto fino alla 24ª settimana di gestazione il parenchima polmonare appare ipointenso rispetto al LCR (P/LCR<1); poi con il progredire della gravidanza il segnale proveniente dai polmoni cresce per divenire dopo la 30ª settimana isointenso rispetto al LCR (P/LCR≥1) (Fig. 20.9) [23, 24]; altro indice è rappresentato dal rapporto intensità di segnale del polmone/fegato (P/F) che risulta direttamente proporzionale alle settimane di gestazione. A 21 settimane il rapporto dell'intensità di segnale tra polmone e fegato è di 1,74, mentre a 34 settimane il rapporto sale a 4,19 (Fig. 20.10).

È stata proposta negli ultimi anni l'intro-

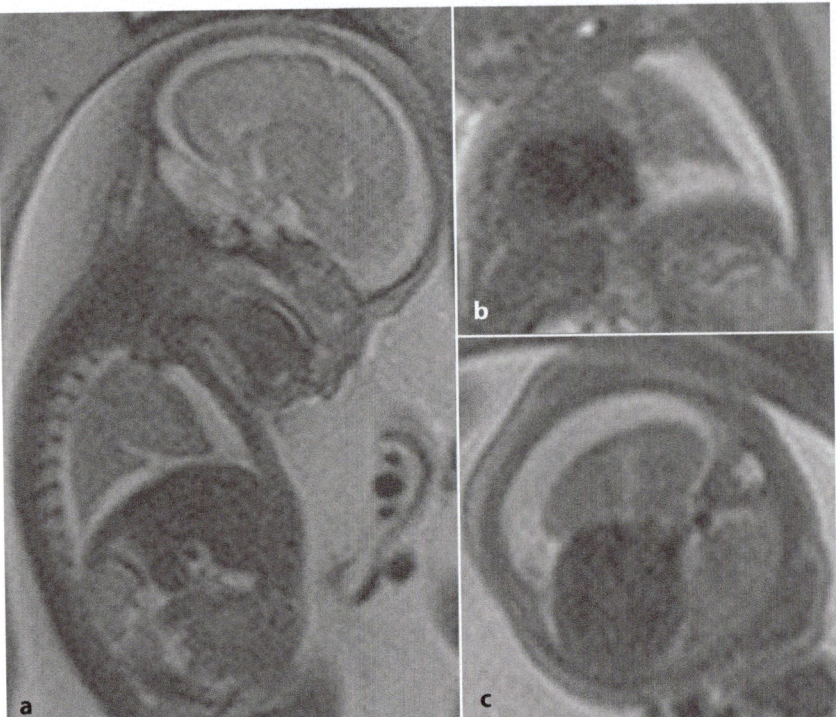

**Fig. 20.8** Ipoplasia polmonare destra associata a versamento pleurico omolaterale in feto alla 25ª settimana di gestazione + 6 giorni. Sequenze T2 Haste acquisite sui piani: sagittale (**a**), coronale (**b**) e assiale (**c**) dove è evidente l'estensione del versamento pleurico a livello intrascissurale

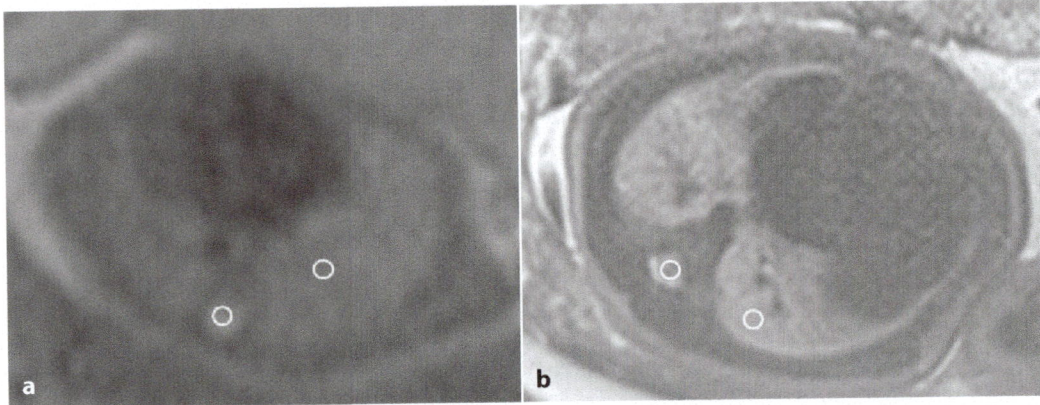

**Fig. 20.9** Sequenze T2 pesate. Rapporto intensità di segnale polmone/liquor cefalo-rachidiano (P/LCR). Fino alla 30ª settimana di gestazione il parenchima polmonare appare ipointenso rispetto al LCR, con rapporto P/LCR<1 (**a**, feto alla 20ª settimana); dalla 30ª settimana di gestazione risulta isointenso, con rapporto P/LCR≥1 (**b**, feto alla 34ª settimana). I *cerchi bianchi* indicano le ROI rispettivamente posizionate sul liquorcefalo-rachidiano e sul polmone

duzione delle sequenze pesate in diffusione (DWI) con relativo calcolo dell'ADC per una valutazione quantitativa dell'intensità polmonare. Il primo lavoro di Moore e coll. [25] sottolineava la correlazione tra valori di ADC ed epoca gestazionale, identificando alti valori

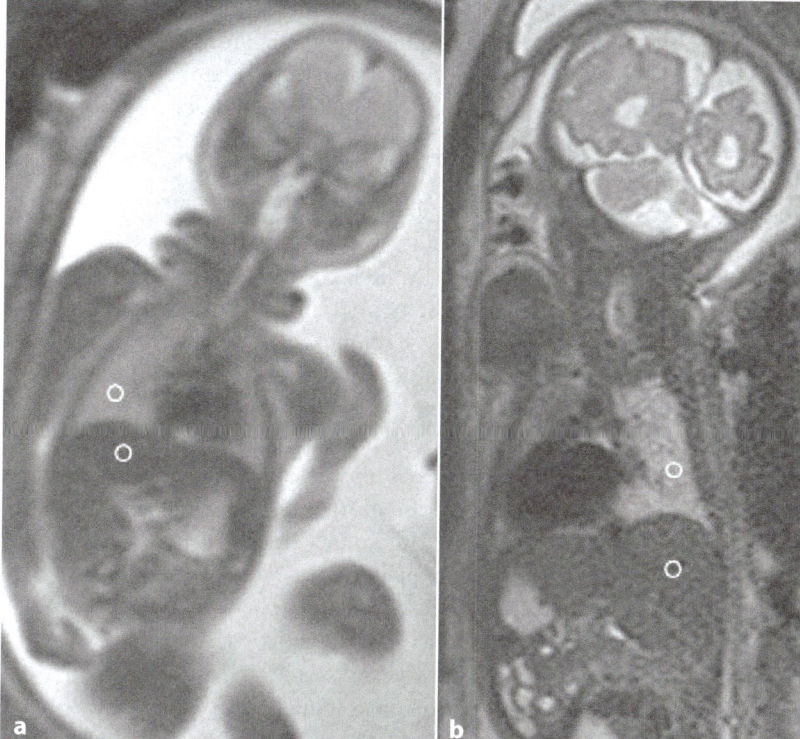

**Fig. 20.10** Sequenze T2 pesate. Rapporto intensità di segnale polmone/fegato (P/F) direttamente proporzionale alla settimana di gestazione. Il rapporto P/F mostra valori intorno a 1,52 alla 21ª settimana (**a**) e a 4,31 alla 34ª settimana (**b**). I *cerchi bianchi* indicano le ROI rispettivamente posizionate sul polmone e sul fegato

di ADC in età gestazionali avanzate in relazione all'incremento del surfattante e della vascolarizzazione. Tale dato era riconfermato in un successivo lavoro del 2008 [26] e poi successivamente riveduto della Balassy nel 2010 [27].

Mediante RM si può, inoltre, ottenere una stima anche del volume polmonare totale (VPT) (Fig. 20.11) [28] che, come si può intuire, cresce anch'esso durante la gestazione passando da circa 13 mL alla 20ª settimana a circa 85 mL nelle epoche più tardive, che sono anche quelle in cui questi valori appaiono più variabili [29]. Il VPT nei feti maschi risulta maggiore rispetto a quello delle femmine dopo le 35 settimane di gestazione [30]. Entrambi i parametri sopradescritti sono determinanti per una precoce diagnosi e un tempestivo trattamento dell'ipoplasia polmonare, condizione grave che spesso comporta l'insorgere della sindrome da distress respiratorio in epoca neonatale (NRDS), condizione associata a elevate morbilità e mortalità neonatali.

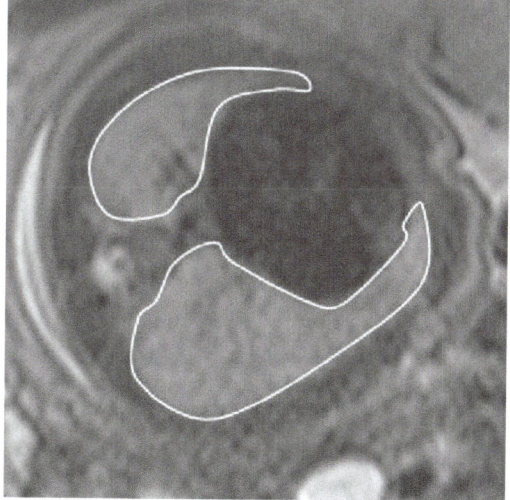

**Fig. 20.11** Sequenze T2 pesate, piano di scansione assiale. Stima del volume polmonare totale (VPT) mediante il posizionamento di un numero di ROI pari alle slide e la moltiplicazione per lo spessore di fetta

## 20.3 Ernie diaframmatiche congenite

L'ernia diaframmatica (CDH) è una patologia congenita che prende origine da un difetto anatomico nel corretto sviluppo del muscolo diaframmatico che determina severe conseguenze fisiopatologiche, potenzialmente letali nei casi affetti.

La CDH si presenta in circa 1:3000 neonati, con una frequenza per i centri di riferimento nel trattamento delle patologie neonatali stimata in un nuovo caso ogni 24-36 h [31].

Sebbene questa patologia dimostri un elevato tasso di mortalità (60% circa), esiste una "mortalità misconosciuta" legata per esempio alle morti in utero, ovvero alle interruzioni di gravidanza, che alterano il valore statistico dei più recenti studi osservazionali sulla popolazione.

L'esatta causa di CDH non è nota. Tuttavia le alterazioni cromosomiche sono molto comuni nei casi di CDH diagnosticati nell'epoca prenatale, con una ricorrenza stimata tra il 10 e il 34% circa.

Le aneuploidie maggiormente correlate con i casi di CDH sono quelle legate a duplicazioni cromosomiche anomale ovvero a delezioni cromosomiche, come si osserva nelle sindromi di Turner (X0), Down (trisomia del 21), Edwards (trisomia del 18) e Patau (trisomia del 13).

La CDH può inoltre essere parte di un quadro sindromico causato da alterazioni monogeniche come nel caso della sindrome di Danys-Drash (WT1), nella sindrome cranio-fronto-nasale (EPNB 1) oppure nella sindrome di Marfan neonatale (FBN1) [32].

La CDH però, nella maggior parte dei casi si presenta come anomalia isolata e non sindromica. Sono state descritte in letteratura manifestazioni con carattere familiare e il rischio di una seconda gravidanza complicata da CDH in casi con familiarità negativa è stato calcolato attorno al 2%.

Basandosi su modelli animali, recenti studi in laboratorio hanno permesso di comprendere l'embriologia del diaframma e quindi di capire meglio quali errori di sviluppo concorrono nei casi di ernia diaframmatica. Il diaframma si sviluppa inizialmente in un abbozzo primordiale, non ancora caratterizzato da componenti muscolari, detto "piega pleuro-peritoneale". Questa struttura mesenchimale rappresenta il diaframma primordiale e prende forma dalla fusione del versante laterale della parete cervicale con l'esofago e con il *septum transversum* tra la 4ª e la 10ª settimana gestazionale. Solo dopo tale periodo inizia la migrazione di cellule nervose e muscolari all'interno di questa struttura primordiale per formare il diaframma definitivo.

Modelli animali hanno dimostrato che la CDH si sviluppa nei casi in cui avviene una perdita di sostanza nel tessuto che forma il mesenchima primordiale. Inoltre, il fatto che la CDH si sviluppi più frequentemente a sinistra, è da correlare con il fatto che il completamento del muscolo diaframmatico definitivo avviene in senso trasversale da destra verso sinistra [33].

La fisiopatologia della CDH è caratterizzata, oltre che dal difetto di chiusura diaframmatica, da componenti irreversibili (ipoplasia polmonare e vascolare) e reversibili (reattività vascolare polmonare). L'erniazione del contenuto addominale nel torace avviene in un periodo critico per lo sviluppo polmonare, alterando da un lato il regolare sviluppo delle diramazioni bronchiali e vascolari, e dall'altro comportando la marcata compressione del parenchima polmonare.

Tale condizione esita in una vera e propria ipoplasia parenchimale con netta riduzione della superficie di scambio gassoso. A questi punti si sommano l'aumento delle resistenze vascolari (con vasi periferici anomali per l'ipertrofia dello strato muscolare) e la loro condizione di iper-reattività agli stimoli ipossici e acidosici che, comportando un significativo vasospasmo, instaurano un temibile quanto ineluttabile "circolo vizioso" [31].

Nella diagnostica per immagini dei casi di CDH, la risonanza magnetica fetale (RMF) ha dimostrato di poter aggiungere importanti e utili informazioni a quelle già fornite dall'ecografia. I vantaggi più ovvi sono quelli di godere di un campo di vista molto più ampio e di

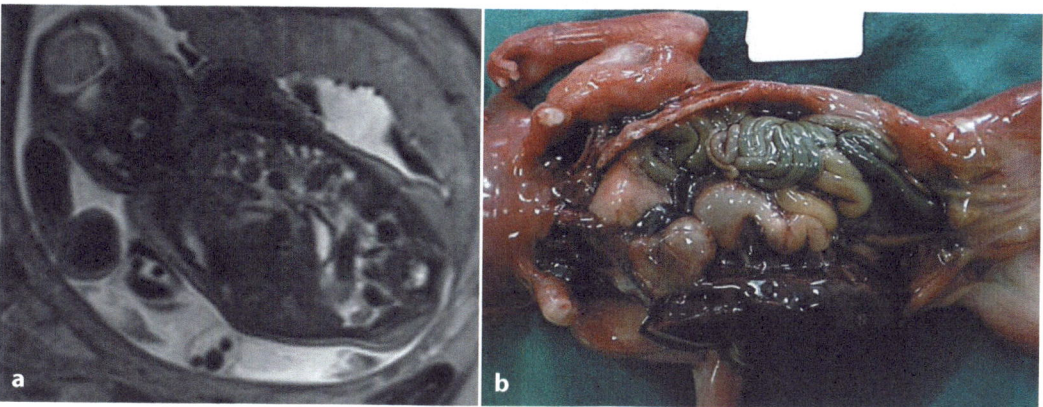

**Fig. 20.12** Feto di 26 settimane di gestazione. **a** Sequenza T2 HASTE coronale che dimostra la presenza di ernia diaframmatica bilaterale e dislocazione intratoracica del fegato (*liver-up*) e di alcune anse del piccolo intestino. **b** Reperto autoptico (cortesia della Dr.ssa E. Silvestri, Ospedale San Camillo-Forlanini, Roma)

un'eccellente discriminazione dei tessuti molli. Inoltre la RMF, rispetto all'ecografia, non è influenzata dalla posizione fetale, dall'interposizione di strutture limitrofe o da una condizione di oligo-anidramnios. L'*abitus* materno, infine, può inficiare in parte la qualità delle immagini che però mantengono comunque una buona risoluzione, certamente superiore rispetto a quella ottenuta dalle scansioni ultrasonografiche in casi analoghi.

L'esame di RMF nei casi di CDH si basa sull'acquisizione di sequenze orientate su piani multipli, avvalendosi dell'uso di una bobina *spine* associata a ulteriori bobine cardiache multicanale in phased array, disposte sui quadranti addomino-pelvici della paziente. Si consiglia di preferire un decubito laterale sinistro, al fine di ridurre al minimo sia la compressione sia l'abbondante stimolazione parasimpatica esercitate dalla massa fetale sulle strutture addominali viscerali, nervose e vascolari sottostanti. Così facendo si ottiene un duplice risultato: migliore comfort da parte della gestante durante l'esecuzione dell'esame e maggiore compliance durante l'acquisizione in apnea controllata delle sequenze maggiormente sensibili ad artefatti da movimento (T1 in particolare).

Il protocollo di studio impiegato prevede sempre l'acquisizione di sequenze ultraveloci T2 pesate a strato sottile (3 mm) a elevata matrice, con tempi di acquisizione ridotti (20 sec circa), orientate sull'intero *body* fetale secondo piani multipli e ortogonali, mantenendo il segmento toracico del feto fisso al centro del FOV. È consigliabile l'acquisizione di piani puri per una migliore valutazione delle strutture. Possono essere inoltre impiegate sequenze gradient con pesatura intermedia T1-T2 definite *water sensitive* con il caratteristico "effetto bordo", utile per la corretta delimitazione tra parenchimi contigui e per la valutazione della breccia erniaria.

Le sequenze T1 pesate, con e senza sottrazione del segnale del tessuto adiposo, devono sempre essere impostate in modo da includere completamente il *body* fetale (podice incluso), per permettere la chiara individuazione di tutti segmenti intestinali, dimostrando eventualmente la loro dislocazione in sede toracica grazie alla caratteristica iperintensità del meconio contenuto nelle anse intestinali

Il meconio, che di converso risulta iperintenso nelle sequenze T1 pesate, inizia ad accumularsi nel piccolo intestino tra la 19ª e la 20ª settimana per distendere completamente il colon fino al retto verso la 25ª [33].

Nello studio di RMF dei casi di CDH è necessario valutare segni diretti e indiretti di patologia. I principali segni diretti sono legati alla presenza di visceri addominali dislocati in sede intratoracica (Fig. 20.12); segni indiretti

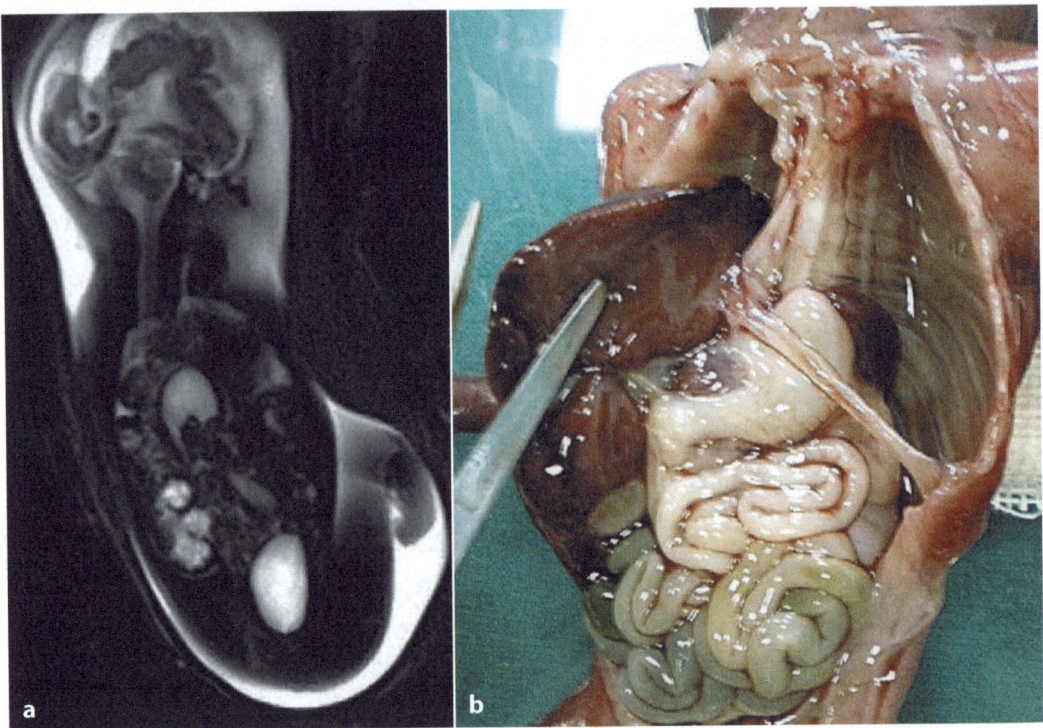

**Fig. 20.13** Feto di 31 settimane di gestazione. **a** Sequenza T2 HASTE FS paracoronale che dimostra la presenza di erniazione parziale dello stomaco e di alcune anse intestinali in sede toracica, associate a una condizione di displasia renale multicistica. **b** Reperto autoptico (cortesia della Dr.ssa E. Silvestri, Ospedale San Camillo-Forlanini, Roma)

sono la presenza di poli-idroamnios, deviazione dell'asse cardiaco con shift mediastinico, oppure la deformazione del regolare profilo dell'addome fetale (addome a barca).

Nei casi di ernia diaframmatica sinistra si può assistere alla dislocazione in sede intratoracica dello stomaco, della milza, di anse intestinali, del rene, del surrene e del lobo epatico omolaterali. Lo stomaco, variamente mal ruotato (in senso organo-assiale o mesenterico-assiale), si può localizzare in sede intratoracica inferiore, dislocato anteriormente alla colonna vertebrale, oppure totalmente erniato nel torace, variando il grado di riempimento a seconda della capacità di svuotamento residua.

Studi preliminari hanno dimostrato che il grado di erniazione dello stomaco risulta direttamente proporzionale alla quantità di strutture intra-addominali dislocate in sede intratoracica: l'effetto massa prodotto spinge il viscere gastrico cranialmente e posteriormente fino in sede retrocardiaca [34]; a questo può associarsi un vario grado di shift cardio-mediastinico (Fig. 20.13).

Nei casi di erniazione dello stomaco si associa, inoltre, la contemporanea erniazione della milza, in virtù dell'effetto di trazione esercitato dal legamento gastro-splenico.

Il fegato può essere individuato grazie al tipico segnale in T1: nei casi di ernia sinistra sarà quindi possibile osservare parte del fegato sinistro erniato nel torace omolaterale con diversa estensione, a seconda della grandezza della breccia diaframmatica.

Nei casi di ernia diaframmatica sinistra, tutto il piccolo intestino e parte del grande intestino (a eccezione del colon sinistro) si può trovare erniato in sede intratoracica. A seconda del grado di maturazione gestazionale, si potrà quindi osservare la presenza di strutture tubulari intratoraciche con la tipica

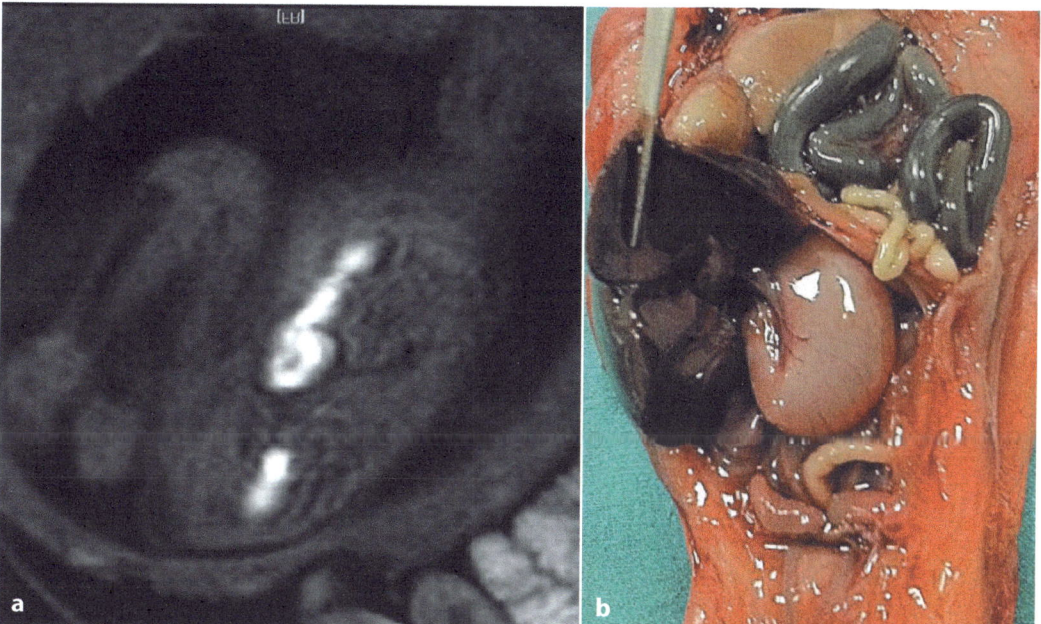

**Fig. 20.14** Feto di 30 settimane di gestazione. **a** Ernia diaframmatica sinistra e dislocazione di anse del piccolo intestino in sede toracica che risultano caratterizzate dalla tipica iper-intensità di segnale nelle sequenze T1 con FS. **b** Reperto autoptico (cortesia della Dr.ssa E. Silvestri, Ospedale San Camillo-Forlanini, Roma)

iperintensità di segnale in T1 del meconio più evidenti in epoche gestazionali oltre la 25ª settimana (Fig. 20.14).

Le ernie diaframmatiche di destra sono caratterizzate nella quasi totalità dei casi dall'erniazione a varia altezza del lobo epatico destro in sede toracica anteriore. Grazie all'elevata risoluzione di contrasto, la RMF permette la chiara determinazione della posizione del fegato, potendo quindi facilmente confermare il reperto di *liver-up* o *liver-down* sospettato al preliminare esame ecografico.

Le scansioni assiali solitamente consentono di individuare il grado di shift mediastinico, mentre l'acquisizione sui piani coronali permette la visualizzazione degli organi erniati e il riconoscimento del polmone residuo. I piani sagittali migliorano l'identificazione della breccia e il versante coinvolto (anteriore, posteriore).

Sebbene siano più frequenti le ernie diaframmatiche sinistre che quelle destre (5:1) per i motivi di natura embriologica precedentemente descritti, sono le ernie diaframmatiche destre con reperto di *liver-up* ad avere in assoluto al peggiore prognosi (mortalità stimata attorno al 57% dei feti affetti) [33].

Nei casi di erniazione epatica, la colecisti può essere individuata in corrispondenza delle porzioni diaframmatiche inferiori. Si può verificare, inoltre, un'ostruzione di scarico venoso extra-epatico con meccanismo Budd-Chiari e conseguente sviluppo di ascite.

Le ernie diaframmatiche bilaterali sono ben caratterizzate dalla RMF grazie alle intrinseche caratteristiche di segnale in grado di differenziare chiaramente il parenchima epatico da quello polmonare e alla possibilità di ben visualizzare la presenza del grado di dislocazione gastrica eventualmente associata allo shift cardio-mediastinico.

Grazie all'elevata risoluzione di contrasto e all'alta definizione per i tessuti molli, la RMF può inoltre individuare la presenza di anomalie aggiuntive, come nei casi di dislocazione dei surreni e/o dei reni nel torace.

L'impiego delle sequenze gradient consente di differenziare, grazie all'effetto bordo, i

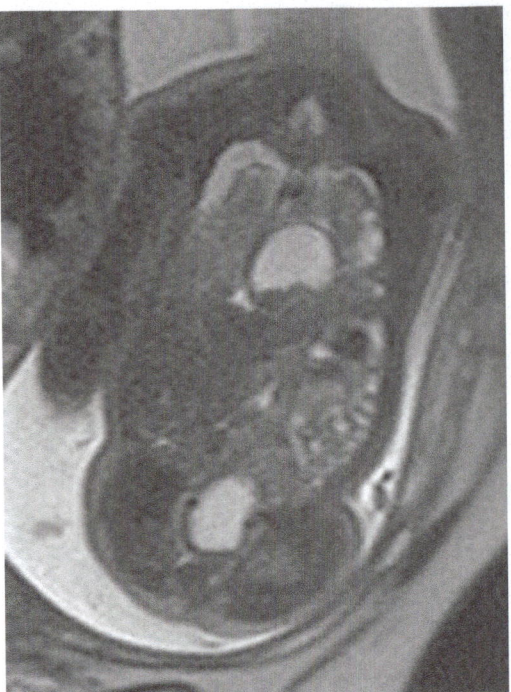

**Fig. 20.15** Feto di 29 settimane di gestazione. Sequenza T2 HASTE coronale che dimostra la presenza di ernia diaframmatica sinistra associata a dislocazione gastrica in sede intratoracica cui si associa ipoplasia polmonare e falda di versamento pleurico bilaterale

zione, in rapporto all'accelerato sviluppo polmonare osservato a partire da tale periodo.

Il grado di ipoplasia polmonare è in relazione alla volumetria polmonare e al grado di maturazione del parenchima espresso dalla caratteristica iperintensità di segnale nelle sequenze T2 pesate e relativa ipointensità nelle acquisizioni T1.

Gli indici di riferimento della volumetria polmonare si riferiscono al volume effettivo (*fetal lung volume*, FLV) o al valore relativo risultante del rapporto con quello atteso per l'epoca gestazionale (*observed-to-expected total fetal lung volume*, o/eTFLV). Secondo la più recente letteratura [35], nei casi in cui il valore dell'o/eTFLV risulta inferiore al 25% si associa valore prognostico marcatamente sfavorevole.

Il riconoscimento del polmone residuo (*ipsilateral cap*) non risulta tuttavia particolarmente agevole in RMF: è facilmente individuabile attraverso l'impiego dell'eco-doppler per il riconoscimento dell'arteria polmonare.

Continuano a essere studiati numerosi altri metodi di calcolo, come per esempio l'impiego delle sequenze in DWI con calcolo del valore di ADC per la ricerca di informazioni di natura funzionale e di accrescimento polmonari.

In una recente meta-analisi della letteratura [36] la sopravvivenza di un feto con CDH è stata stimata attorno al 25%. Per tale motivo il trattamento e la diagnosi precoci appaiono più che mai determinanti per la ricerca del migliore outcome possibile per questo tipo di pazienti. La migliore strategia oggi disponibile suggerisce il trattamento dei pazienti con CDH in centri ad alta specialità, procrastinando il parto fino a quando possibile (massima maturazione polmonare) e attuando meccanismi di ventilazione non aggressivi (*gentilation*).

L'uso di vasodilatatori e prostaglandine viene riservato ai tutti i casi che dimostrano un importante coinvolgimento cardiocircolatorio ed elevato rischio di ipertensione polmonare.

casi di *sac-type ernia*, che presentano migliore prognosi rispetto alle CDH classiche, come anche quelli di *eventratio*, caratterizzati dall'associazione dei reperti descritti con la presenza di esteso versamento pleuro-pericardico.

Nello studio delle ernie diaframmatiche, in relazione all'elevato grado di mortalità e complicanze, risulta fondamentale la valutazione degli indici prognostici legati principalmente a quattro fattori: organi erniati, sede, grado di shift mediastinico e grado di ipoplasia polmonare.

Il grado di severità dell'ipoplasia polmonare resta una delle più importanti determinanti nella sopravvivenza dei feti con CDH (Fig. 20.15). Recenti studi hanno suggerito che questo tipo di valutazione ha massime sensibilità e specificità soprattutto quando viene eseguito dopo la 34ª settimana di gesta-

Per quanto riguarda le procedure invasive, l'ECMO (*extra corporeal membrane oxygenation*) viene riservata ai casi con importante ipoplasia polmonare oppure come trattamento di emergenza in quelli che sviluppano ipertensione polmonare severe dopo la nascita.

Esiste, infine, la possibilità di inserire un palloncino espandibile in sede endotracheale (*fetoscopic endotracheal occlusion*, FETO) impiegato soprattutto nei casi di CDH con reperto di *liver-up*.

In conclusione, possiamo dire che oggigiorno esistono numerose possibilità diagnostiche e terapeutiche per la determinazione e il trattamento dei casi di CDH; per questo sentiamo sempre più la necessità di operare in un team multidisciplinare dove far convergere il contribuito di ogni specialità implicata nella cura di questi delicati pazienti.

## Bibliografia

1. Newman B (2006) Congenital bronchopulmonary foregut malformations: concepts and controversies. Pediatr Radiol 36:773-791
2. Langston C (2003) New concepts in the pathology of congenital lung malformations. Semin Pediatr Surg 12:17-37
3. Epelman M, Kreiger PA, Servaes S et al (2010) Current imaging of prenatally diagnosed congenital lung lesions. Semin Ultrasound CT MR 31:141-157
4. Barth RA (2012) Imaging of fetal chest masses. Pediatr Radiol 42:S62-S73
5. Pacharn P, Kline-Fath B, Brody AS et al (2009) Congenital lung lesions: comparison between prenatal magnetic resonance imaging (MRI) and postnatal imaging. 95th Scientific Assembly and Annual Meeting. Radiological Society of North America, Chicago, p186
6. Adzick NS (2009) Management of fetal lung lesions. Clin Perinatol 36:363-376
7. Duncombe GJ, Dickinson JE, Kikiros CS (2002) Prenatal diagnosis and management of congenital cystic adenomatoid malformation of the lung. Am J Obstet Gynecol 187:950-954
8. Harding R, Bocking AD, Sigger JN (1986) Upper airway resistances in fetal sheep: the influence of breathing activity. J Appl Physiol 60:160-165
9. Nardo L, Hooper SB, Harding R (1998) Stimulation of lung growth by tracheal obstruction in fetal sheep: relation to luminal pressure and lung liquid volume. Pediatr Res 43:184-190
10. Coakley FV, Glenn OA, Qayyum A et al (2004) Fetal MRI: a developing technique for the developing patient. AJR Am J Roentgenol 182:243-252
11. Witters I, Moerman PH, Fryns JP (2000) Prenatal echographic diagnosis of laryngeal atresia as part of a multiple congenital anomalies (MCA) syndrome. Genet Couns 11:215-219
12. Gilboa Y, Achiron R, Katorza E, Bronshtein M (2009) Early sonographic diagnosis of congenital high-airway obstruction syndrome. Ultrasound Obstet Gynecol 33:731-733
13. Mong A, Johnson AM, Kramer SS et al (2008) Congenital high airway obstruction syndrome: MR/US findings, effect on management, and outcome. Pediatr Radiol 38:1171-1179
14. Walker P, Cassey J, O'Callaghan S (2005) Management of antenatally detected fetal airway obstruction. Int J Pediatr Otorhinolaryngol 69:805-809
15. Vidaeff AC, Szmuk P, Mastrobattista JM et al (2007) More or less CHAOS: case report and literature review suggesting the existence of a distinct subtype of congenital high airway obstruction syndrome. Ultrasound Obstet Gynecol 30:114-117
16. Garel C (2008) Imaging the fetus: when does MRI really help? Pediatr Radiol 38:S467-S470
17. Levine D, Barnewolt CE, Mehta TS et al (2003) Fetal thoracic abnormalities: MR imaging. Radiology 228:379-388
18. Illanes S, Hunter A, Evans M et al (2005) Prenatal diagnosis of echogenic lung: evolution and outcome. Ultrasound Obstet Gynecol 26:145-149
19. Laudy JA, Wladimiroff JW (2000) The fetal lung 2: pulmonary hypoplasia. Ultrasound Obstet Gynecol 16:482-494
20. Gupta K, Das A, Menon P et al (2012) Revisiting the histopathologic spectrum of congenital pulmonary developmental disorders. Fetal Pediatr Pathol 31:74-86
21. Balassy C, Kasprian G, Brugger PC et al (2007) MRI investigation of normal fetal lung maturation using signal intensities on different imaging sequences. Eur Radiol 17:835-842
22. Deshmukh S, Rubesova E, Barth R (2010) MR assessment of normal fetal lung volumes: a literature review. AJR Am J Roentgenol 194:W212-W217
23. Kuwashima S, Nishimura G, Iimura F et al (2001) Low-intensity fetal lungs on MRI may suggest the diagnosis of pulmonary hypoplasia. Pediatr Radiol 31:669-672
24. Osada H, Kaku K, Masuda K et al Quantitative and qualitative evaluations of fetal lung with MR imaging. Radiology 231:887-892
25. Duncan KR, Gowland PA, Freeman A et al (1999) The changes in magnetic resonance properties of the fetal lungs: a first result and a potential tool for the noninvasive in utero demonstration of fetal lung maturation. Br J Obstet Gynaecol 106(2):122-5
26. Manganaro L, Perrone A, Sassi S et al (2008) Diffusion-weighted MR imaging and apparent diffusion coefficient of the normal fetal lung: preliminary expe-

rience. Prenat Diagn 28:745-748

27. Balassy C, Kasprian G, Brugger PC et al (2010) Assessment of lung development in isolated congenital diaphragmatic hernia using signal intensity ratios on fetal MR imaging. Eur Radiol 20:829-837

28. Cannie M, Jani JC, De Keyzer F et al (2006) Fetal body volume: use at MR imaging to quantify relative lung volume in fetuses suspected of having pulmonary hypoplasia. Radiology 241:847-853

29. Keller TM, Rake A, Michel SC et al (2004) MR assessment of fetal lung development using lung volumes and signal intensities. Eur Radiol 14:984-999

30. Ward VL, Nishino M, Hatabu H et al (2006) Fetal lung volume measurements: determination with MR imaging - effect of various factors. Radiology 240:187-193

31. Hedrick HL (2010) Management of prenatally diagnosed congenital diaphragmatic hernia. Semin Fetal and Neonatal Med 15:21-27

32. Kays DW (2006) Congenital diaphragmatic hernia and neonatal lung lesions. Surg Clin North Am 86:329-352

33. Kline-Fath BM Current advances in prenatal imaging of congenital diaphragmatic [corrected] hernia. Pediatr Radiol 42:S74-S90

34. Victoria T, Bebbington MW, Danzer E et al (2012) Use of magnetic resonance imaging in prenatal prognosis of the fetus isolated left congenital diaphragmatic hernia. Prenat Diagn 32:715-723

35. Gorincour G, Bach-Segura P, Ferry-Juquin M et al; Membres du G.R.R.I.F. (2009) Lung signal on fetal MRI: normal values and usefulness for congenital diaphragmatic hernia. J Radiol 90(1 Pt 1):53-8

36. Skari H, Bjornland K, Haugen G, Egeland T, Emblem R (2000) Congenital diaphragmatic hernia: a meta-analysis of mortality factors. J Pediatr Surg 35(8):1187-97

## Letture consigliate

Keller TM, Rake A, Michel SC et al (2004) MR assessment of fetal lung development using lung volumes and signal intensities. Eur Radiol 14:984-989

# Cuore e vasi

**21**

Lucia Manganaro, Marco Di Maurizio, Sara Savelli

**Parole chiave**

Segni diretti ed indiretti CHD • Difetti settali • Difetti di afflusso ed efflusso • Difetti conotruncali • Ipoplasie ventricolari destra e sinistra • Anomalie dei grossi vasi venosi e arteriosi • Anomalie del situs viscerale • Masse cardiache

Lo studio del distretto cardiovascolare e delle patologie cardiache congenite in utero con Risonanza Magnetica (RM), stando anche a recenti studi pubblicati in letteratura, è ancora pioneristico anche se possibile, in relazione alle numerose limitazioni di ordine tecnico solo parzialmente superabili [1, 2]. Tuttavia, la RM potrebbe offrire, rispetto all'ecocardiografia, una migliore finestra di studio nelle fasi più avanzate della gravidanza in virtù dei progressivi processi di riduzione del liquido amniotico (oligoidramnios fisiologico) e di calcificazione delle coste fetali che riducono la propagazione degli ultrasuoni (US) [3]. Coesistono inoltre, in particolare nelle cardiopatie complesse, limitazioni di carattere intrinseco legate ad anomalie di rotazione o a ipertrofie ventricolari, che alterano la normale geometria del cuore con perdita dei classici piani. Non si può inoltre dimenticare che allo stato dell'arte non è possibile fornire valutazioni flussimetriche nelle patologie su base valvolare e vascolare (ad esempio, incontinen-za, reflusso, atresia, stenosi ecc.), anomalie che possono essere solamente ipotizzate se determinanti un'alterazione anatomica. Inoltre, le patologie con alterazioni del ritmo cardiaco non sono allo stato attuale di pertinenza RM. La contrattilità cardiaca e la funzionalità valvolare non sono valutabili con la RM: infatti l'impossibilità tecnica di sincronizzare l'acquisizione con il battito cardiaco fetale e l'ancora limitata risoluzione temporale delle attuali sequenze cine RM (2-3 frame al secondo) non permettono di seguire la funzionalità cardiaca in *real time*, ma acquisiscono il movimento cardiaco in maniera artificiale, con velocità dipendente dalla rapidità di acquisizione delle fette e non dalla reale velocità di contrazione atrioventricolare [4].

## 21.1 Risonanza magnetica: segni diretti e indiretti

L'approccio allo studio delle cardiopatie congenite in ecocardiografia si basa generalmente su una valutazione sequenziale delle strutture anatomiche e, in particolare, consiste nel costruire nel corso dell'esame la sequenza anatomica formata da atri, ventricoli e grossi vasi del cuore, definendo in questo modo il *situs* atriale, la connessione atrio-ventricolare e quella ventricolo-arteriosa.

L. Manganaro (✉)
Dipartimento di Scienze Radiologiche,
Oncologiche e Anatomo-Patologiche
Policlinico Umberto I
"Sapienza" Università di Roma
Roma
e-mail: lucia.manganaro@uniroma1.it

C. Fonda, L. Manganaro, F. Triulzi (a cura di), *RM fetale*,
DOI: 10.1007/978-88-470-1408-4_21, © Springer-Verlag Italia 2013

La classificazione delle cardiopatie congenite (CHD) diagnosticate nel periodo prenatale ha subito nel corso degli anni numerose revisioni e diverse interpretazioni.

Per una trattazione sistematica delle principali e più comuni CHD in RM, tali patologie, in base all'esperienza personale degli Autori, sono state suddivise genericamente in 7 gruppi:

- difetti settali, che comprendono i difetti del setto interatriale (DIA), difetti del setto interventricolare (DIV), difetti del setto atrioventricolare (canale atrio-ventricolare);
- difetti di afflusso ed efflusso, che comprendono sia il cuore destro (stenosi polmonare isolata o associata, atresia della tricuspide, atresia polmonare) che il cuore sinistro (stenosi aortica, anomalie della mitrale);
- difetti conotruncali: Tronco Arterioso (TA), Trasposizione Dei Grandi Vasi (TGV), ventricolo destro a doppia uscita, Tetralogia di Fallot;
- ipoplasie ventricolari destra e sinistra;
- anomalie dei grossi vasi venosi e arteriosi: coartazione-interruzione dell'arco aortico, ritorni venosi polmonari anomali, ipoplasia dell'arteria polmonare, doppia vena cava;
- anomalie del *situs* viscerale;
- masse cardiache.

Il corretto iter nello studio delle cardiopatie congenite (CHD) parte dall'esame di screening, affidato all'ecografia ostetrica attraverso le scansioni 4 camere e per i vasi di efflusso, e prosegue con un esame di II livello come l'ecocardiografia (ritenuta il gold standard per la diagnosi di cardiopatia congenita) [5-7], che viene eseguita in centri specialistici da cardiologi pediatri o da ginecologi ostetrici e va riservata a donne con un sospetto ecografico o con fattori di rischio specifici per patologie cardiache congenite derivanti da indicazioni familiari, personali o fetali.

La metodica RM attualmente non viene richiesta nel percorso clinico-diagnostico, ma può essere impiegata a integrazione nella valutazione di feti polimalformati o sindromici [8, 9].

La diagnosi di patologia malformativa semplice e complessa del cuore fetale in RM si basa sulla valutazione integrata di segni diretti e indiretti di alterazione dell'anatomia cardiaca [10, 11]. Consideriamo come segni *diretti* di patologia cardiovascolare le anomalie morfovolumetriche delle camere cardiache e del miocardio, le malrotazioni, i difetti settali e le anomalie di origine, decorso e calibro dei grossi vasi e come segni *indiretti* l'assenza delle strutture anatomiche nella scansione di riferimento, l'aumento di calibro a monte di una stenosi vascolare, la presenza di cardiomegalia e di versamento pericardico. Sulla base di queste considerazioni preliminari tratteremo le principali CHD sulla base della classificazione fisiopatologica sopra descritta, indicandone per ciascuna i principali segni RM diretti e indiretti sui quali si basa la loro diagnosi (Tabelle 21.1, 21.2, 21.3).

Prima di iniziare la singola trattazione delle patologie analizziamo altri due segni quali i versamenti pericardici e le cardiomegalie che possono essere spie di problematiche cardiache ma anche di patologie sistemiche fetali.

## 21.2 Versamenti pericardici

Il versamento pericardico (Fig. 21.1) può essere la spia di innumerevoli patologie quali anomalie cardiache, quadri da scompenso cardiaco, anemia fetale, infezioni virali, patologie endocrinologiche fetali. Si considera patologico un accumulo di versamento intrapericardico che abbia uno spessore superiore a 2 mm; solitamente le scansioni assiali ne permettono una migliore visualizzazione. Nelle sequenze T2 pesate l'assenza di segnale legata alla frequenza cardiaca e ai fenomeni di flusso può non mettere in risalto versamenti di piccola entità che non risultano pertanto valutabili. In questi casi l'impiego delle sequenze GRE (*SSFP*) può migliorarne il riscontro.

**Tabella 21.1** Segni diretti delle principali anomalie morfo-volumetriche

| Anomalia morfo-volumetrica | Segno RM diretto |
|---|---|
| Cardiomegalia | Riduzione del rapporto tra circonferenza cardiaca e toracica al di sotto di 1/3 |
| Sindrome del cuore sinistro ipoplasico | Riduzione volumetrica di entrambe le camere cardiache di sinistra fino a volumi virtuali con il ventricolo di destra che forma l'apice cardiaco |
| Difetti del SIV (isolati e associati) | Soluzioni di continuità del setto nella porzione infundibolare, membranacea o muscolare |
| Cuore tricamerale biventricolare | Presenza di un'unica camera atriale ampia e di due ventricoli |
| Situs ambiguus con isomerismo destro | Stomaco a destra, fegato trasversalizzato mediano, cuore mediano con apice a sinistra e regolare localizzazione dei ventricoli |
| Canale atrio-ventricolare completo | Ampio difetto del SIV e del SIA tipo septum primum alla crux con scomparsa del piano atrio-ventricolare |
| Anomalie del miocardio (ad esempio: cardiomiopatia spongiosa, ipertrofie del miocardio) | Ispessimento delle pareti del miocardio rispetto al valore atteso per l'età gestazionale secondo i nomogrammi<br>Marcata ipointensità di segnale<br>Struttura più compatta della parete miocardica<br>Muscoli papillari ipertrofici |
| Levoversioni<br>Destroversioni | Angolo di inclinazione dell'asse interventricolare rispetto alla linea sagittale mediana maggiore di 55° o minore di 35° |
| Sclerosi tuberose (rabdomiomi multipli) | Multiple nodularità ipointense distribuite nello spessore delle pareti miocardiche |
| Versamento pericardico | Fluido pericardico iperintenso >2 mm di spessore |

**Tabella 21.2** Segni diretti di anomalie di origine e decorso dei grossi vasi

| Anomalie di origine e decorso dei grossi vasi | Segno RM diretto |
|---|---|
| Tronco arterioso bilanciato | Unico vaso di efflusso arterioso che origina a cavaliere del SIV |
| Trasposizione completa dei grossi vasi | Origine dell'Ao dal VD e della AP dal VS in un cuore con normale connessione atrioventricolare |
| Aorta a cavaliere (Tetralogie di Fallot, DIV) | Origine dell'Ao in sede mediana a cavallo del SIV e dei due ventricoli |
| Arco aortico destroposto | Arco aortico che mostra decorso da destra verso destra |

**Tabella 21.3** Segni indiretti di anomalie di calibro dei vasi e di anomalia valvolare

| Anomalia di calibro dei vasi/anomalia valvolare | Segno indiretto |
|---|---|
| Stenosi polmonare | Dilatazione e ipertrofia del VD |
| Tetralogia di Fallot | |
| Ipoplasia arteria polmonare | Dilatazione del VD + segni diretti |
| Coartazione dell'aorta | Dilatazione del VD e scarsa visualizzazione dell'Ao ascendente e dell'arco |
| Atresia della tricuspide | Dilatazione dell'AD |
| Patologia mitro-aortica | Riduzione volumetrica del VS con ipertrofia del miocardio e fenomeni di rallentamento e turbolenza del flusso sanguigno endocavitari |

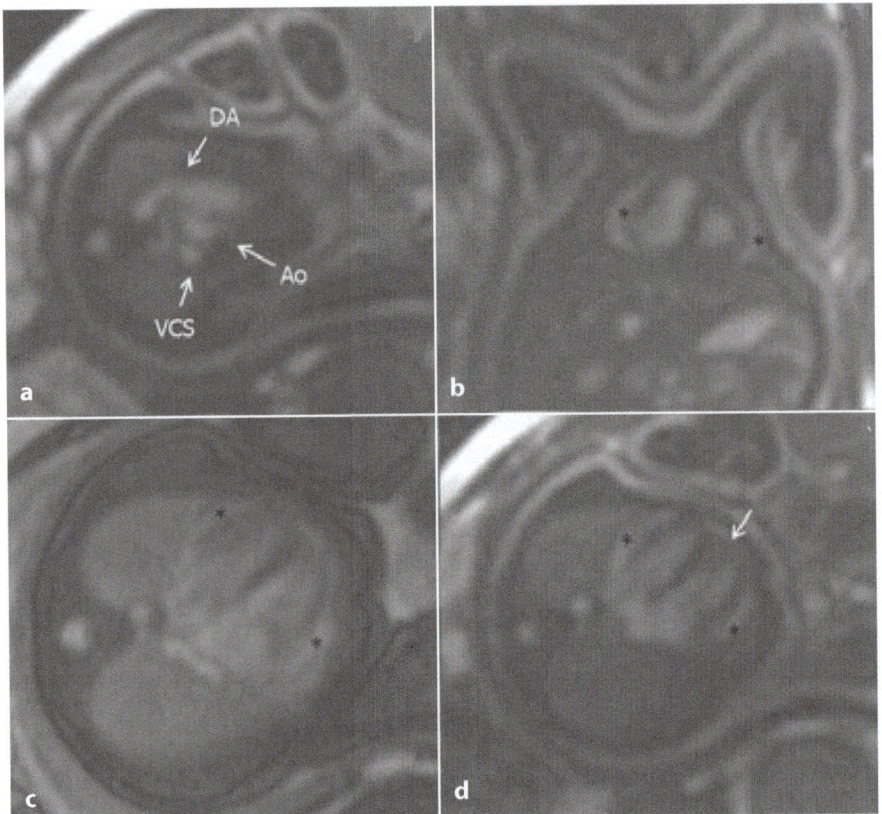

**Fig. 21.1** Il cuore è aumentato di volume in toto con rapporto cardio-toracico di 0,41. **a** Il dotto arterioso (*DA*) appare lievemente aumentato di dimensioni (*Ao*: aorta; *VCS*: vena cava superiore). **b-d** Si evidenzia la presenza di versamento pericardico >2mm (*)

## 21.3 Cardiomegalie

Le cardiomegalie in assenza di alterazioni del miocardio rappresentano un segno aspecifico di patologia analogamente a quanto detto per i versamenti pericardici.

Differente risulta il quadro qualora concomiti un ispessimento e un'alterazione dell'intensità di segnale  del miocardio potendo configurare un quadro di cardiomiopatia ipertrofica.

## 21.4 Principali CHD

### 21.4.1 Difetti settali

I *difetti del setto interventricolare* (DIV) sia isolati che associati, come nella tetralogia di Fallot, sono visualizzati direttamente come soluzioni di continuità del setto nella porzione infundibolare, membranacea o muscolare, in particolare attraverso l'acquisizione di scansioni 4 camere e di scansioni sagittali in asse corto del ventricolo sinistro. Non sempre è facile distinguere un DIV isolato da altri multipli adiacenti, soprattutto nel contesto di quadri patologici complessi (Fig. 21.2).

I *difetti del setto interatriale* (DIA) possono essere difficili da caratterizzare in RM in relazione alla presenza della fisiologica finestra ovale, essendo per lo più difetti dell'*ostium secundum*. Nei difetti ampi, oltre alla visualizzazione diretta della comunicazione anomala, si possono associare segni indiretti come la dilatazione dell'atrio destro ed eventualmente del ventricolo destro.

Nei canali atrio-ventricolari completi un

ampio difetto del Setto InterVentricolare (SIV) e del Setto InterAtriale (SIA) tipo *septum primum* alla *crux* con scomparsa o anomala rappresentazione del piano atrioventricolare (Fig. 21.3) sono considerati elementi dia-

gnostici diretti, sebbene non sia possibile la visualizzazione delle valvole stesse; meno immediata in tal senso risulta la diagnosi nella forma parziale, in cui spesso può riconoscersi solo un difetto interatriale (*ostium primum*). La definizione del bilanciamento o dello sbilanciamento del difetto si basa sulla valutazione morfovolumetrica delle due camere ventricolari e su un'analisi del segnale e dello spessore del miocardio.

### 21.4.2 Difetti di afflusso ed efflusso

Nelle condizioni di *ostruzione all'efflusso polmonare* i principali segni RM sono sostanzialmente indiretti e rappresentati da un'alterazione volumetrica del ventricolo destro. Generalmente il ventricolo risulta dilatato e, solo in alcuni casi, variabilmente ipoplastico. Si possono associare dilatazione atriale, ipertrofia miocardica, e una riduzione o mancata visualizzazione nelle scansioni di riferimento del tratto di efflusso destro. Se l'atresia polmonare si associa a un DIV, questo si visualizza direttamente come una soluzione di continuo del SIV per lo più ampio e sottoaortico.

Nell'*atresia della tricuspide* sono presenti solo segni indiretti, non potendo la RM visua-

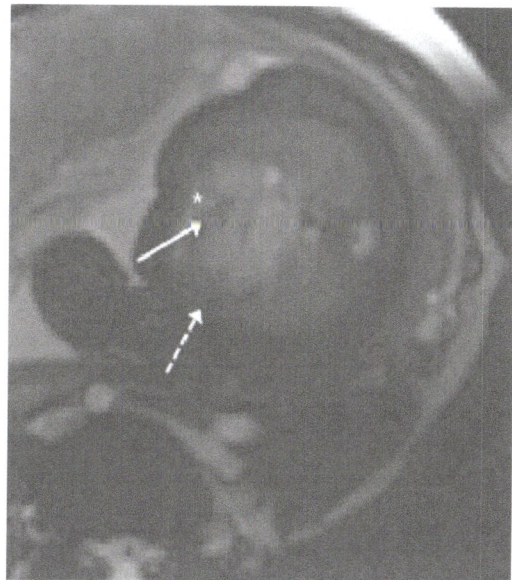

**Fig. 21.2** Il cuore appare globoso, mal ruotato verso sinistra, caratterizzato da un'evidente asimmetria delle camere ventricolari con ipoplasia della destra (*), ipertrofia miocardica e iperplasia di un muscolo papillare a livello del ventricolo sinistro (*freccia tratteggiata*) e un DIV della pars membranosa (*freccia continua*)

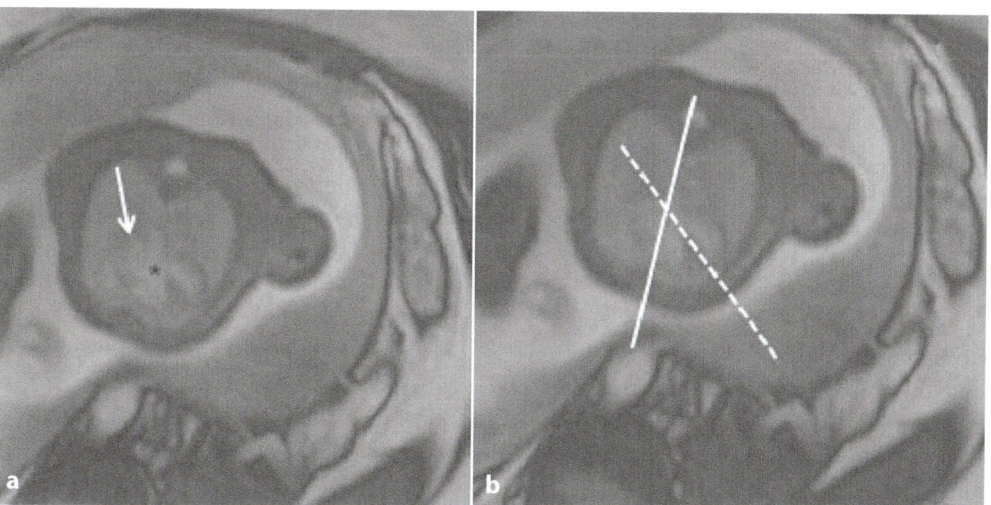

**Fig. 21.3** Ampio difetto dei setti interatriale (*freccia bianca*) e interventricolare (*) alla crux, con mancata visualizzazione del normale piano atrio-ventricolare (**a**). Mal rotazione dell'asse cardiaco (*linea continua*) rispetto alla linea sagittale mediana verso sinistra (*linea tratteggiata*) (**b**)

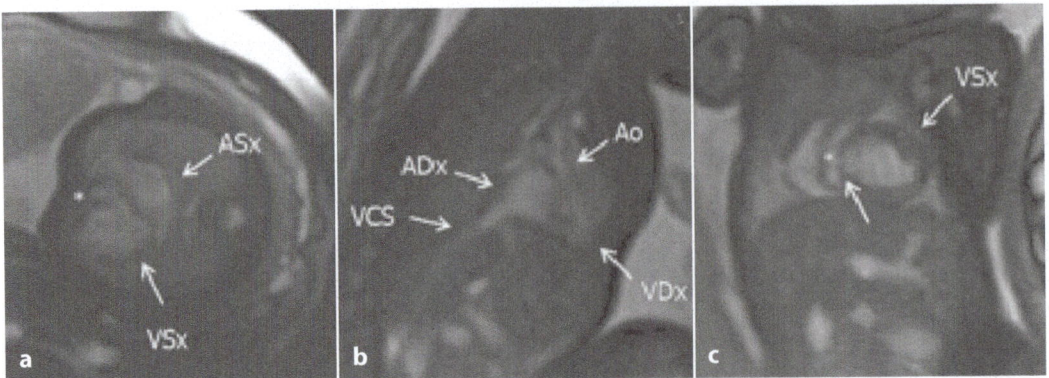

**Fig. 21.4** Si visualizza marcata riduzione volumetrica del ventricolo destro (*VDx* in **b**, * in **a** e **c**), aumento volumetrico dell'atrio destro (*ADx* in **b**), difetto interventricolare (*freccia* in **c**). *ASx*: atrio sinistro; *VSx*: ventricolo sinistro; *Ao*: aorta; *VCS*: vena cava superiore

lizzare la mancata connessione tra atrio e ventricolo destro. Si documenta solitamente ipoplasia ventricolare destra, DIV e frequentemente DIA (Fig. 21.4).

I principali segni nella diagnosi di *ostruzione all'efflusso ventricolare sinistro* sono indiretti e caratterizzati da un'alterazione volumetrica del ventricolo sinistro, una possibile dilatazione del ventricolo destro, un ispessimento della parete miocardica, fino alla presenza di idrope generalizzata e ritardo di crescita.

Le *anomalie di afflusso ventricolare sinistro* comprendono il *cor triatrium* (raro, causato da ostacolo al ritorno venoso polmonare in atrio sinistro e spesso associato ad ampio DIA) e anomalie della valvola mitrale (stenosi e insufficienza), il cui riscontro è indiretto e legato a dilatazioni atriali o ventricolari correlate a ipertrofia della parete miocardica.

### 21.4.3 Difetti conotruncali

I difetti conotruncali incidono per circa il 25-30% su tutta la casistica dei difetti cardiaci congeniti non sindromici; inoltre è stata dimostrata una correlazione tra particolari anomalie cromosomiche e l'insorgenza di tali patologie [12].

Nella *Trasposizione delle Grandi Arterie* (TGA) (Fig. 21.5) la RM consente di valutare,

integrando sequenze dinamiche e statiche, l'origine e il decorso dell'AP e dell'Aorta (Ao) e la discordanza ventricolo-arteriosa. Può essere più complesso invece definire un quadro di trasposizione corretta dei grossi vasi (CTGA), soprattutto in epoche gestazionali più precoci, per il difficile reperimento della banda moderatrice e, conseguentemente, il riconoscimento del ventricolo destro; attraverso segni diretti e indiretti, invece, ben si documentano le frequenti anomalie associate quali ampio DIV e anomalie del piano atrio-ventricolare (diretti) e ostruzione del tratto di efflusso destro (indiretto).

Nella condizione di *ventricolo destro a doppia uscita*, il sospetto è correlato all'anomalia d'origine e di decorso dell'AP e dell'Ao, associate all'alterazione morfovolumetrica dei ventricoli; i vasi di efflusso originano prevalentemente dal ventricolo destro, mostrando un decorso anomalo per lo più parallelo, al quale si associa frequentemente una discontinuità del piano atrio-ventricolare e la presenza di un DIV (Fig. 21.6).

La diagnosi di *Tetralogia di Fallot* è data da segni indiretti (quelli sopradescritti per l'ostruzione all'efflusso legati alla stenosi infundibolare polmonare) e segni diretti, quali la disposizione a cavaliere dell'aorta, l'ipertrofia miocardica evidente del ventricolo destro e un DIV da mal allineamento [13]. Lo sviluppo dei vasi polmonari durante tutta la gravidanza

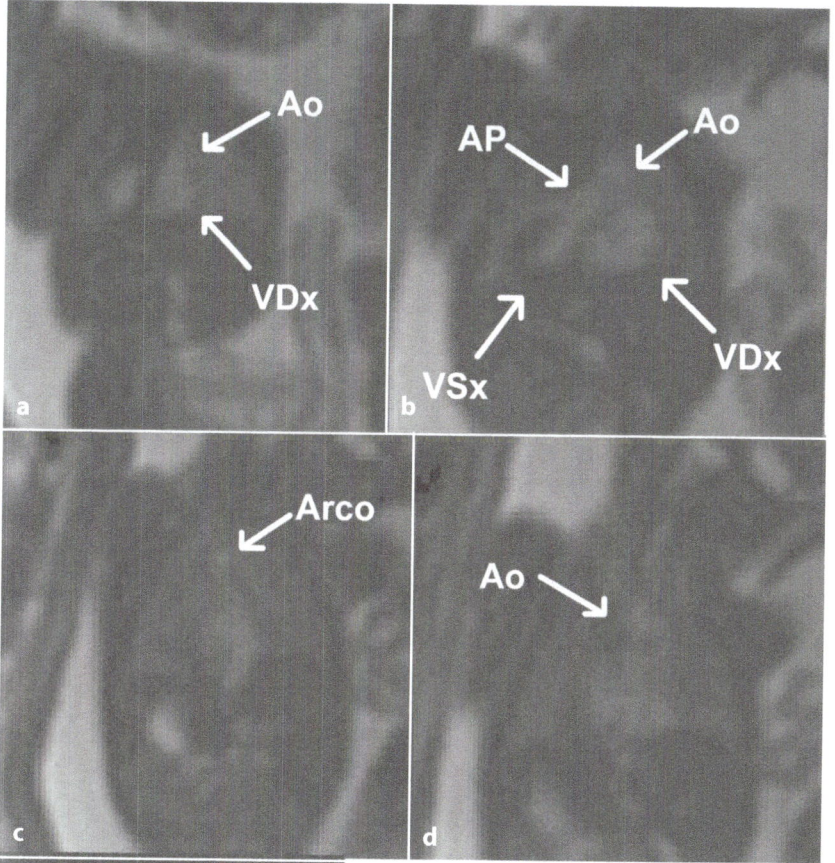

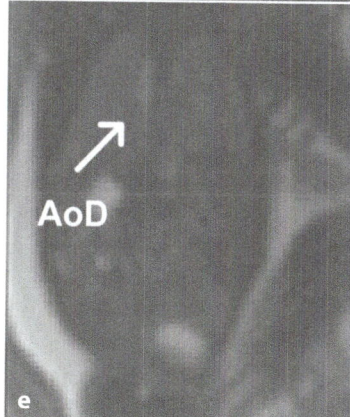

**Fig. 21.5** Nelle immagini in successione si evidenzia l'origine dell'aorta (*Ao*) dal ventricolo destro (*VDx*) e dell'arteria polmonare (*AP*) dal ventricolo sinistro (*VSx*) in cuore con regolare connessione atrio-ventricolare. *Arco*, arco aortico; *AoD*, aorta discendente

potrebbe essere normale o ridotta: quest'ultima condizione è associata a una prognosi più severa [14].

Nel *truncus arteriosus*, oltre alla visualizzazione diretta di un unico vaso di efflusso cardiaco, è possibile attraverso l'integrazione di se-

gni diretti e indiretti meglio definire il quadro patologico. È possibile valutare con l'esame RM l'eventuale destroposizione dell'arco aortico (Fig. 21.7) e/o la sua concomitante interruzione, l'agenesia o la dilatazione del DA (Dotto Arterioso), un eventuale DIV e, indiret-

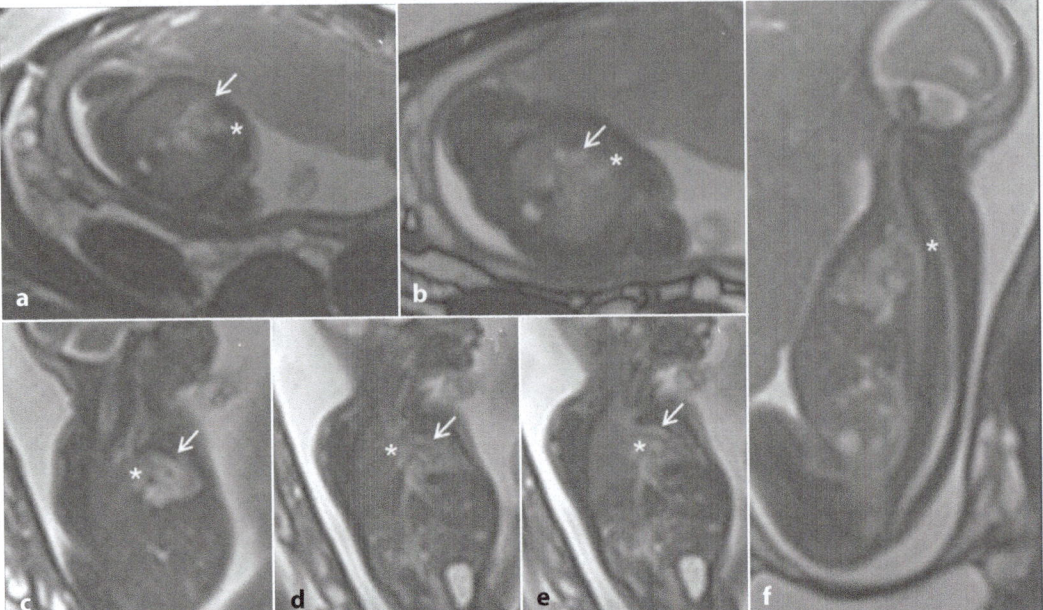

**Fig. 21.6 a-f** Ventricolo destro a doppia-uscita: entrambi i vasi d'efflusso (*: aorta; *frecce*: arteria polmonare), originano principalmente dal ventricolo destro, mostrando un corso anomalo, sostanzialmente parallela

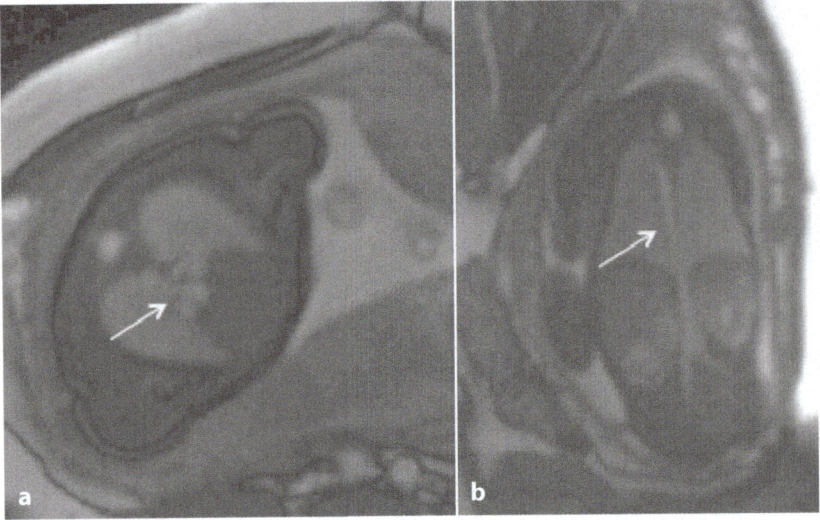

**Fig. 21.7** Arco aortico
destro-posto con l'arco
a decorso da destra a
destra che si unisce
posteriormente al tratto
discendente (**a**, *freccia*)
e a livello dello *hiatus*
diaframmatico attraver-
sa la linea mediana e si
posizione a sinistra
della colonna vertebra-
le a livello addominale
(**b**, *freccia*)

tamente, una stenosi della valvola truncale che
determina dilatazione delle camere ventricolari.
La RM riconosce il tipo A1 (tronco della polmonare che origina sul lato sinistro del tronco: 50%
dei casi) e il tipo A2 (origine separata di entrambe le arterie Polmonari: 20-30% dei casi).

### 21.4.4 Ipoplasie ventricolari

La *sindrome del cuore sinistro ipoplasico*
(Fig. 21.8) si identifica anche in RM come una
riduzione volumetrica di entrambe le camere
cardiache di sinistra fino a volumi virtuali,

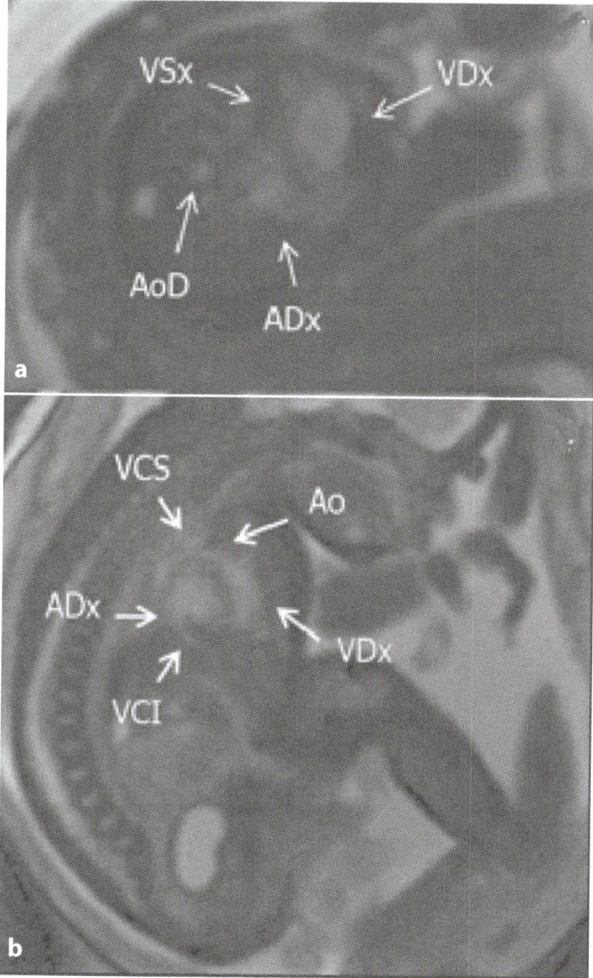

**Fig. 21.8** Nella scansione 4 camere il ventricolo sinistro (*VSx*) appare molto ridotto in volume con lume quasi virtuale (**a**); il ventricolo destro (*VDx*) appare aumentato di volume con pareti di spessore maggiore della norma e marcatamente ipointense in relazione a ipertrofia del miocardio (**a, b**). *AoD*, aorta discendente; *VCS*, vena cava superiore; *VCI*, vena cava inferiore; *ADx*, atrio destro

con il ventricolo di destra che forma l'apice cardiaco, espressione indiretta di atresia mitro-aortica e diretta di ipoplasia ventricolare; si associano altri segni diretti relativi al calibro dell'Ao, che appare ridotta in particolare all'arco, e del DA, che nei casi di dotto dipendenza risulta aumentato di calibro nella scansione obliqua dell'arco e del dotto arterioso. Particolarmente utili risultano in tal senso le sequenze dinamiche che permettono di distinguere il piccolo lume del ventricolo ipoplasico, talvolta non riconoscibile nelle sequenze statiche a causa delle pareti che possono essere accollate.

L'*ipoplasia ventricolare destra* è espressione dell'atresia tricuspidale (Fig. 21.9) o dell'atresia polmonare e, come per quella destra, è caratterizzata da riduzione a lume virtuale della camera ventricolare, associata a riduzione di calibro fino al mancato riconoscimento nelle scansioni di riferimento (tre vasi) dell'arteria polmonare. L'ipoplasia destra può inscriversi in una condizione di doppio afflusso ventricolare sinistro con o senza ipoplasia aortica o polmonare.

### 21.4.5 Anomalie dei grossi vasi arteriosi e venosi

Le *anomalie di calibro dell'aorta* (Fig. 21.10) sono evidenziate principalmente attraverso

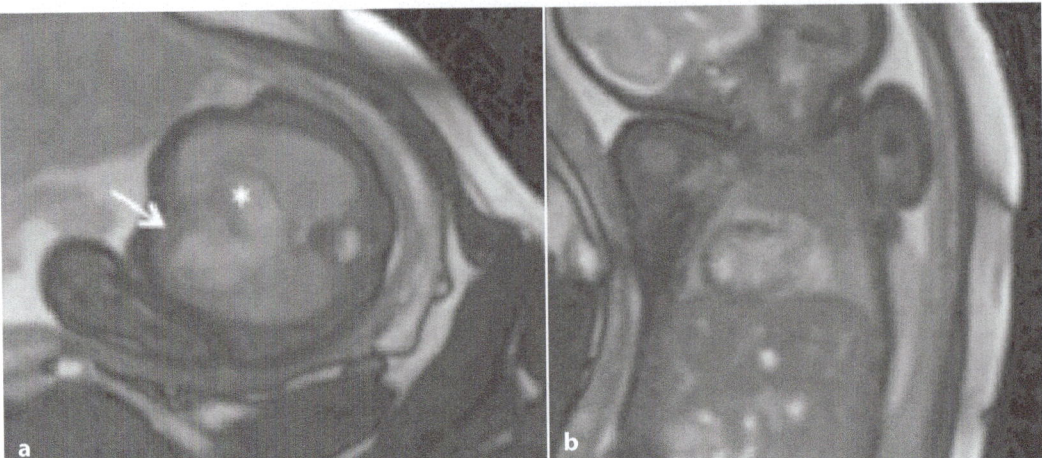

**Fig. 21.9** Marcata riduzione dimensionale del ventricolo destro il cui lume è virtuale (**a**) (*freccia*), con dilatazione dell'atrio omolaterale (\*) e mancata visualizzazione del tratto di efflusso dell'arteria polmonare (**b**); tutti segni diretti e indiretti riferibili ad atresia della tricuspide

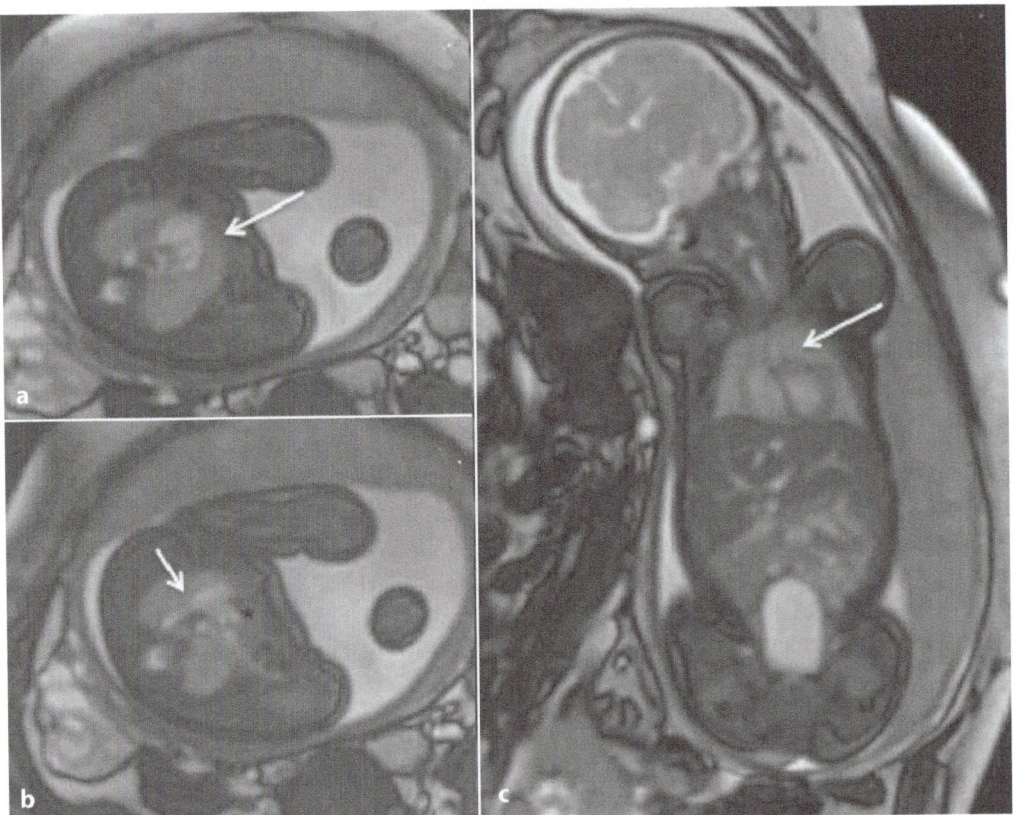

**Fig. 21.10 a, b** A livello del piano tre vasi non risulta ben visualizzabile l'aorta ascendente (\*) e più cranialmente l'arco aortico medialmente al dotto arterioso che invece appare normorappresentato (*freccia* in **b**). **c** Non appare visualizzabile il timo in feto affetto da Sindrome di Di George

segni indiretti. La diagnosi della coartazione aortica risulta estremamente complessa in utero [15]. Si identifica come una riduzione volumetrica o un mancato riconoscimento nelle scansioni di riferimento dell'Aoa, mentre risulta più difficile evidenziare direttamente la stenosi, in particolare se il difetto è circoscritto. Nello specifico, l'Ao presenterà un calibro ridotto rispetto all'AP.

Nell'interruzione aortica non si riconosce direttamente il vaso nel tratto discendente dell'arco, indice indiretto della completa discontinuità con il tratto ascendente.

Il primo segno tuttavia di una coartazione aortica è la riduzione volumetrica del ventricolo sinistro: tale segno (indiretto) può essere la spia o l'unica evidenza di un quadro che risulterà palese solo nel periodo post-natale. Recenti studi hanno dimostrato come il calcolo del rapporto tra il diametro dell'arteria polmonare e quello dell'aorta ascendente, calcolati sul piano tre vasi, possa aiutare nella formulazione della diagnosi di coartazione aortica [16, 17]. Si possono associare DIV nel 50% dei casi. La coartazione dell'aorta è riscontrata con relativa frequenza nella Sindrome di Turner (45X0) e nella Sindrome di Di George (delezione del 22q11) con assenza del timo in oltre il 50% dei casi di interruzione aortica.

Le anomalie di decorso dell'arco aortico sono ben evidenziabili all'esame RM (*arco aortico destro posto*): in questi casi possono anche associarsi vasi anomali come la presenza di arterie lusorie. La diagnosi risulta complessa e la RM può non essere dirimente; ciò pone problemi di diagnosi differenziale (doppio arco aortico).

Non è sempre facile riconoscere con la RM le vene polmonari, soprattutto in relazione alle loro piccole dimensioni in epoche gestazionali più precoci e, di conseguenza, le condizioni patologiche a esse correlate, quali i *ritorni venosi anomali*. Non risulta facile riconoscere i segni diretti di un afflusso anomalo in atrio destro (tipo cardiaco) o in Vena Cava Inferiore (VCI) o in una delle vene sovraepatiche (tipo sottodiaframmatico).

L'inquadramento dell'eterogeneo gruppo di patologie correlate a *ipoplasia dell'arteria polmonare* è difficile, poichè non è possibile effettuare in RM uno studio flussimetrico per valutare la direzionalità e per eseguire un'analisi quantitativa.

Diretta è invece la visualizzazione della anomala Vena Cava Superiore (VCS) sinistra nelle condizioni di *doppia vena cava*, soprattutto nella scansione tre vasi (che diventano 4 con il vaso anomalo alla sinistra del dotto arterioso-arteria polmonare), e in quella tricuspide-aorta con la visualizzazione dell'afflusso in atrio destro della VCS sinistra. Tale diagnosi risulta possibile solo in epoca tardiva di gravidanza.

## 21.4.6 Anomalie del situs viscerale

Nel *situs inversus* è facilmente riconoscibile la disposizione del cuore e dello stomaco a destra con immagine "a specchio" rispetto al *situs solitus*, partendo dal riconoscimento della presentazione e della disposizione del feto rispetto alla madre così da definire i lati destro e sinistro del feto stesso. Può risultare in alcuni casi più complessa la diagnosi differenziale con le sindromi eterotassiche, anche in relazione all'associazione di alcune CHD come il VD (Ventricolo Destro) a doppia uscita, i difetti atrio-ventricolari, le anomalie dei grossi vasi con anomalie del *situs* addominale, quali l'asplenia o la polisplenia.

## 21.4.7 Masse cardiache

I più frequenti tumori cardiaci in epoca prenatale sono i rabdomiomi, spesso associati alla sclerosi tuberosa. Diretta è l'identificazione in RM dei classici *amartomi cardiaci* (Fig. 21.11), che si distribuiscono più frequentemente nel ventricolo sinistro o lungo il SIV, mobili con le pareti cardiache, come si può evidenziare nelle sequenze cine RM dinamiche, e che appaiono marcatamente ipointensi nelle sequenze T2 pesate e nelle sequenze GRE e iperintensi nelle sequenze T1 pesate; in

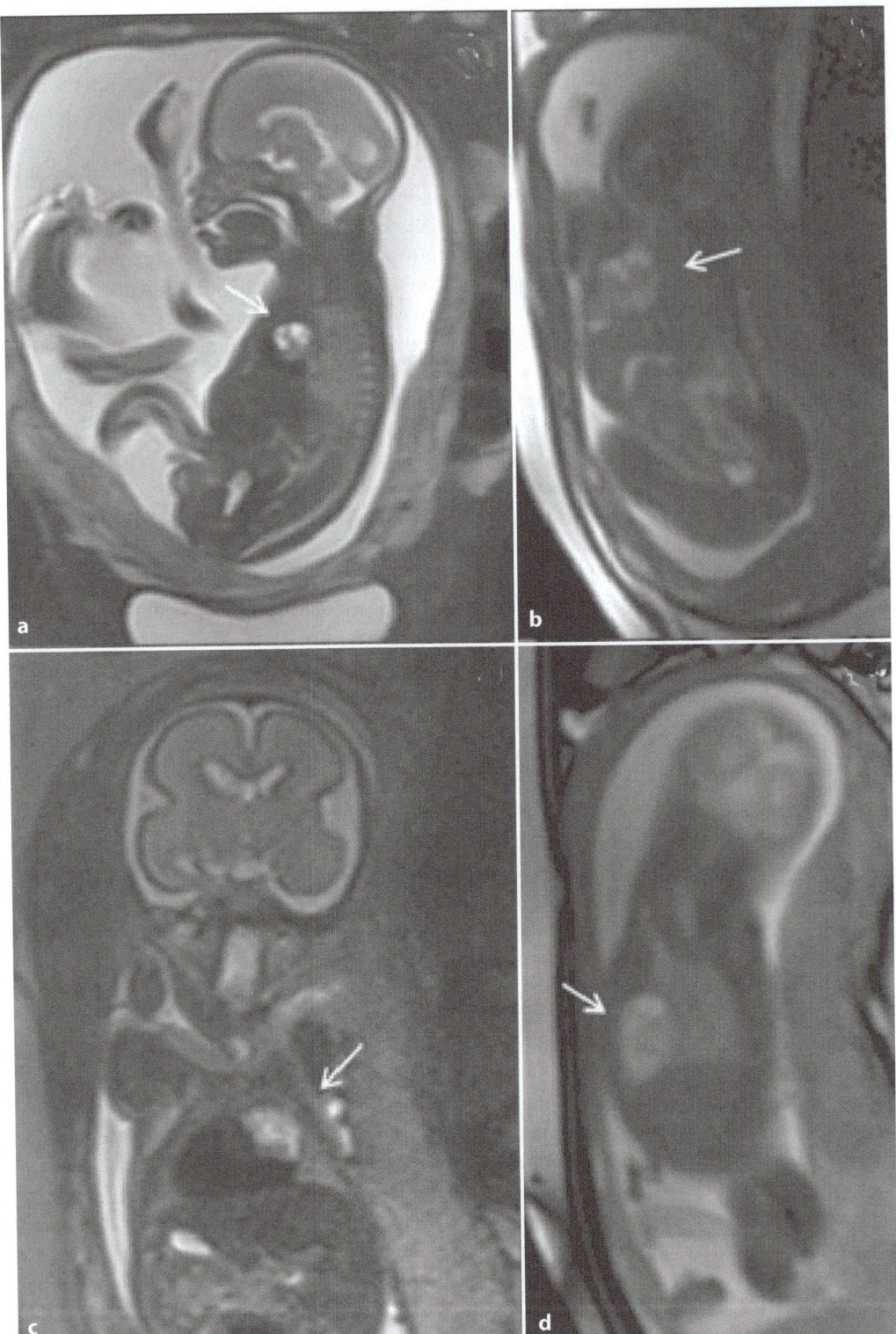

**Fig. 21.11 a-d** Si visualizza una formazione multiloculata disomogenea prevalentemente fluida (*frecce*) nel mediastino medio in sede paracardiaca, contenuta nel sacco pericardico

tali casi risulta necessaria la contemporanea valutazione dell'encefalo per l'identificazione e la caratterizzazione di eventuali noduli in sede corticale, subependimale lungo i ventricoli cerebrali e a livello del forame di Monro, che presentano medesime caratteristiche dell'intensità di segnale [18].

Patologie espansive di raro riscontro sono i *teratomi pericardici*. L'esame RM ben documenta la lesione che determina effetto massa sul cuore, con intensità di segnale disomogenea nelle sequenze T2 pesate per una duplice componente solida e liquida [19]. La diagnosi differenziale si pone con le patologie di pertinenza toracica quali la CPAM (malformazione adenomatoide del polmone): la RM mette ben in evidenza i rapporti con il cuore e gli angoli di raccordo della lesione con il pericardio.

## 21.5  Conclusioni

L'applicazione della RM nello studio del cuore fetale presenta numerose limitazioni diagnostiche in relazione almeno a due ordini di fattori intrinseci ed estrinseci. Il primo limite di tipo intrinseco è sicuramente rappresentato da problematiche tecnologiche: è indubbio la necessità di un'ulteriore implementazione delle apparecchiature che consenta di superare alcuni gap quali la bassa risoluzione spaziale e temporale. In relazione a tali limitazioni, attualmente, la valutazione delle patologie valvolari e del ritmo risulta di difficile attuazione.

Il secondo limite, estrinseco alla metodica, è rappresentato da una casistica esigua; limitato è il numero dei lavori reperibili in letteratura. Si rendono necessari, quindi, studi multicentrici al fine di acquisire più dati per formulare tabelle biometriche di riferimento e arricchire una semeiotica ancora scarna.

In un prossimo futuro l'impiego di sequenze dedicate con possibile studio simil-angiografico potrebbe aprire nuovi orizzonti, così come apparecchiature con campi magnetici di 3T potrebbero portare a un aumento della risoluzione spaziale. Le nuove possibilità di trat-tamenti terapeutici nel periodo prenatale richiederà sicuramente un ulteriore sforzo in tal senso allo scopo di garantire una sempre più corretta diagnosi prenatale. Attualmente la RM può essere impiegata in casi estremamente selezionati, in casi dubbi o nelle patologie multiorgano dove si renda necessario un *counselling* accurato ai fini di pianificare l'iter clinico terapeutico del piccolo paziente.

**Ringraziamenti**
Un particolare ringraziamento alla Dott.ssa Flavia Ventriglia (Dipartimento di Pediatria dell'Università di Roma Sapienza) per la sua preziosa e costante collaborazione.

## Bibliografia

1. DeVore GR (1998) Influence of prenatal diagnosis on congenital heart defects. Ann N Y Acad Sci 847:46-52
2. Deng J, Rodeck CH (2004) New fetal cardiac imaging techniques. Prenat Diagn 24:1092-1103
3. Manganaro L, Savelli S, Di Maurizio M et al (2008) Potential role of fetal cardiac evaluation with magnetic resonance imaging: preliminary experience. Prenat Diagn 28:148-156
4. Yang PC, Kerr AB, Liu AC et al (1998) New real-time interactive cardiac magnetic resonance imaging system complements echocardiography. J Am Coll Cardiol 32:2049-2056
5. Jurgens J, Chaoui R (2003) Three-dimensional multiplanar time-motion ultrasound or anatomical M-mode of the fetal heart: a new technique in fetal echocardiography. Ultrasound Obstet Gynecol 21:119-123
6. Allan L (2010) Fetal cardiac scanning today. Prenat Diagn 30:639-643
7. Allan LD, Joseph MC, Boyd EG et al (1982) M-mode echocardiography in the developing human fetus. Br Heart J 47:573-583
8. Chiappa E (2007) The impact of prenatal diagnosis of congenital heart disease on pediatric cardiology and cardiac surgery. J Cardiovasc Med 8:12-16
9. Gorincour G, Bourliere-Najean B, Bonello B et al (2007) Feasibility of fetal cardiac magnetic resonance imaging: preliminary experience. Ultrasound Obstet Gynecol 29:105-108
10. Chung T (2000) Assessment of cardiovascular anatomy in patients with congenital heart disease by magnetic resonance imaging. Pediatr Cardiol 21:18-26
11. Cook AC, Yates RW, Anderson RH (2004) Normal and abnormal fetal cardiac anatomy. Prenat Diagn 24:1032-1048
12. Lammer EJ, Chak JS, Iovannisci DM et al (2009)

Chromosomal abnormalities among children born with conotruncal cardiac defects. Birth Defects Res A Clin Mol Teratol 85:30-35

13. Shinebourne EA, Babu-Narayan SV, Carvalho JS (2006) Tetralogy of Fallot: from fetus to adult. Heart 92:1353-1359

14. Hornberger LK, Sanders SP, Sahn DJ et al (1995) In utero pulmonary artery and aortic growth and potential for progression of pulmonary outflow tract obstruction in tetralogy of Fallot. J Am Coll Cardiol 25:739-745

15. Allan LD, Cook AC, Huggon IC (2009) Arteries and arches: normal and abnormal. In: Allan LD, Cook AC, Huggon IC (eds) Fetal echocardiography: a practical guide. Cambridge University Press, Cambridge, pp 72-115

16. Slodki M, Rychik J, Moszura T et al (2009) Measurement of the great vessels in the mediastinum could help distinguish true from false-positive coarctation of the aorta in the third trimester. J Ultrasound Med 28:1313-1317

17. Rizzo G, Arduini D, Capponi A (2010) Use of 4-dimensional sonography in the measurement of fetal great vessels in mediastinum to distinguish true-from false-positive coarctation of the aorta. J Ultrasound Med 29:325-356

18. Saada J, Hadj Rabia S, Fermont L et al (2009) Prenatal diagnosis of cardiac rhabdomyomas: incidence of associated cerebral lesions of tuberous sclerosis complex. Ultrasound Obstet Gynecol 34:155-159

19. Fagiana AM, Barnett S, Reddy VS, Milhoan KA (2010) Management of a fetal intrapericardial teratoma: a case report and review of the literature. Congenit Heart Dis 5:51-55

# Patologia malformativa dell'addome fetale

# 22

Lucia Manganaro, Sara Savelli, Marco Di Maurizio, Alessandra Tomei, Maria Eleonora Sergi

**Parole chiave**

Sviluppo del sistema gastrointestinale • Anomalie parete addominale • Masse addominali

Le malformazioni congenite dell'addome e del tratto gastrointestinale fetali sono piuttosto frequenti e multiformi: comprendono sia difetti di parete (difetti diaframmatici, difetti della parete addominale anteriore) che anomalie intraddominali degli organi contenuti in sede peritoneale e retroperitoneale (fegato, colecisti, stomaco, intestino, pancreas, surreni, reni, vasi, vescica, ureteri, genitali, vasi del cordone ombelicale).

Tuttavia, allo stato attuale, le informazioni riguardo alla possibile applicazione della RM fetale nell'iter diagnostico delle patologie addominali e gastrointestinali congenite sono ancora limitate, frammentarie e, per la maggior parte, provenienti o da case report o da revisioni delle casistiche cliniche [1-6].

Certamente l'ecografia di II livello consente, nella maggior parte dei casi, una valutazione adeguata dell'addome fetale.

Indiscussi vantaggi della RM fetale sono: la possibilità di visualizzare l'intero feto con FOV (*Field of View*) ampi, consentendo di studiare non solo la patologia addominale ma anche eventuali anomalie extraddominali associate; la capacità di differenziare il contenuto delle lesioni attraverso una valutazione multiparametrica e la possibilità di effettuare misurazioni tridimensionali e volumetriche [7, 8].

I principali quesiti diagnostici per i quali viene eseguito un esame di RM fetale sono i difetti di rotazione, i difetti della parete addominale, le masse addominali e le patologie da accumulo (quale l'emacromatosi).

Per quanto riguarda le patologie da ostruzione intestinale, il ruolo della RM risulta estremamente limitato, nonostante in letteratura sia riportata la possibilità di differenziare il contenuto dell'intestino distale e prossimale con le sequenze T1 pesate. Nel caso delle atresie del tratto duodenale o digiunale, la RM ben documenta la patologia, ma non aggiunge ulteriori informazioni rispetto a un'ecografia di II livello. In alcuni casi può essere richiesta la RM nelle epoche più tardive di gravidanza (dopo la 30ª settimana), in particolare per il *counselling* con il clinico e il chirurgo pediatra per la pianificazione del trattamento in fase post-natale. Attualmente, non costituiscono un'indicazione per l'esecuzione della RM fetale le atresie esofagee e anorettali [9-12].

Lo studio RM dell'addome fetale prevede uno specifico protocollo mirato alla valutazione della patologia sospettata al preliminare esame ecografico.

Le principali sequenze utilizzate per lo studio dell'addome fetale patologico comprendono:

L. Manganaro (✉)
Dipartimento di Scienze Radiologiche,
Oncologiche e Anatomo-Patologiche
Policlinico Umberto I
"Sapienza" Università di Roma
Roma
e-mail: lucia.manganaro@uniroma1.it

C. Fonda, L. Manganaro, F. Triulzi (a cura di), *RM fetale*,
DOI: 10.1007/978-88-470-1408-4_22, © Springer-Verlag Italia 2013

– sequenze *single-shot* T2 pesate a spessore elevato (6 mm) per la valutazione della situazione (longitudinale, trasversale, obliqua) e della presentazione (cefalica, podalica, di spalla) fetale, nonché per la verifica del situs viscero-atriale;

– sequenze *single-shot* T2 pesate a strato sottile (TR 1000, TE 118/151, Matrice 256 × 134, spessore dello strato 3-4 mm) con orientamento multiplanare sull'addome fetale [13];

– sequenze *steady-state–free-procession* statiche, con pesatura intermedia T1 e T2, in grado di evidenziare i fluidi in movimento e pertanto adatte per la valutazione dei vasi e del rapporto delle malformazioni con le strutture vascolari;

– sequenze *steady-state-free-procession* dinamiche, adatte per uno studio dinamico a spessore sottile (sagittali per lo studio dell'esofago) o spesso (per lo studio delle masse cistiche e delle anse intestinali, per la valutazione dei movimenti fetali) [14];

– sequenze T1 pesate *fast-field-echo* o *turbo-spin-echo* con e senza saturazione del segnale del tessuto adiposo, multiplanari, acquisite in apnea, per la visualizzazione del contenuto intestinale e per la caratterizzazione delle masse addominali [15, 16] differenziando, nel contesto, un'eventuale presenza di calcio o sangue;

– sequenze *fluid-attenuated-inversion-recovery* (FLAIR) per la valutazione delle masse a origine intestinale e la determinazione dell'estensione delle lesioni e dei rapporti con gli organi contigui (sfruttando l'effetto di *chemical shift*);

– sequenze pesate in diffusione per la valutazione della diffusività media delle molecole di acqua libera contenuta all'interno delle patologie in esame con sequenze *single-shot* Echo-planare con gradienti di diffusione applicati sui tre assi ortogonali (x, y, z) utilizzando diversi b-factor per piano (0, 200 e 600 o 700 s/mm$^2$) e successivo calcolo automatico delle mappe del coefficiente di diffusione apparente (ADC) mediante software presente sulla console.

## 22.1 Anomalie del situs

Per *situs viscero-atriale solitus* si intende la corretta posizione dei visceri addominali nella cavità addominale, con il fegato posto a destra della linea mediana e lo stomaco e la milza a sinistra, associato alla corretta posizione del cuore con apice a sinistra della linea mediana.

Per *destrocardia* si intende il posizionamento del cuore nella parte destra del torace. È causata dalla formazione dell'ansa cardiaca a sinistra invece che a destra ed è spesso associato ad anomalie parziali o totali del situs viscerale (situs inversus).

Per *situs inversus* si intende la posizione degli organi viscerali addominali inversa rispetto alla norma, con fegato a sinistra e milza e stomaco a destra [17, 18].

## 22.2 Sindromi eterotassia o sindromi cardiospleniche o polisplenia-asplenia

Comprendono anomalie addominali quali la presenza di multiple milze o l'assenza della milza, il posizionamento del fegato al centro dell'addome o a sinistra, uno stomaco piccolo in posizione centrale o a destra, atresia esofagea, atresia duodenale, atresia biliare, malrotazioni intestinali, malformazioni cardiache e bronchiali. I segni RM sono: l'identificazione di un'anomala posizione dei visceri addominali e del cuore o di difetti cardiaci, mentre più difficile appare la visualizzazione della milza nelle epoche gestazionali precoci (< 22$^a$ settimana) (Fig. 22.1).

## 22.3 Anomalie del fegato e della colecisti

Le variazioni nella formazione dei lobi epatici sono frequenti, ma spesso non assumono significato clinico. Le lesioni focali intraepatiche congenite sono rare e spesso riferibili a cisti o amartomi, i cui segni RM sono

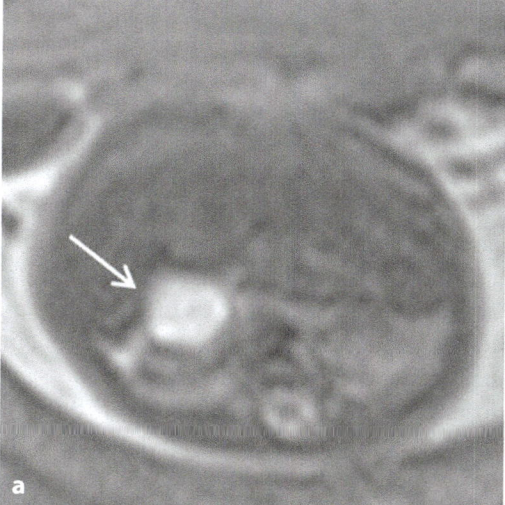

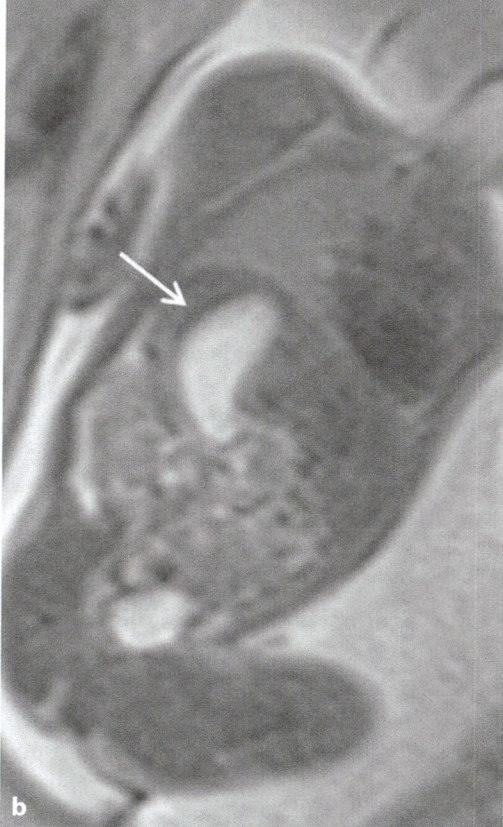

**Fig. 22.1** Isomerismo, polisplenia. Immagini T2 pesate, assiali e coronali. Lo stomaco (*frecce*) risulta localizzato a destra mentre il cuore è regolarmente localizzato a sinistra

aspecifici e correlati al contenuto della lesione (iperintenso nelle sequenze T2 pesate e ipointenso nelle T1 pesate in presenza di cisti, disomogeneo in tutte le sequenze negli amartomi) [19]. Dotti epatici accessori e duplicazione della colecisti sono malformazioni altrettanto rare e asintomatiche. La RM fetale ben visualizza la colecisti caratteristicamente iperintensa in T2. La colecisti può essere assente (agenesia) o duplicata, bilobata per la presenza di un setto longitudinale o trasversale e può avere localizzazioni aberranti per indovamento parziale o totale nel parenchima epatico (fondo introflesso o cappello frigio). In alcuni casi la colecisti può risultare in sede anomala (medializzata): questo reperto solitamente rientra in quadri più complessi quali gli isomerismi. La RM fetale ben documenta tali anomalie sia nel caso di agenesie che di duplicazione anche se, in tali casi, si pongono problemi di diagnosi differenziale con formazioni cistiche di altra origine. La RM fetale rende direttamente visibile l'anomalia attraverso la mancata visualizzazione della colecisti caratteristicamente repleta di liquido amniotico e iperintensa in T2 (agenesia), la documentazione di due immagini compatibili con la colecisti (duplicazione) o di una colecisti con anomala morfologia.

## 22.4 Anomalie del pancreas

Il pancreas origina da un abbozzo ventrale e da uno dorsale. L'abbozzo ventrale è formato da due componenti che in condizioni normali si fondono e ruotano attorno al duodeno per portarsi al di sotto dell'abbozzo del pancreas dorsale. Quando tali processi non avvengono secondo quanto descritto, si possono verificare anomalie malformative del pancreas. Nel momento in cui la porzione destra dell'abbozzo ventrale compie la rotazione corretta, mentre la sinistra compie una rotazione opposta, il duodeno risulta circondato da tessuto pancreatico dando origine al *pancreas anulare* che può comprimere il duodeno e determinarne l'ostruzione. I segni RM di questa entità sono indiretti e consistono nei segni dell'ostruzione duodenale con il caratteristico segno della doppia bolla [20].

La ghiandola può inoltre mancare totalmente (agenesia), condizione spesso associata a diffuse e gravi malformazioni incompatibili con la vita [21]. L'incompleta fusione dei due abbozzi pancreatici dà origine al *pancreas divisum*. Tali patologie non sono evidenziabili allo stato attuale con la RM fetale.

## 22.5   Anomalie del dotto vitellino

Nel 2-4% della popolazione può residuare una porzione di dotto vitellino, determinando la formazione di un'estroflessione ileale nota come diverticolo ileale o di Meckel. Talvolta il dotto vitellino può rimanere pervio per tutta la sua lunghezza dando origine a fistole ombelicali o vitelline. Infine, entrambe le estremità del dotto vitellino possono atrofizzarsi e trasformarsi in cordoni fibrosi, mentre la parte centrale si può sviluppare in cavità cistica nota come *cisti vitellina* o *enterocistoma*. Tali anomalie possono dar luogo a volvoli o strangolamenti delle anse intestinali. In RM possono essere evidenti le complicanze di tali anomalie.

## 22.6   Patologia gastrointestinale

### 22.6.1   Atresia esofagea

Si verifica in circa 1 su 3000 nati. È una patologia malformativa che trae origine da un'anomalia nello sviluppo del setto esofago-tracheale, il quale separa la trachea dall'esofago, e può associarsi o meno alla formazione di una fistola tracheo-esofagea. Tale malformazione può derivare da una deviazione spontanea del setto in direzione posteriore o da qualche fattore meccanico che spinge la parete dorsale dell'intestino anteriore in direzione ventrale. L'anomalia più frequente (C, 90%) si presenta con l'estremità superiore dell'esofago terminante a fondo cieco e l'estremità infe-

riore connessa alla trachea da uno stretto canale (fistola) in un punto posto appena sopra la biforcazione. L'atresia esofagea isolata senza fistole (A) costituisce il 4% dei casi, così come l'atresia esofagea del tipo a H (B) senza atresia esofagea. Altre variazioni (D, E) si verificano ognuna nell'1% dei casi. Tale anomalia è spesso associata ad altre malformazioni quali quelle cardiache (33%) e fa parte dell'associazione VACTERL. Una complicanza di tale anomalia è il polidramnios, in quanto l'atresia esofagea impedisce il passaggio normale del liquido amniotico nello stomaco e nell'intestino con un accumulo di liquido nel sacco amniotico. In presenza di fistola, inoltre, il contenuto gastrico ed esofageo può penetrare nei polmoni e dar luogo a polmoniti e broncopolmoniti.

I segni RM dell'atresia esofagea si possono dividere in segni diretti, comprendenti la visualizzazione della tasca esofagea superiore dilatata contenente liquido amniotico iperintenso nelle immagini T2 e SSFP (ottenute mediante opportuno studio dedicato con sequenze sagittali mediane a strato sottile acquisite in modalità cine), e segni indiretti comprendenti la mancata visualizzazione dello stomaco e il polidramnios; in presenza di fistole tracheo-esofagee si osserva scarsa distensione dello stomaco. Sono riportati rari casi di evidenziazione di fistole tracheo-esofagee distese da fluido visualizzate dalle sequenze altamente pesate in T2 [22-27].

### 22.6.2   Stenosi o atresia del piloro

La stenosi del piloro è la più comune anomalia dello stomaco nei bambini e consiste nell'ipertrofia dello strato circolare e, in minor misura, anche di quello longitudinale, della muscolatura dello stomaco con restringimento del lume pilorico; tale malformazione provoca un impedimento al transito del cibo e conseguente vomito. L'atresia pilorica è molto rara e consiste nell'assenza del piloro che risulta serrato. In questo caso si evidenzia un quadro di ostruzione intestinale alta con dilatazione dello stomaco, in assenza di visualizzazione dei tratti distali dell'intestino prossimale. Molto rare le altre malformazioni dello stomaco come la duplicazione dello stomaco e la presenza di un setto prepilorico [28].

### 22.6.3 Malrotazioni intestinali

Normalmente le anse intestinali ruotano complessivamente di 270° in direzione antioraria attraverso le due rotazioni fisiologiche dell'intestino primitivo nella fase di erniazione (90°) e durante il successivo ritorno delle anse intestinali all'interno della cavità addominale (i rimanenti 180°).

Un'incompleta rotazione a 90° determina il posizionamento del colon e del cieco nel lato sinistro della cavità addominale, dando luogo a una sinistrocolia. Una rotazione inversa a 90° in senso orario determina il posizionamento del colon trasverso dietro al duodeno e all'arteria mesenterica superiore. Rotazioni anomale possono inoltre portare a torsioni o volvoli delle anse intestinali. Le anomalie di rotazione sono di difficile evidenziazione alla RM. Vengono riportati in letteratura alcuni casi in cui la RM ha posto diagnosi in base alla morfologia delle anse e al contenuto nelle sequenze T1 e T2 pesate, ma tali reperti attualmente risultano sporadici [29, 30].

### 22.6.4 Ostruzione intestinale

L'ostruzione intestinale si può verificare lungo tutto l'intestino: frequente è l'interessamento del duodeno, seguito da quello del digiuno e dell'ileo (1/1500 nati), raro il coinvolgimento del colon.

L'atresia può comprendere la presenza di una sorta di diaframma mucoso imperforato oppure di un segmento trasformato in un cordone solido che connette i tratti intestinali prossimale e distale normali. La stenosi è meno comune ed è dovuta a un segmento intestinale ristretto o a un diaframma dotato di una stretta apertura centrale.

L'atresia duodenale prossimale è più spesso determinata da difetti della ricanalizzazio-

ne intestinale; quella distale e dei tratti intestinali più caudali sono più frequentemente causate da accidenti vascolari provocati da eventi vari come malrotazione, volvolo, gastroschisi, onfalocele. Nel 50% dei casi, l'atresia risulta completa, con residuo cordone fibroso nel 20%, con restringimento e presenza di un sottile diaframma nel 20%, con stenosi o atresie multiple nel rimanente 10% dei casi.

Come per l'esame radiografico post-natale, il principale segno RM dell'ostruzione duodenale è il segno della "doppia bolla" (Fig. 22.2) rappresentato dalla contemporanea distensione dello stomaco e del tratto prossimale del duodeno a monte dell'ostruzione, caratteristicamente iperintenso nelle immagini T2 dipendenti e ipointenso in quelle T1 dipendenti, per la presenza di liquido amniotico deglutito; altri segni sono la visualizzazione della continuità tra le due formazioni, la ridotta distensione del tratto intestinale a valle, che non viene riempito da liquido amniotico e più tardivamente il polidramnios. È visualizzabile a partire dalla 20ª settimana di gestazione. È spesso associata alla sindrome di Down, alla malrotazione intestinale, all'atresia esofagea, alle cardiopatie congenite e a malformazioni renali [21, 31, 32].

Le atresie del piccolo intestino vengono riconosciute grazie all'evidenza di anse dilatate a monte del/i tratto/i stenotico/i ripiene di liquido. Si possono associare complicanze quali perforazione, ascite e peritonite, volvoli e polidramnios.

Principali segni RM di atresia digiuno-ileale sono: la presenza di dilatazioni cistiche multiple che appariranno iperintense in T2 e ipointense in T1 per la prevalenza di liquido amniotico deglutito quando l'ostruzione è più prossimale (Fig. 22.3) o presenteranno intensità di segnale intermedia per la contemporanea presenza di liquido amniotico e meconio quando l'ostruzione è ileale distale; la scarsa distensione del tratto intestinale a valle; tardivamente il polidramnios. Sono associate spesso a malrotazioni intestinali e ileo da meconio [32, 33].

Le atresie del grosso intestino e il megacolon congenito aganglaire (Fig. 22.4), quando

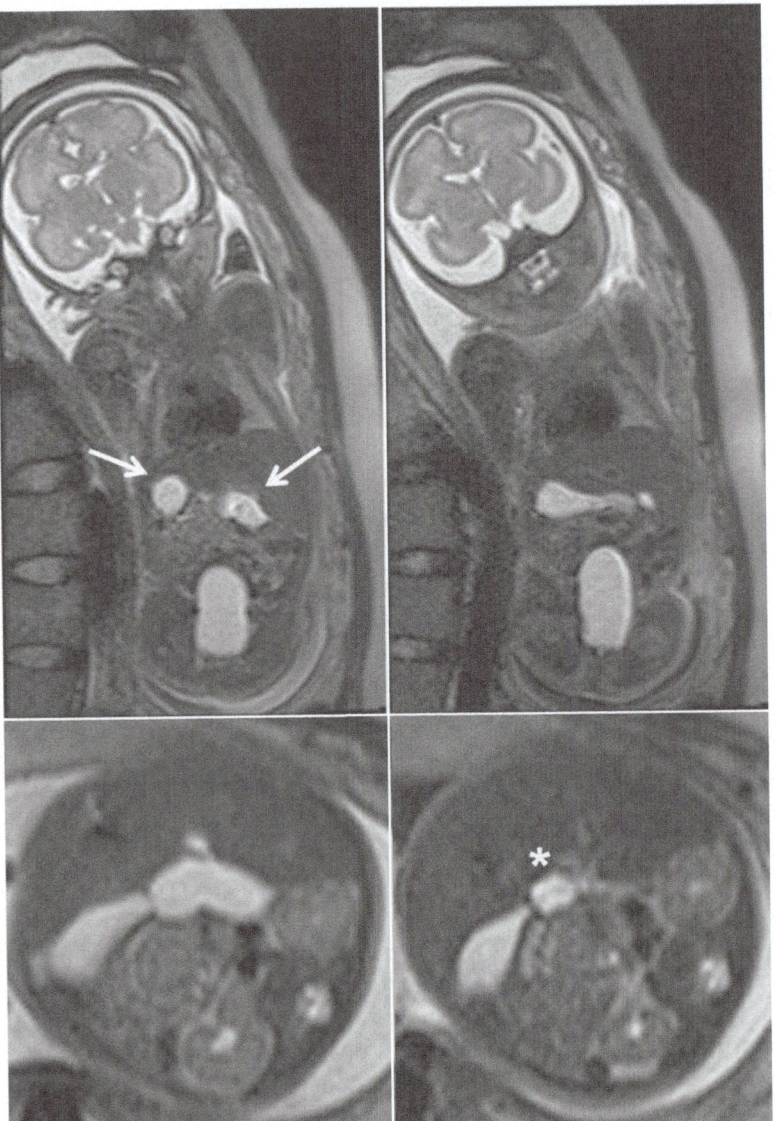

**Fig. 22.2** Stenosi duodenale. Feto alla 29ª settimana di gestazione, sequenze T2 pesate, assiali e coronali: ben evidente l'immagine della "doppia bolla" (*frecce*). Nel corso dell'esame si documenta parziale svuotamento del duodeno (asterisco anteriormente al duodeno, *)

riscontrate in epoca prenatale, sono caratterizzate dalla presenza di anse dilatate a monte del tratto atresico ripiene di meconio [34, 35].

Le atresie anorettali si verificano in 1/5000 nati vivi. e derivano da un arresto di sviluppo intorno alla 9ª settimana di gestazione, della cloaca con anomala divisione del retto e del seno urogenitale.

Le anomalie sono classificate in alte e basse e possono essere variabilmente associate a tramiti fistolosi con il tratto urinario.

Le malformazioni anorettali (MAR) basse hanno frequenza doppia rispetto alle alte. Circa il 50% dei bambini con atresie anorettali presenterà altri difetti congeniti.

Le atresie anali non sono valutabili con l'esame di RM. Sono riportati alcuni sporadici casi di malformazioni anorettali con fistole vescicali o vaginali in cui la RM ha visualizzato i tramiti fistolosi [36].

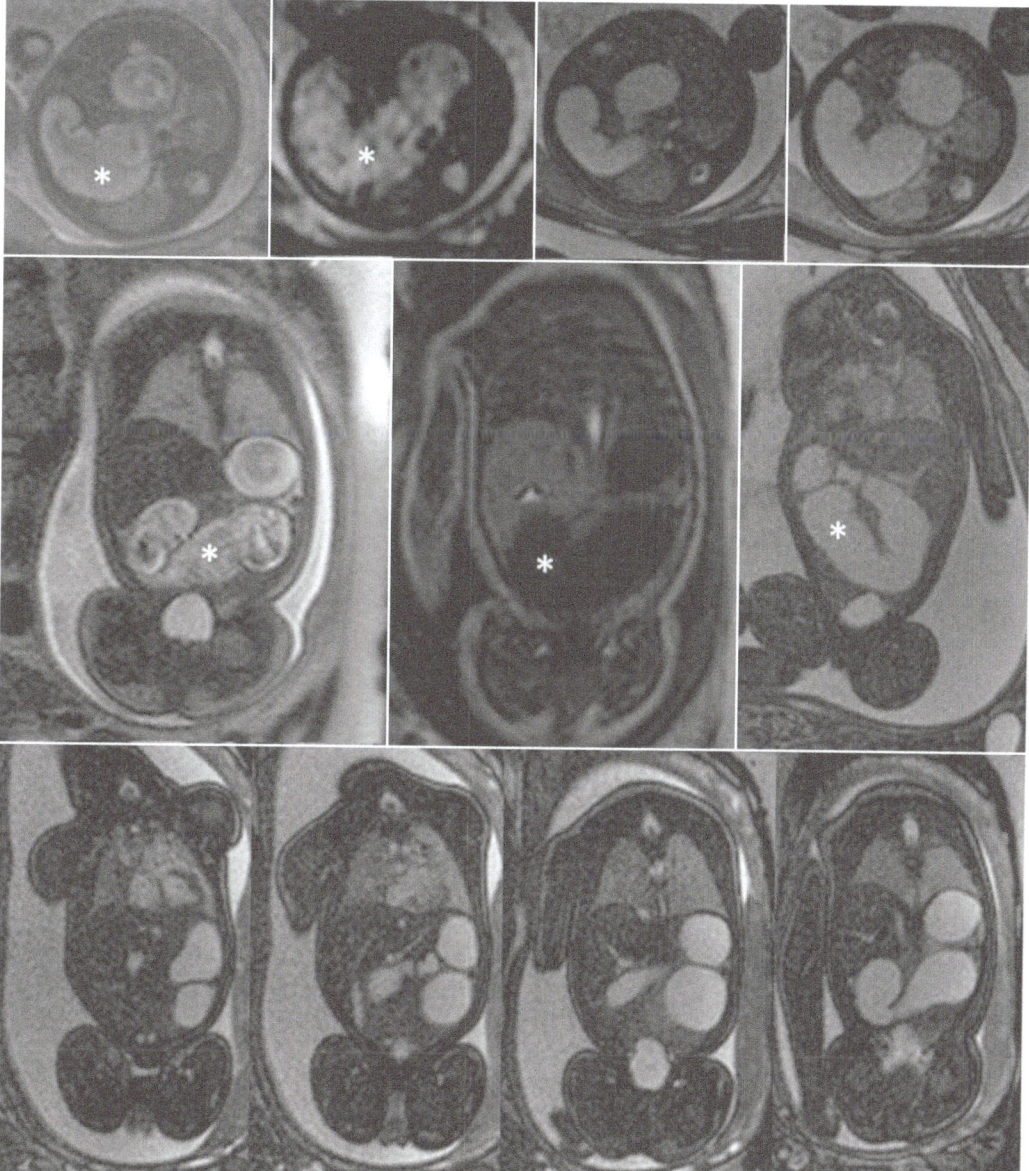

**Fig. 22.3** Atresia digiunale. Feto alla 27ª settimana di gestazione. Immagini T2, BTFE, T1 e in DWI assiali e coronali. In corrispondenza dell'addome fetale si evidenziano diverse strutture tubulari dilatate con contenuto liquido iperintenso in T2 e BTFE e ipointenso in T1, corrispondenti per morfologia e localizzazione allo stomaco e alle prime anse dell'intestino prossimale (*)

### 22.6.5 Ileo da meconio

È una condizione determinata dall'ostruzione funzionale dell'ileo distale da parte di meconio molto denso. I segni RM sono la dilatazione dell'intestino prossimale, la presenza di microcolon e polidramnios. Può essere pre-sente ascite se la situazione viene complicata dalla perforazione intestinale [33, 37, 38].

### 22.6.6 Peritonite da meconio

È una peritonite chimica derivante da una per-

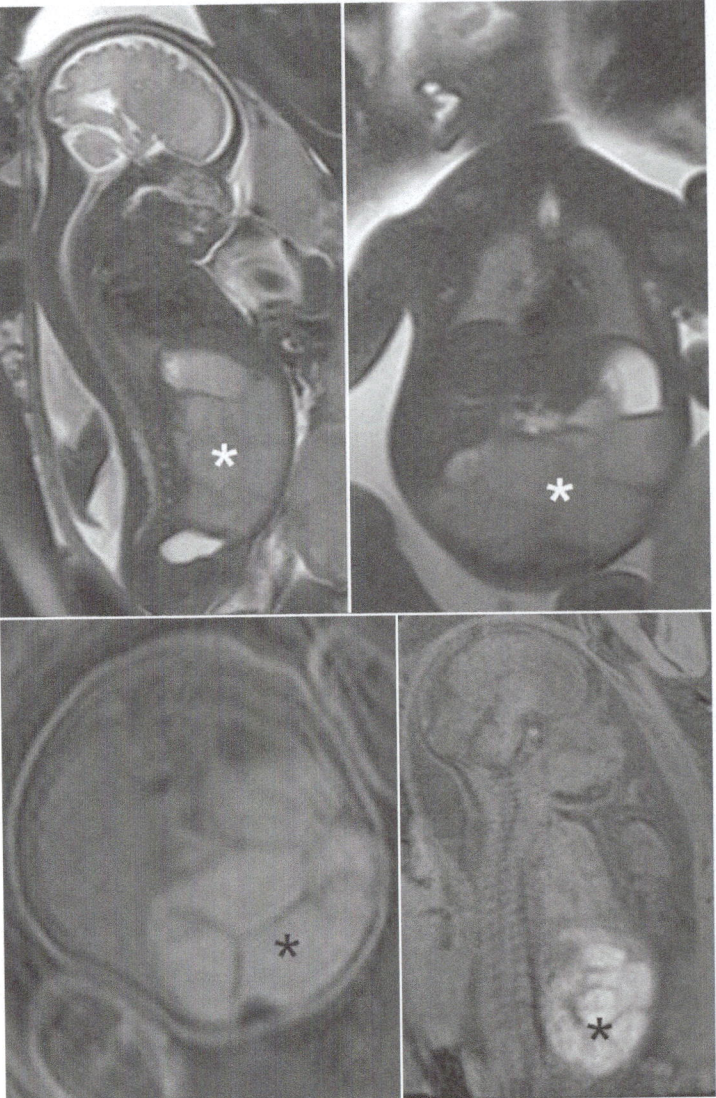

**Fig. 22.4** Morbo di Hirschsprung. Feto alla 32ª settimana di gestazione. Immagini T2 pesate, segittale e coronale: si osserva marcata dilatazione delle anse intestinali, ipointense (* *bianco*). Immagini T1 pesate, assiale e sagittale: le anse intestinali dilatate appaiono iperintense per la presenza di meconio (**nero*). I reperti sono altamente sospetti per ostruzione intestinale bassa

forazione intestinale in utero e ha frequenza pari a 1 su 35 000 nati vivi. Spesso è associata a ileo da meconio, volvoli intestinali, atresia intestinale o ischemia intestinale. Segni RM sono la presenza di ascite associata a dilatazione dell'intestino prossimale o grossolane formazioni cistiche localizzate in posizione centrale nell'addome.

Le calcificazioni peritoneali non sono evidenziabili alla RM in entrambe le sequenze T1 e T2 pesate. Può coesistere polidramnios [39].

## 22.7 Difetti della parete addominale anteriore

La parete anteriore del corpo può presentare dei difetti a livello del torace o dell'addome che possono coinvolgere il cuore, i visceri addominali e gli organi urogenitali. Tali difetti possono derivare da un incompleto sviluppo delle pieghe che formano le pareti del corpo (cefalica, caudale e due laterali) o da un incompleta formazione di strutture anatomiche come cute, muscoli e ossa.

I difetti della parete addominale comprendono la gastroschisi, l'onfalocele, l'estrofia vescicale, l'estrofia della cloaca, la pentalogia di Cantrell, il *limb-body wall complex defect* e la sindrome da briglie amniotiche. Tali anomalie risultano tutte ben visualizzabili all'indagine ecografica. La RM ha un ruolo complementare e viene eseguita principalmente per definire il volume della massa erniata, la localizzazione e le dimensioni della breccia erniaria, determinando il rapporto tra la massa estroflessa e l'addome [40].

### 22.7.1 Gastroschisi

Si definisce come erniazione del contenuto dell'addome attraverso la parete addominale direttamente nella cavità amniotica. Si verifica lateralmente all'ombelico, solitamente a destra, attraverso una zona di minor resistenza indebolita dalla regressione della vena ombelicale destra. Sono riportati rari casi di gastroschisi a sinistra. I visceri erniati non sono ricoperti da peritoneo o amnios e l'intestino può essere danneggiato dall'esposizione al liquido amniotico e andare incontro a progressiva dilatazione. Ulteriori complicanze sono rappresentate da IUGR (*Intrauterine Growth Restriction*), volvoli con ischemia intestinale, oligoidramnios per stress fetale o polidramnios per ostruzione intestinale. È associata a elevati valori di -fetoproteina nel liquido amniotico e nel siero della gestante. Si verifica in 1 caso su 10.000 nascite; l'incidenza è in aumento, specialmente tra le giovani donne, verosimilmente in relazione all'assunzione di cocaina. Non è associata ad anomalie cromosomiche o altre gravi malformazioni, perciò la probabilità di sopravvivenza è ottima (90%).

Il rischio di volvolo con le conseguenze di necrosi intestinale rende necessario l'espletamento del parto in centri di terzo livello.

Segni RM di questa anomalia sono: la visualizzazione della soluzione di continuo della parete addominale anteriore in sede paramediana destra rispetto all'inserzione del cordone ombelicale, la visualizzazione degli organi viscerali al di fuori della cavità addominale fluttuanti nel liquido amniotico, l'assenza di membrane peritoneali che li ricoprono, la presenza ortotopica del fegato nella cavità addominale (Fig. 22.5) [41].

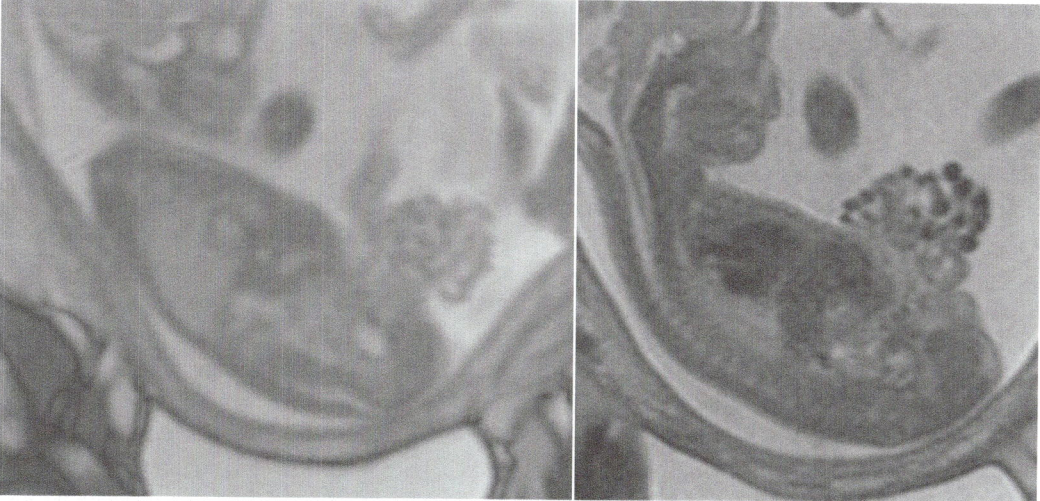

**Fig. 22.5** Gastroschisi. Feto alla 26ª settimana di gestazione. Immagini T2 pesate, sagittali: si documenta ampio difetto della parete addominale anteriore con erniazione delle anse intestinali che appaiono libere nella cavità amniotica

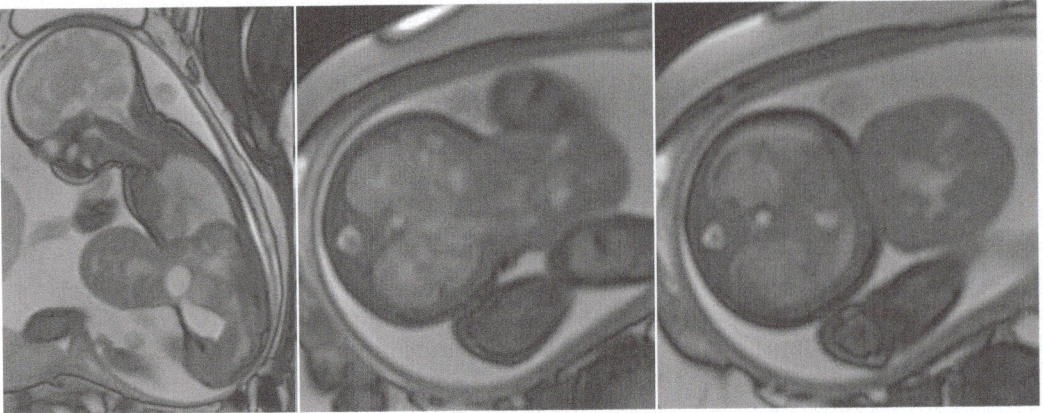

**Fig. 22.6** Onfalocele. Feto alla 31ª settimana di gestazione. Immagini T2 pesate Gradient Echo, sagittale e assiali. Si documenta ampio difetto della parete addominale anteriore con erniazione del fegato ricoperto dal peritoneo

### 22.7.2 Onfalocele o exonfalo

Consiste nell'erniazione di visceri addominali attraverso l'anello ombelicale dilatato, ricoperti dall'amnios. L'origine di questa anomalia deriva dal mancato rientro dell'intestino nella cavità corporea dopo la fisiologica erniazione tra 6ª e 10ª settimana. Si verifica in 2,5 casi su 10.000 nascite, F>M, ed è associata a un'elevata mortalità (25%) e a gravi malformazioni quali malformazioni cardiache (50%) e difetti del tubo neurale (40%). Inoltre, anomalie cromosomiche (trisomia 18, 13, triploidia, sindrome di Turner) sono presenti in circa il 50% dei nati vivi con onfalocele. È associata a elevati valori di -fetoproteina nel liquido amniotico. È necessaria la nascita in centri di terzo livello.

Segni RM di questa anomalia sono: la visualizzazione della soluzione di continuo della parete addominale anteriore in sede mediana a livello della base del cordone ombelicale e la visualizzazione degli organi viscerali al di fuori della cavità addominale ricoperti dalle membrane peritoneali (Fig. 22.6). La dimensione può essere variabile, da piccoli onfaloceli a onfaloceli giganti in cui il volume della massa erniaria supera quello della cavità addominale. Il fegato e l'intestino prossimale sono spesso erniati; variabile è invece l'erniazione di milza, stomaco, vescica e anse dell'intestino distale. Spesso si associa polidramnios e ulteriori anomalie (difetti car-

diaci 50%, anomalie gastrointestinali quali malrotazioni 40%, ernia diaframmatica, atresie, patologie muscolo-scheletriche, genito-urinarie, del sistema nervoso centrale, cisti del cordone ombelicale) [42-44].

### 22.7.3 Estrofia vescicale

È un difetto della parete addominale anteriore con esposizione della mucosa della vescica. Segni RM sono l'assenza della vescica in sede pelvica e la presenza di una comunicazione con la parte inferiore della parete addominale anteriore con fluido nel contesto; visualizzazione dell'inserzione del cordone al di sopra del difetto (Fig. 22.7) [45].

### 22.7.4 Estrofia della cloaca

Anomalia rara con frequenza di 1/30.000 rappresentata da uno ampio spettro di patologie caratterizzate da anomalo sviluppo della membrana cloacale. Comprende l'estrofia della vescica, difetti spinali con o senza meningomielocele, ano imperforato e di solito onfalocele.

Segni RM sono: l'assenza della vescica in sede pelvica, la presenza di un difetto basso della parete addominale anteriore, la presenza di anomalie associate genito-urinarie e spinali [46, 47].

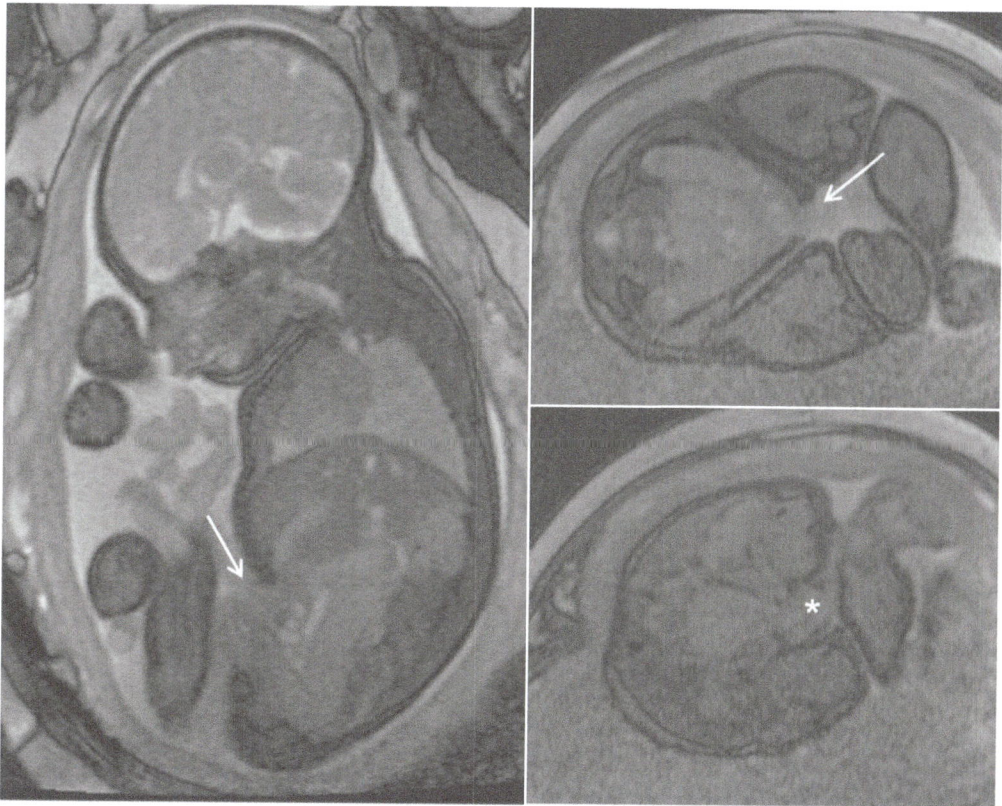

**Fig. 22.7** Estrofia vescicale. Feto alla 36a settimana di gestazione. Immagini T2 pesate Gradient Echo, sagittale e assiali. Si documenta ampia schisi dei quadranti inferiori della parete addominale anteriore (*frecce*); non riconoscibile la vescica nella normale sede anatomica ma sembra apprezzarsi erniata (*)

### 22.7.5 Pentalogia di Cantrell

È un difetto che interessa torace e addome, dando origine a una serie di malformazioni che comprendono lo sterno fessurato (difetti della porzione inferiore dello sterno), l'ectopia del cuore (con cuore posizionato alla superficie del torace), l'onfalocele, l'ernia diaframmatica anteriore e alcuni difetti congeniti del cuore, come l'assenza del setto ventricolare e la tetralogia di Fallot. Spesso si associano anche anomalie vertebrali e cranio-facciali, anomalie cromosomiche (trisomie 13 e 18), igroma cistico.

Segni RM diretti sono la visualizzazione di soluzioni di continuità e degli organi erniati; segni indiretti, la presenza di versamenti pleurici e pericardici iperintensi in T2 [48].

### 22.7.6 *Limb-body wall complex*

Il feto aderisce alla placenta. Segni RM sono la mancata visualizzazione del cordone ombelicale galleggiante, la frequente associazione con scoliosi fetale e la presenza di difetti degli arti.

### 22.8 Patologia dell'uraco

La *fistola uracale* consiste nell'anomala comunicazione tra vescica e ombelico per la persistenza del lume della porzione intraembrionale dell'allantoide. La persistenza di una sola piccola area dell'allantoide che secerne determina invece la *cisti uracale*. Quando persiste il lume nella porzione superiore si forma il *seno dell'uraco*.

Segni RM della patologia dell'uraco consistono nella diretta visualizzazione dell'anomala comunicazione tra vescica e ombelico, che può avere morfologia di tramite fistoloso ripieno di liquido amniotico iperintenso in T2 (fistola), di formazione cistica a pareti sottili disposta tra la vescica e l'ombelico (cisti) o di dilatazione della porzione caudale dell'ombelico (seno dell'uraco) [49].

## 22.9    Masse addominali

Possono derivare da ogni struttura contenuta nell'addome: apparato gastrointestinale, apparato urinario, ovaio, mesentere o uraco. La diagnosi differenziale non è sempre agevole, la prognosi è generalmente benigna, il trattamento variabile [50, 51].

Nello studio delle masse addominali la RM riveste un ruolo importante sia per la definizione dell'esatta sede anatomica della lesione, della corretta pertinenza anatomica, della sua estensione e volumetria, della tipologia (cistica o solida), dello spessore delle pareti, della presenza di setti o vegetazioni, sia per la caratterizzazione del contenuto distinguendo, grazie alla sua multiparametricità, il fluido sieroso e le componenti sebacea, emorragica o proteinacea.

Le masse cistiche occupanti spazio nell'addome sono caratterizzate dalla presenza di un contenuto fluido semplice o corpuscolato e, a differenza dell'ascite, producono effetto massa sugli organi endoaddominali contigui. Possono avere setti o vegetazioni al loro interno. Possono essere uni- o multiloculate, omogenee o disomogenee [52, 53].

Le masse solide presentano intensità di segnale variabile in relazione alla presenza di aree necrotiche, emorragiche o calcificazioni. Possono essere capsulate o presentare margini irregolari: in tal caso si può sospettare l'eventuale infiltrazione degli organi circostanti.

A causa della differente origine anatomica, si possono classificare masse dell'addome superiore, dell'addome inferiore e retroperitoneali. Le masse dell'addome superiore comprendono le cisti epatiche e spleniche, le cisti del coledoco e le cisti da meconio. Tra le masse dell'addome inferiore si annoverano le cisti ovariche, l'idrometrocolpo, le anomalie uracali e della cloaca e la megavescica. Le cisti ovariche e le duplicazioni intestinali possono coinvolgere sia l'addome superiore che inferiore. Le masse retroperitoneali comprendono le cisti renali, surrenaliche e i neuroblastomi [50, 51].

### 22.9.1 Cisti del coledoco

Consiste nella dilatazione congenita della via biliare principale; spesso si associa a dilatazione cistica delle vie biliari intraepatiche (malattia di Caroli). Sono state identificate e classificate 5 forme di cisti coledociche: il tipo I, più frequente (80-90%), è caratterizzato dalla dilatazione sacciforme del dotto epatico comune con vie biliari intraepatiche regolari; il tipo II (3%) comprende i diverticoli sacciformi del coledoco in sede sopraduodenale; il tipo III (5%), anche noto come coledococele, è caratterizzato dalla protrusione di una porzione intramurale, focalmente dilatata, del coledoco distale nel lume duodenale; il tipo IV (10%) include due sottotipi, il sottotipo IVA, comprendente dilatazione fusiforme del coledoco e dei dotti intraepatici, e il sottotipo IVB, molto raro, caratterizato da multiple dilatazioni cistiche coinvolgenti esclusivamente la via biliare principale; il tipo V (malattia di Caroli) è una dilatazione cistica solo dei dotti biliari intraepatici. Segni RM sono la presenza di una formazione cistica localizzata al di sotto del margine epatico inferiore (Fig. 22.8) [54]. L'impiego di sequenze di colangioRM possono essere utili nell'identificare i rapporti con le vie biliari, ma sono utilizzabili per lo più in feti di età gestazionale più avanzata.

### 22.9.2 Duplicazioni intestinali

Le duplicazioni intestinali possono verificarsi lungo tutto il tratto intestinale, anche se sono

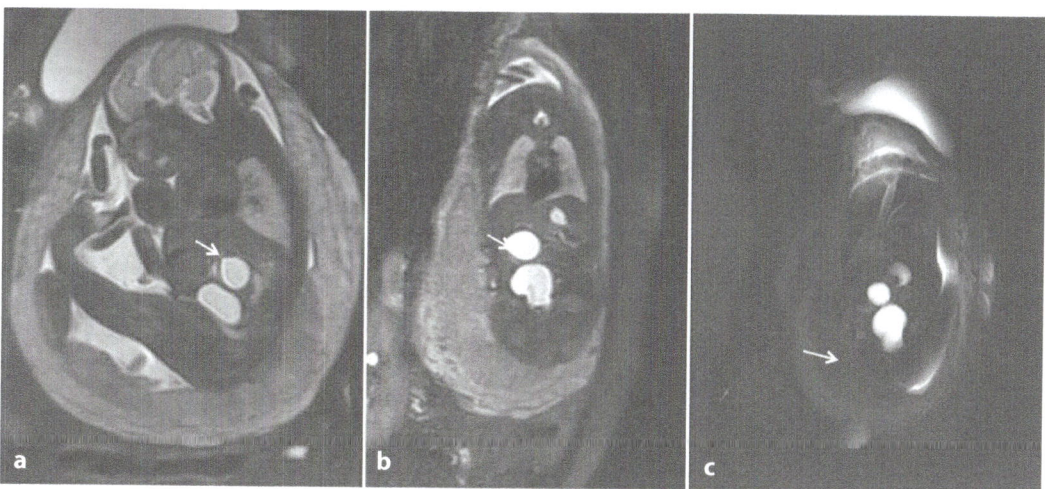

**Fig. 22.8** Cisti del coledoco. Feto alla 32ª settimana di gestazione. Immagini T2 pesate sul piano sagittale (**a**) e coronale(**b**) e sequenze di Colangio RM (**c**) sul piano obliquo. Formazione cistica a contenuto liquido omogeneo (*freccia bianca*) localizzata in sede sottoepatica, non si riconosce la colecisti

più frequenti nell'ileo, dove possono presentarsi come lunghi segmenti o piccoli diverticoli. Spesso si associano ad altri difetti come l'atresia intestinale, l'ano imperforato, la gastroschisi e l'onfalocele. L'origine è incerta e sembrano derivare da un abnorme proliferazione delle cellule intestinali.

Segni RM sono: la presenza di formazioni cistiche ben delimitate con pareti simili a quelle delle anse intestinali, a contenuto iperintenso in T2 e lieve e omogenea iperintensità nelle immagini T1 pesate. I segmenti intestinali non interessati risultano normali per calibro e intensità di segnale [55].

### 22.9.3  Cisti mesenteriche e omentali

Sono masse cistiche endoaddominali originanti dal mesentere o adese al rivestimento peritoneale della parete addominale. Possono derivare da vasi linfatici sequestrati, da diverticoli enterici o dalla cresta urogenitale.

Sono generalmente visualizzate come cisti uniche, uniloculate, localizzate al centro dell'addome nel contesto del mesentere omentale o in sede retroperitoneale (Fig. 22.9) [56].

### 22.9.4  Pseudocisti da meconio

Derivano da patologie a origine dal tubo intestinale. Segni RM sono la presenza di dilatazione cistica saccata a elevato contenuto proteico. La RM ha una minore capacità di risoluzione tissutale rispetto all'ecografia nella diagnosi di questa patologia, per la bassa sensibilità della metodica a individuare le calcificazioni peritoneali che caratterizzano tale entità patologica. In ogni caso la RM permette di analizzare l'intestino per valutare il grado di compromissione dello stesso (Fig. 22.10) [57, 58].

### 22.9.5  Teratomi

Sono formazioni espansive a origine disembriogenetica, caratterizzate da intensità di segnale disomogenea per la presenza di strutture con diversa origine istologica [59].

Il teratoma sacrococcigeo è il più frequente tumore del neonato con un'incidenza di 1/37.000. Deriva dall'accumulo di cellule pluripotenti nella regione sacrococcigea che proliferano e danno origine a tumori contenenti

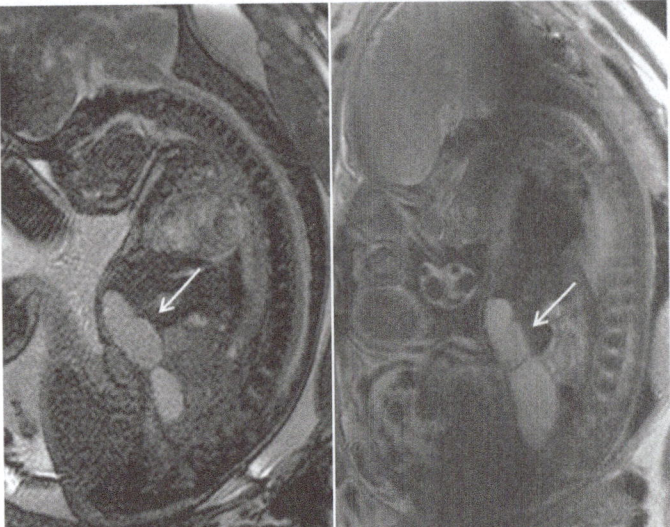

**Fig. 22.9** Cisti omentale. Feto alla 35ª settimana di gestazione. Sequenze T2 pesate, sagittali. Immagine cistica a contenuto liquido omogeneo, bilobata, mediana, localizzata in sede peritoneale al di sotto del margine epatico, al di sopra delle strutture del cordone ombelicale dotata di sottile parete propria (*freccia bianca*)

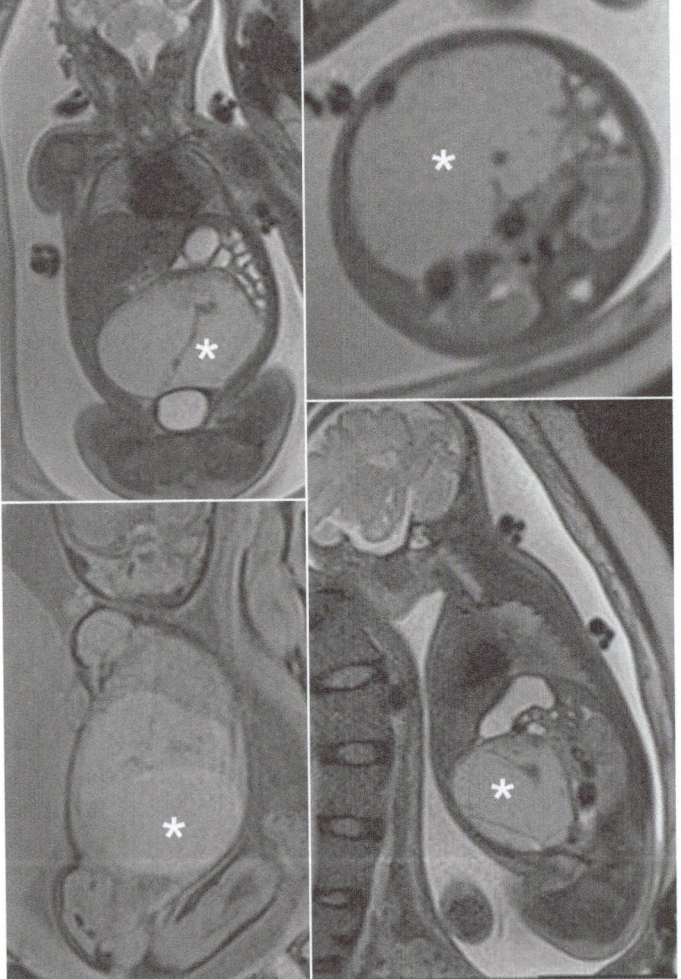

**Fig. 22.10** Pseudocisti meconiale. Feto alla 29ª settimana di gestazione. Immagini T2 e T1 pesate, coronali, assiale e sagittale. In corrispondenza dell'addome fetale, in sede peritoneale centrale, si evidenzia una struttura occupante spazio rotondeggiante (*), a struttura fluida disomogenea, lievemente iperintensa sia nelle sequenze T2 che T1 pesate, con setti interni ipointensi in tutte le pesature, ben delimitata da una pseudocapsula di spessore sottile

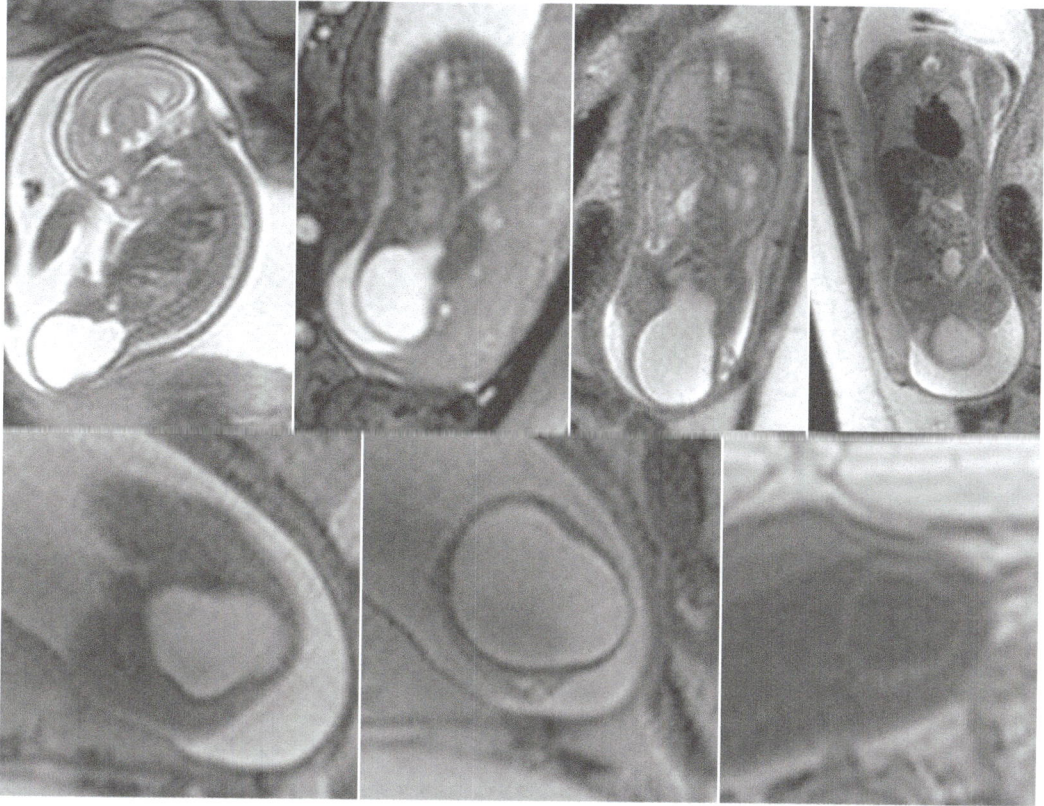

**Fig. 22.11** Teratoma sacrococcigeo. Immagini T2, BTFE e T1 pesate multiplanari: lesione occupante lo spazio piriforme a contenuto prevalentemente cistico, che si estrinseca nel pavimento pelvico, nel perineo e in sede extracorporea con presenza di sacco erniario voluminoso

tessuti derivati da tutti e tre i foglietti germinativi. Tali lesioni si localizzano nella regione sacro-coccigea con sviluppo esofitico di grado variabile o a intensità di segnale disomogenea per le diverse componenti istologiche. Nei teratomi sacro-coccigei la RM risulta fondamentale per la stima del grado di interessamento pelvico (Tipo I: il teratoma è localizzato principalmente all'esterno e presenta soltanto una minima componente presacrale. Tipo II: è soprattutto esterno ma è caratterizzato da una significativa porzione intrapelvica. Tipo III: è solo parzialmente esterno e la localizzazione è principalmente intrapelvica con estensione addominale. Tipo IV: è localizzato interamente nella pelvi e nell'addome) (Fig. 22.11) [60].

### 22.9.6 *Fetus in fetu*

È una rarissima patologia congenita (1/500.000 nati vivi) consistente in un gemello parassita di una gravidanza monozigotica, biamniotica, che si sviluppa all'interno del corpo dell'altro gemello, alimentandosi attraverso la circolazione del suo ospite per mezzo di un cordone ombelicale. Tale patologia entra in diagnosi differenziale con il teratoma, dal quale si differenzia per un maggiore grado di maturazione. Il *fetus in fetu* è caratterizzato infatti dalla presenza di corpi vertebrali calcificati con gradi variabili di organogenesi. Si presenta come una formazione cistica disomogenea con all'interno strutture assili e appendicolari calcifiche. I segni RM più comuni sono:

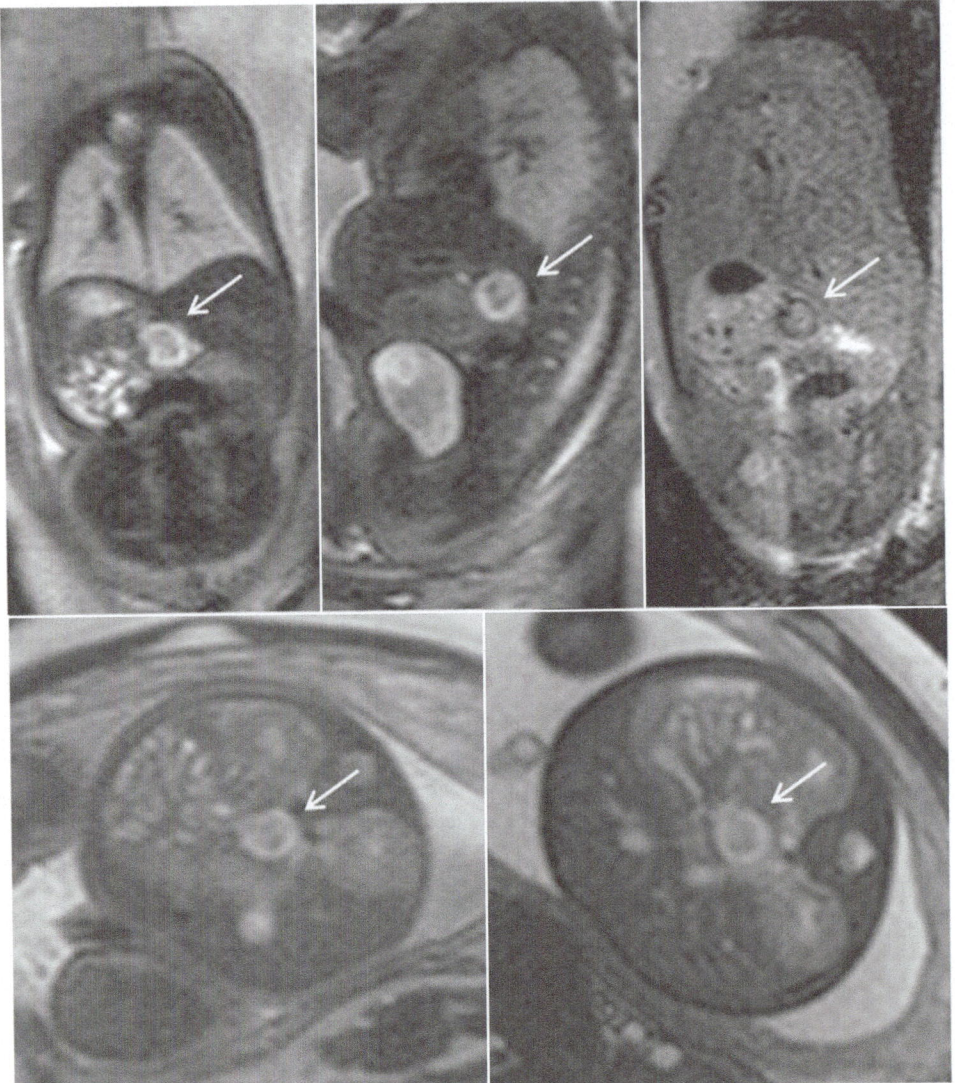

**Fig. 22.12** *Fetus in fetu*. Immagini T2 pesate, multiplanari. Formazione rotondeggiante a contenuto disomogeneo, localizzata in sede retroperitoneale, mediana, anteriormente ai grossi vasi (*frecce*). La lesione presenta una porzione centrale ipointensa nelle immagini T2 e T1 pesate e una porzione periferica iperintensa nelle sequenze T2 e ipointensa nelle sequenze T1 pesate. Il reperto deponeva per teratoma; la diagnosi di *fetus in fetu* è stata raggiunta con l'esame istologico

la presenza di una formazione cistica, ben delimitata, altamente disomogenea, con nel contesto strutture allungate ipointense in T2, in FLAIR e in SSFP e debolmente iperintense in T1, riferibili alla componente calcifica, con disomogeneità di segnale anche in DWI. La localizzazione più comune è la cavità addominale, ma sono state descritte anche rare localizzazioni toraciche ed encefaliche (Fig. 22.12) [61-63].

### 22.9.7 Neuroblastoma

Più del 90% dei neuroblastomi diagnosticati prima della nascita è di pertinenza surrenalica. Questi possono regredire durante la gestazione o crescere e metastatizzare specialmente al fegato. A seconda della loro natura il segnale sarà omogeneo, caratteristicamente cistico, elevato in T2 o disomogeneo, solido, medio basso in T2 e T1 (Fig. 22.13) [64-68].

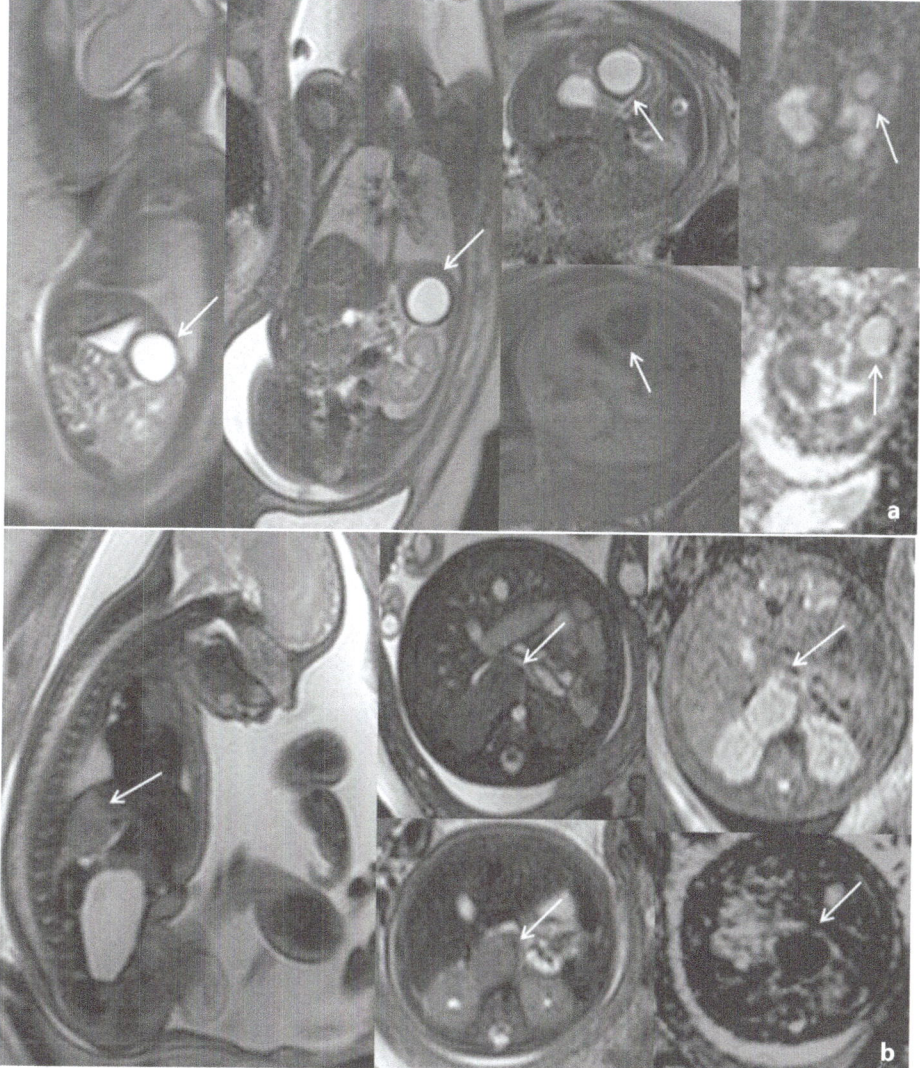

**Fig. 22.13** Neuroblastoma cistico (**a**). Feto alla 36ª settimana di gestazione. Formazione liquida a contenuto omogeneo, rotondeggiante, localizzata in sede retroperitoneale paramediana sinistra, supero-medialmente al rene sinistro, nella loggia surrenalica con media diffusività alle mappe di ADC (*frecce bianche*). Neuroblastoma solido (**b**). Feto alla 32ª settimana di gestazione. Formazione solida a contenuto omogeneo, localizzata in sede retroperitoneale mediana-paramediana destra, anteromedialmente al rene destro, adiacente ai grossi vasi con bassa diffusività alle mappe di ADC

### 22.9.8 Sequestro polmonare extralobare sottodiaframmatico

L'8-10% dei sequestri extralobari è riconoscibile in addome. Più del 90% dei casi è localizzato a sinistra della linea mediana. Sono visualizzati nelle immagini T2 pesate come masse ben delimitate iperintense; possono essere presenti dei setti interni alla lesione. Il riconoscimento di una struttura lineare ipoin-tensa originante dall'aorta addominale che penetra nella lesione, riconducibile al ramo afferente sistemico, rende il quadro caratteristico [69-72].

### 22.9.9 Cisti ovariche

Sono reperti molto comuni, spesso unilaterali, visualizzate in RM come formazioni rotondeg-

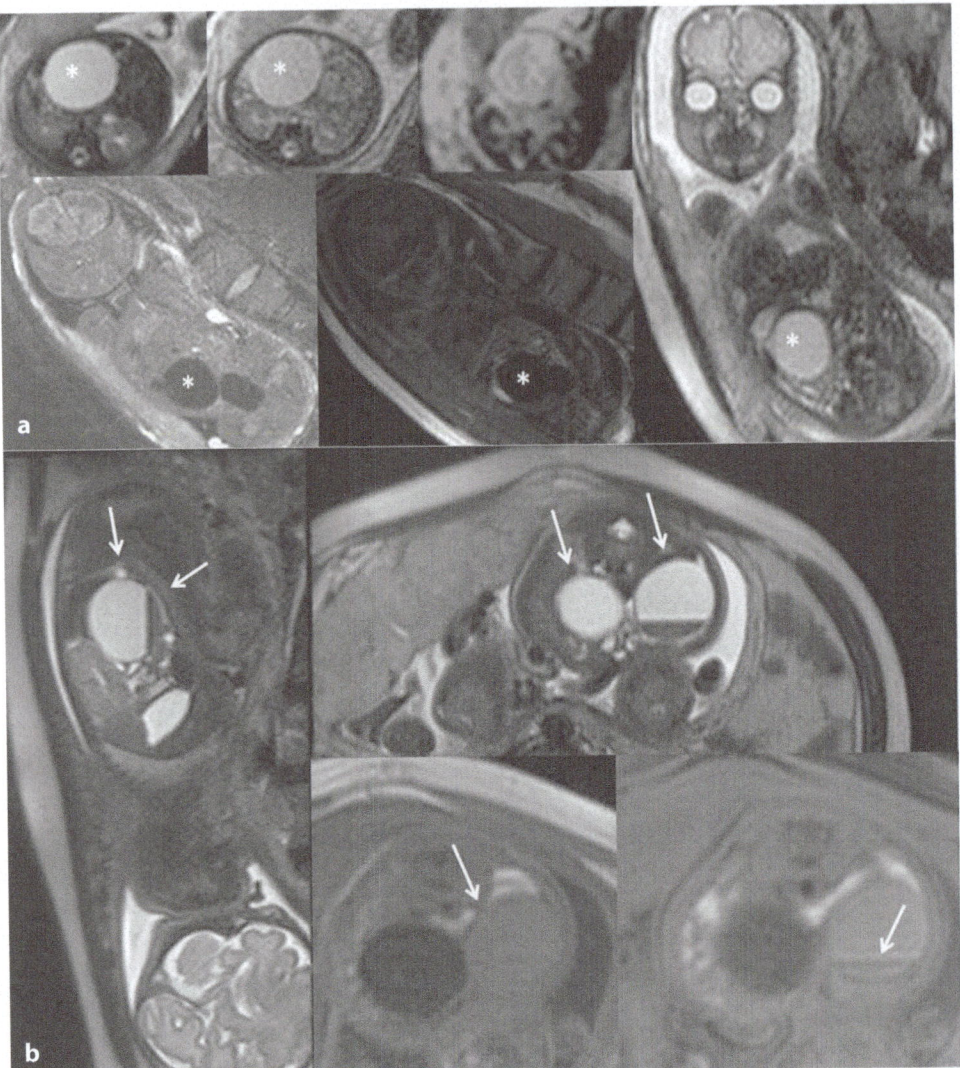

**Fig. 22.14** Cisti ovarica semplice (**a**). Feto di sesso femminile alla 26ª settimana di gestazione. Immagine cistica a contenuto liquido omogeneo, localizzata in sede peritoneale a livello del fianco sinistro (*). Cisti ovarica complicata (**b**). Feto di sesso femminile alla 30ª settimana di gestazione. Le immagini RM T2 pesate mostrano, in sede addomino-pelvica sinistra, adiacente alla vescica, una formazione a contenuto fluido-denso, con la presenza di un livello fluido-fluido nel contesto. Le immagini T1 pesate mostrano una lieve iperintensità di tale formazione, in relazione al contenuto ematico; il livello fluido-fluido appare caratterizzato da una porzione superficiale fluida e da una porzione declive da riferire a quota ematica corpuscolata. Nella scansione sul piano sagittale del feto si apprezza, inferiormente alla formazione cistica, un millimetrico follicolo ovarico che conferma la natura annessiale della cisti (*frecce bianche*)

gianti, iperintense in T2 e ipointense in T1, quando semplici, con contenuto ipointenso in T2 e iperintenso in T1 con livelli fluido-fluido, quando complicate da torsione o emorragia [73, 74]. Circa il 50% delle cisti regredisce durante la gestazione o dopo la nascita (Fig. 22.14).

## 22.9.10 Linfangioma cistico

Consiste in un tumore benigno occupante spazio a origine dal sistema linfatico, pertanto contenente linfa, caratterizzato dalla tendenza a crescere durante l'epoca gestazionale soprattut-

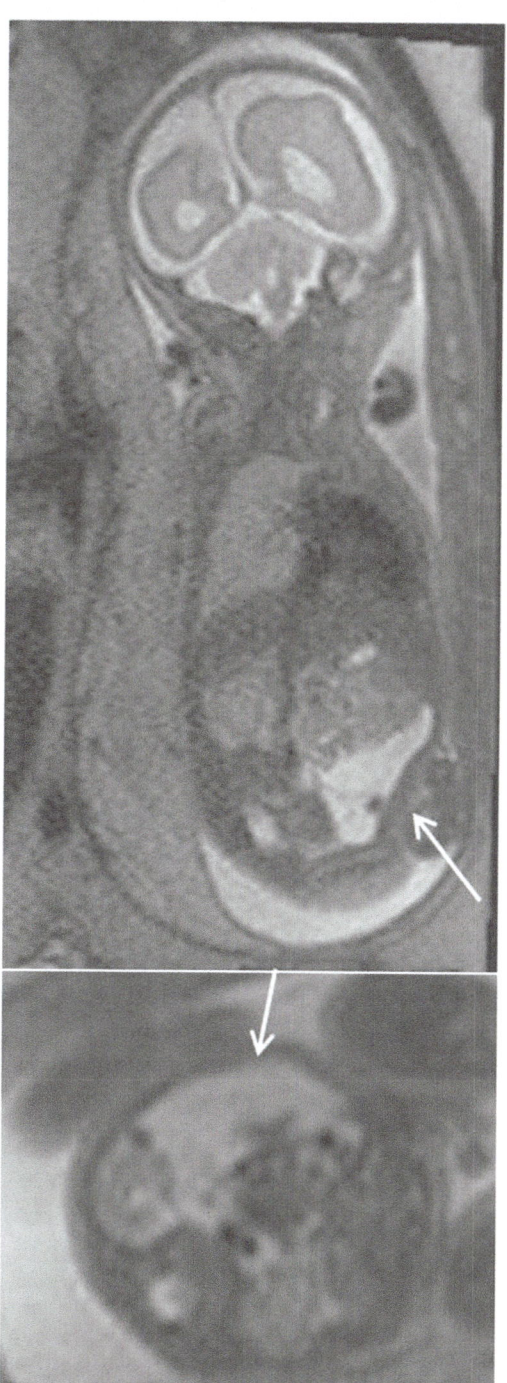

**Fig. 22.15** Linfangioma cistico. Feto alla 26ª settimana di gestazione. Immagini T2 pesate, coronale e assiale. In sede addominale, anteriormente al rene destro, si evidenzia una lesione occupante spazio a contenuto cistico disomogeneo per la presenza di sottili setti interni ipointensi nelle sequenze T2 pesate, che determina effetto massa sulle anse adiacenti che vengono depiazzate controlateralmente (*frecce bianche*)

to verso gli arti, spesso con struttura fluida disomogenea con sottili setti interni ipointensi. Generalmente localizzato alla testa e al collo, può essere presente anche in cavità addominale in sede peritoneale, mesenteriale e raramente retroperitoneale (<5%) (Fig. 22.15) [75-79].

### 22.9.11 Ascite

Può essere isolata o far parte di un quadro di idrope fetale, immunologica o non immunologica, che si accompagna a versamento pleurico e pericardico. Quella non immunologica può essere causata da emorragia feto-materna, da trasfusione feto-fetale, da malattie metaboliche ereditarie, da cause cardiopolmonari, intestinali e urinarie, da masse retroperitoneali, da scompenso cardiaco, da infezioni fetali del complesso TORCH. Nel 15% dei casi l'ascite non immunologica si accompagna ad anomalie cromosomiche.

In presenza di liquido in addome, la RM è utile nel differenziare l'ascite, visualizzata come liquido libero tra le anse intestinali, da masse cistiche occupanti spazio che determinano effetto massa sulle strutture circostanti

## 22.10 Malattie ematopoietiche ed emocromatosi

Principali segni RM delle patologie metaboliche o ematologiche sono le alterazioni dell'intensità di segnale dei due principali organi ematopoietici in epoca fetale, vale a dire la milza e il fegato, associati a vario grado di epatosplenomegalia.

### Bibliografia

1. Quinn TM, Hubbard AM, Adzick NS (1998) Prenatal magnetic resonance imaging enhances fetal diagnosis. J Pediatr Surg 33:553-558
2. Saguintaah M, Couture A, Veyrac C et al (2002) MRI of the fetal gastrointestinal tract. Pediatr Radiol 32:395-404
3. Huisman TA, Kellenberger CJ (2008) MR imaging

characteristics of the normal fetal gastrointestinal tract and abdomen. Eur J Radiol 65:170-181

4. Brugger PC, Prayer D (2006) Fetal abdominal magnetic resonance imaging. Eur J Radiol 57:278-293

5. Veyrac C, Couture A, Saguintaah M, Baud C (2004) MRI of fetal GI tract abnormalities. Abdom Imaging 29:411-420

6. Barnewolt CE (2004) Congenital abnormalities of the gastrointestinal tract. Semin Roentgenol 39:263-281

7. Parkar AP, Olsen ØE, Gjelland K et al (2010) Common fetal measurements: a comparison between ultrasound and magnetic resonance imaging. Acta Radiol 51:85-91

8. Lubusky M, Prochazka M, Dhaifalah I et al (2006) Fetal enterolithiasis: prenatal sonographic and MRI diagnosis in two cases of urorectal septum malformation (URSM) sequence. Prenat Diagn 26:345-349

9. Shinmoto H, Kuribayashi S (2003) MRI of fetal abdominal abnormalities. Abdom Imaging 28:877-886

10. Cassart M, Massez A, Denolin V et al [The thoracoabdominal applications of MRI in the fetus]. JBR-BTR 88:253-254

11. Hill BJ, Joe BN, Qayyum A et al (2005) Supplemental value of MRI in fetal abdominal disease detected on prenatal sonography: preliminary experience. Am J Roentgenol 184:993-998

12. Goto H, Kanematsu A, Yoshimura K et al (2010) Preoperative diagnosis of congenital segmental giant megaureter presenting as a fetal abdominal mass. J Pediatr Surg 45:269-271

13. Huisman TA, Solopova A (2009) MR fetography using heavily T2-weighted sequences: comparison of thin- and thick-slab acquisitions. Eur J Radiol 71:557-563

14. Chaumoitre K, Wikberg E, Shojai R et al (2006) Fetal magnetic resonance hydrography: evaluation of a single-shot thick-slab RARE (Rapid Acquisition with Relaxation Enhancement) sequence in fetal thoracoabdominal pathology. Ultrasound Obstet Gynecol 27:537-544

15. Inaoka T, Sugimori H, Sasaki Y et al (2007) VIBE MRI for evaluating the normal and abnormal gastrointestinal tract in fetuses. Am J Roentgenol 189:W303-308

16. Zizka J, Elias P, Hodik K et al (2006) Liver, meconium, haemorrhage: the value of T1-weighted images in fetal MRI. Pediatr Radiol 36:792-801

17. Salomon LJ, Baumann C, Delezoide AL et al (2006) Abnormal abdominal situs: what and how should we look for? Prenat Diagn 26:282-285

18. Katsuya S, Yamada S, Ukita M et al (2009) Isolated levocardia: prenatal diagnosis and management. Congenit Anom (Kyoto) 49:56-60

19. Kamata S, Nose K, Sawai T et al (2003) Fetal mesenchymal hamartoma of the liver: report of a case. J Pediatr Surg 38:639-641

20. Choudhry MS, Rahman N, Boyd P, Lakhoo K (2009) Duodenal atresia: associated anomalies, prenatal diagnosis and outcome. Pediatr Surg Int 25:727-730

21. Pameijer CR, Hubbard AM, Coleman B, Flake AW (2000) Combined pure esophageal atresia, duodenal atresia, biliary atresia, and pancreatic ductal atresia: prenatal diagnostic features and review of the literature. J Pediatr Surg 35:745-747

22. Salomon LJ, Sonigo P, Ou P et al (2009) Real-time fetal magnetic resonance imaging for the dynamic visualization of the pouch in esophageal atresia. Ultrasound Obstet Gynecol 34:471-474

23. Achildi O, Grewal H (2007) Congenital anomalies of the esophagus. Otolaryngol Clin North Am 40:219-244

24. Goldberg S, Ringertz H, Barth RA (2006) Prenatal diagnosis of horseshoe lung and esophageal atresia. Pediatr Radiol 36:983-986

25. Chaumoître K, Amous Z, Bretelle F et al (2004) [Prenatal MRI diagnosis of esophageal atresia]. J Radiol 85:2029-2031

26. Langer JC, Hussain H, Khan A et al (2001) Prenatal diagnosis of esophageal atresia using sonography and magnetic resonance imaging. J Pediatr Surg 36:804-807

27. Garel C (2005) Fetal thoracic MRI. J Gynecol Obstet Biol Reprod (Paris) 34(1 Suppl):S18-23

28. Granata C, Dell'Acqua A, Lituania M et al (2003) Gastric duplication cyst: appearance on prenatal US and MRI. Pediatr Radiol 33:148-149

29. Biyyam DR, Dighe M, Siebert JR (2009) Antenatal diagnosis of intestinal malrotation on fetal MRI. Pediatr Radiol 39:847-849

30. Rubesova E, Vance CJ, Ringertz HG, Barth RA (2009) Three-dimensional MRI volumetric measurements of the normal fetal colon. AJR Am J Roentgenol 192:761-765

31. Mitani Y, Hasegawa T, Kubota A et al (2009) Prenatal findings of concomitant duodenal and esophageal atresia without tracheoesophageal fistula (Gross type A). J Clin Ultrasound 37:403-405

32. Méndez R, Consuegra JG, Tellado MG et al (2003) Prenatal diagnosis of fetal bowel obstruction complicated by in utero acute intestinal perforation. BJOG 110:335-336

33. Carcopino X, Chaumoitre K, Shojai R et al (2006) Use of fetal magnetic resonance imaging in differentiating ileal atresia from meconium ileus. Ultrasound Obstet Gynecol 28:976-977

34. Benachi A, Sonigo P, Jouannic JM et al (2001) Determination of the anatomical location of an antenatal intestinal occlusion by magnetic resonance imaging. Ultrasound Obstet Gynecol 18:163-165

35. Juglard R, Rimbot A, Marty A et al (2003) [Bowel obstruction in pregnancy: value of Single Shot Fast Spin Echo MR sequence (SS-FSE)]. J Radiol 84:1986-1988

36. Loening-Baucke V, Kimura K (1999) Failure to pass meconium: diagnosing neonatal intestinal obstruction. Am Fam Physician 60:2043-2050

37. Nakakimura S, Sasaki F, Okada T et al (2008) Hirschsprung's disease, acrocallosal syndrome, and congenital hydrocephalus: report of 2 patients and lit-

erature review. J Pediatr Surg 43:E13-17

38. Colombani M, Ferry M, Garel C et al (2010) Fetal gastrointestinal MRI: all that glitters in T1 is not necessarily colon. Pediatr Radiol 40:1215-1221

39. Foster MA, Nyberg DA, Mahony BS et al (1987) Meconium peritonitis: prenatal sonographic findings and their clinical significance. Radiology 165:661-665

40. Pumberger W, Patzak B, Prayer D, Hörmann M (2003) Fetal liver magnetic resonance imaging in anterior body wall defects: a study of specimens from the museum of pathology. J Pediatr Surg 38:1147-1151

41. Sasaki Y, Miyamoto T, Hidaka Y et al (2006) Three-dimensional magnetic resonance imaging after ultrasonography for assessment of fetal gastroschisis. Magn Reson Imaging 24:201-203

42. Ouslati S, Hafsia D, Elfekih C et al (2006) [Prenatal diagnosis of omphalocele: a report of four cases]. Tunis Med 84:44-47

43. Sugai Y, Hosoya T, Kurachi H (2008) MR imaging of fetal omphalocele: a case report. Magn Reson Med Sci 7:211-213

44. Biard JM, Wilson RD, Johnson MP et al (2004) Prenatally diagnosed giant omphaloceles: short- and long-term outcomes. Prenat Diagn 24:434-439

45. Hsieh K, O'Loughlin MT, Ferrer FA (2005) Bladder exstrophy and phenotypic gender determination on fetal magnetic resonance imaging. Urology 65:998-999

46. Gobbi D, Fascetti Leon F et al (2008) Early prenatal diagnosis of cloacal exstrophy with fetal magnetic resonance imaging. Fetal Diagn Ther 24:437-439

47. Shono T, Taguchi T, Suita S et al (2007) Prenatal ultrasonographic and magnetic resonance imaging findings of congenital cloacal anomalies associated with meconium peritonitis. J Pediatr Surg 42:681-684

48. Polat I, Gül A, Aslan H et al (2005) Prenatal diagnosis of pentalogy of Cantrell in three cases, two with craniorachischisis. J Clin Ultrasound 33:308-311

49. Fuchs F, Picone O, Levaillant JM et al (2008) Prenatal diagnosis of a patent urachus cyst with the use of 2D, 3D, 4D ultrasound and fetal magnetic resonance imaging. Fetal Diagn Ther 24:444-447

50. Hyett J (2008) Intra-abdominal masses: prenatal diffeential diagnosis and management. Prenat Diagn 28:645-655

51. Rypens F, Avni EF, Abehsera MM et al (1995) Areas of increased echogenicity in the fetal abdomen: diagnosis and significance. Radiographics 15:1329-1344

52. Gupta P, Sharma R, Kumar S et al (2010) Role of MRI in fetal abdominal cystic masses detected on prenatal sonography. Arch Gynecol Obstet 281:519-526

53. Dell'Acqua A, Mengozzi E, Rizzo F et al (2002) Ultrafast MR imaging of the foetus: a study of 25 non-central nervous system anomalies. Radiol Med 104:75-86

54. Chen CP, Cheng SJ, Sheu JC et al (2004) Third-trimester evaluation of choledochal cyst using magnetic resonance imaging. Prenat Diagn 24:838-839

55. Gul A, Tekoglu G, Aslan H et al (2004) Prenatal sonographic features of esophageal and ileal duplications at 18 weeks of gestation. Prenat Diagn 24:969-971

56. Mostofian E, Ornvold K, Latchaw L, Harris RD (2004) Prenatal sonographic diagnosis of abdominal mesenteric lymphangioma. J Ultrasound Med 23:129-132

57. Simonovský V, Lisý J (2007) Meconium pseudocyst secondary to ileal atresia complicated by volvulus: antenatal MR demonstration. Pediatr Radiol 37:305-309

58. Wong AM, Toh CH, Lien R et al (2006) Prenatal MR imaging of a meconium pseudocyst extending to the right subphrenic space with right lung compression. Pediatr Radiol 36:1208-1211

59. Asai S, Ishimoto H, Kim SH et al (2009) Prenatal diagnosis of retroperitoneal teratoma: a case report and review of the literature. Fetal Diagn Ther 25:76-78

60. Danzer E, Hubbard AM, Hedrick HL et al (2006) Diagnosis and characterization of fetal sacrococcygeal teratoma with prenatal MRI. AJR Am J Roentgenol 187:W350-356

61. Brand A, Alves MC, Saraiva C et al (2004) Fetus in fetu: diagnostic criteria and differential diagnosis-a case report and literature review. J Pediatr Surg 39:616-618

62. Hui PW, Lam TP, Chan KL, Lee CP (2007) Fetus in fetu—from prenatal ultrasound and MRI diagnosis to postnatal confirmation. Prenat Diagn 27:657-661

63. Balogun BO, Bankole MA, Akinola RA et al (2008) Fetus-in-fetu. Afr J Paediatr Surg 5:93-95

64. Lin JN, Lin GJ, Hung IJ, Hsueh C (1999) Prenatally detected tumor mass in the adrenal gland. J Pediatr Surg 34:1620-1623

65. Houlihan C, Jampolsky M, Shilad A, Prinicipe D (2004) Prenatal diagnosis of neuroblastoma with sonography and magnetic resonance imaging. J Ultrasound Med 23:547-550

66. Aslan H, Ozseker B, Gul A (2004) Prenatal sonographic and magnetic resonance imaging diagnosis of cystic neuroblastoma. Ultrasound Obstet Gynecol 24:693-694

67. Hamada Y, Ikebukuro K, Sato M et al (1999) Prenatally diagnosed cystic neuroblastoma. Pediatr Surg Int 15:71-74

68. Yamagiwa I, Obata K, Saito H (1998) Prenatally detected cystic neuroblastoma. Pediatr Surg Int 13:215-217

69. Pumberger W, Moroder W, Wiesbauer P (2001) Intraabdominal extralobar pulmonary sequestration exhibiting cystic adenomatoid malformation: prenatal diagnosis and characterization of a left suprarenal mass in the newborn. Abdom Imaging 26:28-31

70. Samuel M, Burge DM (1996) Extra-lobar intra-abdominal pulmonary sequestration. Eur J Pediatr Surg 6:107-109

71. Stern E, Brill PW, Winchester P, Kosovsky P (1990) Imaging of prenatally detected intra-abdominal extralobar pulmonary sequestration. Clin Imaging 14:152-156

72. Huang CC, Ko SF, Chung MY et al (2004) Infradiaphragmatic pulmonary sequestration combined with cystic adenomatoid malformation: unusual postnatal computed tomographic features. Abdom Imaging 29:439-442

73. Zampieri N, Borruto F, Zamboni C, Camoglio FS (2008) Foetal and neonatal ovarian cysts: a 5-year experience. Arch Gynecol Obstet 277:303-306

74. Born C, Wirth S, Stäbler A, Reiser M (2004) Diagnosis of adnexal torsion in the third trimester of pregnancy: a case report. Abdom Imaging 29:123-127

75. Cozzi DA, Olivieri C, Manganaro F et al (2010) Fetal abdominal lymphangioma enhanced by ultrafast MRI. Fetal Diagn Ther 27:46-50

76. Rha SE, Byun JY, Kim HH et al (2003) Prenatal sonographic and MR imaging findings of extensive fetal lymphangioma: a case report. Korean J Radiol 4:260-263

77. Hachisuga M, Tsukimori K, Hojo S et al (2008) Prenatal diagnosis of a retroperitoneal lymphangioma: a case and review. Fetal Diagn Ther 24:177-181

78. Groves A, Cameron H, Barrett M (2002) Intra-abdominal lymphangioma: further images of prenatal diagnosis. Ultrasound Obstet Gynecol 22:94-100

79. Rasidaki M, Sifakis S, Vardaki E, Koumantakis E (2005) Prenatal diagnosis of a fetal chest wall cystic lymphangioma using ultrasonography and MRI: a case report with literature review. Fetal Diagn Ther 20:504-507

# Apparato urogenitale

# 23

Lucia Manganaro, Paolo Sollazzo, Valeria Vinci,
Silvia Bernardo, Maria Eleonora Sergi

**Parole chiave**

Anomalie congenite • Apparato urogenitale • RM fetale

Le malformazioni del rene e delle vie urinarie, sommate a quelle genitali, rappresentano più di un terzo delle anomalie congenite. Le uropatie malformative corrispondono a circa il 15% di tutte le anomalie congenite maggiori identificate in utero, interessando lo 0,5% dei neonati, la metà dei quali viene generalmente sottoposta a intervento chirurgico nel primo anno di vita.

La dimensione sociale di tali patologie è evidente in relazione all'elevato numero di pazienti in trattamento dialitico o sottoposti a trapianto renale in seguito a patologie croniche conseguenti a malformazioni congenite. Una diagnosi precoce può quindi modificare radicalmente il decorso naturale della malattia e un pronto trattamento può risparmiare l'evoluzione del danno renale.

Una tempestiva e accurata diagnosi prenatale è quindi fondamentale per la definizione di anomalie maggiori e per la salvaguardia della funzione renale, della continenza e della normale funzione sessuale.

Le malformazioni renali possono essere classificate in due grandi capitoli: malformazioni renali di tipo non ostruttivo e patologie

su base ostruttiva. In alcuni casi, tuttavia, non è insolito rilevare anomalie non ostruttive con alterazioni di tipo morfologico in cui coesiste idroureteronefrosi, come nei casi di doppio distretto renale completo.

Solitamente l'esame ecografico di II livello associato al color Doppler riesce a valutare il tipo e il grado di malformazione. Tuttavia, in alcuni casi nei quali la patologia risulta complessa o polimalformativa o in cui sia presente un grave oligoanidramnios, il completamento d'indagine con RM risulta necessario per un inquadramento più corretto proprio per l'impatto di tali malformazioni e il management clinico-terapeutico.

## 23.1 Patologie non ostruttive

Le anomalie renali legate ad arresto o alterazione nel processo di sviluppo embriologico dell'apparato urinario sono numerose e diverse per tipologia, frequenza e importanza clinica.

È ormai dimostrato come i processi formativi del rene e delle vie urinarie siano controllati in modo molto complesso da vari geni. La mutazione di un gene può dare luogo a malformazioni diverse, così come la mutazione di geni diversi può provocare la stessa malformazione. Tra i geni più studiati vi sono quello che codifica per il recettore di tipo 2 dell'angiotensina (AGTR2) e quelli della famiglia PAX.

Tra le classificazioni proposte per questo ampio spettro di malformazioni, quella che si

L. Manganaro (✉)
Dipartimento di Scienze Radiologiche,
Oncologiche e Anatomo-Patologiche
Policlinico Umberto I
"Sapienza" Università di Roma
Roma
e-mail: lucia.manganaro@uniroma1.it

C. Fonda, L. Manganaro, F. Triulzi (a cura di), *RM fetale*,
DOI: 10.1007/978-88-470-1408-4_23, © Springer-Verlag Italia 2013

predilige è una suddivisione anatomica che considera tre gruppi principali: anomalie di numero, anomalie di posizione e anomalie di forma.

### 23.1.1 Anomalie di numero

Per agenesia renale s'intende l'assenza del rene e dell'uretere. Con il termine aplasia renale, invece, si fa riferimento alla presenza di ureteri e frammenti rudimentali di tessuto renale.

L'agenesia renale bilaterale (ARB) è chiaramente incompatibile con la vita: i nascituri possono venire alla luce già morti oppure decedere nel primo giorno di vita a causa dell'importante ipoplasia polmonare associata. L'incidenza dell'ARB varia tra lo 0,1 e lo 0,3 per mille nati, con un rapporto M:F di 2,5:1. L'eziologia dell'ARB non è chiara, potendo comparire come forma isolata oppure come parte di una sindrome polimalformativa (sequenza di Potter). È stata inoltre dimostrata la sua associazione con più di 50 sindromi malformative (VACTERL – *vertebral defects, anal atresia, cardiac defects, tracheo-esophageal fistula, renal anomalies, and limb abnormalities* – e MURCS – *Müllerian duct aplasia, renal aplasia, and cervicothoracic somite dysplasia*), con il consumo abituale di cocaina e l'assunzione di antitrombotici (warfarin).

In presenza di difetti cromosomici accertati, il rischio di ricorrenza dipende essenzialmente dal cariotipo dei genitori. I primi congiunti di un paziente con ARB presentano rischio aumentato del 13% di avere agenesia renale monolaterale asintomatica. Tale rischio aumenta fino al 30% in genitori con due figli affetti. Il rischio di avere un altro figlio con ARB risulta aumentato del 3% ed è maggiore se entrambi i genitori hanno agenesia renale monolaterale.

La forma monolaterale (ARM) è una malformazione piuttosto frequente caratterizzata da incidenza di circa 20 nuovi casi ogni 10.000 nascite con prognosi eccellente e assenza di trattamenti specifici. Colpisce più frequentemente il lato sinistro con rapporto M:F di 2:1.

In quanto condizione asintomatica, viene diagnosticata per la presenza di anomalie associate a carico del rene vicariante (patologie del giunto, reflusso vescico-ureterale, malrotazioni e anomalie varie del tratto genitale) riscontrate in una percentuale variabile tra il 15 e il 30%.

In tutti i casi di ARM è sempre importante ricercare la presenza di un eventuale rene ectopico e distinguere chiaramente i surreni dai reni. Infatti, nell'ARM le ghiandole surrenali appaiono ipertrofiche e di aspetto discoidale.

Le sequenze T2 pesate e, in particolare, l'imaging in DWI, consentono di riconoscere il rene in sede ectopica, per la caratteristica iperintensità di segnale ad alti valori di b, distinguendolo dalle anse intestinali. Inoltre, le T2 acquisite sul piano coronale possono permettere la visualizzazione delle ghiandole surrenali che caratterizzate dalla marcata ipointensità nelle acquisizioni ponderate in T2.

All'agenesia renale si possono associare anomalie a carico del torace (ernia diaframmatica), del SNC (microcefalia, spina bifida, idrocefalia) e dell'apparato genitale (ipospadia, epispadia, genitali ambigui). La prognosi è condizionata dalla funzionalità del rene residuo che generalmente presenta ipertrofia compensatoria.

### 23.1.2 Anomalie di posizione

Le anomalie di posizione dipendono da un'interruzione nella migrazione craniale dell'abbozzo renale dalla sede pelvica a quella definitiva lombare oppure da un'alterazione nel normale processo di rotazione latero-mediale che avviene lungo l'asse verticale dell'organo. Le anomalie di posizione più frequenti consistono nell'ectopia renale e nella fusione renale.

Si definisce ectopia renale un'anomalia di sede in cui il rene è dislocato in una posizione errata (cioè fuori dalla loggia renale), pur rimanendo nello stesso lato (rene pelvico o ectopia renale semplice). La forma semplice è la più comune (un caso ogni 1200 nuovi nati) e la sede abituale è quella pelvica (60%) con rene solitamente di dimensioni ridotte e di aspetto dismorfico.

L'ectopia renale può evolvere nella forma

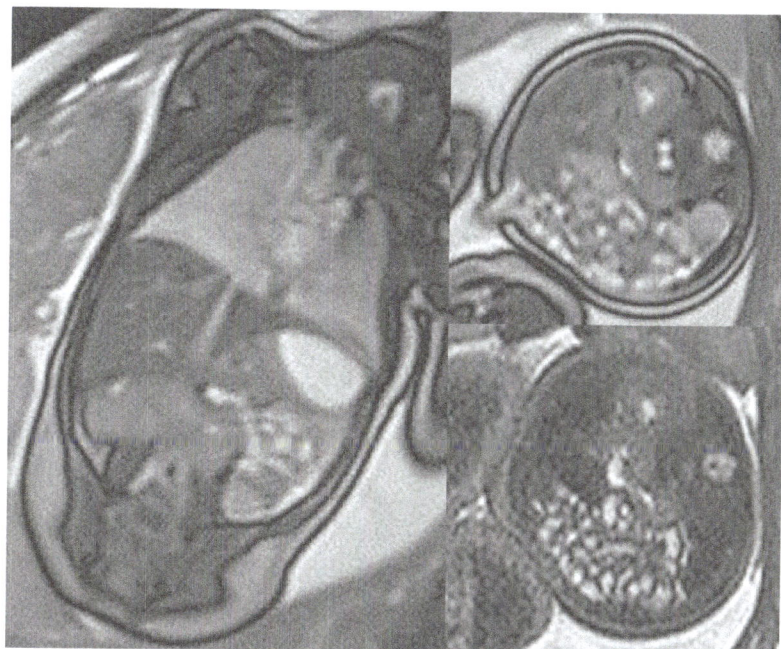

**Fig. 23.1** Feto di 36 settimane di gestazione. Nelle sequenze T2 pesate acquisite sui piani di scansione assiale e coronale si osserva unico rene trasversalizzato e aumentato di dimensioni; tale dismorfismo risulta caratteristico per rene a ferro di cavallo

"crociata", più rara di quella semplice (un caso ogni 7000 nuovi nati) che si verifica quando i due reni si fondono, generando un unico e abnorme rene bilobato.

Le anomalie di fusione sono il risultato di un anomalo contatto tra due abbozzi metanefrici. Il rene a "ferro di cavallo" (RFC) rappresenta l'anomalia di fusione renale più frequente (un caso ogni 1800 riscontri autoptici) con tipica diagnosi nel corso di un'indagine ecografica di routine. Nel 95% dei casi la fusione coinvolge il polo renale inferiore con evidenza di un tratto (istmo) di congiunzione variabilmente formato da tessuto fibrotico, displasico o da parenchima normale. Oltre all'anomala fusione parenchimale, nel rene a ferro di cavallo, si assiste alla presenza di anomalie di vascolarizzazione (nel 70% dei casi circa) con arterie renali che originano dall'arteria mesenterica inferiore, dall'iliaca comune o dalla sacrale media.

L'esame RM consente di valutare l'anomalia di forma con il rene solitamente trasversalizzato (Fig. 23.1) e di riconoscere il punto di fusione. Le acquisizioni sui piani coronali e assiali sono particolarmente idonee per valu-

tare il dismorfismo, la presenza di eventuale idronefrosi, lo spessore corticale.

Il RFC si caratterizza per la maggiore tendenza a fenomeni idronefrotici per l'impedimento al regolare deflusso di urina causato dall'anomalo incrocio degli ureteri con l'istmo e con i vasi anomali ivi localizzati. Vi è, inoltre, una maggiore incidenza di tumori renali: il tumore di Wilms viene riscontrato con frequenza 8 volte maggiore rispetto ai reni normali.

### 23.1.3 Anomalie di forma

La malattia cistica del parenchima renale rappresenta un eterogeneo gruppo di patologie a carattere congenito, ereditario o acquisito, tutte caratterizzate dalla presenza di formazioni cistiche in grado di alterare in modo più o meno accentuato la regolare forma dei reni.

Nella classificazione delle cisti renali, Potter distingue quattro principali varianti: rene policistico infantile (tipo I), rene multicistico (tipo II), rene policistico dell'adulto (tipo III) e displasia cistica ostruttiva (tipo IV).

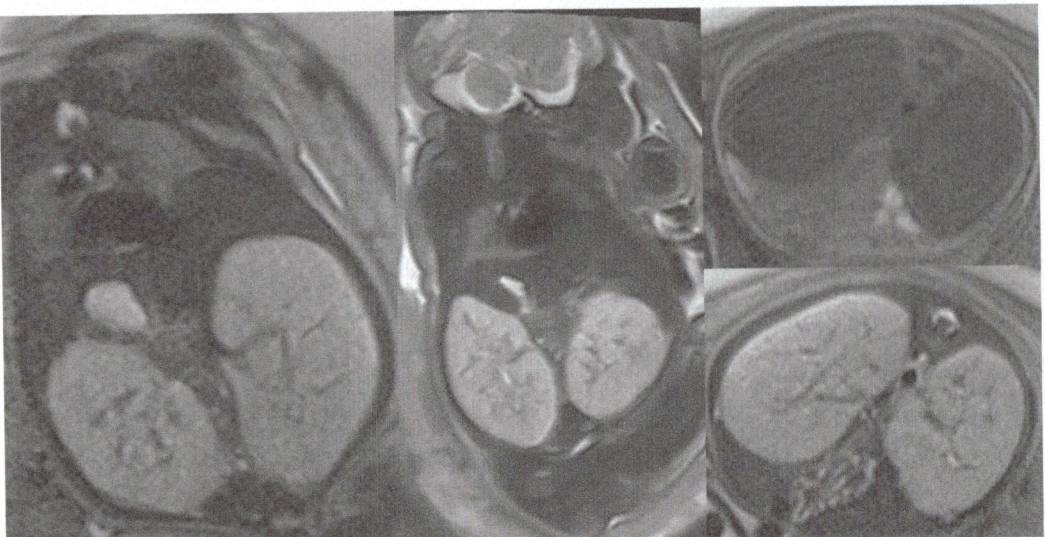

**Fig. 23.2** Feto di 28 settimane di gestazione. Nelle sequenze T2 pesate, acquisite sui piani di scansione coronale e assiale si osservano reni notevolmente aumentati di volume con rapporto cortico-midollare sovvertito e marcata iperintensità di segnale da riferire al contenuto fluido delle microcisti, che appaiono invece ipointense nelle sequenze pesate in T1 (in alto a destra). Concomita condizione di ipoplasia polmonare

### 23.1.3.1 Potter I

Il tipo I, anche detto rene policistico autosomico recessivo (RPR), è una malattia a trasmissione autosomica recessiva caratterizzata dall'ingrandimento bilaterale e simmetrico di entrambi i reni, associato a oligoidramnios e mancata visualizzazione della vescica fetale. L'aumento dimensionale dei reni può essere talmente consistente da provocare distocia di parto nei casi più gravi.

Il parenchima renale risulta sovvertito e completamente sostituito da dilatazioni microcistiche (1-2 mm circa) dei tubuli collettori. Tale patologia ha una ricorrenza del 25% e si presenta in 1:60.000 nati vivi.

In quanto patologia a carattere ereditario, risulta necessario esaminare l'intera famiglia di appartenenza del nascituro, onde potere escludere dalla diagnosi differenziale la forma autosomica dominante.

Il RPR è classificato in quattro forme in funzione dell'età del paziente all'esordio clinico: perinatale, neonatale, infantile e giovanile. La presentazione perinatale è la più frequente e grave, anche se non si associa alla fibrosi epatica, tipica delle forme giovanili.

L'esame RM dimostra l'aumento volumetrico di entrambi i reni, la marcata iperintensità degli stessi, con dislocazione degli organi circostanti (Fig. 23.2). Si documenta la contemporanea compromissione dei polmoni fetali che risultano marcatamente ipointensi nelle acquisizioni T2 pesate e di piccole dimensioni. In alcuni casi è possibile riconoscere una piccola vescica con pareti spesse.

### 23.1.3.2 Potter II

Questa variante, nota anche come rene multicistico (RMc), dimostra un'incidenza di 1:10.000 nuovi nati nella forma bilaterale.

Le diverse forme di presentazione possono variare nella loro manifestazione, risultando monolaterali, bilaterali o segmentali.

L'eziologia di tale forma displasica trova spiegazione nell'evidenza di lesioni cistiche a partenza dai tubuli collettori dilatati a causa di vari tipi d'insulto primitivo (ischemia, deficit di fusione tra gemma ureterale e metanefro) che comportano impervietà della via escretrice omolaterale. L'arteria renale, inoltre, può essere assente o marcatamente ridotta di calibro.

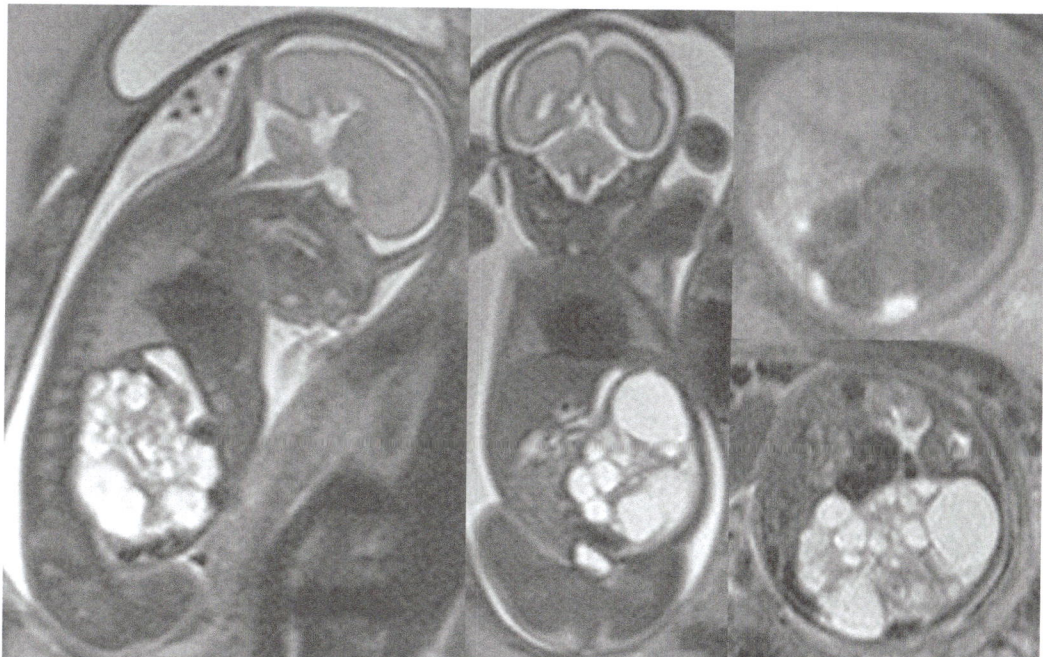

**Fig. 23.3** Feto di 27 settimane di gestazione. Nelle sequenze T2 pesate, acquisite nei tre piani, si osserva rene sinistro notevolmente aumentato di dimensioni per la presenza di numerose formazioni cistiche di dimensioni variabili. Il parenchima renale non risulta riconoscibile. Il rene sposta e impronta lo stomaco e le anse intestinali. Nelle acquisizioni T1 FS si dimostrano la natura sierosa delle formazioni cistiche senza segni di complicanze emorragiche e il colon dislocato caratterizzato dall'iperintensità del meconio. Il rene controlaterale risulta nella norma

Potter riconosce due tipi di RMc: il tipo IIA, caratterizzato da reni di volume normale o aumentato con cisti molto voluminose, e il tipo IIB, in cui i reni hanno dimensioni ridotte e presentano cisti di piccolo diametro.

La RM consente di valutare il parenchima renale e, in particolare, il grado di compromissione del parenchima (Fig. 23.3).

La diagnosi differenziale si pone con l'idronefrosi. Risulta quindi necessario l'acquisizione su piani multipli di sequenze pesate e ultrapesate in T2.

Molto spesso l'associazione di un quadro di RMc con anomalie extra-urinarie rientra in un quadro sindromico più complesso (Prune Belly, Dandy Walker, De George ecc.).

Il quadro prognostico varia, come è ovvio, dalla mono- o bilateralità delle lesioni cistiche, dalla loro grandezza e dalla compressione che queste possono esercitare sugli organi limitrofi.

### 23.1.3.3 Potter III

Il rene policistico dell'adulto (RPD), consiste in una forma a eziologia sconosciuta e caratterizzata dalla sostituzione del normale parenchima renale con cisti multiple di dimensioni variabili dovute alla dilatazione dei tubuli collettori e degli altri segmenti tubulari dei nefroni.

A differenza della Potter II, non si assiste a un coinvolgimento globale delle gemme ureterali e così si assiste alla coesistenza di cisti intervallate da parenchima renale normale.

Tale patologia risulta ascrivibile a una anomalia genetica di tipo autosomico dominante del gene PKD1 localizzato sul cromosoma 16p13.3 (penetranza teorica del 100%) e incidenza rilevata di 1:1000 feti affetti nati dalla popolazione portatrice del gene mutante.

Questa condizione patologica si manifesta solitamente intorno alla IV decade di vita e non rientra nei quadri di diagnosi prenatale.

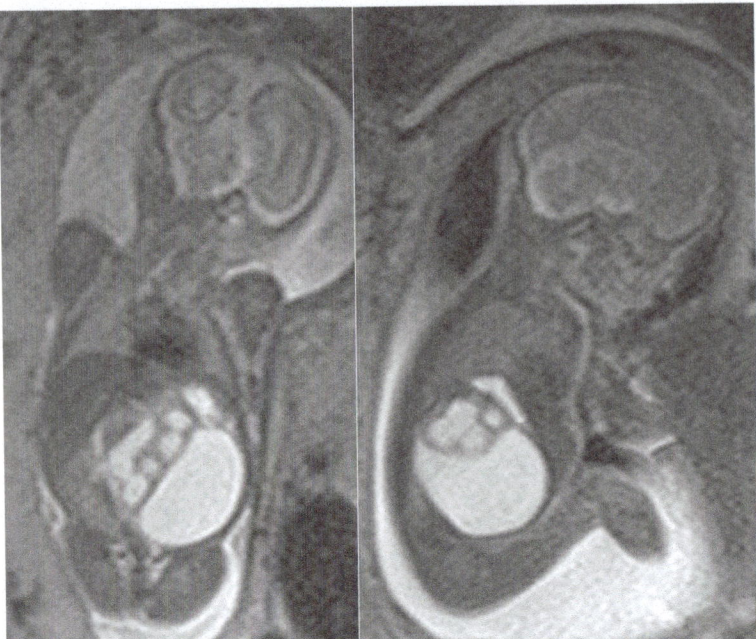

**Fig. 23.4** Feto di 21 settimane di gestazione. Nelle sequenze T2 pesate, acquisite sui piani di scansione coronale e sagittale, si osserva aumento volumetrico del rene sinistro con presenza di marcata calico-pielectasia; il parenchima renale residuo appare filiforme. Il rene risulta inoltre medializzato, malruotato e compresso da una voluminosa raccolta fluida saccata, isointensa all'urina, da riferire a urinoma

### 23.1.3.4 Potter IV

La presenza di una condizione di valvole uretro-vescicali rappresenta la causa di un alterato deflusso in vescica dell'urina fetale. Tale ostacolo meccanico è ritenuto essere la causa delle lesioni primarie che portano alla formazione dei quadri di displasia cistica ostruttiva (DCO).

La degenerazione cistica dei reni si verifica quando l'urina normalmente prodotta dai nefroni fetali refluisce in via retrograda, determinando danni severi alla corteccia renale con distribuzione prevalente a livello sottocapsulare. La degenerazione cistica si può manifestare in tutte le porzioni del nefrone fetale (glomeruli, tubuli e dotti collettori con presenza di aree di parenchima sano intervallato tra le aree degenerate).

L'entità delle anomalie riscontrabili è estremamente variegata. Può essere presente un grado variabile di idrouretronefrosi, megavescica, vescica di piccole dimensioni con pareti spesse come per una vescica neurogena, cisti solitarie o multiple di dimensioni variabili, anomalie della corticale (forme queste di più difficile diagnosi), raccolte perirenali (urinomi) per rottura delle strutture renali (Fig. 23.4).

La RM consente di valutare l'entità di tali lesioni e l'alterazione corticale delle forme mono- e bilaterali dimostrata dall'incremento di segnale del parenchima nelle acquisizioni T2 pesate.

La funzione renale fetale è compromessa in grado variabile con prognosi infausta nei quadri di coinvolgimeto bilaterale. In tali casi si assiste a una progressiva riduzione del liquido amniotico con ripercussioni sul polmone e insorgenza di quadri di ipoplasia polmonare.

Recenti studi in diffusione con la contemporanea valutazione delle mappe di ADC hanno dimostrato la potenzialità di tali sequenze per lo studio della funzionalità renale. Nei reni con insufficienza i valori di ADC risultano più bassi rispetto ai quadri normalità.

In casi selezionati in cui siano presenti manifestazioni cistiche di grandi dimensioni, si può valutare il drenaggio del liquido cistico come valida alternativa al parto pretermine, al fine di migliorare il funzionamento renale, ridurre gli stimoli displasici e l'effetto massa sulle strutture limitrofe.

In molti casi di displasia microcistica correlata alle valvole uretrali e con vario grado di

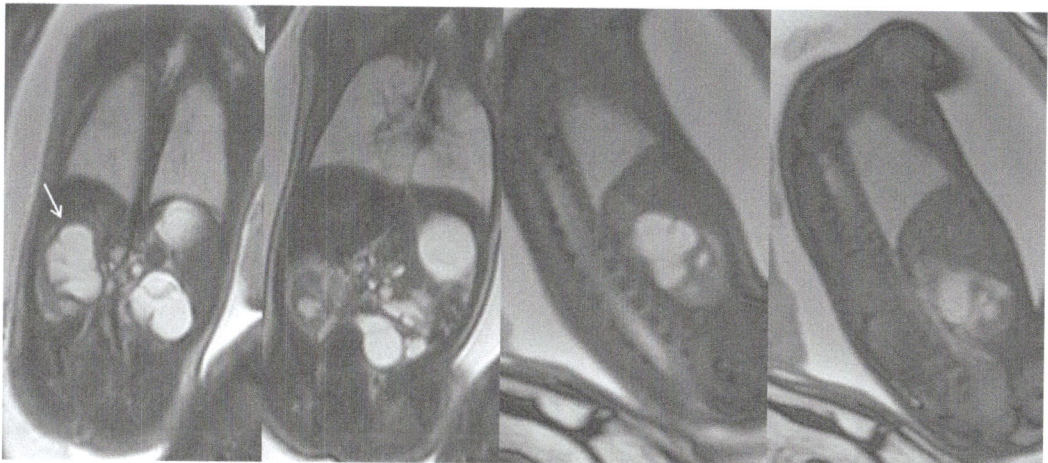

**Fig. 23.5** Feto di 38 settimane di gestazione. Nelle sequenze T2 pesate si documenta la condizione di doppio distretto renale a destra con dilatazione del distretto superiore (*freccia*), in corrispondenza del quale il parenchima renale risulta marcatamente assottigliato. Idroureteronefrosi sinistra. Concomita polidramnios.

idrouretronefrosi, la prognosi appare indipendente dalla rimozione dell'ostruzione. Il quadro di insufficienza renale si dimostra ingravescente.

## 23.2 Patologia ostruttiva e malformazioni delle vie escretrici superiori

### 23.2.1 Anomalie di numero dell'uretere

Tali malformazioni originano dall'incontro di una o più gemme ureterali con il blastema metanefrico. Nel 10% dei casi si manifestano bilateralmente. L'anomalia può essere completa (Fig. 23.1), con presenza di due o più complessi pielo-caliceali autonomi, o parziale, con biforcazione dell'uretere (ad esempio, uretere bifido).

Secondo la legge di Weigeert-Meryer, l'uretere che drena il polo superiore avrà uno sbocco più caudale e mediale rispetto a quello drenante il polo inferiore: ciò giustifica gli eventuali quadri associati che possono essere, rispettivamente, sbocco anomalo in altra sede o ureterocele per il distretto superiore e reflusso vescico-ureterale per il distretto inferiore; in

rari casi, inoltre, uno dei due sbocchi può essere a fondo a cieco con conseguente atrofia del gruppo caliceale corrispondente.

Il gold standard per la diagnosi in epoca prenatale è rappresentato dall'ecografia; tuttavia in alcuni casi può rivelarsi utile un'integrazione con esame di RM, soprattutto per valutare le eventuali anomalie associate e per definire la sede di inserzione dell'uretere ectopico per un ottimale management chirurgico.

I reperti diagnostici più frequenti sono di pertinenza renale o ureterale.

Ai fini diagnostici, risultano fondamentali le sequenze T2 pesate che evidenziano come iperintensità di segnale tutte le strutture *fluid-filled*, e la multiplanarietà che risulta dirimente nella diagnosi differenziale con le cisti pieliche e la stenosi del giunto pielo-ureterale (Fig. 23.5).

I reperti renali sono l'asimmetria di volume tra i due reni con predominanza del rene coinvolto dal processo di duplicazione. La dilatazione del distretto caliceale superiore appare come una formazione rotondeggiante iperintensa nelle sequenze T2 pesate: poiché tale reperto potrebbe essere confuso con una semplice cisti parapielica e ostruzione del giunto pielo-ureterale, sarà dirimente riconoscere il tramite di comunicazione con l'uretere che appare dilatato. È possibile reperire

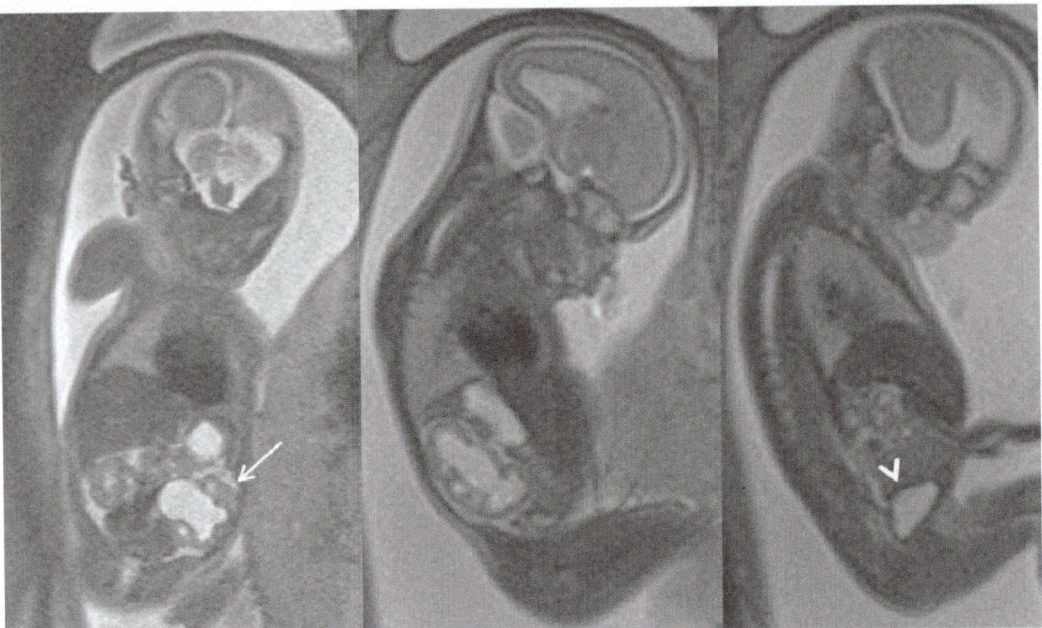

**Fig. 23.6** Feto di 23 settimane di gestazione. Nelle sequenze T2 pesate, acquisite sul piano coronale e sagittale, risulta evidente il rene sinistro in sede, di dimensioni aumentate in relazione alla presenza di marcata dilatazione calico-pielica (*freccia*), senza evidenza né di dilatazione ureterale né vescicale (*punta di freccia*). Concomita assottigliamento e alterata intensità di segnale del parenchima renale

un'intermittente dilatazione del distretto inferiore, quando sussiste il reflusso vescico-ureterale. Infine, si può rilevare un rene displastico e atrofico, in caso di uretere a fondo cieco.

Fra i reperti ureterali si distinguono la dilatazione dell'uretere ectopico e l'inserzione anomala in uretra, vescicole seminali, epididimo e vasi deferenti, nell'uomo, e vagina o utero, nella donna. È necessario ricordare che le anomalie di inserzione anomala possono essere sospettate solo dalla presenza di segni indiretti.

### 23.2.2 Anomalie del giunto pielo-ureterale

Le anomalie del giunto pielo-ureterale rientrano in un ampio spettro di patologie che comportano quadri più o meno gravi di idronefrosi.

Tale patologia si può manifestare sia per cause intrinseche, quali alterazioni della muscolatura o presenza di valvole, sia estrinseche, tra cui la presenza di un vaso anomalo del polo inferiore che ne rappresenta la causa nel 20% dei casi.

La diagnosi è agevole e consiste nell'individuazione dell'idronefrosi invariabilmente associata a tale malformazione.

È importante definire la gravità della dilatazione calico-pielica per stabilire la prognosi e l'eventuale approccio chirurgico; nei casi estremi, infatti, può subentrare una rottura caliceale con conseguente urinoma.

Ai fini diagnostici è fondamentale riconoscere e classificare l'idronefrosi (Fig. 23.6) che non risulta associata a una dilatazione uretero-vescicale: ciò ci permette di distinguere tale patologia dalle anomalie di numero degli ureteri e dalle patologie di giunzione uretero-vescicale. Anche in questo caso, risultano dirimenti la multiplanarietà dell'esame di RM e le sequenze T2 pesate, mentre l'eventuale sofferenza del parenchima renale verrà valutata con le sequenze pesate in diffusione.

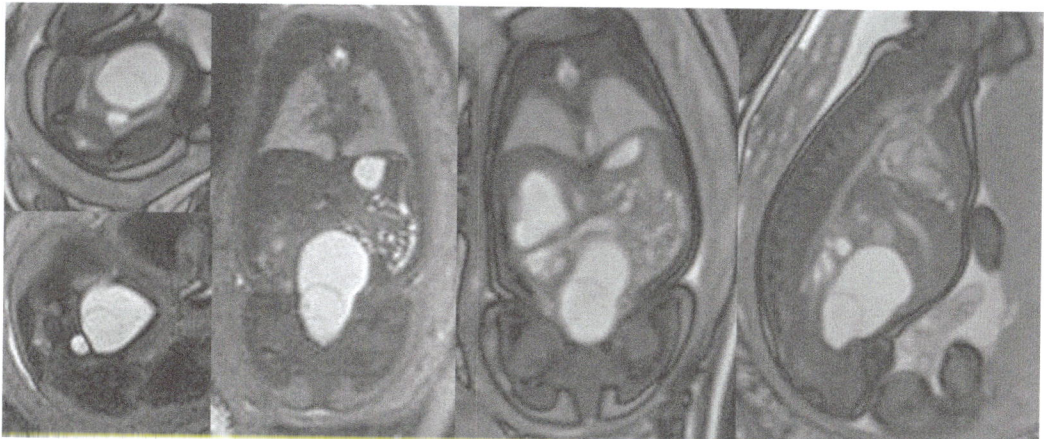

**Fig. 23.7** Feto di 35 settimane di gestazione. Nelle sequenze T2 pesate e SSFP, acquisite sui tre piani di scansione, si osserva la vescica iperdistesa nel cui lume risulta ben visibile un'immagine cistica con sottile parete ipointensa, segno patognomonico di ureterocele. Concomita doppio distretto renale a destra con dilatazione di entrambi i distretti, più severa a carico del distretto superiore, ed ectasia ureterale

### 23.2.3 Ureterocele

L'incidenza di tale patologia è 1/9000 nati vivi, più frequente nei maschi con rapporto 3:1. Per ureterocele si intende la dilatazione simil-cistica del segmento intra-mucoso dell'uretere, che appare prolassato all'interno del lume vescicale e che ostacola il deflusso urinario provocando una dilatazione a monte. Nel 50% dei casi, tale anomalia si associa al doppio distretto renale coinvolgendo l'uretere drenante il distretto superiore.

I reperti diagnostici più comuni sono vescica sovradistesa, in cui è riconoscibile l'ureterocele come un'immagine cistica a pareti sottili all'interno della vescica configurando il segno del doppio cerchio. Nelle sequenze T2 pesate è possibile riconoscere tale segno come un sottile ring ipointenso all'interno del fluido vescicale iperintenso (Fig. 23.7).

Nel caso di impianto ectopico, la formazione cistica potrà essere visualizzata in varie sedi nella pelvi fetale. Talvolta si può associare una condizione di oligoidramnios nei casi in cui l'ureterocele ostruisca il meato uretrale interno. Occorre ricordare che l'ureterocele può creare un effetto occupante spazio sulle restanti strutture pelviche.

### 23.3 Patologia delle basse vie urinarie

#### 23.3.1 Anomalie di giunzione ureterovescicale e megauretere

La patologia della giunzione uretero-vescicale comprende un vasto spettro di patologie che si manifestano con dilatazione delle vie escretrici a monte, quali megauretere e pielectasia. La patogenesi riconosce sia cause intrinseche, più rare consistenti in congenite lassità della parete muscolare ureterale o inginocchiamenti anomali (frequenti in patologie quali l'Ehlers-Danlos), sia cause estrinseche, per lo più di origine gastro-intestinale.

La diagnosi può essere posta sulla base di segni indiretti di patologia, quali megauretere ed eventuale idronefrosi associata.

#### 23.3.2 Anomalie vescicali

Le anomalie vescicali più frequenti in epoca prenatale riguardano la presenza di diverticoli vescicali, definiti come estroflessioni della mucosa vescicale nell'ambito del muscolo

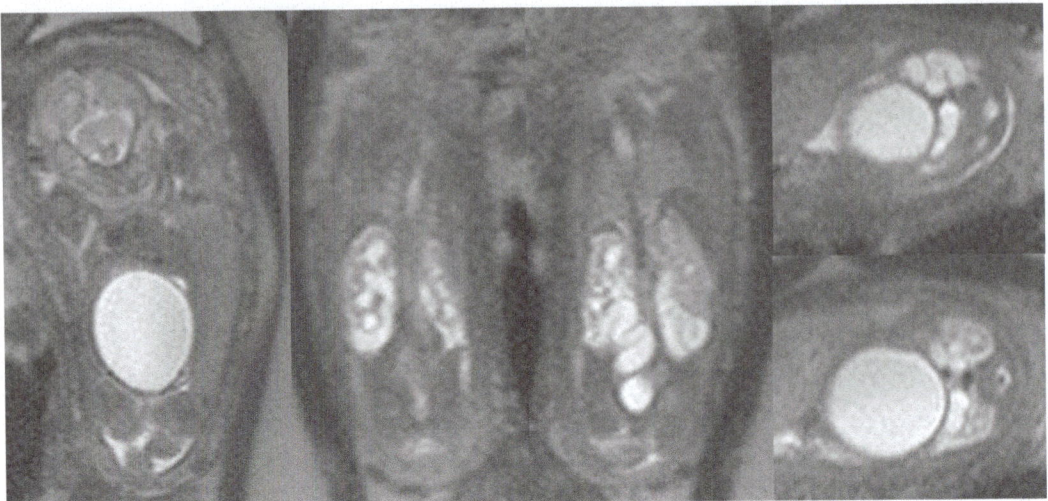

**Fig. 23.8** Feto di 19 settimane di gestazione. Nelle sequenze T2 pesate, acquisite sui piani di scansione coronali e assiali, si osserva megavescica che occupa lo scavo pelvico e quasi completamente l'addome. Concomita la presenza di idroureteronefrosi bilaterale con dilatazione calico-pielica, più evidente a destra, e marcata tortuosità di entrambi gli ureteri che risultano convoluti e depiazzati. Entrambi i reni risultano aumentati di dimensioni e mostrano riduzione del rapporto cortico-midollare. I polmoni si mostrano ipoespansi con intensità di segnale ridotta. Condizione di oligoidramnios

detrusore. Raramente, tale lassità muscolare si può associare ad altre anomalie, costituendo il quadro di alcune sindromi tra cui la Ehlers Danlos (anomalie cardiovascolari e facciali) e la Prune Belly (vescica dilatata a pareti sottili, dilatazione uretrale, idroureteronefrosi, oligoidramnios, lassità della parete muscolare addominale e criptorchidismo) (Fig. 23.8).

Nei casi di megavescica, oltre la 28ª settimana, risulta necessaria la contemporanea valutazione del colon per la possibile associazione di una condizione di microcolon, patologia di difficile diagnosi. Il completamento con sequenze T1 pesate FS (*Fat Saturation*) permette lo studio dell'intestino con la valutazione del calibro delle anse e la contemporanea ricerca della presenza del meconio con caratteristica iperintensità di segnale nell'imaging T1 pesato.

### 23.3.3 Valvole uretrali posteriori

Tali anomalie presentano vari gradi di gravità, da un quadro lieve diagnosticato in epoca post-natale a quadri severi con oligoidramnios e dilatazio-

ne delle vie urinarie a monte, fino all'insufficienza renale nel 45% dei casi. Esistono vari tipi di valvole uretrali posteriori: la più comune consiste nella persistenza di una membrana mucosa situata nella parete posteriore dell'uretra.

I reperti diagnostici caratteristici consistono nella dilatazione vescicale che continua per un breve tratto nell'uretra, segno del "buco della serratura" (Fig. 23.9).

Si raccomanda la contemporanea valutazione della vescica e degli ureteri, per stabilire il grado di ostruzione, e del parenchima renale, per la possibile presenza di un danno responsabile dell'instaurarsi di un quadro di insufficienza renale, come già descritto nel capitolo della displasia cistica ostruttiva. Inoltre, risulta fondamentale lo studio del polmone fetale, qualora si associ oligoanidramnios. Alcuni casi possono essere complicati o da urinomi o ascite.

## 23.4   Patologia annessiale

La cisti ovarica fetale rappresenta un reperto non raro nel feto di sesso femminile: l'inci-

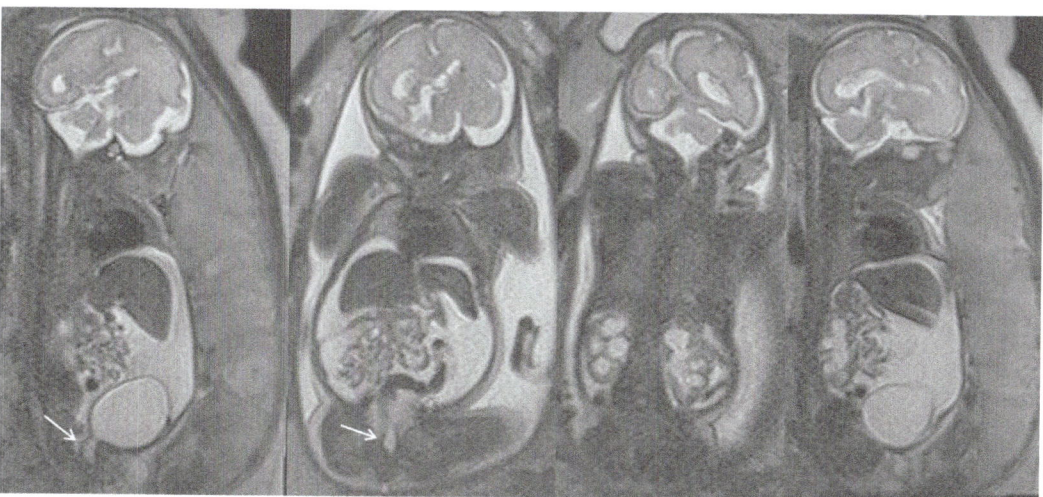

**Fig. 23.9** Feto di 28 settimane di gestazione. Nelle sequenze T2 pesate, acquisite su piani di scansione sagittali e cornali, appare evidente la vescica iperdistesa con dilatazione del tratto prossimale dell'uretra (*frecce*). Concomita abbondante quota di versamento che occupa e distende l'intera cavità addominale, marcata idronefrosi bilaterale, mancata visualizzazione dello stomaco e dislocazione posteriore delle anse; la cavità toracica risulta di dimensioni ridotte come i polmoni che mostrano, inoltre, alterata intensità di segnale

denza è di uno su 2500 nati ed è una delle cause più comuni di cisti addominali, dopo le cisti renali e la dilatazione intestinale. In genere è legata alla stimolazione ormonale materna e quindi è possibile una regressione o scomparsa durante la gravidanza o dopo la nascita.

Il riscontro avviene solitamente nel terzo trimestre di gravidanza. La RM si esegue nei casi in cui l'esame ecografico non risulti dirimente o siano presenti problemi di diagnosi differenziale.

Le cisti ovariche possono essere mono- o bilaterali, con dimensioni variabili da pochi mm a diversi cm; in genere sono solitarie e a margini regolari. L'intensità di segnale, soprattutto in T2, può essere disomogenea, per la presenza, in rari casi, di contenuto corpuscolato o misto e di setti; in altri casi le sequenze T1 pesate mostrano aumento dell'intensità di segnale per la presenza di contenuto ematico. Nel 10% dei casi, a questo segno si associano versamento addominale e polidramnios.

Le principali diagnosi differenziale sono:
- idrometrocolpo (raccolta di liquido diverso da sangue o pus nell'utero e nella vagina, solitamente secondario a imene imperforato o ad atresia vaginale inferiore;
- cisti renali (controllare i rapporti con la corticale renale);
- pseudocisti da meconio (il meconio in RM risulta iperintenso in T1 e iso-ipointenso in T2 per la presenza di elevato contenuto proteico).

La prognosi è buona, in quanto la metà delle cisti ovariche regredisce spontaneamente nei primi mesi di vita. Cisti che persistono o presentano un aspetto complesso possono richiedere l'intervento chirurgico, che nel 40-70% dei casi può comportare la perdita dell'ovaio.

È importante il monitoraggio, poichè la rottura o la torsione di una cisti può causare la morte fetale per emoperitoneo.

## 23.5  Patologia del seno urogenitale

Alla 6ª settimana di gestazione il setto uro-rettale divide la cloaca in una porzione anteriore (seno urogenitale) e una posteriore (canale

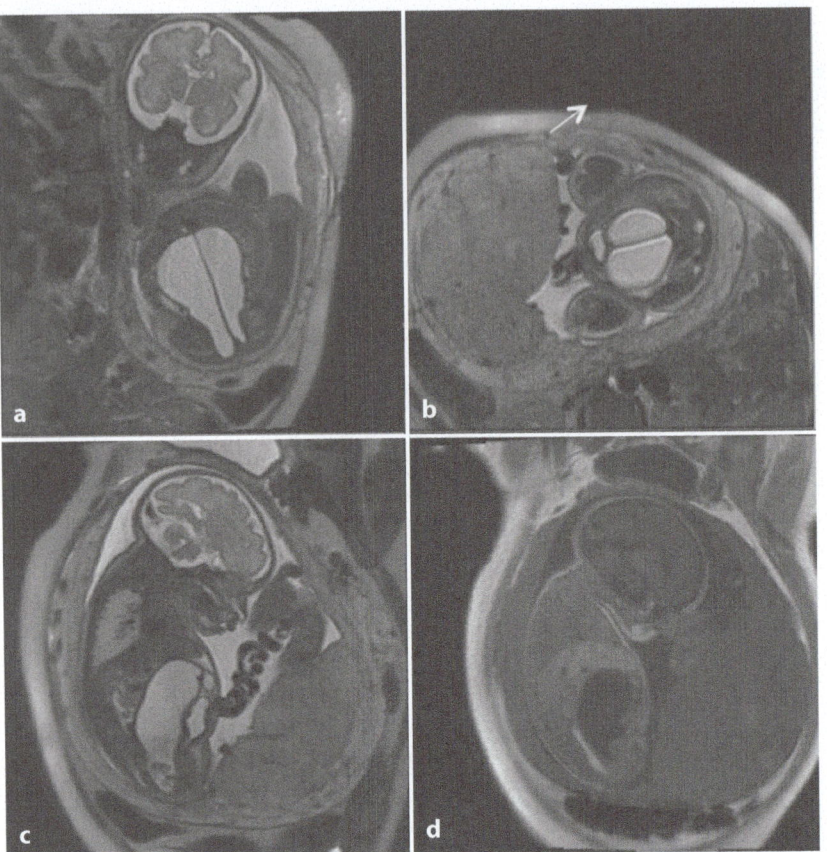

**Fig. 23.10** Feto di 32 sett. Sequenze T2 pesate. Presenza di formazione mediana a contenuto fluido con setto interno che occupa l'addome e la pelvi fetale (**a**, **b**). Le immagini sul piano sagittale (**c**) mostrano cranialmente alla formazione altra piccola struttura a contenuto fluido in apparente continuità con la formazione (*freccia*) Anteriormente si riconosce la vescica compressa. Le sequenze T1 pesate (**d**) confermano la natura fluida della formazione. Posteriormente si riconosce il colon ripieno di meconio (*freccia*). Idrometrocolpo

ano-rettale). Il fallimento di questa suddivisione porta a un quadro clinico detto "cloaca", in cui vi è la presenza di un unico orifizio perineale (sbocco del seno urogenitale) nel quale afferiscono vescica, vagina e intestino.

Molteplici sono le varianti, tra cui la persistenza del seno urogenitale, cioè un deficit di separazione tra uretra e canale vaginale; in questo caso può essere presente distensione vaginale per la presenza di urina in vagina a causa del mancato drenaggio.

Nel caso invece dell'idrometrocolpo, si verifica raccolta di urina o materiale corpuscolato sia nell'utero che nella vagina, solitamente secondario a imene imperforato, atresia vaginale inferiore o fusione dei genitali esterni (Fig. 23.10).

Poiché lo sviluppo dei reni presenta tratti comuni, si possono associare malformazioni urinarie, come l'agenesia renale mono- o bilaterale.

## 23.6  Patologia genitale maschile

Le anomalie dell'apparato genitale maschile non rappresentano un quesito per la RM fetale. Tra le più frequenti si ricordano la condizione

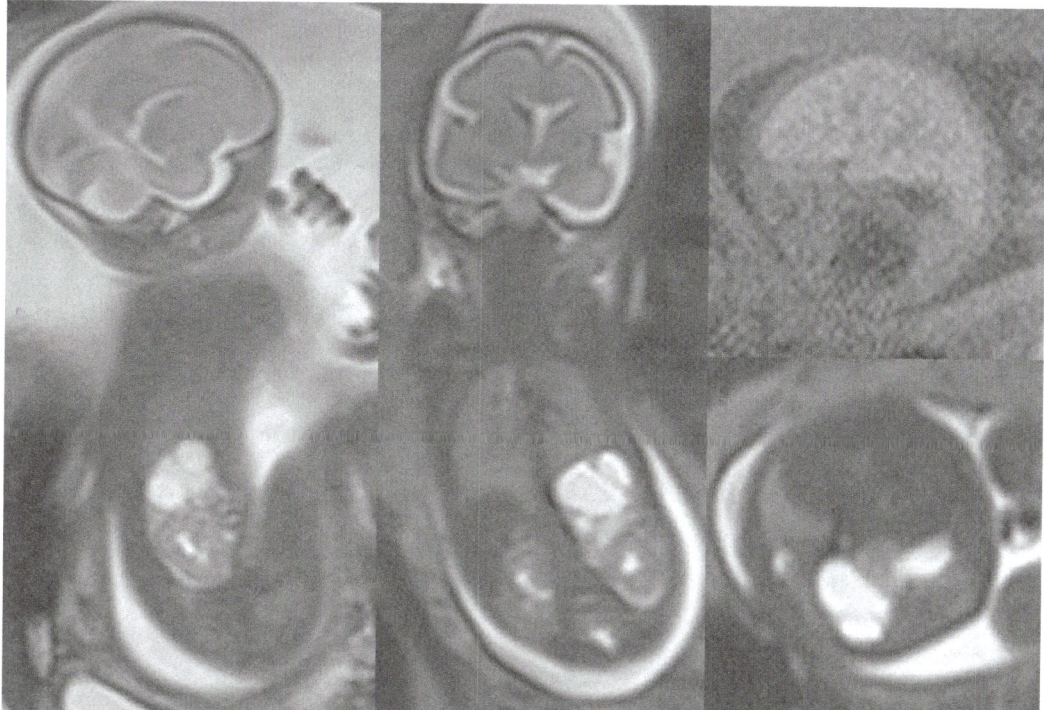

**Fig. 23.11** Feto di 28 settimane di gestazione. Nelle sequenze T2, acquisite sui tre piani di scansione, appare evidente, in sede sottodiaframmatica sinistra, una formazione cistica a elevata intensità di segnale, rotondeggiante, multilocula-ta, che disloca il rene inferiormente. La componente fluida viene confermata dall'ipointensità di segnale nelle sequen-ze pesate in T1 (assiale in alto a destra)

di genitali ambigui e di ipo-epispadia che pos-sono essere riconosciute in corso di esami RM eseguiti per altre indicazioni.

## 23.7    Patologia surrenalica

La corticale surrenale fetale è costituita da 3 zone: una definitiva subcapsulare, una zona di transizione e la grande zona fetale; già prima della nascita la zona fetale inizia ad andare incontro a involuzione. Dalla 2ª settimana di vita il peso del surrene è ridotto di un terzo e all'età di un anno la zona fetale non è più visi-bile. Le ghiandole surrenali fetali sono relativa-mente grandi: a 4 mesi hanno dimensioni mag-giori del rene fetale.

La principale patologia del surrene è deter-minata dal neuroblastoma (Fig. 23.11) che

rappresenta il 30% di tutti i tumori fetali. Le caratteristiche generali comprendono:
- mancata visualizzazione del surrene accan-to alla massa;
- rene dislocato inferiormente;
- componente cistica nel 50% dei casi;
- alto segnale in T2 (nel caso di masse cisti-che) e segnale intermedio in T2 (per masse solide).

Tutte le masse surrenaliche vanno poste in diagnosi differenziale con:
- sequestro extralobare;
- doppio distretto con dilatazione dei dotti collettori;
- teratoma;
- emorragie surrenaliche.

Solitamente la prognosi è buona e la massa può regredire spontaneamente durante i primi mesi di vita.

## Letture consigliate

Behr SC, Courtier JL, Qayyum A (2012) Imaging of mullerian duct anomalies. Radiographics 32:E233-E250

Chapman T (2012) Fetal genitourinary imaging. Pediatr Radiol 42:S115-S123

Chauvin NA, Epelman M, Victoria T, Johnson AM (2012) Complex genitourinary abnormalities on fetal MRI: imaging findings and approach to diagnosis. AJR Am J Roentgenol 199:W222-W231

Eckoldt F, Heling KS, Woderich R, Wolke S (2004) Posterior urethral valves: prenatal diagnostic signs and outcome. Urol Int 73:296-301

Friedmann W, Vogel M, Dimer JS et al (2000) Perinatal differential diagnosis of cystic kidney disease and urinary tract obstruction: anatomic pathologic, ultrasonographic and genetic findings. Eur J Obstet Gynecol Repod Biol 89:127-133

Martin C, Darnell A, Duràn C et al (2004) Magnetic resonance imaging of the intrauterine fetal genitourinary tract: normal anatomy and pathology. Abdom Imaging 29:286-302

Moon SB, Shin HB, Seo JM, Lee SK (2010) Clinical features and surgical outcome of a suprarenal mass detected before birth. Pediatr Surg Int 26:241-246

Nemec U, Nemec SF, Bettelheim D et al (2012) Ovarian cysts on prenatal MRI. Eur J Radiol 81:1937-1944

Riccabona M (2010) Obstructive diseases of the urinary tract in children: lessons from the last 15 years. Pediatr Radiol 40:947-955

# Placenta

**24**

Lucia Manganaro, Francesca Fierro,
Alessandra Tomei, Valeria Vinci

**Parole chiave**

Placenta • Invasione placentare • Difetti dell'inserzione placentare

Lo studio della patologia placentare con RM ha suscitato un interesse crescente. Sebbene la combinazione tra esame ecografico trans-addominale e trans-vaginale risulti un ottimo metodo per lo studio della placenta e l'indivi-duazione di patologie a essa correlate, esisto-no situazioni in cui resta difficile il corretto inquadramento diagnostico. I disordini del-l'invasione placentare (placenta accreta, increta e percreta) rappresentano alcune di queste condizioni; la diagnosi risulta partico-larmente difficoltosa qualora la placenta si localizzi sulla parete uterina posteriore, a causa di pregressi tagli cesarei [1, 2].

## 24.1  Disordini dell'invasione placentare

La placenta accreta (PA) è il risultato dell'in-vasione dei villi corionici nello spessore mio-metriale determinata da un difetto della deci-dua basale. Rappresenta la prima causa di mor-bilità e mortalità materna e il principale moti-vo di isterectomia d'urgenza nel periodo post-partum. I fattori di rischio includono un pre-gresso danno iatrogeno della decidua, come il taglio cesareo, interventi chirurgici a carico dell'utero e miomectomie. La PA si classifca in base alla profondità dell'invasione miometria-le in placenta accreta vera, increta e percreta.

Si definisce placenta accreta vera quando i villi sono adiacenti al miometrio ma non lo invadono; increta quando i villi invadono par-zialmente il miometrio; percreta quando è pre-sente un'infiltrazione a tutto spessore del mio-metrio fino alla sierosa con possibile estensio-ne alle strutture circostanti (Fig. 24.1). L'accurata identificazione prenatale di tale condizione permette un ottimo management del timing e della modalità del parto; il taglio cesareo viene di solito programmato intorno alla 36ª settimana di gestazione, al fine di ridurre il rischio di complicanze quali l'emor-ragia e la morte intrauterina del feto [3, 4].

L'esame di RM si esegue con vescica discre-tamente distesa; nel sospetto di placenta accreta si utilizzano le sequenze T2 TSE (*Turbo Spin Echo*), le sequenze *Steady State Free Precession* (SSFP) e T1 FLASH 2D, secondo i tre piani dello spazio. Le caratteristiche in RM di una placenta accreta sono sovrapponibili ai segni ecografici: lacune emorragiche, perdita dell'interfaccia placenta-miometrio rappresen-tata da una sottile linea ipointensa nelle acquisi-zioni T2 pesate, presenza di bande di ipointensi-tà intraplacentari nelle sequenze T2 pesate, mar-cata disomogeneità di segnale della placenta,

L. Manganaro (✉)
Dipartimento di Scienze Radiologiche,
Oncologiche e Anatomo-Patologiche
Policlinico Umberto I
"Sapienza" Università di Roma
Roma
e-mail: lucia.manganaro@uniroma1.it

C. Fonda, L. Manganaro, F. Triulzi (a cura di), *RM fetale*,
DOI: 10.1007/978-88-470-1408-4_24, © Springer-Verlag Italia 2013

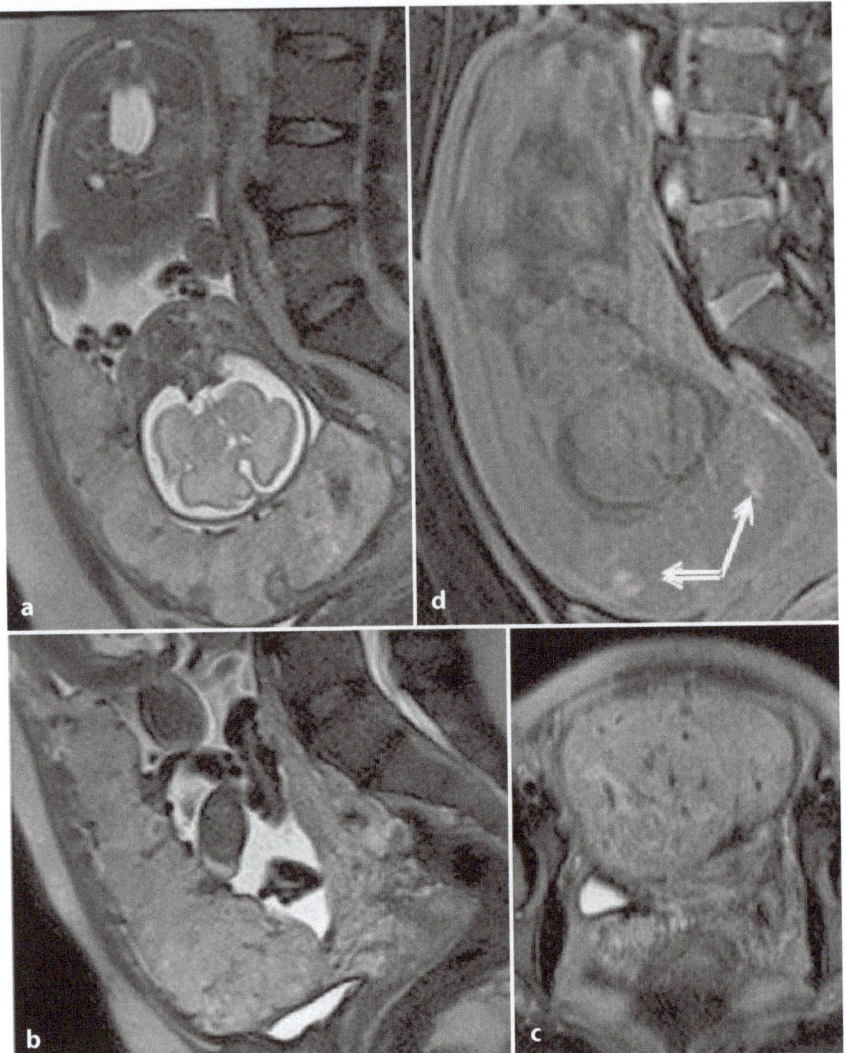

**Fig. 24.1** Placenta accreta: il tessuto placentare infiltra a tutto spessore il miometrio, estendendosi in prossimità della vescica. Si noti la marcata disomogeneità nelle sequenze T2 pesate (**a-c**) e le aree di iperintensità nelle sequenze T1 pesate come per fenomeni emorragici (**d**, *frecce*)

assottigliamento dello spessore miometriale. Nei casi di placenta percreta è possibile visualizzare il superamento della sierosa con evidenza di vasi placentari ectasici a decorso tortuoso che infiltrano gli organi pelvici adiacenti (ad esempio la vescica) [1, 5-7].

La RM nella placenta accreta è di grande utilità nei casi di placenta posteriore e nella valutazione dell'invasione dei parametri.

L'utilizzo del mezzo di contrasto nelle donne in gravidanza è molto controverso, in quanto non sono ancora noti i possibili danni al feto; in letteratura si riporta la sua utilità nella placenta accreta per migliorare la differenziazione tra placenta e miometrio [8, 9].

## 24.2 Patologia dell'inserzione placentare

La placenta previa si definisce come un impianto placentare basso; i fattori di rischio includono il fumo, l'uso di cocaina, pregressi tagli cesarei, multiparità, ed età materna avan-

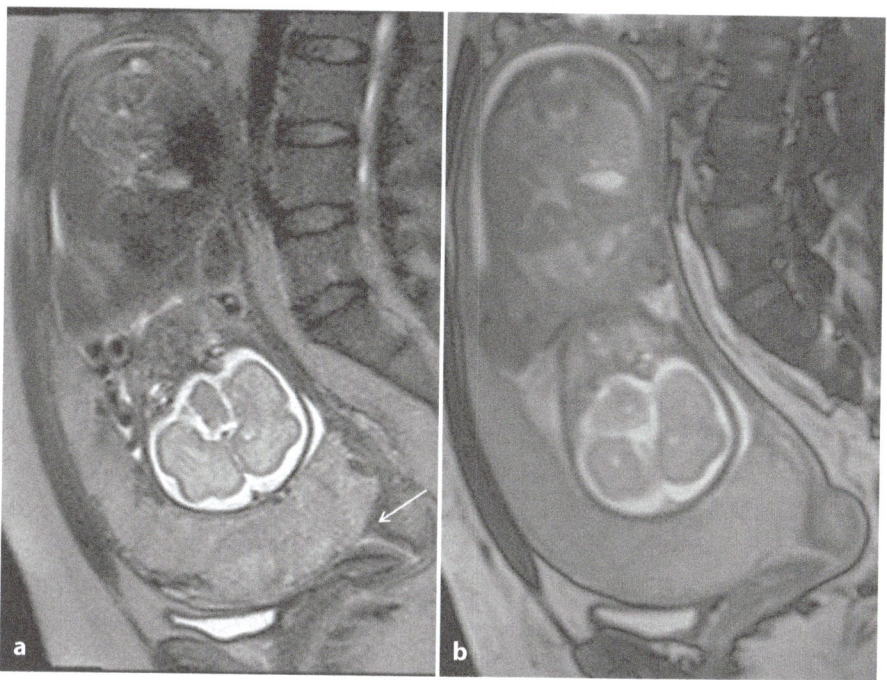

**Fig. 24.2** Placenta previa centrale: le immagini T2 pesate, sul piano sagittale, mostrano il tessuto placentare che ricopre totalmente l'OUI (**a**, *freccia*). Le Sequenze SSFP dimostrano l'assenza di invasione placentare (**b**)

zata. La placenta previa si suddivide in centrale quando l'estremità caudale del tessuto placentare copre completamente l'Orifizio Uterino Interno (OUI) (Fig. 24.2), parziale quando lo copre parzialmente (Fig. 24.3), marginale se la placenta si inserisce entro una distanza di 2 cm dall'OUI (Fig. 24.4) e laterale quando il tessuto placentare si localizza oltre i 2 cm circa dall'OUI (Fig. 24.5) [10].

Si pone diagnosi di placenta previa marginale o laterale solo dopo la 27-28ª settimana di gestazione. Un impianto placentare basso in età gestazionale precoce (prima della 24ª settimana) non pone diagnosi di placenta previa, in quanto si deve attendere la formazione del segmento uterino interno per una corretta definizione della localizzazione e del rapporto con l'OUI. Il ricorso alla RM è legato in parte a problematiche intrinseche all'esame ecografico o alla paziente (localizzazione posteriore, obesità, gravidanza gemellare, miomi): la RM grazie alla sua multiplanarietà permette, prevalentemente tramite lo studio su piani sagittali, una valutazione migliore dei rapporti con l'OUI.

## 24.3 Emorragie e distacchi placentari

Le emorragie placentari possono complicare l'1% delle gravidanze. La diagnosi è prevalentemente clinica e confermata mediante esame ecografico. Il distacco intempestivo di placenta è una patologia prevalentemente del III trimestre e rappresenta un'emergenza; nell'80% dei casi è presente sanguinamento vaginale. L'ecografia, quindi, è l'esame di scelta, mostrando elevate sensibilità e specificità nel porre diagnosi di ematoma retroplacentare. Situazioni predisponenti sono la presenza di miomi o di placenta previa. Il ricorso all'impiego della RM è estremamente raro. Lo studio RM si basa sull'esecuzione di sequenze T2 e T1 pesate; le sequenze dirimenti per la diagnosi sono le acquisizioni T1 con e senza la saturazione del segnale adiposo, che permettono di valutare la presenza di materiale ematico [11, 12]. In relazione ai tempi di sanguinamento e quindi alle fasi di degradazione

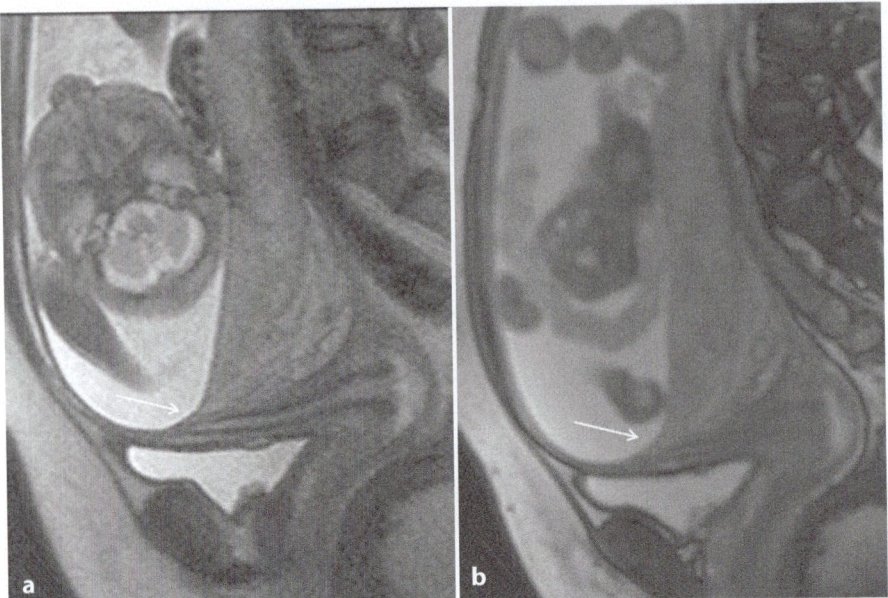

**Fig. 24.3** Immagine sagittale T2 pesata HASTE (**a**) e SSFP (**b**): placenta previa parziale. L'immagine RM sul piano sagittale mostra il tessuto placentare che ricopre parzialmente l'OUI (*frecce*)

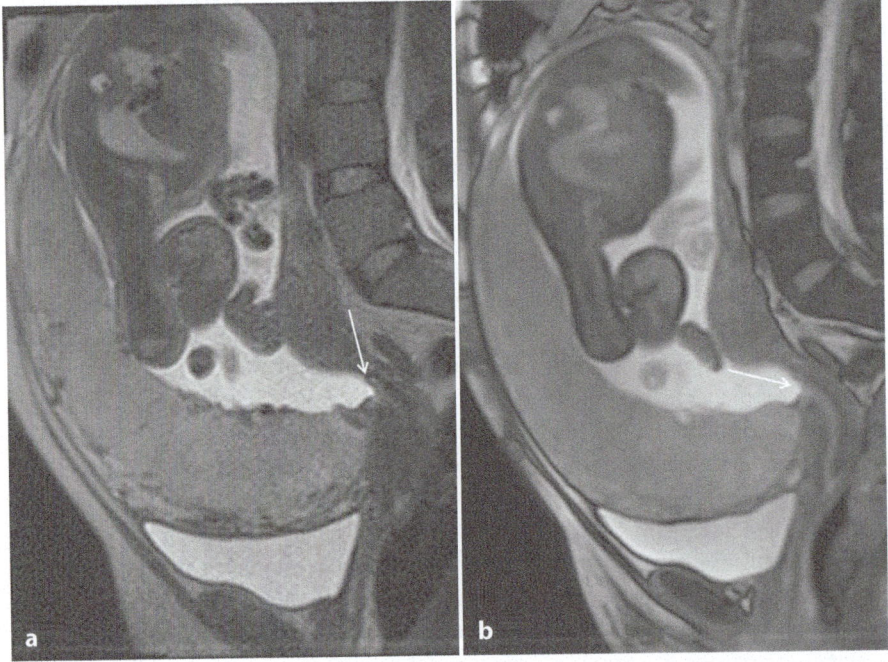

**Fig. 24.4** Immagine sagittale T2 pesata HASTE (**a**) e SSFP (**b**): placenta previa marginale. L'inserzione della placenta si localizza entro i 2 cm dall'OUI (*frecce*)

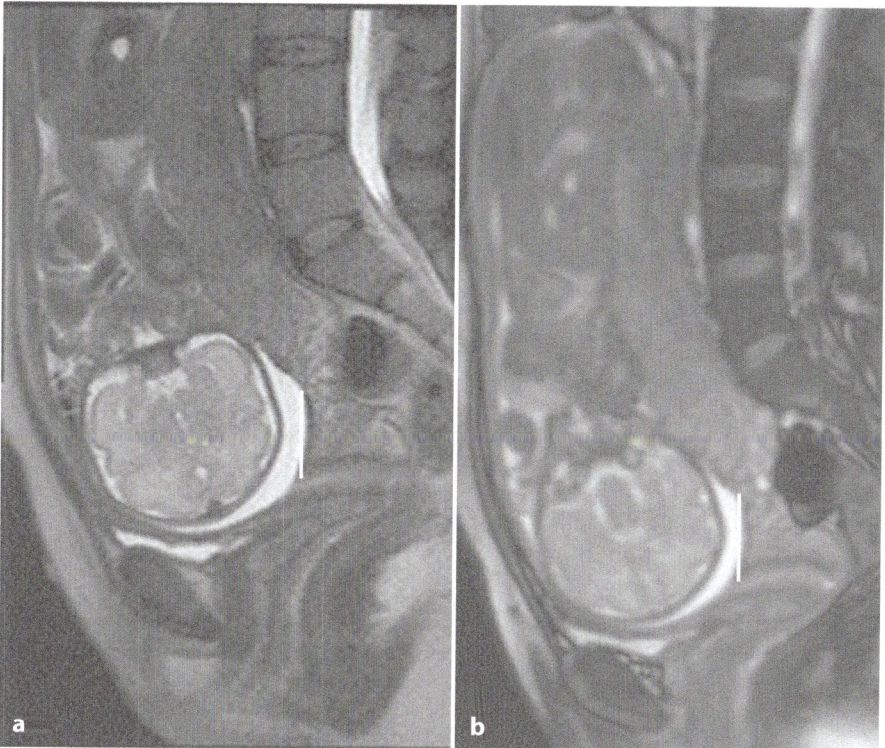

**Fig. 24.5** Immagine sagittale T2 pesata HASTE (**a**) e SSFP (**b**): placenta previa laterale. Il tessuto placentare si localizza a una distanza maggiore di 2 cm dall'OUI (*linee*)

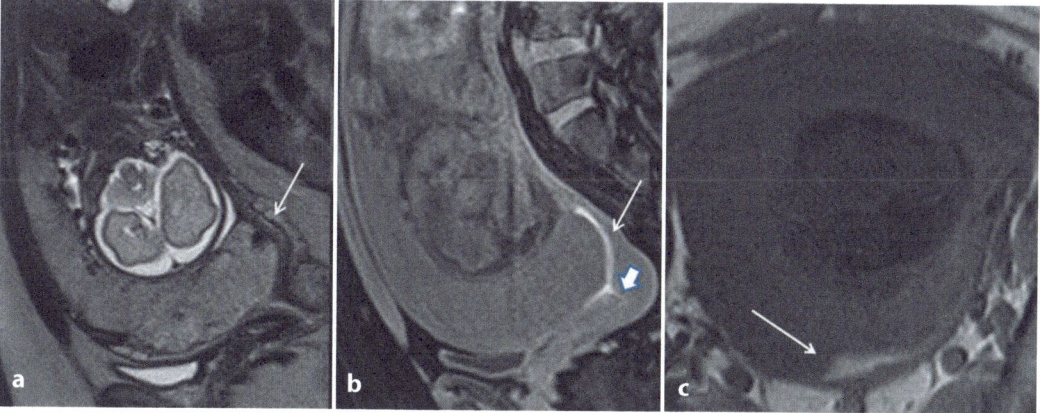

**Fig. 24.6** Emorragia retroplacentare: le sequenze T2 pesate mostrano una falda fluida in sede declive (**a**, *freccia*), che appare iperintensa nelle sequenze T1 pesate (**b**, **c**, *frecce*) come per materiale ematico (emorragia subacuta). La sequenza T1 pesata, sul piano sagittale mostra ulteriore falda ematica a livello del canale cervicale (**b**, *punta di freccia*)

dell'emoglobina, il sangue presenterà diverso comportamento di segnale in entrambe le sequenze. Più frequentemente il materiale ematico mostrerà una marcata e tipica iperintensità nelle acquisizioni T1, con e senza saturazione del segnale adiposo (Fig. 24.6).

## 24.4    Patologia espansiva

Il principale tumore della placenta è la neoplasia trofoblastica gestazionale che, potenzialmente maligna, comprende: la mola completa,
la mola incompleta, la coesistenza di una mola
e di un embrione vivo [13]. Un marcato incremento nel siero materno dei livelli della gona-
dotropina corionica umana (in particolare
della subunità beta, beta-hCG) pone il sospetto di patologia trofoblastica. Nella mola completa l'ecografia mostra una camera gestazionale vuota e un aspetto multicistico del tessuto placentare, dovuto a un'iperstimolazione
ormonale. L'abbozzo embrionale, invece, può
essere visualizzato ecograficamente nella
mola incompleta. La malattia trofoblastica
gestazionale può degenerare nel corion-carci-
noma, una neoplasia maligna con marcata tendenza alla metastatizzazione a distanza.

Un altro tumore benigno della placenta è il
corioangioma che si verifica in 1/8000-
1/50.000 gravidanze; un incremento dell'alfafetoproteina nel siero della madre o nel liquido amniotico deve far sospettare l'insorgenza
di tale neoplasia. L'esame ecografico documenta, nel contesto del tessuto placentare, una
massa ben capsulata, ipo- o iperecogena, spesso nelle adiacenze del cordone ombelicale;
possono riconoscersi, all'interno della massa,
aree di necrosi o calcificazioni [14]. Nelle
patologie descritte l'impiego della RM è puramente occasionale: l'ecografia rimane l'esame
di unica istanza e solo in particolari casi, può
essere deciso di volta in volta, il ricorso ad un
ulteriore step diagnostico.

## Bibliografia

1.   Ha TP, Li KC (1998) Placenta accreta: MRI antena-
     tal diagnosis and surgical correlation. J Magn Reson
     Imaging 8:748-750
2.   Levine D, Hulka CA, Ludmir J et al (1997) Placenta
     accreta: evaluation with color Doppler US, power
     Doppler US, and MR imaging. Radiology 205:773-776
3.   Lim PS, Greenberg M, Edelson MI et al (2001) Util-
     ity of ultrasound and MRI in prenatal diagnosis of pla-
     centa accreta: a pilot study. AJR Am J Roentgenol
     197:1506-1513
4.   ACOG Committee on Obstetric Practice (2002)
     ACOG Committee opinion no. 266, 99:168-170
5.   Finberg HJ, Williams JW (1992) Placenta accreta:
     prospective sonographic diagnosis in patients with
     placenta previa and prior caesarean section. J Ultra-
     sound Med 11:333-343
6.   Maldjian C, Adam R, Pelosi M et al (1999) MRI ap-
     pearance of placenta percreta and placenta accreta.
     Magn Reson Imaging 17:965-971
7.   Chou MM, Tseng JJ, Ho ES (2002) The application
     of three-dimensional color Doppler ultrasound in the
     depiction of abnormal uteroplacental angioarchitec-
     ture in placenta previa percreta. Ultrasound Obstet
     Gynecol 19:625-627
8.   Warshak CR, Eskander R, Hull AD et al (2006) Ac-
     curancy of ultrasonography and magnetic resonance
     imaging in the diagnosis of placenta accreta. Obstet
     Gynecol 108:573-581
9.   Palacios Jaraquemada JM, Bruno CH (2005) Magnet-
     ic resonance imaging in 300 cases of placenta accre-
     ta: surgical correlation of new findings. Acta Obstet
     Gynecol Scand 84:716-724
10.  Clark SL (1999) Placenta previa and abruption pla-
     centae. In: Creasy RK, Resnik R (eds) Maternal fe-
     tal medicine, 4th edn. WB Saunders, Philadelphia, pp
     616-631
11.  Masselli G, Brunelli R, Parasassi T et al (2011) Mag-
     netic resonance imaging of clinically stable late preg-
     nancy bleeding: beyond ultrasound. Eur Radiol
     21:1841-1849
12.  Masselli G, Brunelli R, Di Tola M et al (2011) MR
     imaging in the evaluation of placental abruption: cor-
     relation with sonographic findings. Radiology
     259:222-230
13.  Munyer TP, Callen PW, Filly RA et al (1981) Further
     observations on the sonographic spectrum of gesta-
     tional trophoblastic disease. J Clin Ultrasound 9:349-
     358
14.  Gudmundsson S, Dubiel M, Sladkevicius P
     (2009) Placental morphologic and functional
     imaging in high-risk pregnancies. Semin Perinatol
     33:270-280

# Risonanza magnetica del sistema nervoso centrale nella gemellarità

# 25

Andrea Righini

**Parole chiave**

Trasfusione feto-fetale • Ipoperfusione cerebrale • Gemelli mono-coriali • Gemelli bicoriali • Genetica

## 25.1 Introduzione

La gemellarità rappresenta una condizione di rischio addizionale per lo sviluppo di morbilità fetale, sia nel caso di gemellarità monocoriale biamniotica (gemelli omozigoti), che bicoriale (in genere gemelli dizigoti). Nel primo caso la probabilità di insorgenza di lesioni cerebrali ischemiche e, in frequenza minore, emorragiche è da considerarsi moderatamente elevata, sia in corso di sindrome da trasfusione feto-fetale, che in associazione a morte in utero del cogemello, nonchè in apparente assenza di segni strumentali di alterata flussimetria [1-3]. La Risonanza Magnetica Fetale (RMF) gioca un ruolo importante, come accennato nel Capitolo 16, nell'evidenziare le lesioni clasti-che in fase precoce-acuta, già nei primi giorni di insorgenza (Fig. 25.1), ma soprattutto nel determinare il carico lesionale, in genere defi-nitivo, al di fuori dell'acuzie (Fig. 25.2). In genere viene acquisto almeno uno studio RM a circa due-tre settimane dall'eventuale morte del cogemello o dall'esecuzione della terapia LASER sulle anastomosi anomale placentari (in caso di sindrome da trasfusione feto-fetale).

## 25.2 Gemellarità monocoriale

In caso di gemelli monocoriali omozigoti, la RMF può adiuvare l'ecografia nella caratte-rizzazione di malformazioni su base genetica, che spesso interessano ovviamente entrambi i feti (Fig. 25.3). Occorre menzionare come, anche nel caso di gemelli monocoriali omozi-goti, si possano osservare all'ecografia dei quadri malformativi discordanti, con affezio-ne quindi di un solo gemello; tali malforma-zioni potrebbero avere eziologia sia clastica che genetica, non essendo tuttavia spesso semplice, sulla base della sola RMF, differen-ziare tra queste due possibilità. L'indagine RMF in questo caso ha come scopo anche quello di confermare che il gemello apparen-temente sano non presenti in realtà analoghe anomalie in forma minore, non visibili all'e-cografia.

## 25.3 Gemellarità bicoriale

Nella gemellarità bicoriale, in genere dizigote, si possono ovviamente realizzare anomalie geneti-che in uno solo dei due gemelli, aventi fenotipo di qualche forma di malformazione cerebrale; in questo caso, il ruolo della RMF è quello di meglio caratterizzare l'anomalia discordante, ma anche di controllare il gemello apparentemente sano, nell'ipotesi che un'anomalia su base

A. Righini (✉)
UOC di Radiologia e Neuroradiologia Pediatrica
Ospedale dei Bambini V. Buzzi, ICP
Milano
e-mail: neurorad@icp.mi.it

C. Fonda, L. Manganaro, F. Triulzi (a cura di), *RM fetale*,
DOI: 10.1007/978-88-470-1408-4_25, © Springer-Verlag Italia 2013

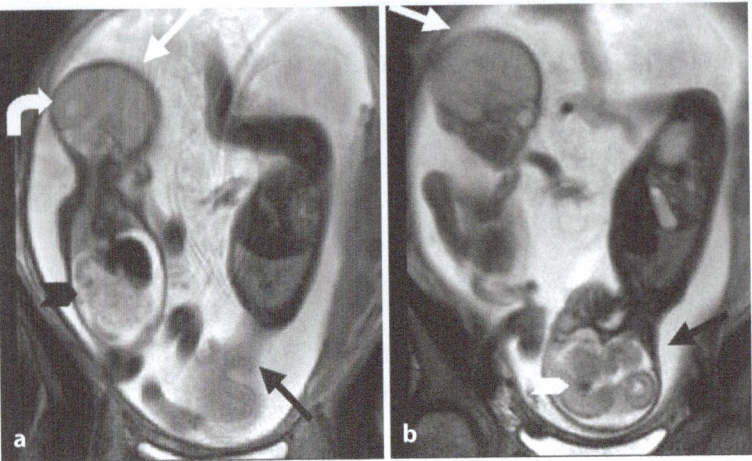

**Fig. 25.1** Sezioni whole-body T2 (**a**, **b**) in gemelli monocoriali biamniotici omozigoti di 24 settimane di gestazione con sindrome da trasfusione feto-fetale: il gemello donatore (*frecce bianche*) mostra rigonfiamento marcato diffuso cerebrale (*freccia bianca curva*), causato da ischemia globale acuta, nonchè ascite (*testa di freccia nera*) da scompenso cardiaco per anemizzazione; il ricevente (*frecce nere*) mostra piccola emorragia periventricolare (*testa di freccia bianca*), come da possibile pletora e congestione venosa

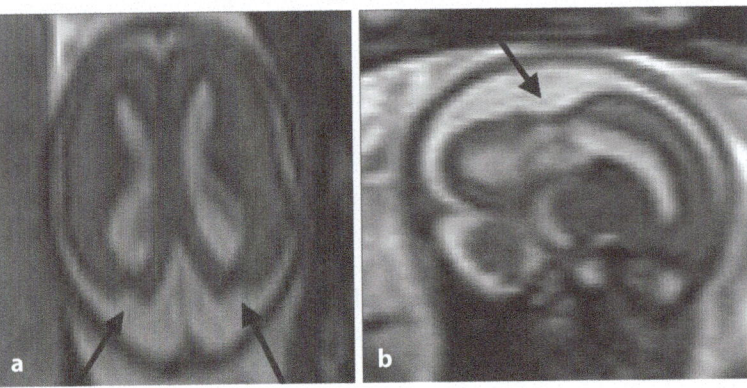

**Fig. 25.2** Sezioni assiale (**a**) e sagittale (**b**) T2 in gemello monocoriale di 20 settimane di gestazione, esame eseguito dopo circa cinque settimane dalla morte spontanea del cogemello: esiti ischemici nei territori spartiacque parietali bilaterali simmetrici (*frecce*), con atrofia focale e netta perdita localizzata di volume parenchimale

**Fig. 25.3** Sezioni assiali T2 (**a**, **b**) in gemelli monocoriali omozigoti femmine di 22 settimane di gestazione: le *frecce* indicano agenesia completa del corpo calloso in entrambi i gemelli, nonchè analoga morfologia generale, con ovvia colpocefalia dei corni occipitali dei ventricoli e tendenza alla scarsa profondità degli operculi frontali

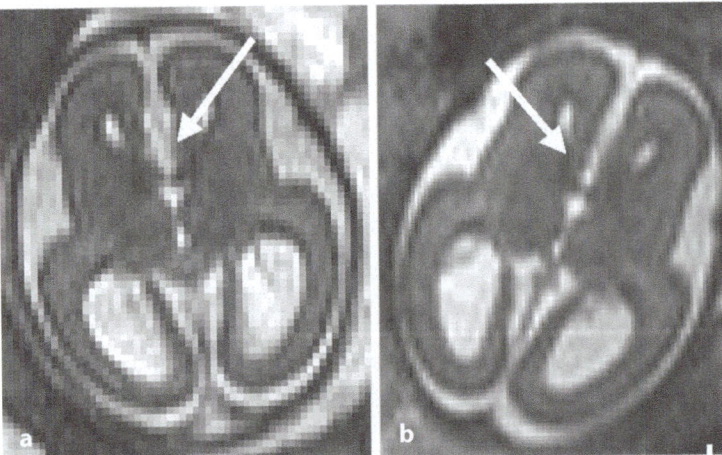

autosomica recessiva o dominante possa interessare "indipendentemente" entrambi i gemelli.

## Bibliografia

1. Righini A, Kustermann A, Parazzini C et al (2007) Diffusion-weighted magnetic resonance imaging of acute hypoxic-ischemic cerebral lesions in the survivor of a monochorionic twin pregnancy: case report. Ultrasound Obstet Gynecol 29:453-456

2. Righini A, Salmona S, Bianchini E et al (2004) Prenatal magnetic resonance imaging evaluation of ischemic brain lesions in the survivors of monochorionic twin pregnancies: report of 3 cases. J Comput Assist Tomogr 28:87-92

3. Delle Urban LA, Righini A, Rustico M et al (2004) Prenatal ultrasound detection of bilateral focal polymicrogyria. Prenat Diagn 24:808-811

Finito di stampare nel mese di luglio 2013

The manufacturer's authorised representative in the EU is Springer
Nature Customer Service Centre GmbH, Europaplatz 3, 69115 Heidelberg,
Germany. If you have any concerns regarding our products, please
contact ProductSafety@springernature.com

Printed and bound by CPI Group (UK) Ltd, Croydon, CR0 4YY
29/04/2026
02099459-0020